Pieter D'Hooghe
Kenneth J. Hunt
Jeremy J. McCormick

Springer



# 足踝韧带损伤

## 诊断、治疗和康复

# Ligamentous Injuries of the Foot and Ankle

## Diagnosis, Management and Rehabilitation

〔卡塔尔〕彼得・德・霍赫
主　编　〔美〕肯尼思・J. 亨特
〔美〕杰里米・J. 麦考密克
主　审　苏　伟
主　译　扈克治　范新宇　程建文

天津出版传媒集团
天津科技翻译出版有限公司

著作权合同登记号:图字:02-2023-256

图书在版编目(CIP)数据

足踝韧带损伤:诊断、治疗和康复 / (卡塔尔) 彼得·德·霍赫 (Pieter D'Hooghe), (美) 肯尼思·J.亨特 (Kenneth J. Hunt), (美) 杰里米·J.麦考密克 (Jeremy J. McCormick) 主编 ; 扈克治, 范新宇, 程建文主译. -- 天津 : 天津科技翻译出版有限公司, 2025. 6. -- ISBN 978-7-5433-4597-3

Ⅰ. R686.5

中国国家版本馆 CIP 数据核字第 20240QE136 号



授权单位: Springer Nature Switzerland AG.
出　　版: 天津科技翻译出版有限公司
出 版 人: 方　艳
地　　址: 天津市和平区西康路 35 号
邮政编码: 300051
电　　话: 022-87894896
传　　真: 022-87893237
网　　址: www.tsttpc.com
印　　刷: 天津新华印务有限公司
发　　行: 全国新华书店
版本记录: 787mm×1092mm　16 开本　17.25 印张　400 千字
2025 年 6 月第 1 版　2025 年 6 月第 1 次印刷
定价:148.00 元

(如发现印装问题,可与出版社调换)

# 译者名单


**主　审**　苏　伟

**主　译**　扈克治　范新宇　程建文

**副主译**　吕　波　任　磊　程　洪　韩　健　罗　平　李　欣

**译　者**　(按姓氏汉语拼音排序)

陈彩芳　桂林市中西医结合医院
程　洪　广西医科大学第一附属医院
程建文　广西医科大学第一附属医院
董文彪　桂林市恭城瑶族自治县中医医院
范新宇　中国人民解放军联勤保障部队第九二〇医院
韩　健　桂林医科大学第二附属医院
扈克治　桂林市人民医院
黄家菊　桂林医科大学第二附属医院
黄育胡　中国人民解放军联勤保障部队第九二四医院
李　刚　中国人民解放军联勤保障部队第九二〇医院
李　欣　中国人民解放军联勤保障部队第九二四医院
李思源　桂林市人民医院
吕　白　桂林医科大学第二附属医院
吕　波　桂林市人民医院
罗　平　中国人民解放军联勤保障部队第九二四医院
穆恒杰　桂林市阳朔县人民医院
任　磊　桂林市人民医院
孙　杰　云南新昆华医院
唐　玲　桂林市人民医院
唐　明　桂林市人民医院
伍青青　桂林市兴安县人民医院

夏华荣　桂林市妇幼保健院

夏天雨　中国人民解放军联勤保障部队第九二四医院

谢　洵　桂林市人民医院

谢小军　桂林医科大学第二附属医院

谢忠来　桂林市人民医院

徐光彩　广西平南同安骨科医院

闫泽正　桂林市人民医院

严国华　桂林市人民医院

张　虎　中国人民解放军联勤保障部队第九二〇医院

张　苏　原中国人民解放军桂林疗养院

张世超　桂林市人民医院

周艳莲　桂林市人民医院

# 编者名单

**Nasef Mohamed Nasef Abdelatif** Previously Orthopedics and Foot and Ankle Reconstructive Surgery, Bani Suef University, Bani Suef, Egypt

Orthopedic Foot and Ankle Reconstructive Surgery, DrNasef OrthoClinic Medical Center, Cairo, Egypt

**Annunziato Amendola** Orthopaedic Surgery, Division of Sports Medicine, Urbaniak Sports Sciences Institute, Athletic Department, Duke University, Durham, NC, USA

**Richard Amendola** Department of Orthopedic Surgery, SUNY Upstate Medical University, NY, USA

**Robert B. Anderson** Titletown Sports Medicine & Orthopedics, Green Bay, WI, USA

**Ahmed K. Attia** Department of Orthopaedic Surgery, Hamad General Hospital, Hamad Medical Corporation, Doha, Qatar

**Alexej Barg** Department of Orthopaedics, Trauma and Reconstructive Surgery, University Medical Center Hamburg-Eppendorf, Hamburg, Germany

Department of Orthopaedics, University of Utah, Salt Lake City, UT, USA

**Kateryna Barg** Department of Orthopaedics, Trauma and Reconstructive Surgery, University Medical Center Hamburg-Eppendorf, Hamburg, Germany

**Jonathan Bartolomei-Aguillar** Department of Physiotherapy, Move to Cure, Antwerpen, Belgium

**Lorraine Boakye** Department of Orthopaedic Surgery, University of Pittsburgh Medical Center, Pittsburgh, PA, USA

**Cortez Brown** Department of Orthopaedic Surgery, University of Pittsburgh Medical Center, Pittsburgh, PA, USA

Florida State University College of Medicine, Tallahassee, FL, USA

**Gian Luigi Canata** Centre of Sports Traumatology, Koelliker Hospital, Torino, TO, Italy

**Robert Carrier** Department of Physical Therapy Education, Upstate Medical University, Rochester, NY, USA

**Valentina Casale** Centre of Sports Traumatology, Koelliker Hospital, Torino, TO, Italy

**Thomas O. Clanton** Orthopedic Surgery Foot and Ankle, Steadman Clinic, Vail, CO, USA

**Yvonne C. Conway** Department of Orthopaedic Surgery, University of Alabama—Birmingham, Birmingham, AL, USA

**Vincenzo Denaro** Research Unit of Orthopaedic and Trauma Surgery, Fondazione Policlinico Universitario Campus Bio-Medico, Roma, Italy

Research Unit of Orthopaedic and Trauma Surgery, Department of Medicine and Surgery, Università Campus Bio-Medico di Roma, Roma, Italy

**Pieter D'Hooghe** Department of Orthopaedic Surgery, Aspetar Orthopaedic and Sports Medicine Hospital, Doha, Qatar

**Niek van Dijk** Department of Orthopedic Surgery, University of Amsterdam, Amsterdam, The Netherlands

FIFA Medical Centre of Excellence Ripoll-De Prado Sport Clinic, Madrid, Spain

FIFA Medical Centre of Excellence Clínica do Dragão, Porto, Portugal

**Christopher W. Di Giovanni** Massachusetts General Hospital, Harvard Medical School, Boston, MA, USA

**Michael Durst** Musculoskeletal Imaging and Intervention, Department of Radiology, University of Colorado, Aurora, CO, USA

**Benjamin J. Ebben** Department of Orthopedics and Rehabilitative Medicine, University of Wisconsin School of Medicine and Public Health, Madison, WI, USA

Department of Orthopedics, University of Colorado School of Medicine, Aurora, CO, USA

**Brian M. Fisher** Department of Orthopedic Surgery, Prisma Health-Upstate, University of South Carolina School of Medicine Greenville, Greenville, SC, USA

**Eric Giza** Department of Orthopedics, University of California, Davis, Sacramento, CA, USA

**Alberto Grassi** IIa Clinica Ortopedica e Traumatologica, IRCCS Istituto Ortopedico Rizzoli, Bologna, Italy

**Matteo Guelfi** Casa di Cura Villa Montallegro, Genoa, Italy

Department of Orthopaedic Surgery "Gruppo Policlinico di Monza", Clinica Salus, Alessandria, Italy

Human Anatomy and Embryology Unit, Department of Morphological Sciences, Universitat Autònoma de Barcelona, Barcelona, Spain

**Erin Haggerty** Department of Orthopedics, University of California, Davis, Sacramento, CA, USA

**MaCalus V. Hogan** Department of Orthopaedic Surgery, University of Pittsburgh Medical Center, Pittsburgh, PA, USA

**Kenneth J. Hunt** Department of Orthopedic Surgery, University of Colorado School of Medicine, Aurora, CO, USA

**Nia James** Department of Orthopaedic Surgery, University of Pittsburgh Medical Center, Pittsburgh, PA, USA

**Marissa D. Jamieson** Orthopedic Surgery Division of Foot and Ankle, University of Colorado, Denver, CO, USA

**James R. Jastifer** Ascension Borgess Orthopaedics, Kalamazoo, MI, USA

School of Medicine, Department of Orthopaedic Surgery, Western Michigan University, Kalamazoo, MI, USA

**Richard J. Lamour** Olympia Orthopaedic Associates, Olympia, WA, USA

**Umile Giuseppe Longo** Research Unit of Orthopaedic and Trauma Surgery, Fondazione Policlinico Universitario Campus Bio-Medico, Roma, Italy

Research Unit of Orthopaedic and Trauma Surgery, Department of Medicine and Surgery, Università Campus Bio-Medico di Roma, Roma, Italy

**Bart Lubberts** Foot & Ankle Research and Innovation Laboratory, Massachusetts General Hospital/Harvard Medical School, Boston, MA, USA

**Gordon Mackay** University of Stirling, Stirling, UK

**Jeremy J. McCormick** Department of Orthopaedic Surgery, Washington University School of Medicine, St. Louis, MO, USA

**Megan Mills** Department of Radiology and Imaging Sciences, University of Utah, Salt Lake City, UT, USA

**Massimiliano Mosca** IIa Clinica Ortopaedic Traumatologica, IRCCS Istituto Ortopedico Rizzoli, Bologna, Italy

**Christopher Neville** Department of Physical Therapy Education, Upstate Medical University, Rochester, NY, USA

**Frederique Neys** Department of Orthopaedic Surgery, UC Health Anschutz Medical Campus, Aurora, CO, USA

**Jeannie Park** Department of Orthopedics, University of California, Davis, Sacramento, CA, USA

**Charles C. Pitts Jr** Department of Orthopaedic Surgery, University of Alabama—Birmingham, Birmingham, AL, USA

**David A. Porter** Purdue University, Butler University, Wabash College, Indianapolis, IN, USA

Department of Orthopedics, Voluntary Clinical Faculty, Indiana University, Carmel, IN, USA

**William Ribbans** University of Northampton, Northampton, UK

**Francisco Rodriguez-Fontan** Department of Orthopedics, University of Colorado Anschutz Medical Campus, Aurora, CO, USA

**Caitlin M. Rugg** Division of Sports Medicine, Department of Orthopaedic Surgery, Duke University, Durham, NC, USA

**Gregory J. Schmidt** Department of Orthopedics, Indiana University, Indianapolis, IN, USA

**Gretchen M. Short** Select Physical Therapy, Physical Therapy, The Sisu Project, Golden, CO, USA

The Sisu Project, Arvada, CO, USA

**Steven M. Short** Physical Therapy & High Performance, Denver Nuggets Basketball Club, Physical Therapy, The Sisu Project, Denver, CO, USA

The Sisu Project, Arvada, CO, USA

**Jesse Steadman** Department of Orthopaedics, University of Utah, Salt Lake City, UT, USA

**Giovanna Stelitano** Research Unit of Orthopaedic and Trauma Surgery, Fondazione Policlinico Universitario Campus Bio-Medico, Roma, Italy

Research Unit of Orthopaedic and Trauma Surgery, Department of Medicine and Surgery, Università Campus Bio-Medico di Roma, Roma, Italy

**Homer Stryker** School of Medicine, Department of Orthopaedic Surgery, Western Michigan University, Kalamazoo, MI, USA

**Christopher Traynor** School of Medicine, Department of Orthopaedic Surgery, Western Michigan University, Kalamazoo, MI, USA

**Jordi Vega** Laboratory of Arthroscopic and Surgical anatomy, Department of Pathology and Experimental Therapeutics (Human Anatomy Unit), University of Barcelona, Barcelona, Spain

Foot and Ankle Unit, iMove Traumatology-Clinica Tres Torres, and Hospital Quirón Barcelona, Barcelona, Spain

MIFAS by GRECMIP, Merignac, France

Clinique Montchoisi, Lausanne, Switzerland

**Norman E. Waldrop III** Andrews Sports Medicine, American Sports Medicine Institute, Birmingham, AL, USA

**Stephen Blake Wallace** Department of Orthopaedic Surgery, University of Colorado School of Medicine, Aurora, CO, USA

**Troy S. Watson** Las Vegas Orthopaedic Foot and Ankle Fellowship, Desert Orthopaedic Center, Las Vegas, NV, USA

Orthopaedic Surgery Residency, Valley Hospital Medical Center/OPTI West, Las Vegas, NV, USA

# 中文版序言

在当今医学领域迅猛发展的背景下，我们对人体各部位损伤的认识与应对策略日益精深。作为人体负重与运动的枢纽性关节，足踝结构复杂、精妙，并承担了重要的功能，足踝韧带损伤是我们生活、运动及工作中面临的严峻挑战，其对人体健康的影响深远而显著，值得每一名骨科医生及普通民众的特别关注。

国际知名足踝专家 Pieter D'Hooghe、Kenneth J. Hunt 和 Jeremy J. McCormick，根据他们丰富的临床诊疗经验主编了《足踝韧带损伤：诊断、治疗和康复》一书，全书共包括 24 章，内容涵盖足踝解剖结构、生物力学、影像学表现、疾病诊断、治疗管理、康复及前沿问题。本书全面阐述了各类足踝损伤的病理机制、诊断、鉴别、分型、治疗、康复，以指导科学化诊疗和个体化治疗，旨在深入浅出地解析这类常见却容易被忽略的足踝问题。在疾病诊断部分，介绍了各种先进的诊断技术及方法，帮助医生准确地认识损伤的类型和严重程度，从而在面对病情时能够抽丝剥茧、洞察入微，从细小处觉察问题、明确疾病，为后续制订科学合理的治疗方案提供依据。在治疗管理部分，介绍了从保守治疗到手术治疗的各种策略方法，书中提供翔实的手术及治疗彩色图片，将抽象复杂的细节清晰地展示在读者面前，以还原真实医疗场景，使读者能够身临其境地理解和感悟，做到文字与图片相辅相成，相得益彰。在康复重建部分，详细规划了科学严谨的康复流程及方法，从早期的制动与保护，到中期的功能锻炼，再到后期强化与回归生活，形成一套完整合理的流程，使有关人员有章可循、有据可依。

扈克治教授是一名从事骨科临床工作超过 20 年的优秀医生，其牵头组织十几位优秀临床骨科医生共同翻译此书，他们力求将原著丰富的知识、深刻的见解、先进的理念、实用的技术以最贴近中文的表达方式呈现给读者，让读者能够毫无障碍地理解并汲取书中精华内容。本书可帮助广大读者系统、全面地了解足踝韧带损伤的机制，准确认识各类损伤，把握治疗指征、手术技巧、注意事项、并发症防治及康复重建。

我由衷地希望本书能够为医学专业人员提供有价值的参考和灵感，唤起医学同仁们对足踝韧带损伤的重视，成为连接国内外医学智慧的桥梁，推动我国医务人员不断提高诊断和治疗足踝韧带损伤的能力，同时促进我国医疗行业的进步与发展，为患者提供优质的医疗服务。

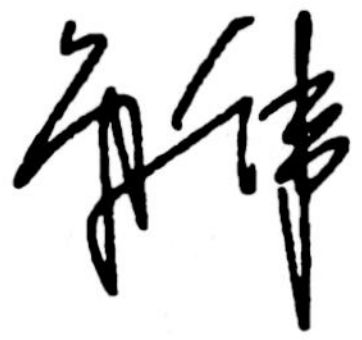

广西医科大学

# 中文版前言

目前，运动损伤、意外事故、慢性劳损、遗传问题等导致的足踝韧带损伤逐年增多，这在不同程度上影响了患者的行走能力和运动能力，甚至对生活质量造成严重影响。足踝韧带损伤已成为我国临床工作中的常见问题，亟待规范化、专业化诊疗及科学化康复。

2022年，我有幸研读了由国际知名足踝专家 Pieter D'Hooghe、Kenneth J. Hunt、Jeremy J. McCormick 主编的《足踝韧带损伤：诊断、治疗和康复》一书。该书系统阐述了足踝韧带的解剖结构、生物力学、影像学表现、疾病诊断、治疗管理、康复及前沿问题，有助于读者了解足踝韧带损伤的重要性和复杂性，并为读者提供清晰的临床思路和实用的诊疗指导。

为了将这本书介绍给更多医务人员及患者，在苏伟教授的鼓励和支持下，我们萌生了将其翻译成中文的想法。于是，我们组织多位优秀的临床骨科及康复科医生共同翻译，力求将原书中丰富的知识、深刻的见解、先进的理念、实用的技术以最贴近中文的表达方式呈现给读者。

该书内容丰富，大量的病例分析可以帮助读者更好地了解足踝韧带损伤的特点和处理原则，从而掌握有效的诊疗及康复方法。我们衷心地希望此书能为广大医学专业人员、患者和关注足踝健康的人士提供参考，同时能为我国足踝韧带损伤的诊疗和康复事业做出积极贡献。

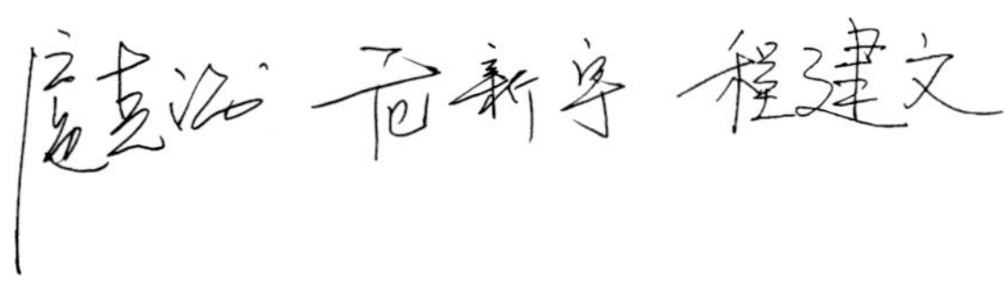

# 序言：韧带之领域

足踝韧带损伤常见于经常运动的人群，而且这种损伤会涉及每一个足踝关节。造成这种“扭伤”的机制各有不同，且不被人重视。尽管这些韧带损伤大多表现为关节脱位或关节分离，但也有不少表现隐匿，通过常规的体格检查或影像学检查难以发现。如果出现足踝关节不稳定，无论其临床表现是否明显，我们都应该早期发现和保护，以减少软骨的损伤、关节炎和力线不良带来的长期后果。

值得高兴的是，最初作为美国骨科医师协会（AAOS）的教学课程系列讲座，被命名为“韧带之领域”，非常受大家欢迎。它为普通骨科医生及治疗踝关节损伤的亚专科医生提供了有价值的信息。作为编者，Hunt、McCormick 和 D'Hooghe 为我们提供了一个能更加深入了解各种足踝韧带损伤的平台。为此，他们召集了许多足踝领域的知名专家，而我有幸成为其中一员。本书的编者很有远见，他们阐述了足踝韧带损伤的复杂性，并基本制订了一个关于治疗时机的全面指南，这些正是我们所急需的。书中各章节不仅详细介绍了不同病情的治疗方法，而且对其适应证和禁忌证进行了全面描述，为不同水平的运动员提供了相关解剖学知识、评估要点、决策技巧、治疗原则及术后康复方案。无论是偶尔运动的人群还是精英运动员，都应该理解这些概念——唯一真正的区别是对重返比赛的影响和可能存在的风险的决策。

对于那些困扰于足踝韧带损伤的患者，以及因漏诊或低估，甚至忽略病情而造成长期不良后果的患者，这本书是非常及时的。一些退役运动员出现“扭伤”而不妥善处理，从而导致终末期关节炎和畸形，这在治疗上具有相当挑战性。我相信，这本书有助于提高骨科执业医生对足踝韧带损伤多种临床表现的认识，从而降低后期残疾的发生率。

非常荣幸能受邀为本书撰序，更自豪的是与两位编者（Hunt 和 McCormick）曾经共事。当导师被学生超越，或者当导师成为学生的时候，这是对一个人职业生涯的致敬。我非常支持编写这本书，以及后续的教育及知识推广，他们的目的就是创建一个平台，以提高大家对足踝众多潜在韧带损伤的理解水平，这将激励我们在治疗类似患者时更有见地、更富有创造力。

Robert B. Anderson

# 致 谢

本书的诞生来自团队合作，世界各地的专家都投入了大量的时间、精力、智力来与读者分享他们的知识和经验。

我们感谢所有满怀热情地为本书做出贡献的作者。

与所有事业一样，一本科学著作的完成和出版需要多种支持。

我们感谢所有参加了 AAOS“韧带之领域”教学课程讲座（ICL）的主席、演讲者和主持人，他们中许多人都为本书提供了帮助，以此书献给他们。

我们感谢 Steve Haddad 医生，他不仅是“韧带之领域”教学课程讲座的灵感来源，还担任其第一课程主席。当 Bob Anderson、Tom Clanton 和 Chris Coetzee 三位医生被邀请担任第一批课程教员时，他们可能从未想象过这一系列讲座会出版发行。

我们还要特别感谢 Bob Anderson 医生，他是足踝韧带损伤领域的思想领袖和先驱，也是本书和很多其他著作编者的导师。

我们必须感谢 Carolyn Jones 的大力支持，她负责了本书每个章节的协调工作，以及与 Springer 员工的合作。

感谢我们的家人对我们实践和学术活动的支持，没有他们的支持和鼓励，我们就不会成功。

最后，我们要感谢 Springer 团队，是他们支持我们编写了这本关于优化足踝韧带损伤治疗的书籍。

Pieter D'Hooghe

Kenneth J. Hunt

Jeremy J. McCormick

# 目　录

第 **1** 章

# 概述

Kenneth J. Hunt

## 韧带愈合的生物学

急性韧带损伤大多由外伤引起。当外伤作用于韧带的负荷过载，超过韧带本身或韧带止点的失效负荷时，就会造成急性韧带损伤。快速的加速－减速运动通常与急性运动损伤有关。因此，工作或运动造成的下肢韧带损伤非常常见，每年占急诊人数的20%以上[1]。韧带慢性退行性变也会导致其断裂或撕裂。要治疗韧带损伤就必须全面了解韧带是如何愈合的。在足踝部，不同韧带的愈合能力存在显著差异。例如，大多数严重的外踝扭伤无须手术修复即可愈合，而严重的下胫腓联合韧带和Lisfranc损伤通常需要进行稳定手术才能正常愈合，并防止因关节生物力学变化而导致的长期退行性变。损伤的位置和严重程度也会影响治疗方法和结果，如关节活动度的恢复，关节僵硬、肿胀和粘连的处理，以及慢性疾病的预防[2]。

韧带愈合的过程与骨折不同，其不是通过组织再生，而是遵循一种可预见的伤口愈合过程。其包括早期阶段、修复阶段和提高被修复肌腱拉伸性能的重塑阶段。早期阶段包括血肿形成、炎症和损伤部位的细胞增殖。在修复阶段，来自周围组织的增殖细胞形成了富含Ⅲ型胶原的纤维组织，促使断裂的韧带愈合。此阶段可持续数周，但在此期间愈合韧带的机械特性仍然脆弱，很容易再次受伤。在重塑阶段，纤维修复组织的细胞逐渐减少，Ⅰ型胶原的含量逐渐增加[3]，最终胶原纤维的排列与应力方向一致，以增加修复韧带的抗张强度。在某些情况下，重塑阶段可能持续数月之久。根据基因表达的研究，炎症介导、血管生成、细胞增殖和细胞外基质重塑可能参与了愈合的不同阶段，但协调这些基因表达的机制尚不清楚。

从韧带愈合的角度来看，慢性不稳定与急性损伤有很大不同，这一点是非常重要的。以膝关节为例，Brophy等分析了膝关节前交叉韧带撕裂后，在急性期（＜3个月）、中期（3~12个月）和慢性期（＞12个月）的基因表达[4]。他们在手术修复过程中从撕裂韧带末端采集了一小块组织，发现参与细胞外基质重组的基因在急性期样本中表达，而慢性期样本显示胶原基因表达减少，骨膜蛋白表达下降。因此，对于慢性韧带不稳定的病例，我们不能期待韧带正常愈合。在这些情况下，可以考虑使用一些附加材料（如胶原移植物）或骨科生物制剂（如浓缩祖细胞）来辅助修复，但临床数据有限。

## 治疗决策的制订

绝大多数足踝韧带损伤能够通过保守治疗愈合，即使完全断裂也是如此。遵循制动和保护、适当负重、冰敷、加压、抬高（POLICE）原则[5]能有效加速恢复、减轻疼痛，以及减少愈合过程中活动时出现的步态不规则。然而，有些足踝韧带损伤如果没有及早发现并进行适当的治疗，可能会产生长期的不良结果。这时需要手术干预以恢复正常（或接近正常）的关节运动学和功能，并防止出现长期后遗症[6]。大多数情况下，专门的物理治疗对指导康复和促进重返运动非常有帮助[7]。治疗师也应该了解手术治疗所考虑的因素，包括适应证、术式、恢复时间及风险。应与患者及其相关人员共同决定治疗方案。本书将讨论需要手术治疗的足踝韧带损伤，包括外踝扭伤、下胫腓联合韧带损伤、Lisfranc 损伤、草皮趾及跖板损伤。

### 骨科医生的作用

骨科医生在指导韧带损伤的诊断及确定是否手术中起着重要作用。他们必须紧跟手术技术和康复治疗快速发展的步伐，但关于最佳治疗方案一直存在争议和分歧，而且在大多数情况下，并没有完全正确或完全错误的答案。随着一些治疗方法的基础科学和临床结果数据的不断改善，出现了被广泛接受的最佳治疗方法。尽管如此，我们不仅要知道在哪种情况下选择哪种治疗方法，而且还要具备熟练的手术和康复技能。因此，足踝亚专科医生也越来越多地参与足踝损伤的急性期和长期治疗。及时了解最新的文献、技能和每种损伤类型的结果数据是至关重要的。

### 物理治疗师的作用

虽然并非所有韧带损伤都需要正规的物理治疗，但大多数病例可以从中获益。对于许多慢性不稳定或严重的急性损伤，正规的物理治疗可以恢复正常的关节和步态运动学，并监测病情进展以降低反应性肌腱病的风险。具体康复方式的详尽阐述不在本书范围之内，但每章都包含了针对不同损伤类型的康复计划，以及对重返运动的考虑。

## 参考文献

1. De Boer AS, Schepers T, Panneman MJ, Van Beeck EF, Van Lieshout EM. Health care consumption and costs due to foot and ankle injuries in the Netherlands, 1986-2010. BMC Musculoskelet Disord. 2014;15:128.
2. Cottrell JA, Turner JC, Arinzeh TL, O'Connor JP. The biology of bone and ligament healing. Foot Ankle Clin. 2016;21(4):739–61.
3. Sakai H, Koibuchi N, Ohtake H, et al. Type I and type III procollagen gene expressions in the early phase of ligament healing in rabbits: an in situ hybridization study. J Orthop Res. 2001;19(1):132–5.
4. Brophy RH, Tycksen ED, Sandell LJ, Rai MF. Changes in transcriptome-wide gene expression of anterior cruciate ligament tears based on time from injury. Am J Sports Med. 2016;44(8):2064–75.
5. Schwitzguebel AJ, Muff G, Naets E, Karatzios C, Saubade M, Gremeaux V. The acute management of muscle injuries in 2018. Rev Med Suisse. 2018;14(613):1332–9.
6. Gribble PA, Bleakley CM, Caulfield BM, et al. Evidence review for the 2016 international ankle consortium consensus statement on the prevalence, impact and long-term consequences of lateral ankle sprains. Br J Sports Med. 2016;50(24):1496–505.
7. Pearce CJ, Tourne Y, Zellers J, et al. Rehabilitation after anatomical ankle ligament repair or reconstruction. Knee Surg Sports Traumatol Arthrosc. 2016;24(4):1130–9.

第 2 章

# 足踝解剖和生物力学

Alberto Grassi, Massimiliano Mosca

## 引言

足部和踝关节构成了一个复杂的解剖系统，其允许我们能够两足行走，并在日常活动中以最小的能量消耗来获得最优的性能。足部由 26 块骨（若将踝关节考虑在内，加上胫腓骨远端共 28 块）构成了一个拱形结构，并由三个主拱支撑，它通过三个支撑点将重量释放到地面。我们可以将足部相应分为 4 个区域：踝部（胫骨远端、腓骨和距骨）、后足（距骨和跟骨）、中足（足舟骨、骰骨及内、中外侧楔骨）和前足（跖骨和 5 列趾骨）（图 2.1）。从创伤及外科的角度来看，第 5 跖骨基底部非常重要，它是腓骨短肌腱的止点，经常发生骨折（图 2.2）。

这种复杂的解剖结构允许足和踝在步态周期中调整其构形：在蹬地阶段，足部弯曲，形成更加稳固并有推进力的构形（旋后位）；在支撑中期，足部放松以适应地面并充当受体器官（旋前位）。

为了使足部生理构象发生变化时能保持足够的稳定性，必须有对线一致的骨性结构及坚韧的韧带和肌腱结构。

## 下胫腓联合

韧带联合是指两个骨性成分通过强大的韧带结构连接在一起并形成纤维性关节。下胫腓联合就是其中一种，它由胫腓骨远端的骨性部分及必要的韧带组成。作为相对微动关节，下胫腓联合在负重和过度旋转过程中的正常动力学非常重要[1]。研究发现，一个完好的下胫腓联合，其腓骨远端可允许 2°~5°的过度旋转，以及 0~2.5mm 内移和 1~3.1mm 的后移[2,3]。

下胫腓联合骨性结构由腓骨远端胫侧凸面和胫骨远端腓侧切迹（胫腓切迹）构成。胫骨前缘骨间嵴在胫距关节近端 6~8cm 处向尾端分叉变宽，并止于 Chaput 结节；其后缘骨嵴不明显，止于 Volkmann 结节。Wagstaffe-Le Fort 前结节构成了腓骨远端三角关节面顶点[4]。

下胫腓联合的稳定性部分来源于胫腓骨骨性结构的稳定性。胫腓切迹的大小和深度各有不同[5]，并且具有临床相关性。后结节作为腓骨远端绕其纵轴过度旋转的支点，它在胫腓切迹较浅时并不明显，因此，在高位

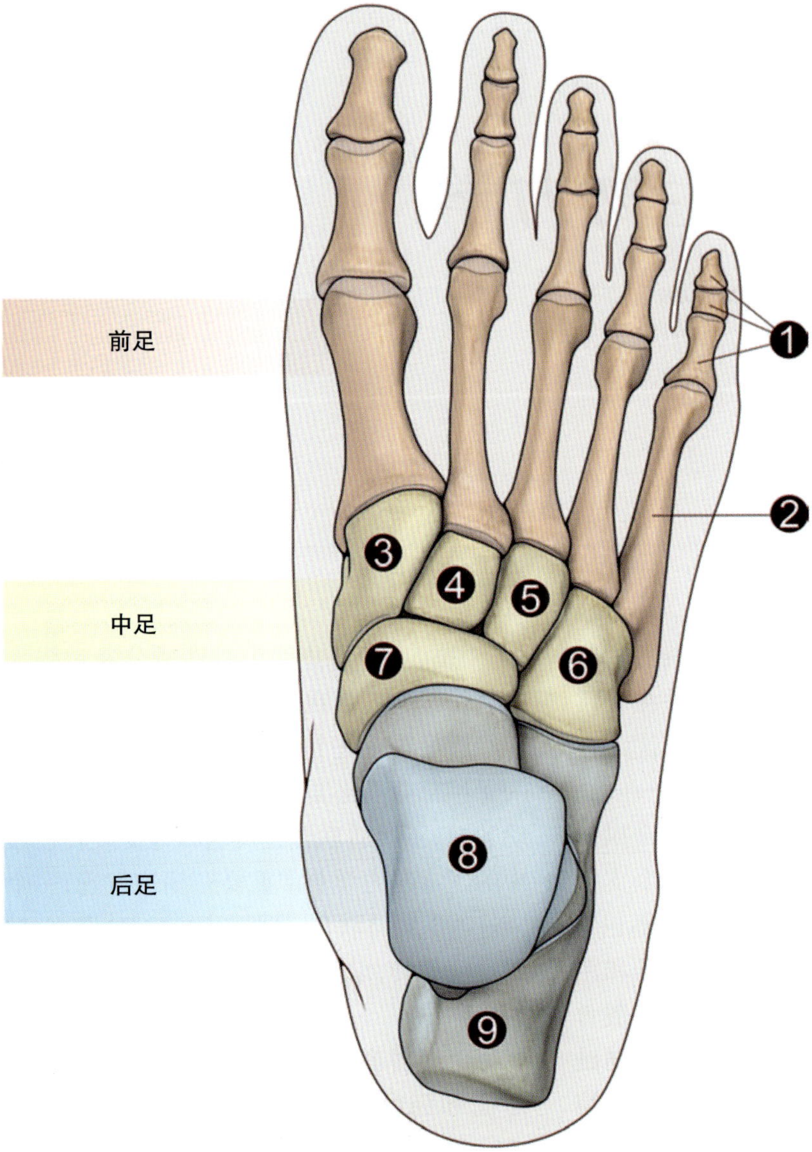


**图 2.1**　足部骨性结构：1，趾骨；2，跖骨；3，内侧楔骨；4，中间楔骨；5，外侧楔骨；6，骰骨；7，足舟骨；8，距骨；9，跟骨。

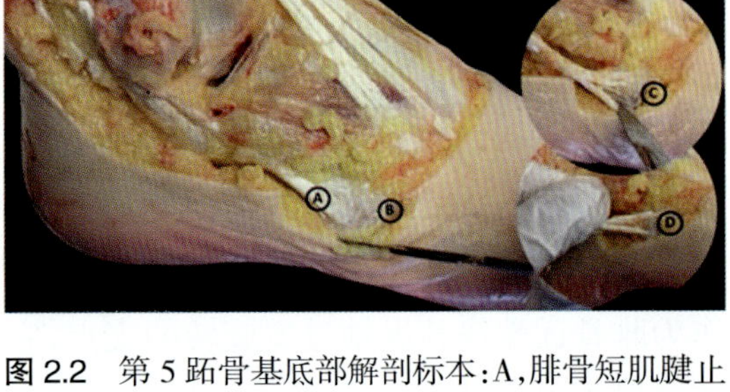


**图 2.2**　第 5 跖骨基底部解剖标本：A，腓骨短肌腱止点；B，第 5 跖骨基底部；C，纵行劈开肌腱止点后的骨面；D，第 5 跖骨顶部清创后保留的牵引力。

踝关节扭伤中，较浅的胫腓切迹可能更容易发生下胫腓联合损伤[6]。

在下胫腓联合基底部，腓骨和远端胫骨在一小块区域直接接触。该区域覆盖着一层 0.5~1mm 的透明软骨[4,7]。此外，来源于胫骨踝穴的滑膜隐窝几乎总是延伸到腓骨和远端胫骨之间，其解剖特征因人而异，深度可达 4~25mm[4]。其临床意义在于当被克氏针、外固定架或过长的螺钉穿过时，它将成为进入关节的入口,并且脓毒性关节炎的风险增加[8,9]。

下胫腓联合的稳定源自 4 个结构:下胫腓前韧带(AITFL)、下胫腓后韧带(PITFL)、骨间韧带(IOL)和下横韧带(ITL)(图 2.3)。这些韧带与骨的对线一致密切相关,同时还有助于踝关节轴向、旋转和平移的稳定性。

AITFL 从内上的胫骨 Chaput 结节斜行于外下的腓骨远端前结节,并穿过胫骨踝穴外上角。该韧带大体上由 3 个主要腱束组成(中间束强度最大),整体呈梯形,长 20~30mm,平均宽度约为 18mm,厚度为2~4mm[4,10]。AITFL 是下胫腓联合韧带中最薄弱的,常在高位踝关节扭伤中受损(图 2.4)。

根据作者观察,Bassett 韧带作为一种副

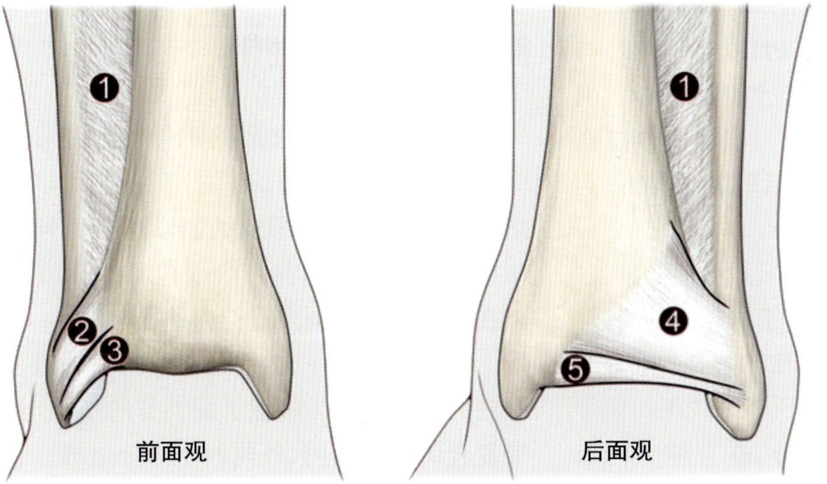


图 2.3　下胫腓联合韧带复合体:1,骨间韧带(IOL);2,下胫腓前韧带(AITFL);3,Bassett 韧带;4,下胫腓后韧带(PITFL);5,下横韧带(ITL)。

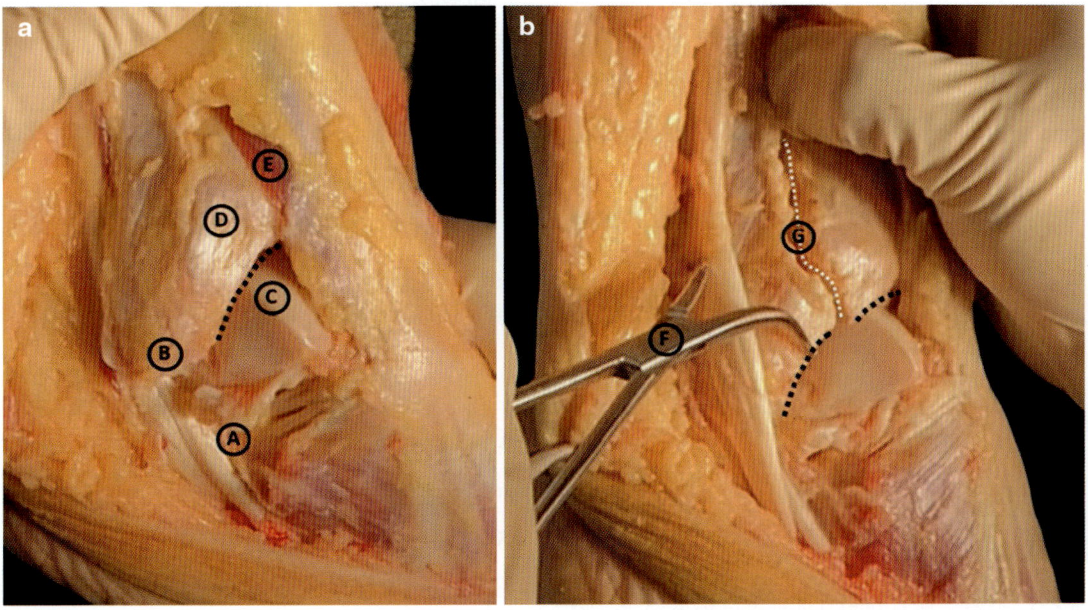


图 2.4　下胫腓联合解剖标本。(a)显示完整的韧带联合(黑色虚线所示)。A,切开并显露距腓前韧带(ATFL);B,外踝尖;C,距骨面;D,下胫腓前韧带(AITFL);E,第三腓骨肌。(b)显示断裂的韧带联合(黑色虚线所示),通过巾钳(F)对腓骨进行牵引,使胫腓骨分离(白色虚线所示)。G,胫腓骨分离产生的间隙。

束出现于21%~92%的解剖标本或磁共振成像(MRI)中。它位于AITFL下方，斜向走行于关节内，经常穿过胫骨踝穴外上角(图2.5)。当踝关节背伸时，若有完整的PITFL存在，Bassett韧带会与距骨滑车接触，可导致疼痛和踝前撞击征。关节镜下松解Bassett韧带不仅不会影响下胫腓联合的稳定性，还会减轻疼痛症状[11,12]。

PITFL因其弹性好、附着范围广而具有较强的坚韧性。它从胫骨后踝延伸到腓骨后结节，从内上斜向外下。PITFL呈扇形，与PITFL相对应，附着于腓骨远端后部[4,10]。由于该韧带的纤维强度较高，当踝关节扭伤时，过度应力常导致胫骨后踝撕脱骨折，而不是PITFL完全断裂[13]。

ITL呈圆形，在PITFL下方水平走行，二者有时难以区分。ITL附着于内踝，形成胫骨后缘的“上唇”。此外，ITL和PITFL的部分纤维结构相互融合，形成了所谓的“踝间韧带(IML)”[4,10]。如何进行区分，在文献中仍存在争论。

IOL是由最远端的骨间膜逐步增厚而成的。它在胫骨和腓骨之间延伸，形成了一个充满脂肪组织和纤维束的锥状空间。骨间韧带最远端束起自胫骨前结节，并向远端止

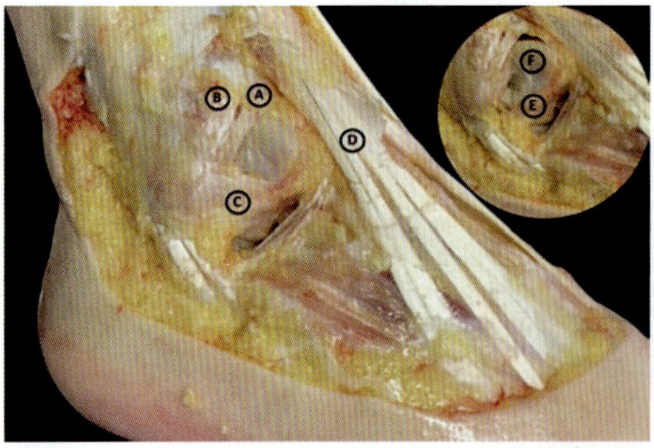


**图2.5** 胫骨、腓骨和距骨韧带解剖标本：A，Basset韧带；B，下胫腓前韧带(AITFL)；C，距腓前韧带(ATFL)；D，伸趾肌腱。切断ATFL后(E)，距骨出现移位(F)。

于距小腿关节正上方的腓骨内侧。并不是所有人都有IOL，有些人很明显，有些人并不存在。当IOL存在时，IOL下方的空间被联合韧带凹陷占据[4,10]。IOL作为加强韧带，不仅能中和步态周期中足跟着地阶段产生的压力，还能在负重时起到稳定踝穴的作用。这说明了IOL和骨间膜在支撑阶段是如何受力的，从而为下胫腓联合螺钉断裂提供了合理的解释[4,10,14]。

## 踝关节外侧副韧带

胫距关节是由楔形的距骨体和胫腓骨踝穴形成的榫卯关节。踝关节的正常运动是指围绕内外踝顶点形成的斜轴进行背伸和跖屈。除了在极度背伸状态下，踝关节还可以在一定生理范围内进行内外翻运动。

在正常条件下，内在的骨骼对线一致及外在的韧带复合体确保了踝关节的稳定。韧带复合体主要由内、外侧两个部分组成。骨骼的高度一致性允许其在更宽的承重区域上卸载关键矢力，从而减少关节压力；一些作者认为，相比在髋关节或膝关节，这些生物力学特征在踝关节表现得更加明显[15,16]。此外，韧带复合体的本体感觉功能也对踝关节的稳定性有所帮助[17]。

踝关节外侧韧带复合体由3条韧带组成：距腓前韧带(ATFL)、跟骨韧带(CFL)和距腓后韧带(PTFL)(图2.6)

ATFL与前外侧踝关节囊密切相连。尽管在文献中已经描述存在单束或3束变异[19]，但我们通常认为ATFL由双束[18]组成，中间由“血管束”相分隔(图2.7)。ATFL长15~20mm，起自腓骨远端的前侧(外踝尖近端10mm处)，止于距骨外侧，紧贴外侧关节面前缘，比距骨外侧颈更靠近端。

距腓前韧带下束(ATFLif)位于关节外，而距腓前韧带上束(ATFLsf)位于关节内。总

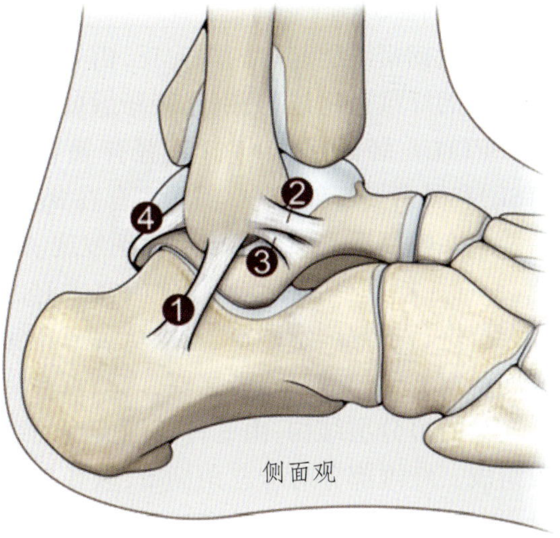


图 2.6　踝关节外侧韧带复合体：1，跟骨韧带（CFL）；2，距腓前韧带上束（ATFLsf）；3，距腓前韧带下束（ATFLif）；4，距腓后韧带（PTFL）。

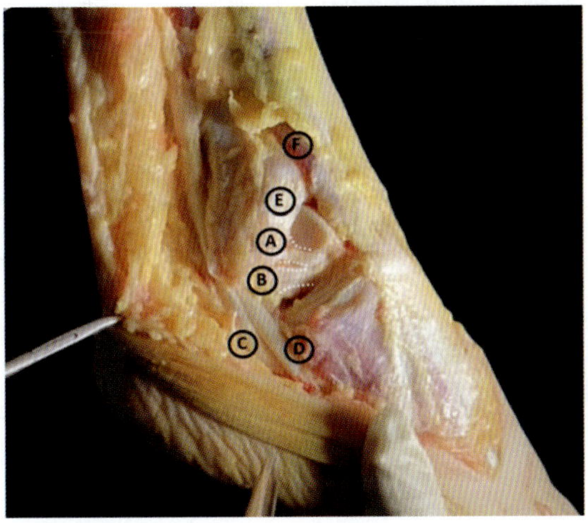


图 2.7　踝关节外侧韧带和肌腱复合体的解剖标本：A，距腓前韧带上束（ATFLsf）；B，距腓前韧带下束（ATFLif）；C，腓骨长肌腱；D，腓骨短肌腱；E，下胫腓前韧带（AITFL）；F，第三腓骨肌。

的来说，踝关节中立位时，ATFL 处于水平位置，踝关节背伸时斜向上，踝关节跖屈时斜向下。只有在踝关节跖屈时，ATFL 才会绷紧并承受压力，此时的 ATFL 更易受损[19,20]（图 2.5）。最近有文献报道，ATFLif 和 CFL 之间关系密切，Vega J 等[20]将其称为距跟腓外侧韧带复合体（TCLFL），它位于踝关节外侧面，由 ATFLif 和 CFL 通过弓状纤维结构相连接构成。该研究表明，与 ATFLsf 不同，LFTCL 是一个等长结构[21]。

CFL 在解剖学上位于 ATFLif 的下方，起自外踝的前缘，止于跟骨外侧面跟腓结节的后上方水平，并移行为腓骨长短肌腱鞘。这与人们普遍认为的不同，CFL 并非起源于外踝尖[22]。CFL 长 2~3cm，宽 4~8mm，从起点发出后由内向外、由近向远走行[23]。CFL 和 ATFL 之间的夹角约为 104°，这对韧带重建非常有帮助[23]。在 ATFL 和 CFL 均受损的慢性踝关节外侧不稳定病例中，是否有必要修复 CFL 仍存在争议[24]。D'Hooghe P 等[25]在近期的一项尸体研究中比较了 ATFL 单独修复和 ATFL/CFL 联合修复的生物力学。他们发现，两者术后即刻的踝关节生物力学特性与术前相比没有变化。此外，与 ATFL 单独修复相比，联合修复更易出现内踝关节僵硬，且 CFL 在术后即刻相对薄弱，比 ATFL 更易失效。

已有文献描述了相关的解剖学变异。在 35%的病例中，跟距外侧韧带的纤维结构对 CFL 进行了增强；仅 23%的病例两条韧带互不相关；42%的病例出现了跟距外侧韧带缺失，且被跟距前韧带取代，此时 CFL 的生物力学显得更为重要[19]。

PTFL 长度约为 3cm，厚度为 5~8mm[26]，起自外踝内侧面，水平走行至距骨后侧。它的止点范围较广，几乎涉及距骨的整个后突。解剖研究一致发现[26]，由于 PTFL 成多束状结构，其止点难以确定，大致止于距骨后面的三角区域，并与踝间后韧带相互移行。踝间后韧带位于 ITL 和 PTFL 之间，从外向内、从下向上斜向走行，可能会导致踝后撞击[19,27]。

Dalmau-Pastor M 等[28]最近指出，这些韧带结构从内侧面观察存在多种相互连接方式。研究发现，所有标本中 ATFLif 与 PTFL、

ATFL 与 CFL 及 CFL 与 PTFL 之间的连接均恒定不变。仅 42.5%存在 ATFLsf 和 PTFL 之间的纤维连接。所有解剖均发现了 ATFLif 和 CFL 之间的纤维连接,即 LFTCL 复合体,它是一个贯穿距下关节外侧面的拱形结构。上述数据让人们提出这样的疑问:踝关节外侧韧带结构是否是一个解剖单元复合体,而并非相互孤立;并怀疑踝关节扭伤仅导致单根韧带受损的实际可能性。

## 踝关节内侧副韧带

虽然一些作者认为,三角韧带撕裂比较罕见,仅占踝关节韧带损伤的 5%[29],但其实际发病率可能更高,且随着诊断工具的改进,三角韧带损伤越来越引起关注[30]。

三角韧带是一个强壮的多束结构的韧带复合体,其从内踝向远端扩散并形成一个大的扇形止点区域。韧带的各组成部分相互连续,在常规解剖标本中很难区分,并且与关节囊及相邻的肌腱组织紧密相连[19]。

然而,文献认为三角韧带是由两层 6 束构成的[31](图 2.8)。

三角韧带浅层起自内踝前丘,由 4 束不同止点的纤维束组成,分别是胫距后韧带浅层(SPTTL)、胫跟韧带(TCL)、胫弹簧韧带(TSL)和胫舟韧带(TNL)。前两者存在变异,后两者在解剖标本中是恒定的解剖发现。因此,Amaha K 等[32]在最近的一项研究中对内踝关节进行了解剖学检查,重点从关节囊的角度观察三角韧带。作者强调,内侧囊是一个连续的可分层结构,由 3 种不同类型的组织组成。纤维部分对应三角韧带,软骨部分对应弹簧韧带上部,这就解释了为何文献中对三角韧带的束数和形态有多种描述。

其他作者认为 TCL 在解剖学上是恒定的,即使由于 TSL 发生解剖学变异而被没有发现,其在内踝及跟骨之间形成了 Y 构型的连接,分别止于载距突和弹簧韧带水平[33]。

临床上,浅层韧带有助于维持踝和后足的正确力线,并防止过度旋转和外展。

深层韧带在内踝和距骨内侧之间走行,分为两个主束:恒定的胫距后韧带深层(DPTTL)和不恒定的胫距前韧带深

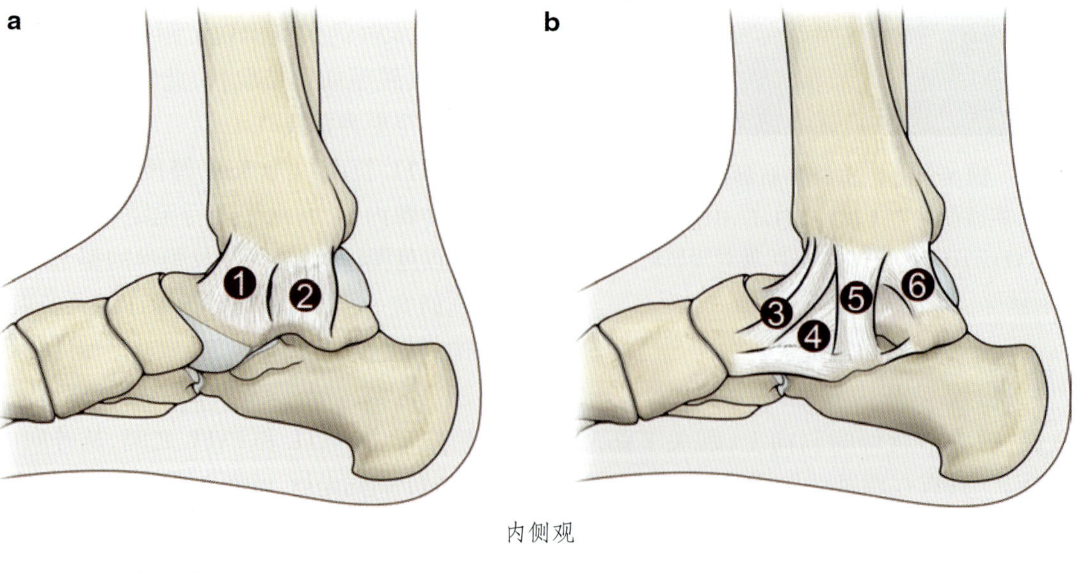


**图 2.8** (a)三角韧带深层:1,胫距前韧带深层(DATTL);2,胫距后韧带深层(DPTTL)。(b)三角韧带浅层:3,胫舟韧带(TNL);4,胫弹簧韧带(TSL);5,胫跟韧带(TCL);6,胫距后韧带浅层(SPTTL)。

层(DATTL)。这些韧带更短、更厚,并移行为胫距关节内侧囊[30,32]。

内踝深层韧带的走向使其成为踝关节跖屈时防止距骨外移及外旋的主要稳定机制[30]。

此外,切除内踝浅层和深层韧带,并不会增加踝关节前方不稳定[22]。

## 距下关节韧带

距下关节在近几十年才引起临床和科学界的关注。该关节是由距骨下表面和跟骨上表面形成的一个重要而复杂的关节,由后、中、前三个距下关节面组成。目前的文献以跗骨窦为分界,将距跟舟关节(TCN)和后跟距关节(TC)分为两个独立实体,而距下关节仅指后跟距关节。它们一起构成了一个允许三平面运动的功能单元[34],后跟距关节构造灵活,适于受力时减震;距跟舟关节结构稳固,适于运动时发力推进。

虽然实际发生率尚不清楚,但一般来说,大多数距下关节内韧带损伤与踝关节韧带复合体损伤是同时发生的。据估计,10%的踝关节外侧不稳定患者实际上表现为胫距关节和距下关节的联合不稳定[35]。

距下韧带可分为关节内韧带[颈韧带(CL)、跟距骨间韧带(ITCL)、伸肌下支持带的根部、跟距前韧带(ATCL 或 ACaL)](图 2.9)和关节外韧带[跟腓韧带(CFL)、三角韧带的胫跟纤维束]。

关节外韧带已在前文讨论。

关节内韧带对于稳定距下关节起重要作用,但文献中有关这些韧带的解剖研究仍然不够清晰[36]。

伸肌下支持带(也称为“复叶韧带”或“Retzius 韧带”)是足踝筋膜的强化部分,由深浅两层组成典型的 Y 形主干,分别通过内、中、外三个根部止于跟骨上表面(图 2.10)。

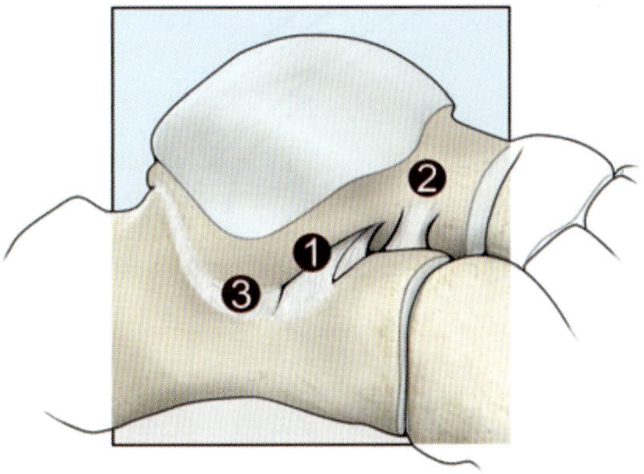


**图 2.9** 距下关节的关节内韧带。1,跟距骨间韧带(ITCL);2,颈韧带(CL);3,跟距前韧带(ATCL 或 ACaL)。

内侧根是一种特别复杂且具有高变异性的结构,起自伸肌下支持带的最深层纤维,止于 CL 的正后方。极少数情况下会出现内侧根缺失[37]。外侧根从伸肌下支持带的浅层向跟骨外侧面走行,位于趾短伸肌起点的正后方。中间根起自伸肌下支持带的深层并止于跗骨窦底部。

CL 是跗骨窦前外侧区域一个强壮的四边形韧带,从距骨颈斜向跟骨成 45°角走行,止于跗骨窦底部足印区(“颈结节”)[38]。尽管也有双束[38]或多束[36]的报道,但 CL 通常由单束组成。

ITCL 是一种宽而平的韧带,由两个从距骨沟到跟骨沟斜向走行的薄层纤维组成,与冠状面中轴成 35°角[38,39]。在跗骨窦的中央区域,更外侧的纤维穿过伸肌下支持带的内侧根。ITCL 有三种主要形态:带形(93%)、扇形(5%)和多样型(3%)[40]。其结构特征及本体感觉特性使其成为稳定距下关节的主要被动因素之一,其作用类似于交叉韧带。

ATCL 是一个扁平的矩形束,是由后距下关节前关节囊增厚形成的。一些作者认为 ATCL 是 ITCL 的一部分,而另一些作者则认为它是关节囊的强化物。它起自距骨后关节

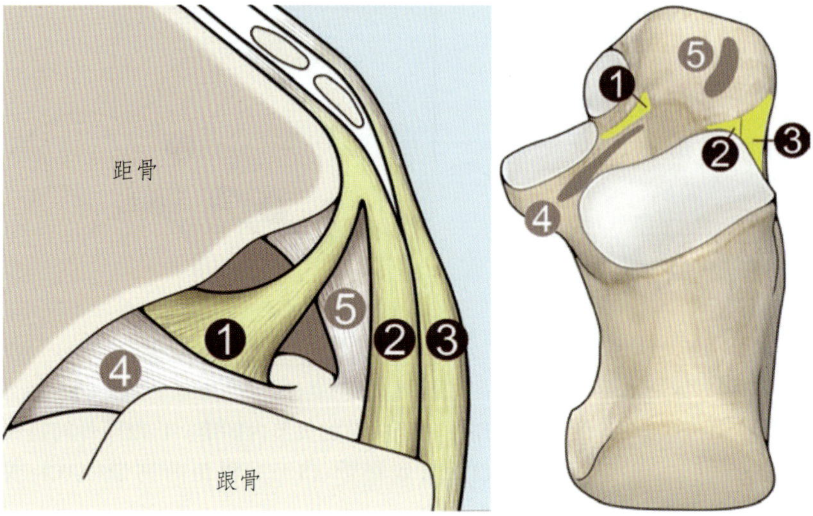


**图 2.10** 距下关节的关节内韧带，特别是伸肌下支持带（跗骨窦的冠状视图和跟骨的后视图）。1，内侧根；2，中间根；3，外侧根；4，跟距骨间韧带（ITCL）；5，颈韧带（CL）。

面的前缘，垂直走行，止于跟骨后关节面前缘的前方[34]。ATCL 在足内翻及跟骨前移时处于紧张状态。

最近的一项尸体研究表明，距下关节内韧带在定位、出现率、形态及尺寸方面呈现一致性，从而突出了 CL 和 ATCL 在维持关节稳定性中的重要作用[36]。

## Chopart 关节韧带复合体

跗骨间关节复合体（Chopart 关节）由距跟舟关节和跟骰关节组成，是中足和后足之间的解剖学连接。在内外翻活动时，它能使前足保持固定，使后足能够灵活地适应地面。

距跟舟关节由距骨头的前关节面、舟骨的后凹面及跟距前关节面组成。这种特殊的关节形态（即所有组成部分均包含在单个关节囊内）与髋关节相似，因此得名“髋足”[41]。

跟骰关节由跟骨前突的三角形表面及其骰骨关节面组成。

Chopart 关节有各种韧带结构，并常与关节囊相融合，这保证了其复杂的生物力学结构的稳定性。为了方便起见，距跟舟韧带可以细分为弹簧韧带复合体、分歧韧带和距舟背侧韧带，而跟骰韧带可细分为跟骰背侧韧带和跟骰跖侧韧带。

在足部的主要韧带结构中，弹簧韧带复合体（SLC）的解剖学和生物力学更为复杂。它也被称为跟舟跖侧韧带，由内上韧带、跖内侧斜韧带和跖下纵韧带组成。

内上韧带呈三角形，起自载距突前缘，广泛止于舟骨结节和三角韧带的弹簧韧带部分。其最内层是纤维软骨质，位于关节前方。内上韧带与胫后肌腱之间有松散的结缔组织相间隔，以允许彼此相互滑动。

跖内侧斜韧带更偏跖侧，起自跟骨冠状窝，止于足舟骨内侧，舟骨结节正下方。

跖下纵韧带起自跟骨前突冠状窝，是最为厚实的一束[42]。

SLC 常与踝关节外翻损伤有关。踝关节外翻时 Chopart 关节内侧分离，可能导致 SLC 内上韧带牵拉损伤、SLC 跖下纵韧带撕脱伤及舟骨骨折[43]。

分歧韧带由跟舟内侧束和跟骰外侧束组成，为距舟关节和跟骰关节提供支撑。内侧束在跟骨中间结节和骰骨背侧面走行，止于距跟骰关节约 1.5cm 处。外侧束走行于跟骨中间结节与舟骨后上斜坡之间。分歧韧带位于颈韧带前方，趾短伸肌起点处。

距舟背侧韧带是指在距骨颈背侧斜坡

和舟骨背侧面之间走行的关节囊增厚部分[44]。

跟骰背侧韧带是一个细束，位于分歧韧带外侧束的内侧面，走行于跟骨前突的外上斜坡和骰骨背侧面之间。

跟骰跖侧韧带由长、短两部分组成，起到稳定跟骰关节的作用。跖侧长韧带较浅，起于跟骨的跖底面。跖侧短韧带与关节囊相融合并对其进行加强[42]。

## Lisfranc 韧带复合体

中足是一个骨与韧带的复合体。10 块骨构成了骨性部分：舟骨、骰骨、3 块楔骨和 5 块跖骨的基底部。其近端部分是前文已讨论的 Chopart 关节，远端部分是跗跖关节复合体（TMT），也称为 Lisfranc 关节复合体，包括 5 个跖骨的基底部，以及它们与 3 个楔骨、骰骨之间形成的各自的关节面[45]。

从生物力学角度来看，Lisfranc 关节是中足和前足之间的过渡。以第 2 跖骨基底部为基石，Lisfranc 关节呈不对称的罗马拱形结构，在行走过程中发挥着重要作用，尤其是在不平整的路面[46]。由此可以看出，Lisfranc 关节有复杂的韧带系统来稳定并加强其关节囊，其稳定性对于正常步态周期至关重要。

De Palma 等[47]对 Lisfranc 关节复合体在背侧、跖底及骨间的骨性结构定位进行了文献报道。

有 7 条韧带连接了楔骨和跖骨，并在背侧形成了背侧韧带复合体。

骨间韧带系统由外侧、中央和内侧纵向韧带组成。内侧韧带也称为“Lisfranc 韧带”，起于内侧楔骨的外表面，并向远外侧止于第 2 跖骨基底部的内侧斜坡（图 2.11）。其长 10mm，厚 6mm，是关节复合体中最大的韧带，单一损伤该韧带就可导致 Lisfranc 复合体失稳[48,49]，由此可见其重要性。作为骨间韧带复合体一部分，其他韧带是指位于楔骨和骰骨之间的跗骨间韧带和位于跖骨基底部之间的 3 条跖骨间韧带。

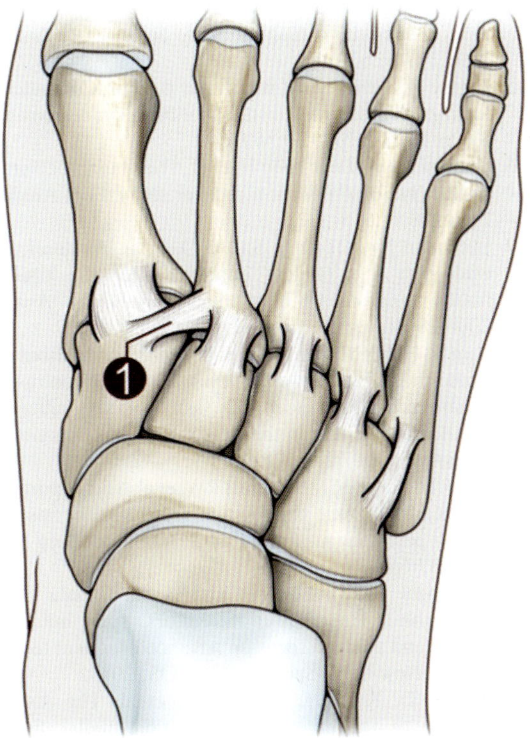


**图 2.11**　“Lisfranc 韧带”。1，跖跗关节骨间韧带系统的内侧部分。

跖侧韧带系统位于足跖侧，在数量和布局上是可变的，包括跗骨间韧带和跖骨间韧带。

## 参考文献


1. Beumer A, Valstar ER, Garling EH, et al. Kinematics of the distal tibiofibular syndesmosis: radiostereometry in 11 normal ankles. Acta Orthop Scand. 2003;74(3):337–43.
2. Yuen CP, Lui TH. Distal tibiofibular syndesmosis: anatomy, biomechanics, injury and management. Open Orthop J. 2017;11(4):670–7.
3. Peter RE, Harrington RM, Henley MB, et al. Biomechanical effects of internal fixation of the distal tibiofibular syndesmotic joint: comparison of two fixation techniques. J Orthop Trauma. 1994;8(3):215–9.
4. Hermans JJ, Beumer A, de Jong TAW, et al. Anatomy

of the distal tibiofibular syndesmosis in adults: a pictorial essay with a multimodality approach. J Anat. 2010;217(6):633–45.
5. Elgafy H, Semaan HB, Blessinger B, et al. Computed tomography of normal distal tibiofibular syndesmosis. Skelet Radiol. 2010;39:559–64.
6. Ebraheim NA, Lu J, Yang H, et al. The fibular incisure of the tibia on CT scan: a cadaver study. Foot Ankle Int. 1998;19:318–21.
7. Ebraheim NA, Taser F, Shafiq Q, et al. Anatomical evaluation and clinical importance of the tibiofibular syndesmosis ligaments. Surg Radiol Anat. 2006;28:142–9.
8. Kim S, Huh YM, Song HT, et al. Chronic tibiofibular syndesmosis injury of ankle: evaluation with contrast-enhanced fat-suppressed 3D fast spoiled gradient-racalled acquisition in the steady state MR imaging. Radiology. 2007;242:225–35.
9. Lee PT, Clarke MT, Bearcroft PW, et al. The proximal extent of the ankle capsule and safety for the insertion of percutaneous fine wires. J Bone Joint Surg Br. 2005;87:668–71.
10. D'Hooghe P. Syndesmosis injuries. In: Canata GL, d'Hooghe P, Hunt KJ, et al., editors. Sport injuries of foot and ankle: a focus on advanced surgical techniques. New York: Springer, ISAKOS; 2019.
11. Akseki D, Pinar H, Bozkurt M, et al. The distal fascicle of the anterior inferior tibio-fibular ligament as a cause of anterolateral ankle impingement: results of arthroscopic resection. Acta Orthop Scand. 1999;70:478–82.
12. Subhas N, Vinson EN, Cothran RL, et al. MRI appearance of surgically proven abnormal accessory anterior-inferior tibiofibular ligament (Bassett's ligament). Skelet Radiol. 2008;37:27–33.
13. Van de Perre S, Vanhoenacker FM, De Vuyst D, et al. Imaging anatomy of the ankle. JBR-BTR. 2004;87:310–4.
14. Haraguchi N, Armiger RS, Myerson MS, et al. Prediction of three-dimensional contact stress and ligament tension in the ankle during stance determined from computational modelling. Foot Ankle Int. 2009;30:177–85.
15. Brockett CL, Chapman GJ. Biomechanics of the ankle. Orthop Traumatol. 2016;30(3):232–8.
16. Hunt KJ, Lawson P. Acute ankle ligament injuries. In: Canata GL, d'Hooghe P, Hunt KJ, et al., editors. Sport injuries of foot and ankle: a focus on advanced surgical techniques. New York: Springer, ISAKOS; 2019. p. 3–12.
17. Mosca M, Caravelli S, Massimi S, et al. Evaluation of proprioception and postural control at a minimum 1 year follow-up after ankle capsuloligamentous lateral plasty with Brostrom technique: a cohort study. Medicine (Baltimore). 2020;99(17):e19862.
18. Sarrafian SK. Anatomy of the foot and ankle. In: Descriptive, topographic, functional. 2nd ed. Philadelphia: Lippincott. p. 159–217.
19. Golanò P, Vega J, de Leeuw PAJ, et al. Anatomy of the ankle ligaments: a pictorial essay. Knee Surg Sports Traumatol Arthrosc. 2010;18:557–69.
20. Brostrom L. Sprained ankles V. Treatment and prognosis in recent ligament ruptures. Acta Chir Scand. 1966;132:537–50.
21. Vega J, Malagelada F, Manzanares Cèspedes MD, Dalmau-Pastor M. The lateral fibulotalocalcaneal ligament complex: an ankle stabilizing isometric structure. Knee Surg Sports Traumatol Arthrosc. 2020;28(1):8–17.
22. Clanton TO, Waldrop NE. Athletic injuries to the soft tissues of the foot and ankle. In: Coughlin MJ, Saltzman CL, Anderson RB, editors. Mann's surgery of the foot and ankle. 9th ed. Amsterdam: Elsevier; 2014.
23. Baxter DE. Traumatic injuries to the soft tissues of the foot and ankle. In: Mann RA, editor. Surgery of the foot. 5th ed. Maryland Heights, Missouri: Mosby; 1986.
24. Michels F, Pereira H, Calder J, et al. Searching for consensus in the approach to patients with chronic lateral ankle instability: ask the expert. Knee Surg Sports Traumatol Arthrosc. 2018;26(7):2095–102.
25. D'Hooghe P, Pereira H, Kelley J, et al. The CFL fails before the ATFL immediately after combined ligament repair in a biomechanical cadaveric model. Knee Surg Sports Traumatol Arthrosc. 2020;28:253–61.
26. Golanò P, Mariani PP, Rodriguez-Niedenfuhr M, et al. Arthroscopic anatomy of the posterior ankle ligaments. Arthroscopy. 2002;18:353–8.
27. Nikolopoulus CE, Tsirikos AI, Sourmelis S, et al. The accessory anteroinferior tibiofibular ligament as a cause of talar impingement. A cadaveric study. J Sports Med. 2004;32:389–95.
28. Dalmau-Pastor M, Malagelada F, Calder J, et al. The lateral ankle ligaments are interconnected: the medial connecting fibres between the anterior talofibular, calcaneofibular and posterior talofibular ligaments. Knee Surg Sports Traumatol Arthrosc. 2020;28:34–9.
29. Waterman BR, Belmont PJ Jr, Cameron KL, et al. Risk factors for syndesmotic and medial ankle sprain: role of sex, sport, and level of competition. Am J Sports Med. 2011;39(5):992–8.
30. Savage-Elliot I, Murawski CD, Smyth NA, et al. The deltoid ligament: an in-depth review of anatomy, function, and treatment strategies. Knee Surg Sports Traumatol Arthrosc. 2013;21:1316–27.
31. Boss AP, Hintermann B. Anatomical study of the medial ankle ligament complex. Foot Ankle Int. 2002;23(6):547–53.
32. Amaha K, Nimura A, Yamaguchi R, et al. Anatomic study of the medial side of the ankle base on the joint capsule: an alternative description of the deltoid and spring ligament. J Exp Orthop. 2019;6(1):2.
33. Guerra-Pinto F, Fabian A, Mota T, et al. The tibiocalcaneal bundle of the deltoid ligament - prevalence and variations. Foot Ankle Surg. 2020;S1268-7731(20):30052–7.
34. Bartonicek J, Rammelt S, Nanka O. Anatomy of the subtalar joint. Foot Ankle Clin North Am. 2018;23:315–40.
35. Renstrom AFH. Persistently painful sprained ankle. J Am Acad Orthop Surg. 1994;2:270–80.
36. Michels F, Matricali G, Vereecke E, et al. The intrinsic subtalar ligaments have a consistent presence, location and morphology. Foot Ankle Surg. 2020;S1268-7731(20):30040.
37. Schmidt HM. Gestalt und Befestigung der Bandsysteme in Sinus und Canalis tarsi des Menschen.

Acta Anat. 1978;102:184–94.
38. Mabit C, Boncoeur-Martel MP, Chaudruc JB, et al. Anatomic and MRI study of the subtalar ligamentous support. Surg Radiol Anat. 1997;19:111–7.
39. Candela V, Longo UG, Salvatore G, et al. Subtalar joint instability. In: Canata GL, d'Hooghe P, Hunt KJ, et al., editors. Sport injuries of foot and ankle: a focus on advanced surgical techniques. New York: Springer, ISAKOS; 2019.
40. Jotoku T, Kinoshita M, Okuda R, et al. Anatomy of the ligamentous structures in the tarsal sinus and canal. Foot Ankle Int. 2006;27:533–8.
41. Pisani G. "Coxa pedis" today. Foot Ankle Surg. 2016;22(2):78–84.
42. Walter WR, Hirschmann A, Alaia EF, et al. Normal anatomy and traumatic injury of the midtarsal (Chopart) joint complex: an imaging primer. Radiographics. 2019;39:136–52.
43. Walter WR, Hirschmann A, Alaia EF, et al. MRI evaluation of midtarsal (Chopart) sprain in the setting of acute ankle injury. AJR Am J Roentgenol. 2018;210(2):386–95.
44. Walter WR, Hirschmann A, Tafur M, et al. Imaging of Chopart (midtarsal) joint complex: normal anatomy and posttraumatic findings. AJR. 2018;211:416–25.
45. Ewalefo SO, Jones SM, Boakye L, et al. Lisfranc Complex Injuries. In: Canata GL, d'Hooghe P, Hunt KJ, et al., editors. Sport injuries of foot and ankle: a focus on advanced surgical techniques. New York: Springer; 2019.
46. Lau S, Bozin M, Thillainadesan T. Lisfranc fracture dislocation: a review of a commonly missed injury of the midfoot. Emerg Med J. 2017;34(1):52–6.
47. De Palma L, Santucci A, Sabetta SP, et al. Anatomy of the Lisfranc joint complex. Foot Ankle Int. 1997;18(6):356–64.
48. Mulcahy H. Linfranc injury: current concepts. Radiol Clin N Am. 2018;56:859–76.
49. Panchbhavi VK, Andersen CR, Vallurupalli S, et al. A minimally disruptive model and three-dimensional evaluation of Lisfranc joint diastasis. J Bone Joint Surg Am. 2008;90(12):2707–13.

# 第 3 章

# 足踝韧带损伤的影像学

Michael Durst

## 引言

在美国，足踝韧带损伤是一种常见损伤。根据急诊室数据，每年约有 200 万人发生踝关节扭伤，估计发病率为每 1000 人中 2~7 人[1]。诊断通常依赖于体格检查，但影像学对于诊断和治疗的辅助越来越普遍[2]。MRI 已经越来越多地用于韧带损伤的诊断，在某些情况下，还有助于确定保守治疗或手术治疗[3]。

本章将介绍影像学检查在评估足踝韧带损伤中的使用，描述其适应证，并对与损伤相关的正常和异常的影像学表现进行概述。

## 影像学检查

骨科医生在评估和诊断疑似足踝韧带损伤时，可以使用多种影像学检查，具体取决于这些方法的有效性、侵入性、成本 / 效益和图像分辨率[4]。

### 常规 X 线片

常规 X 线片是评估急性足踝部疼痛的首选方式。X 线检查能显示骨折或脱位，是评估骨损伤最快速、最经济的方法，但它在诊断韧带损伤方面应用有限，通常只能显示软组织损伤的继发征象，如肿胀、关节积液或相关的撕脱骨折[4]（图 3.1）。此外，还可使用应力 X 线片来评估足踝关节的松弛和不稳定[2]。

### 计算机断层扫描（CT）

CT 通常有助于评估四肢创伤，并且可以提供损伤部位的横断面和三维评估（图 3.2）。与常规 X 线检查相比，CT 能提供更多的骨骼细节，这在评估小关节及疑似非移位性或隐匿性骨折[4]时非常有用。虽然 CT 在显示软组织细节方面也优于常规 X 线检查，但相邻软组织结构之间的细微对比差异限制了 CT 在检查足踝韧带损伤中的应用。因此，二者的临床应用仍局限于识别软组织损伤的继发征象。

然而，对于身体携有金属材料（可严重降低 MR 图像质量）或 MRI 有禁忌证的个体（如不兼容 MR 的起搏器），可使用 CT 进行软组织损伤成像[5]。

### 超声检查

超声利用组织内高频声波的相互作用来成像，可以解决和评估软组织结构，并通过动态检查对这些结构进行实时评估[6]。对于轻度韧带扭伤，超声可检测到韧带内轻微的低回声表现或正常韧带条纹丧失。对于严重扭伤，可在韧带中央位置或其附着处发现

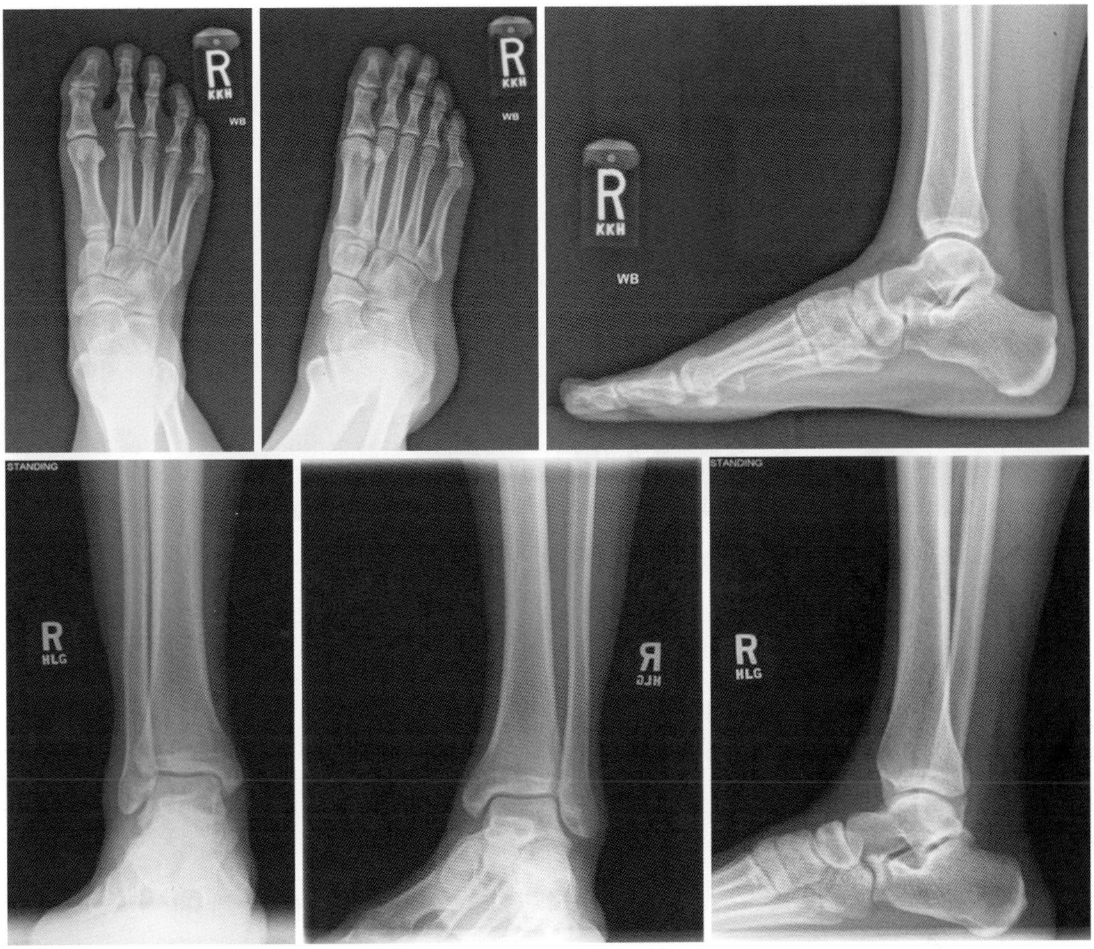


**图3.1** 足踝标准X线。上排：负重足部正位、斜位、侧位X线片；下排：负重踝关节正位、踝穴位、侧位X线片。

完全撕裂的表现。在进行应力操作时，动态超声能提示韧带正常张力的缺失。

## MRI

MRI的出现彻底改变了足踝的影像学评估，它能够评估足踝关节内复杂的、以前未识别或遗漏的结构。MRI利用强磁场影响体内质子（主要是水和脂质），使它们沿着磁场排列。这些质子排列情况最终会产生一个能被MRI检测到的信号，并因此生成最终图像[3]。由于每个结构的组成不同，其产生的信号也是独一无二的，因此我们能够精细地区分不同的软组织。

虽然存在许多不同的独特的MRI序列，但本章将讨论两种主要的序列类别，即T1和液体敏感（T2、PD、STIR）序列。T1加权序列是唯一与脂肪信号配置的序列，含有脂肪的结构（如皮下软组织和骨髓）在此序列会被高亮显示（“高信号”）。相比而言，液体在T1加权成像中灰暗（“低信号”）。T1加权成像能够提供出色的空间分辨率和骨骼细节，有助于骨折线的识别。

液体敏感序列可以突出显示液体和水肿。在所有液体敏感的序列上，滑液等液体将被高亮显示。然而，我们也应该注意到，脂肪组织也具有高含水量，除非应用脂肪抑制

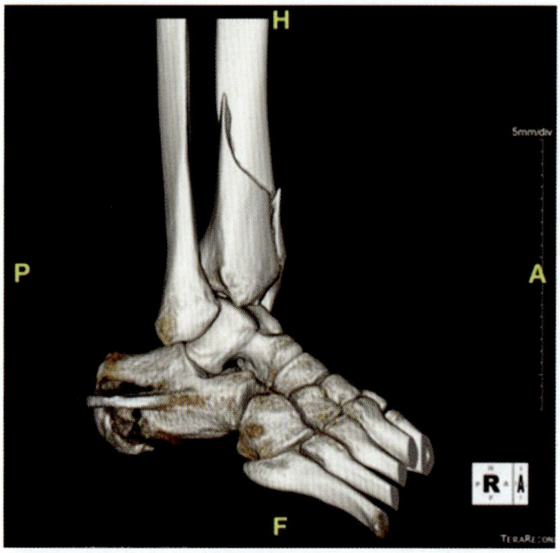


图 3.2 CT 可以实现损伤部位的三维重建,特别有助于制订创伤的术前计划。

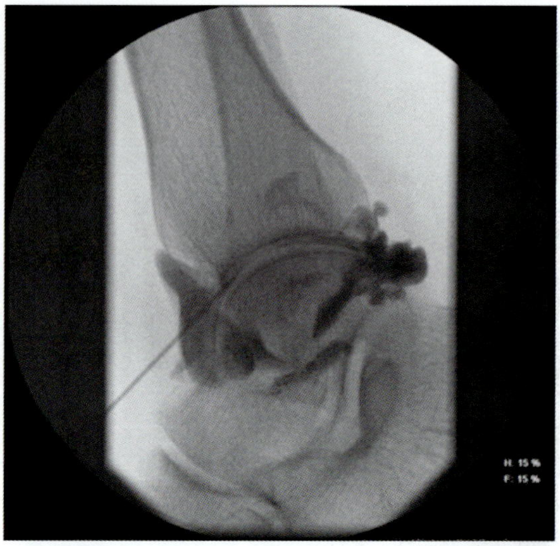

图 3.3 关节造影是一种侵入性技术,它在图像引导下将造影剂(CT 或 MR)直接注入关节。这张透视图显示:通过前路对胫距关节注射造影剂,为 MR 关节造影做准备。

(FS),否则在液体敏感序列上也将被高亮显示。脂肪抑制是一种消除脂肪信号的技术,能使含有脂肪的结构(皮下脂肪、骨髓等)呈现黑色。这一额外步骤非常重要,特别是在评估骨骼和皮下水肿时,这些水肿很容易被脂肪显示高信号背景所掩盖。

MRI 有效性的提高使其在临床中的应用逐步增多,现已迅速成为评估足踝韧带损伤的金标准和首选方法。

### MR 关节造影(MRA)(图 3.3)

MRA 是 MRI 技术的一种演变,可直接向关节内注射造影剂溶液(钆),并混合局部麻醉药、碘造影剂和生理盐水,从而导致关节囊扩张,使本该紧密贴合的韧带和关节囊结构分离,以便于观察。此外,注射造影剂也可显示关节间隙或关节囊破裂的异常信号[7]。随着磁体的改进和更大强度磁场的出现,以及对 MRA 这种侵入操作的风险与诊断效用的权衡,我们已经很少使用 MRA。

# 踝关节

## 踝关节韧带的影像学解剖

### 联合韧带

踝关节近端(上方)外侧韧带由下胫腓前韧带(AITFL)和下胫腓后韧带(PITFL)组成,与骨间韧带、胫腓横韧带共同构成了下胫腓联合复合体[8]。对这些韧带的最佳评估方法是使用 T2 加权轴位图[9]。AITFL 和 PITFL 位于或略高于胫距关节,轴位图呈现短且紧绷的低信号结构(图 3.4)。

在矢状位上,PITFL 常被关节液包围,表现类似关节内结构,应进行鉴别诊断[3]。

骨间韧带是骨间膜向远端的延伸,主要起限制距骨向近端移位的作用。

### 踝关节外侧韧带

踝关节远端(下方)外侧韧带包括距腓

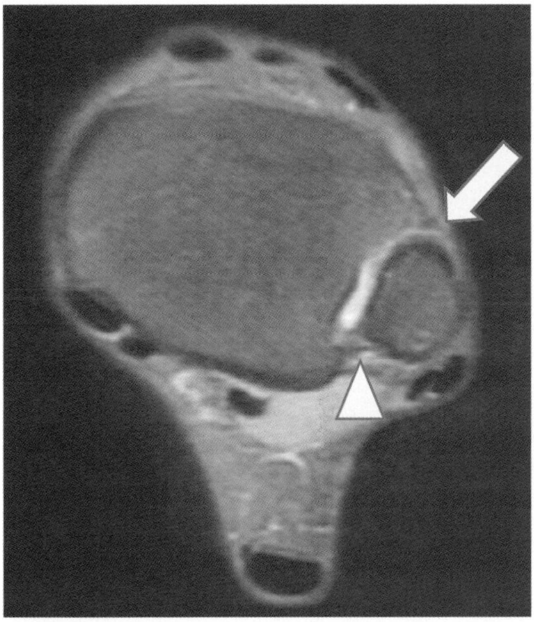

**图 3.4** 踝穴轴位质子密度加权成像显示正常的胫腓前韧带（箭头所示）和胫腓后韧带（三角箭头所示）。

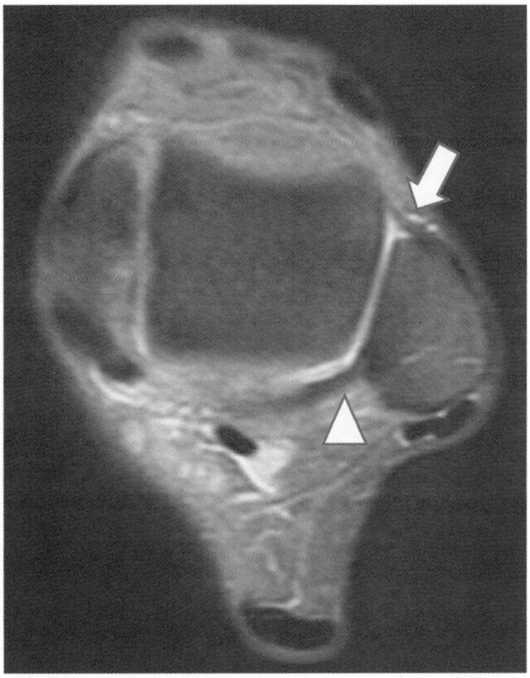

**图 3.5** 轴位质子密度加权成像显示正常的距腓前韧带（箭头所示）和距腓后韧带（三角箭头所示）。

前韧带（ATFL）、距腓后韧带（PTFL）和跟腓韧带（CFL）。ATFL 和 PTFL 韧带从称为踝窝的腓骨凹处发出[3]，在胫距关节下方的轴位 T2 加权成像上可以进行更好地评估。

ATFL 从腓骨前下缘延伸至距骨颈部，表现为关节前囊的低信号增厚，存在关节积液时比较容易被识别[3]（图 3.5）。

PTFL 呈扇形，以低信号强度为主，高信号条纹穿插其中。该韧带起于腓骨后缘，止于距骨后外侧结节，垂直于胫骨纵轴[9]（图 3.5）。

跟腓韧带（CFL）在冠状位 T2 加权图像上最容易识别。它位于腓骨肌腱深层，在腓骨前缘近端到腓骨尖至距下关节远端的跟骨外侧面，呈现细而强的低信号结构[9]。

后踝间韧带是后踝的一个正常解剖变异，其大小可变，宽度为 1~8mm，直径为 5~8mm。虽然大约 50%的普通人群存在后踝间韧带，但仅有约 20%的病例可以通过 MRI 发现。后踝间韧带在冠状位和轴位序列上都可以观察到，表现为一条明显的低信号带，穿行于 PITFL 和 PTFL 之间，起于胫骨后缘，其外侧纤维与胫腓后韧带融合。韧带向外下走行，并止于距腓后韧带腓骨附着点的下方[3]。

## 踝关节内侧韧带

三角韧带或内侧副韧带复合体是一种位于屈肌腱深面的宽束状韧带，由胫距韧带、胫跟韧带、距舟韧带和跟舟跖侧韧带（弹簧韧带）组成[3]。

胫距韧带可在冠状位 T2 加权图像上识别，表现为延伸于内踝和距骨之间的低信号结构，而在轴位图上显示为条纹状[9]。

胫跟韧带表现为延伸于内踝和跟骨之间的低信号带，同样也容易在冠状位图像上被识别。该韧带的走向更为垂直，深入屈肌支持带，但位于胫距韧带浅层[9]（图 3.6a）。

跟舟（弹簧）韧带是一个厚的三角形片状物，起自载距突下表面，止于舟骨的内下表面，是足纵弓的重要稳定结构，可填补跟骨前部和舟骨之间的空隙[10]。由于弹簧韧带

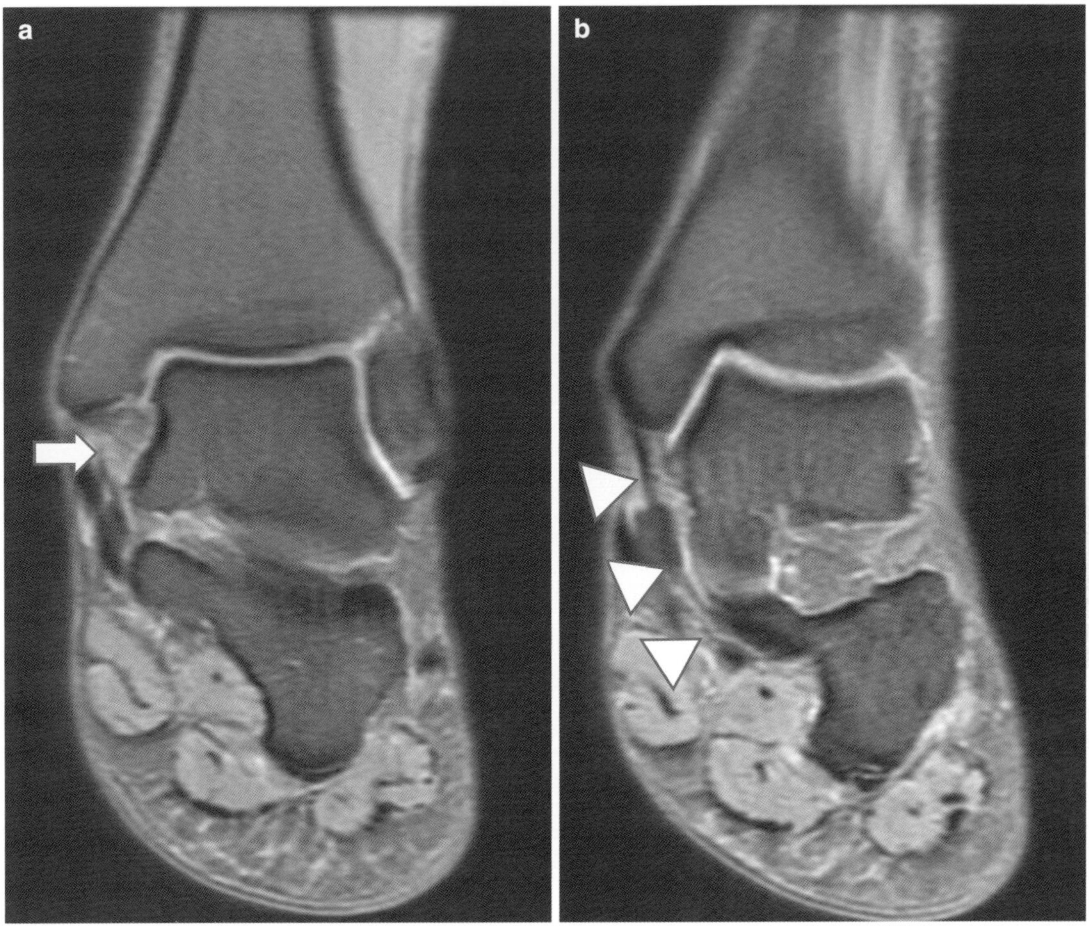


图 3.6 冠状位质子密度加权成像显示正常的踝关节内侧韧带。(a)显示三角韧带(箭头所示)。(b)显示跟舟韧带(弹簧韧带)，其包裹在距骨头部(三角箭头所示)。

的方向复杂，不能在一个平面上成像，最好从两方位进行评估：与三角韧带接近的内侧垂直部分最好在轴位图像上显示，与分歧韧带和短跖侧韧带相邻的水平部分最好在冠状位上显示。应注意区分弹簧韧带与相邻胫后肌腱的扩张部[9](图 3.6b)。

## 踝关节韧带损伤的影像学表现

### 联合韧带损伤

联合韧带损伤占所有外侧韧带扭伤的1%~20%。目前认为，导致联合韧带损伤的机制是足被动外旋联合小腿内旋[11]。联合韧带损伤或高位踝关节扭伤通常恢复时间较长，康复疗效差，最终导致慢性踝关节功能障碍[11]。

当疑似联合韧带损伤时，应选择正位、侧位、踝穴位 X 线检查来进行初始影像学评估。必要时还可进行胫腓骨近端影像学检查，以评估腓骨近端损伤。当韧带损伤引起踝穴不稳时，可在应力 X 线片上有所表现[4]。如前所述，常规 X 线检查应作为首选检查来识别或排除骨损伤[4]。

MRI 检查是评估踝关节联合韧带损伤的最佳方式。损伤表现为韧带增厚、T2 图像出现异常信号和(或)1 条或 2 条联合韧带的不连续[11](图 3.7)。

联合韧带损伤常与踝关节外侧韧带损伤

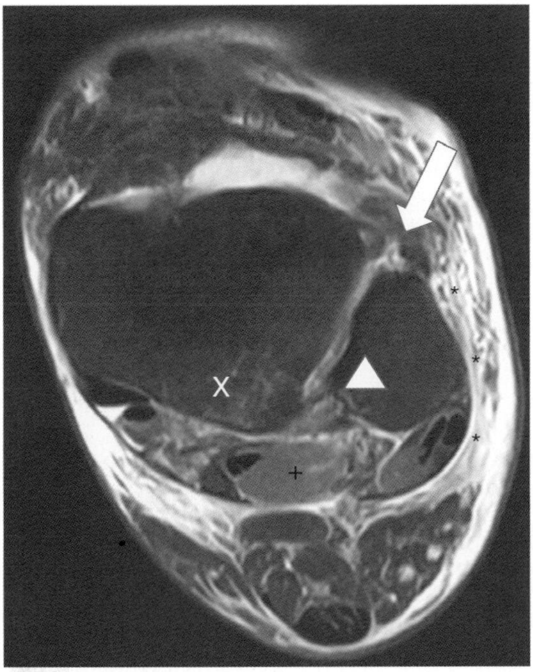


**图 3.7**　联合韧带平面的轴位质子密度加权成像显示增粗、不连续、水肿的距腓前韧带(箭头所示)和距腓后韧带(三角箭所示),以及广泛的软组织水肿(星号所示)、骨挫伤(×号所示)和肌肉损伤(加号所示)。

并存,其中距腓前韧带损伤最为常见。MRI 也能够轻易识别其他继发性损伤,如骨挫伤/骨折、骨软骨损伤、下胫腓关节不协调和胫腓骨隐窝高度增高[11](图 3.7)。

## 踝关节外侧韧带损伤

踝关节最常受伤的韧带是 ATFL[12]。ATFL 经常单独撕裂,但若创伤加重,就会依次出现其他外侧韧带撕裂,跟腓韧带通常是下一个撕裂的部位,而距腓后韧带损伤罕见[9]。

同样,疑似踝关节外侧韧带损伤时,首先进行常规 X 线检查(正位、侧位和踝穴位)来评估有无骨损伤。

MRI 是评估外侧韧带损伤的金标准。距腓前韧带很容易被识别为前关节囊增厚[3]。在急性损伤的情况下,通常呈细薄的高信号;当韧带完全断裂时,会出现局部韧带中断表现,且常伴有关节液溢出关节囊,并扩散至前外侧软组织(图 3.8a)。

跟腓韧带损伤在冠状位脂肪抑制的 T2 加权 MRI 上表现最为明显[12]。急性扭伤时韧带呈高信号,完全断裂时显示局部连续性中断(通常有拉长表现)(图 3.8b,c)。

距腓后韧带是踝关节外侧韧带中强度最大的,很少在低位踝关节扭伤时发生损伤。PTFL 正常呈扇形,在 T2 加权图像中可见高信号条纹穿插其中,不应与损伤相混淆[9]。

## 踝关节内侧韧带损伤

由于 MRI 的广泛使用,三角韧带或内侧副韧带复合体损伤越来越被人们所熟知[13]。其损伤机制通常为旋前外翻和极度旋转。三角韧带复合体损伤常伴有踝关节骨折和外侧韧带损伤,临床表现为踝关节内侧血肿和沿三角韧带方向的压痛。

对于疑似三角韧带损伤,应首选常规踝关节 X 线检查,特别要注意有无相关的外踝骨折。考虑为踝关节内侧韧带功能不全时,可使用应力 X 线片检查,此时的内侧间隙会变宽[4]。

MRI 是评估踝关节内侧韧带的首选成像方法,它可以更精确地识别损伤特征。损伤可分为浅层、深层,或深浅层均受累;也可分为近端(Ⅰ型,最常见)、中间(Ⅱ型)或远端(Ⅲ型),均具有临床意义[13]。

轻度三角韧带损伤 MRI 表现为受损韧带中出现不规则信号,以及由于出血和局部韧带纤维不连续造成正常韧带条纹消失。在重度损伤中,T2 加权信号增强,韧带间隙充满液体,并出现明显的韧带不连续[13](图 3.9a)。

跟舟韧带(弹簧韧带)对后足及中足纵弓的稳定性起主要作用[10]。弹簧韧带损伤可导致扁平足畸形,而韧带缺陷通常继发于胫骨后肌腱功能障碍。急性弹簧韧带断裂虽然

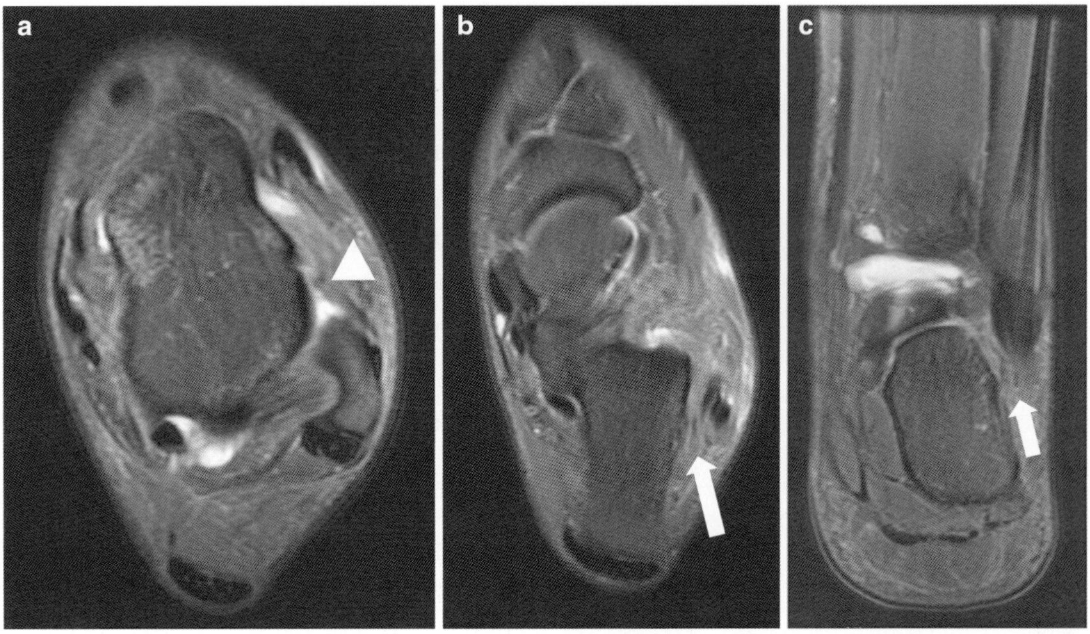


图 3.8 踝关节外侧韧带损伤。(a)胫骨远端关节面水平的轴位质子密度加权成像：不连续的距腓前韧带(三角箭头所示)及周围的外侧软组织水肿。(b)踝关节轴位质子密度加权成像：不连续的跟腓韧带(箭头所示)，在其远端跟骨附着点撕脱，周围组织水肿。(c)踝关节冠状位质子密度加权成像：同样可见损伤的跟腓韧带(箭头所示)。

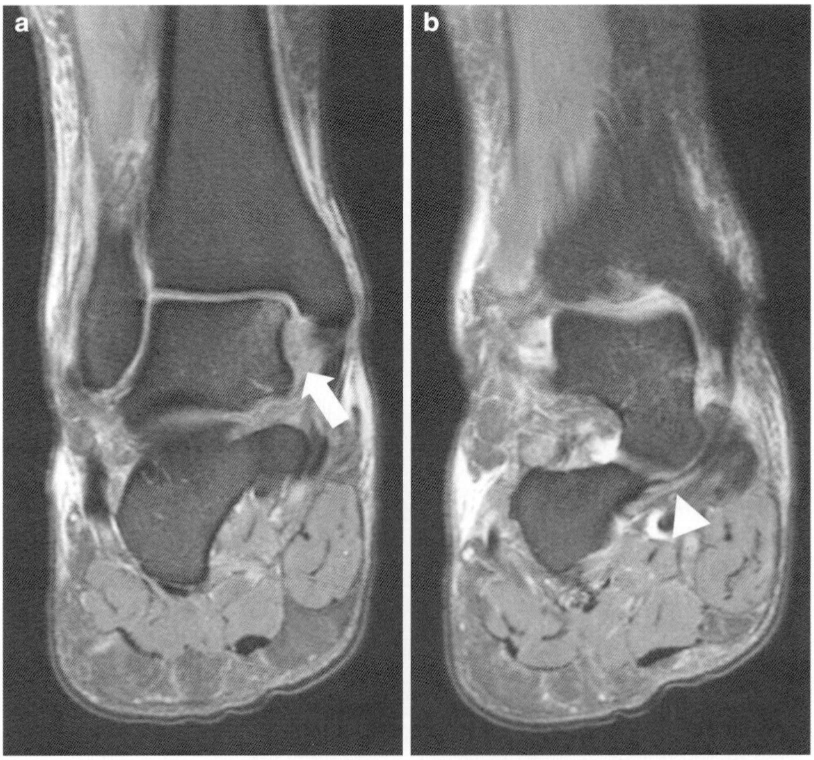


图 3.9 踝关节内侧韧带损伤。(a)踝关节冠状位质子密度加权成像：轻度损伤下的三角韧带失去其正常条纹纹路，且周围广泛水肿(箭头所示)。(b)踝关节冠状位质子密度加权成像：整个跟舟(弹簧)韧带(三角箭头所示)增粗，韧带周围水肿。

已有报道，但仍比较罕见[10]。

弹簧韧带的影像学评估应从常规的 X 线检查开始，不过通常是从中足凹陷或扁平足等次要结果推断而来的。常规 X 线检查有助于评估导致后足疼痛和扁平足畸形的骨损伤。

MRI 也是评估弹簧韧带的首选影像学方法。弹簧韧带功能障碍通常是一个长期的过程，影像学特征也反映这一情况[10]，表现为韧带增粗、信号不均匀，常呈拉长或波浪状。韧带完全断裂时则表现为全层的韧带间隙。目前也有相邻胫骨后肌腱病变的报道[14]（图 3.9b）。

# 足部

## 足部韧带的影像学解剖

### Lisfranc 关节复合体

跗跖（Lisfranc）关节复合体是一个复杂的骨骼、关节囊及韧带的复合结构，可为中足和前足提供稳定性。其正常解剖结构由 9 块骨骼组成：5 块跖骨、3 块楔骨及 1 块骰骨。3 个独立的滑膜关节将前足细分为内侧柱、中柱和外侧柱。内侧柱由第 1 跖骨和内侧楔骨形成的关节构成；中柱由第 2、3 跖骨与中间及外侧楔骨形成的关节构成。内侧柱和中柱刚性坚固。这使得足可以充当杠杆，以保障正常的步态。外侧柱由第 4、5 跖骨和骰骨形成的关节构成，可弹性微动，以防止严重的损伤和退行性变[15]。

复杂的韧带结构增加了 Lisfranc 关节复合体的稳定性，该韧带结构可分为背侧、骨间和足底部分[16]。Lisfranc 韧带复合体由 3 个不同的斜向结构组成：Lisfranc 韧带本体，它是连接内侧楔骨和第 2 跖骨基底的骨间成分（图 3.10b）；背侧部分，连接内侧楔骨和第2 跖骨背侧；跖侧部分，通常以内侧楔形骨底部为起点，分两个附着点分别止于第2、3 跖骨的基底部。其骨间和跖侧部分提供了关节的主要稳定性，一旦损伤将导致横向不稳定和跗跖骨间隙变宽。韧带背侧部分最为薄弱，可导致 Lisfranc 损伤中常见的背侧移位[15]。

有 3 条跖楔韧带连接楔骨和第 1~3 跖骨。第 1 跖楔韧带在内侧楔骨和第 1 跖骨外侧之间的跖侧面走行。第 2 跖楔韧带呈三角形，在中间楔骨和外侧楔骨之间延伸，并附着于第 2、3 跖骨。第 3 跖楔韧带（外侧纵韧带）连接了外侧楔骨的外侧面和第 3 跖骨[15]。

跖间韧带在第 2~5 跖骨的跖侧延伸（图 3.10a），而在第 1、2 跖骨的背侧并没有跖间韧带的存在，这就解释了为何在受伤时，第 2~5 跖骨能作为一个整体与第 1 跖骨分离[15]。

最后，楔骨和骰骨间由粗厚的跗骨间韧带连接（图 3.10b）。内侧楔骨和中间楔骨之间的跗骨间韧带可提供纵向稳定性，该韧带损伤后可导致楔骨间隙变宽[15]。

### 跖板

跖板是由足底腱膜和跖关节囊形成的纤维软骨结构，起自跖骨颈，止于近端趾骨跖侧基底部[3]。踇趾和小趾跖板的大体结构类似，但存在重要的解剖学差异[17]。

第 1 跖骨头宽大于高，有两个独立的关节面。上关节面与第 1 趾骨近端基底部形成宽关节。第 1 跖骨头的跖面有一个矢状脊，称为嵴，它将关节面分为两个凹槽，每个凹槽对应一个籽骨。第 1 跖趾（MTP）关节的矢状稳定性由关节间籽骨提供，它由被包裹在踇趾的肌肉组织所形成的厚纤维组织中的两个籽骨组成[17]。跖板固定在第 1 趾骨近端的基底部，靠近踇趾内、外肌肉组织的附着点，并包围籽骨。跖板受踇短屈肌深层纤维、

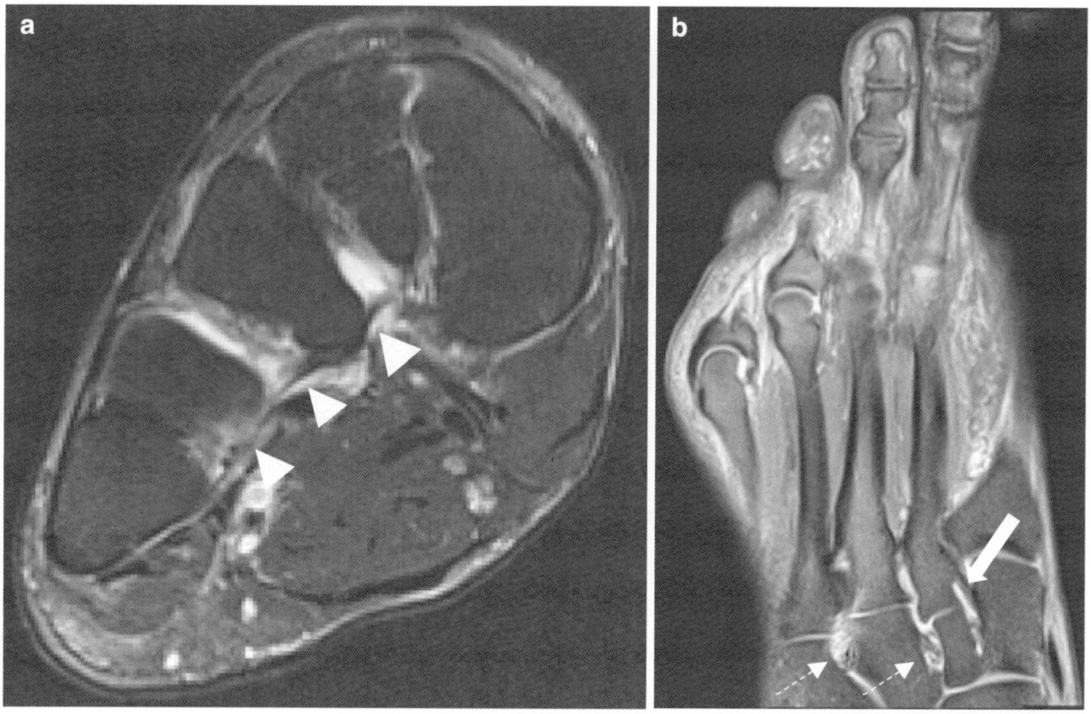


**图 3.10** Lisfranc 韧带的解剖。(a) 跖骨基底部短轴位质子密度加权成像显示第 2~5 跖骨跖侧的正常跖间韧带。(b)长轴位质子密度加权成像显示 Lisfranc 韧带主体(实线箭头所示)和跗骨间韧带(虚线箭头所示)。

跖骨外侧深韧带、足底筋膜和悬韧带的影响[17]。在背侧，MTP 由蹬(趾)伸肌腱和伸肌腱帽支撑，伸肌腱帽由斜向纤维和横向纤维组成，围绕关节囊延伸，与跖板和深横跖间韧带融合[17](图 3.11)。

第 2~5 MTP 关节的解剖结构比第 1 MTP 关节简单。纤维软骨跖板从跖骨头延伸，并止于近节趾骨的基底部。跖板由跖筋膜、悬韧带和深横跖间韧带组成。背侧和跖侧骨间肌附着在近节趾骨基底部以提供额外的支撑。趾长、短伸肌腱在伸肌腱帽下穿过关节，为关节提供背侧支撑[17]。

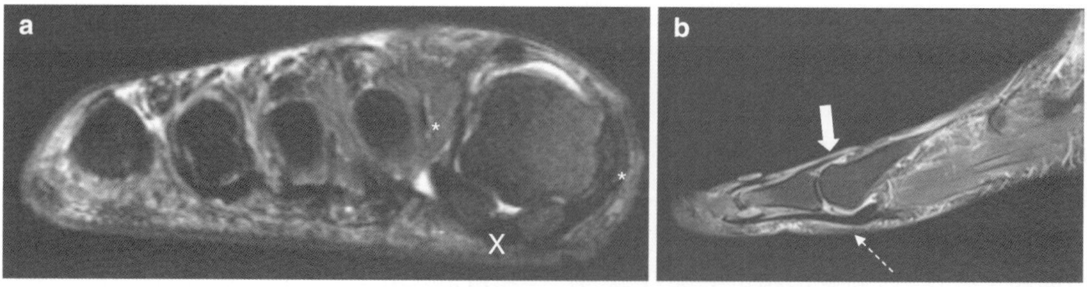


**图 3.11** 跖板。(a)第 1 跖趾关节短轴位质子密度加权成像显示包括内外侧籽跖关节(星号所示)、籽骨间(×号所示)韧带在内的跖板正常表现。(b)第 1 跖趾关节矢状位质子密度加权成像显示由止于第 1 近节趾骨基底部的跖板(虚线箭头所示)构成的纤维软骨结构。此外，还可见由蹬(趾)伸肌腱和伸肌腱帽构成的背侧支撑结构(实心箭头所示)。

## 足部韧带损伤的影像学表现

### Lisfranc 关节复合体

Lisfranc 关节复合体损伤相对少见，据报道，在美国，发生率约为 1/55 000，但其致残率较高，约 50%的病例会发生创伤性关节炎。据估计，由于表现隐匿或合并多发创伤，20%的 Lisfranc 损伤在最初被漏诊。因此，影像学检查在 Lisfranc 损伤的诊断中具有重要作用[15]。

怀疑中足损伤时，首先应进行常规 X 线检查。对于创伤性损伤，应拍摄正位、侧位和内旋斜位片，以评估明显的骨折和脱位。在非负重 X 线片中，疑似 Lisfranc 损伤的表现会比较隐匿，在第 2 跖骨基底部或内侧楔骨可见小的碎片骨折（斑点征），但被认为是高能量损伤的典型症状[15]。

当临床怀疑 Lisfranc 损伤时，建议通过负重 X 线片进行评估。Lisfranc 损伤最可靠的影像学指征是第 2 跗跖关节错位，即第 2 跖骨基底相对于中间楔形骨发生外移[15]。在正位片上，第 1、2 跖骨间分离超过 2mm 提示 Lisfranc 损伤和关节不稳定[15]（图 3.12a）。

CT 检查是评估隐匿性骨折的理想方式，并被推荐用于高速损伤。CT 可以更好地观察骨结构，有利于识别影像学上隐匿性骨折和半脱位。三维 CT 重建有助于术前规划。

MRI 检查是评估 Lisfranc 关节复合体软组织和韧带损伤的最优方法。Lisfranc 韧带在水平长轴位面和短轴位面上最明显，主要呈低至中等信号的均匀条纹状。

Lisfranc 损伤最常见的 MRI 表现包括韧带断裂、韧带延长和韧带周围水肿[15]。此外，还可出现第 2 跖骨基底部或中间楔骨骨髓水肿（图 3.12b，c）。MRI 也可评估其他跗骨（骰骨、跟骨和距骨）损伤，这些损伤常被报道与 Lisfranc 损伤同时发生。

### 跖板

第 1 跖趾关节囊韧带结构损伤也称为草皮趾，是运动员中一种相对常见的疾病，据报道，高达 40%的美国橄榄球运动员可发生这类疾病[18]。这是一种过伸性损伤，其中轴向应力导致关节间籽骨和跖侧韧带损伤[17]。损伤的严重程度和分级与承受的轴向应力相关，可分为轻微拉伤到完全断裂[19]。

第 1 跖趾关节跖板损伤首先应进行负重 X 线检查，以发现近节趾骨撕脱骨折和韧带损伤的次级征象，如籽骨近端移位。专用籽骨视图可用于评估脱位或骨折[19]。

MRI 是诊断跖板损伤的首选成像方式，可显示软组织和软骨异常。全面的评估需要进行多平面成像，其中冠状短轴位和矢状序列最有帮助[19]。关节囊韧带结构在液体敏感序列上表现为低信号。影像学表现通常与损伤严重程度相关：在Ⅰ级损伤中，表现为轻度韧带周围水肿，在脂肪抑制液体敏感序列上表现为增加的高信号；Ⅱ级损伤为韧带部分撕裂，影像学表现为韧带纤维部分断裂及周围液体信号增加；Ⅲ级损伤为韧带完全撕裂，表现为韧带断裂及周围明显的水肿和肿胀。Ⅲ级损伤通常伴有籽骨骨折或脱位[19]（图 3.13）。

第 2~5 MTP 关节疼痛和不稳定较常见，通常与慢性退行性变过程而非急性损伤有关[18]。MRI 有助于评估这些关节囊韧带结构：囊周纤维化（“假性神经瘤”征象）在 MRI 上表现为中等信号强度，毗邻 MTP 关节的跖外侧，是间隙内不对称且界限不清的结节。其他与损伤相关的影像学征象包括跖板到近节趾骨距离变宽，其截断值为 0.275cm，特异性最高。经典的直接损伤迹象（如部分或完全撕裂）也可以在 MRI 中观察到[19]。

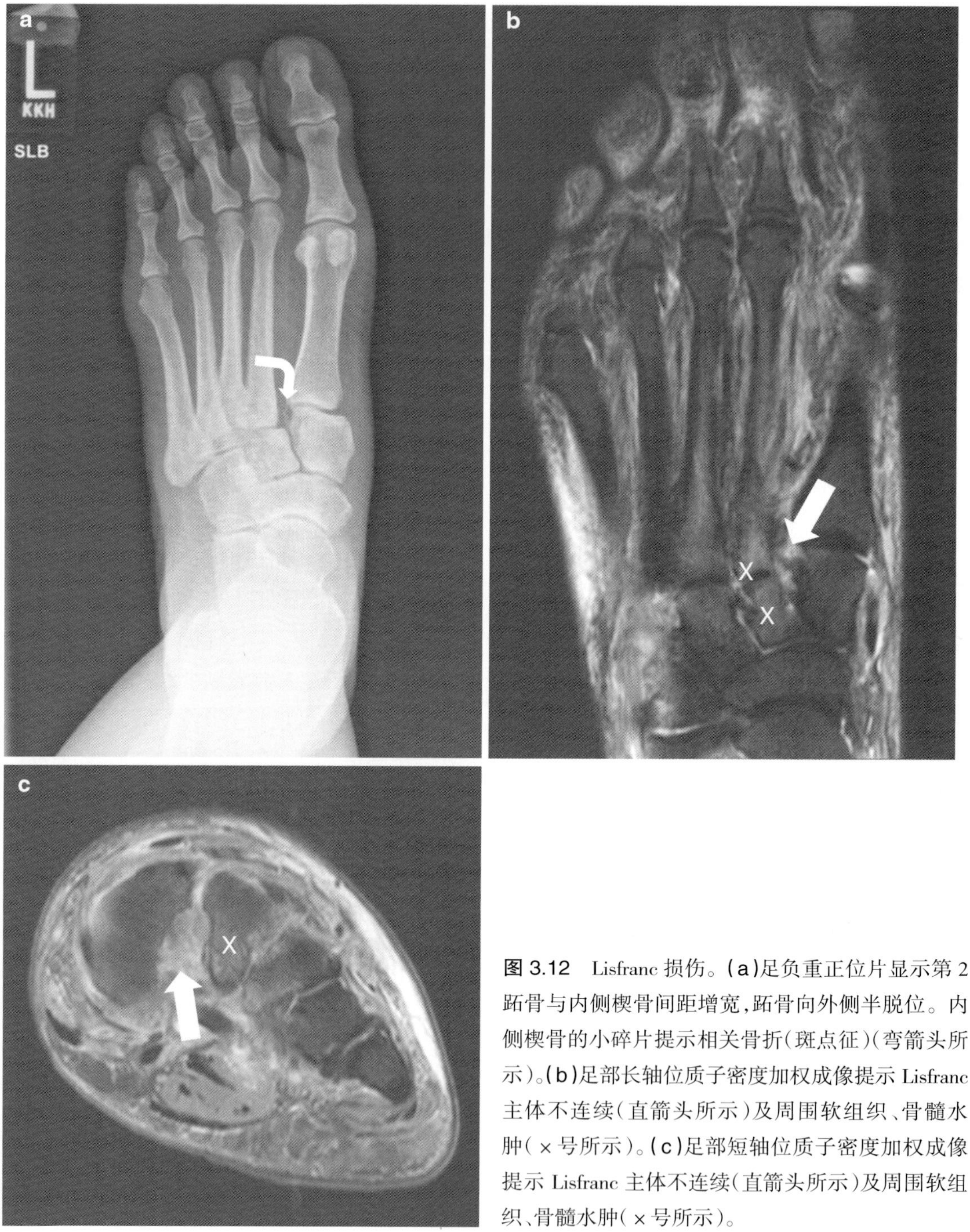


图 3.12 Lisfranc 损伤。(a)足负重正位片显示第 2 跖骨与内侧楔骨间距增宽，跖骨向外侧半脱位。内侧楔骨的小碎片提示相关骨折(斑点征)(弯箭头所示)。(b)足部长轴位质子密度加权成像提示 Lisfranc 主体不连续(直箭头所示)及周围软组织、骨髓水肿(×号所示)。(c)足部短轴位质子密度加权成像提示 Lisfranc 主体不连续(直箭头所示)及周围软组织、骨髓水肿(×号所示)。

## 结论

认识并理解足踝关节正常和异常韧带结构的解剖和影像学表现，才能妥善处理这些复杂病例。应合理使用影像学手段，用最有效、最经济的方法来帮助描述这些病变。

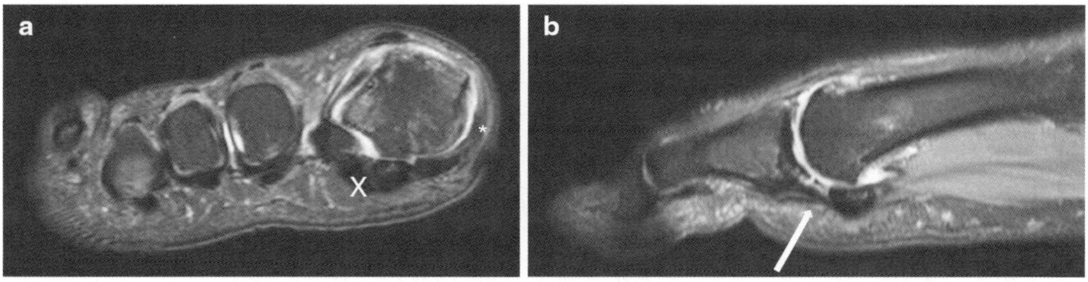


图 3.13　跖板损伤——草皮趾。(a)短轴位质子密度加权成像显示水肿并增粗的内侧跖籽韧带(星号所示)，导致蹞胫侧籽骨半脱位。籽骨间韧带不规则，并被拉长(×号所示)。(b)矢状位质子密度加权成像显示跖板在第 1 近节趾骨基底部止点处不连续(长箭头所示)。

## 参考文献


1. Herzog M, et al. Epidemiology of Ankle sprains and chronic Ankle instability. J Athl Train. 2019;54(6):603–10.
2. Linklater J, et al. Acute Capsuloligamentous Sports Injuries in the Ankle and Foot. Radiology. 2017;283(3):644–62.
3. Spouge A, Pope T. Practical MRI of the foot and ankle. Boca Raton, Florida: CRC Press; 2001. p. 97–115.
4. Soto J, Lucey B. Emergency radiology. 1st ed. . Chapter 4. Maryland Heights, Missouri: Mosby Elsevier; 2009. p. 112–61.
5. Dean DG. The role of MRI in musculoskeletal practice: a clinical perspective. J Man Manip Ther. 2011;19(3):152–61. https://doi.org/10.1179/2042618611Y.0000000009.
6. Jacobson J. Fundamentals of musculoskeletal ultrasound. 3rd ed. Amsterdam: Elsevier; 2018.
7. Crim J, Morrison W. Specialty imaging: arthrography. 1st ed. Salt Lake City, Utah: Amirsys; 2009.
8. Manaster BJ, et al. Diagnostic and surgical imaging anatomy: knee, Ankle. 1st ed. Salt Lake City, Utah: Foot Amirsys; 2007.
9. Major N, et al. Musculoskeletal MRI. 3rd ed. Elsevier; 2020. Chapter 16
10. Toye L, et al. MRI of spring ligament tears. Am J Roentgenol. 2005;184:1475–80.
11. Brown K, et al. MRI findings associated with distal tibiofibular syndesmosis injury. Am J Roentgenol. 2004;182:131–6.
12. Rosenberg Z, et al. MR imaging of the Ankle and Foot. Radiographics. 2000;20:153–79.
13. Chhabra A, et al. MR imaging of deltoid ligament pathologic findings and associated impingement syndromes. Radiographics. 2010;30:751–61.
14. Balen P, Helms C. Association of Posterior Tibial Tendon Injury with spring ligament injury, sinus tarsi, and plantar fasciitis on MR imaging. Am J Roentgenol. 2001;176:1137–43.
15. Siddiqui N, et al. Evaluation of the tarsometatarsal joint using conventional radiography, CT and MR Imaging. Radiographics. 2004;34:514–31.
16. Palma L, et al. Anatomy of the Lisfranc joint complex. Foot Ankle Int. 1997;18(6):356–64.
17. Nery C, et al. MR imaging of the plantar plate: Normal anatomy, turf toe and other Injuries. Magn Reson Imaging Clin N Am. 2017;25:127–44.
18. Hallinan J, et al. High Resolution MRI of the first metatarsophalangeal joint: gross anatomy and injury characterization. Radiographics. 2020;40:1107–24.
19. Yamada A, et al. Second and third metatarsophalangeal plantar plate tears: diagnostic performance of direct and indirect MRI features using surgical findings as the reference standard. Am J Roentgenol. 2017;209:W100–8.

第 4 章

# 力线和不稳定：复发性韧带损伤和不稳定的机械性因素

Caitlin M. Rugg，Richard Amendola，Annunziato Amendola

## 引言

踝关节扭伤是普通人群和运动员常见的临床问题，在美国急诊室，其发病率为每年 2.15‰[1]；但由于并非所有损伤都在急诊室处理，因此其真实发病率可能更高。在大学生运动员中，踝关节扭伤占受伤总数的 7%~15%[2,3]，其严重程度广泛，其中仅 44% 的大学生运动员能够在 24 小时内重返比赛。尽管如此，复发也较为常见，据报道复发率为 5%~47%[4]。未来发生踝关节外侧扭伤的最大风险因素之一是既往有踝关节扭伤史，这已在军校学员[5]和运动人群中得到证实[6,7]。

在踝关节外侧不稳定患者中，32%~74% 可能出现慢性不稳定[8]。目前提出的复发机制包括功能性韧带松弛、本体感觉和神经肌肉控制下降及力线不稳定[8-11]。在本章中，我们将重点关注足踝力线与慢性踝关节外侧不稳定之间的关系。

几十年来，后足力线不良一直被认为是复发性踝关节外侧不稳定的风险因素。对腓骨肌萎缩症（CMT）人群的深入研究发现，软组织失衡会导致后足高弓足畸形和前足马蹄足畸形[12,13]。虽然腓骨肌萎缩症是成人高弓内翻畸形的最常见原因，但特发性高弓内翻畸形则与复发性踝关节外侧扭伤有关[14-16]。多个回顾性研究对复发性踝关节不稳定人群的轻微高弓内翻畸形进行了调研。在一项对 118 例进行外侧韧带重建患者的研究中，17% 的患者因后足内翻需要跟骨截骨，3% 的患者因第 1 跖列高跖屈畸形而需要进行软组织松解[17]。在一组接受改良 Broström-Gould 踝关节外侧韧带重建手术治疗的慢性踝关节不稳定的军人患者中，8% 的患者有后足内翻畸形[11]。Larsen 等比较了踝关节不稳定患者与健康对照组的足踝 X 线片，发现前者后足内翻和高弓足的发生率较高[18]。

在本章中，我们将回顾足踝生物力学评估、体格检查和影像学评估，以及踝关节不稳定和后足畸形患者的治疗选择及其结果。

## 足踝生物力学评估

步态周期分为支撑相和摆动相。支撑相由足跟触地、支撑中期、支撑末期和摆动前期组成。足部外形和灵活度对正常的步态周期至关重要。在足跟触地阶段，前足内旋，足跟内翻；在支撑中期，距下关节外翻，解锁跗骨间关节以分散应力；在支撑末期和摆动前期，跖趾关节背伸，跗骨间关节锁定，足部更加稳固，充当杠杆以蹬地前行。在正常的步态力学中，足围绕距骨旋转，骰骨跟随跟骨运动。后侧肌群和跟腱可以对踝关节产生中立位的跖屈力量[19]。

高弓内翻畸形表现为后足内翻、跟骨倾斜角及中足顶点增高、前足跖屈内收。由于跟骨在距骨下内旋，正位距跟角减小，舟骨高于骰骨而被迫位锁定，导致跗骨间关节无法在支撑中期发挥正常作用。足内翻时，后足在站立过程中无法外翻，更容易出现反复的踝内翻扭伤，这就导致了许多高弓内翻畸形的不良后果，如慢性踝关节不稳定和腓骨肌腱过度负荷[10,19]。

高弓内翻足可能与潜在的神经肌肉功能障碍有关，但最常见的是特发性高弓内翻畸形。它可由前足驱动，从僵硬跖屈的第 1 跖列开始，然后后足在负重时内翻，或者由后足和代偿性前足旋前来驱动（图 4.1）。

在前足驱动的后足内翻型高弓内翻足中，第 1 跖列跖屈导致距骨相对于踝穴背伸，使得踝关节前内侧接触压力增加，随之而来的后足内翻导致跟腱止点相对于踝关节内移，跟腱的矢向力会加重踝关节内翻畸形，使问题进一步恶化。在神经肌肉源性高弓内翻足中，腓骨短肌力量通常弱于腓骨长肌。复发性踝关节扭伤通常也会发生退行性变[10,19]。

## 体格检查

体格检查时应去除双下肢及足踝所有衣物，并从患者前后两个方位观察评估步态。生物力学评估非常重要。正常后足存在 5°~10°内翻，通常情况下，轻微的内翻很难从后方辨别，但从前方观察则比较明显，我们称之为“躲猫猫”征。对正常足部而言，从前方是无法看到足底内侧跟垫的，而能被看见的跟垫的数量则与畸形严重程度相关，并可与对侧进行比较。如果患者的跟垫过高，或者患者外旋髋关节以代偿严重的跖骨内收时，“躲猫猫”征可能会出现假阳性[14]。

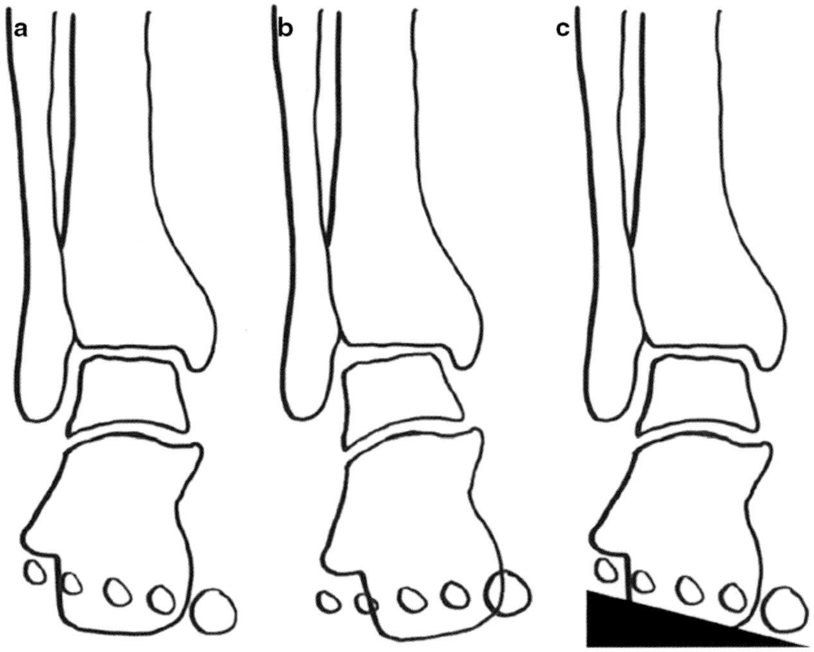


**图 4.1**　前足驱动的后足内翻的效果图。(a)非负重状态下，后足中立，第 1 跖列下垂，前足外翻。(b)负重状态下，前足驱动的后足内翻。(c)负重状态下，前足外侧矫形器纠正后足内翻。

Coleman 木块试验（Coleman block test）可用于区分前足和后足驱动的内翻畸形。先从后面观察负重状态下的自然后足内翻，然后在足外侧垫置 1 英寸（1 英寸 =2.54cm）的木块，使踇趾和第 1 跖骨悬空。如果此时后足内翻得到纠正，即可判断后足畸形是由第 1 跖列跖屈导致的弹性畸形[20]。图 4.2 展示了第 1 跖列跖屈患者的 Coleman 木块试验。

除此以外，还应进行外侧韧带检查。前抽屉试验用于检查距腓前韧带的完整性。检查时膝、踝关节适度屈曲使肌肉放松，用示指、中指从后侧抓住跟骨，拇指抓住前踝，使后足（距骨）相对于胫骨前移。如果与对侧相比松弛度增加，则提示前抽屉试验阳性。距骨外侧倾斜试验用于检测跟腓骨韧带的完整性。检查时一只手握住距骨和跟骨；另一只手握住胫骨，使后足旋后，此时与健侧相比，松弛度增加则提示距骨外侧倾斜试验阳性。

其他检查包括足弓高度评估，检查时通常观察足的侧面，并进行双侧对比。Silfverskiöld 测试是为了检查马蹄足的存在及其严重程度[21]。足胼胝的位置可以帮助辨别负重时的负荷模式。全面的神经学评估可以区分神经肌肉源性畸形和特发性内翻畸形。

## 影像学检查

慢性踝关节不稳定的标准影像学检查包括负重状态下的正位、踝穴位和侧位 X 线片。疑似后足和（或）前足畸形时，应补充双侧负重后足力线位 X 线片和足的前后位、侧位和斜位片。Saltzman 后足力线位如图 4.3 所示。踝部动态透视检查也可用于检查踝关节不稳定[22]，包括距骨倾斜试验、前抽屉试验及背伸外旋试验。

侧位片上的角度测量可用于描述高弓内翻畸形。跟骨倾斜角指的是跟骨下表面（跟骨下结节到跟骨前下突连线）与水平线

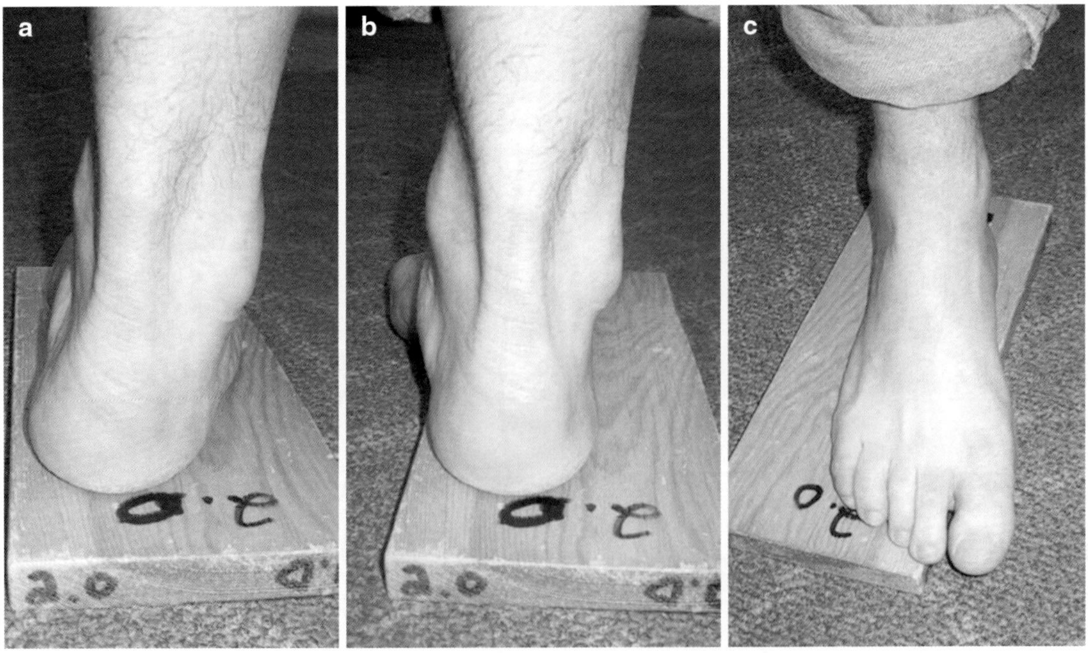


图 4.2 18 岁男性大学生运动员双踝关节外侧反复扭伤。(a)负重状态下，右后足内翻畸形的后面观。(b)通过 Coleman 木块试验，后足内翻畸形被纠正至中立位，提示这是前足驱动的内翻。(c)在 Coleman 木块试验中，踝关节中立位力线的前面观。

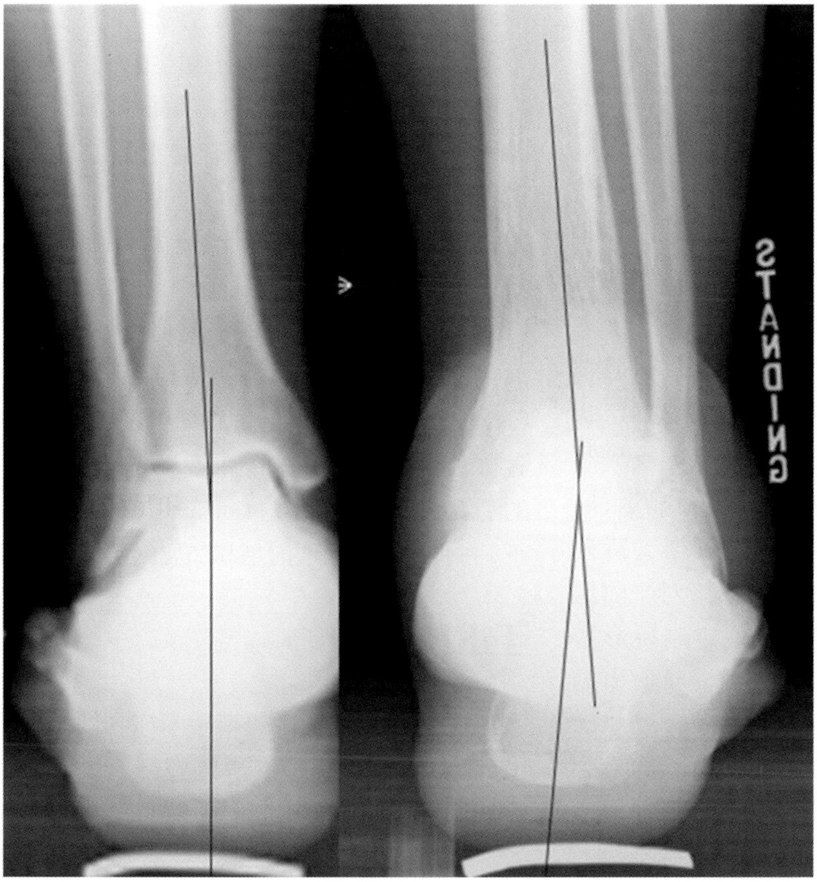


**图 4.3**　Saltzman 后足力线位 X 线片显示与对侧相比明显的后足内翻。

之间的夹角。超过 30°提示高弓内翻畸形。Meary 角是距骨长轴与第 1 跖骨轴之间的夹角，正常情况下为 0° ± 4°；在高弓内翻畸形中,第 1 跖骨跖屈角度会>4°。舟骨高度可从足跖面到舟骨前下端的舟骨粗隆进行测量。Hibbs 角是跟骨轴与第 1 跖骨轴之间的夹角,>45°表明存在内翻畸形。最后,由于高弓内翻足中踝关节外旋,在其侧位片上可以观察到腓骨相对于胫骨更加后移、距骨呈现平顶或双顶征,以及跗骨窦透视征[19]。

Tripod 指数(三脚指数)用于复杂足部畸形的定量评估[23]。它提供了一种单一的测量方法来描述不同水平足部畸形的附加或代偿效应。该方法通过在正位片上测量距骨头中心与由后跟和前足内、外侧缘组成的三脚中心之间的关系来进行评估,在诊断症状性扁平足和高弓内翻足的定量评估中具有较高的准确性。

对于复发性踝关节不稳定的患者(至少 6 周的标准踝关节康复治疗后症状仍未缓解),或疑似病理损伤但 X 线检查未发现者,可考虑更高级别的影像学检查。如果考虑手术治疗,则应常规进行 MRI 检查,以评估关节内病理改变,如骨软骨损伤、骨水肿、游离体、韧带损伤、瘢痕组织、滑膜炎和腓骨肌腱病变[24,25]。踝关节负重 CT 也是一种新颖的影像学检查方法，它可以发现轻微的力线异常,并已用于回顾性研究。研究发现,与健康对照组相比，轻微的后足内翻畸形是慢性踝关节外侧不稳定的风险因素[26]。

## 非手术治疗

非手术治疗是治疗急性和复发性踝关节扭伤的主要方法。对于绝大多数病例而言，经典的休息、冰敷、加压和抬高都是有效的。非手术治疗包括但不限于活动度调整、平衡物理治疗、牵伸和力量强化训练、矫形器和支具的使用。作者认为，在考虑手术干预前，应尝试以腓骨肌腱强化和本体觉训练为重点的专门的物理治疗方案，并佩戴适当的矫形器和支具3~6个月。最近的荟萃分析显示，最高水平的数据发现中等强度的证据支持为期4周的监督下多模式康复计划。对于前足驱动、后足弹性内翻畸形患者，定制矫形器及前足外侧支撑能纠正后足内翻，并增加患者稳定感（图4.1）。然而，如果持续出现疼痛、肿胀或复发性不稳定，则应再次进行体格检查和更高级别的影像学检查。根据检查结果，可采取进一步非手术康复或手术治疗。

## 手术治疗的适应证

如前文所述，伴有力线不良的慢性不稳定患者应首选非手术治疗。许多病例进展缓慢，急性损伤前足部能够获得良好的代偿功能。如果上述所有非手术治疗方案和康复计划均无效，则可考虑手术干预。根据病情和检查结果，有多种方法可用于纠正力线和（或）不稳定。

初次手术治疗伴有轻度后足内翻的复发性踝关节不稳定运动员时，大多数外科医生会只选择治疗不稳定而不进行骨力线调整。而当外侧韧带手术失败时，则必须纠正内翻畸形。对于力线明显异常的患者，单纯的软组织手术无法长期维持稳定性，最终会出现复发性关节不稳定。

如前所述，高弓内翻畸形可能是后足驱动，也可能是前足驱动，或者两者兼而有之。手术治疗的目标是通过建立生物力学结构来恢复外侧韧带的稳定性，从而保持足三脚的固有稳定性。外侧韧带修复或重建的适应证将在其他章节讨论，本章将重点讨论辅助的力线调整手术的适应证，该手术能够解决导致畸形的机械因素[27]。

手术计划的第一步是评估高弓内翻畸形的弹性。当后足内翻固定且不能通过Coleman木块试验得到矫正时，需要进行跟骨截骨术以处理僵硬的后足内翻。前足驱动的后足弹性畸形可经Coleman木块试验矫正，手术应着重处理前足和跖屈的第1跖列。

## 手术技术

将患者仰卧于可透视手术床，并移至床尾，以方便透视。垫高术侧臀部，使下肢内旋，以便对足踝外侧进行手术操作。在麻醉条件下再次行Silfverskiöld检查、前抽屉试验、距骨倾斜试验，并检查前、后足弹性。

在纠正力线之前，应先处理腓肠肌和跟腱挛缩，这样才能更准确地评估足部的弹性。腓肠肌挛缩松解首选内镜，必要时可经皮对跟腱行三次对半切断，以缓解跟腱挛缩，然后活动踝关节以松解残余的粘连，最后重新评估足部背伸和内翻畸形。

对于后足僵硬的高弓内翻畸形，接下来是解决后足内翻问题。跟骨截骨是首选技术，可通过侧移和闭合楔形截骨来重新调整后足。典型病例的X线片如图4.4所示，MRI表现如图4.5所示。

有许多不同的技术可以完成跟骨截骨，我们首选改良的Dwyer跟骨截骨术，这是一种闭合楔形截骨并侧移的截骨术。从跟骨结节的前上面向前下面做一个4cm的外侧斜切口，直至骨面。锐性切开骨膜，用骨膜剥离器前后剥离。将小型Hohmann拉钩放置在

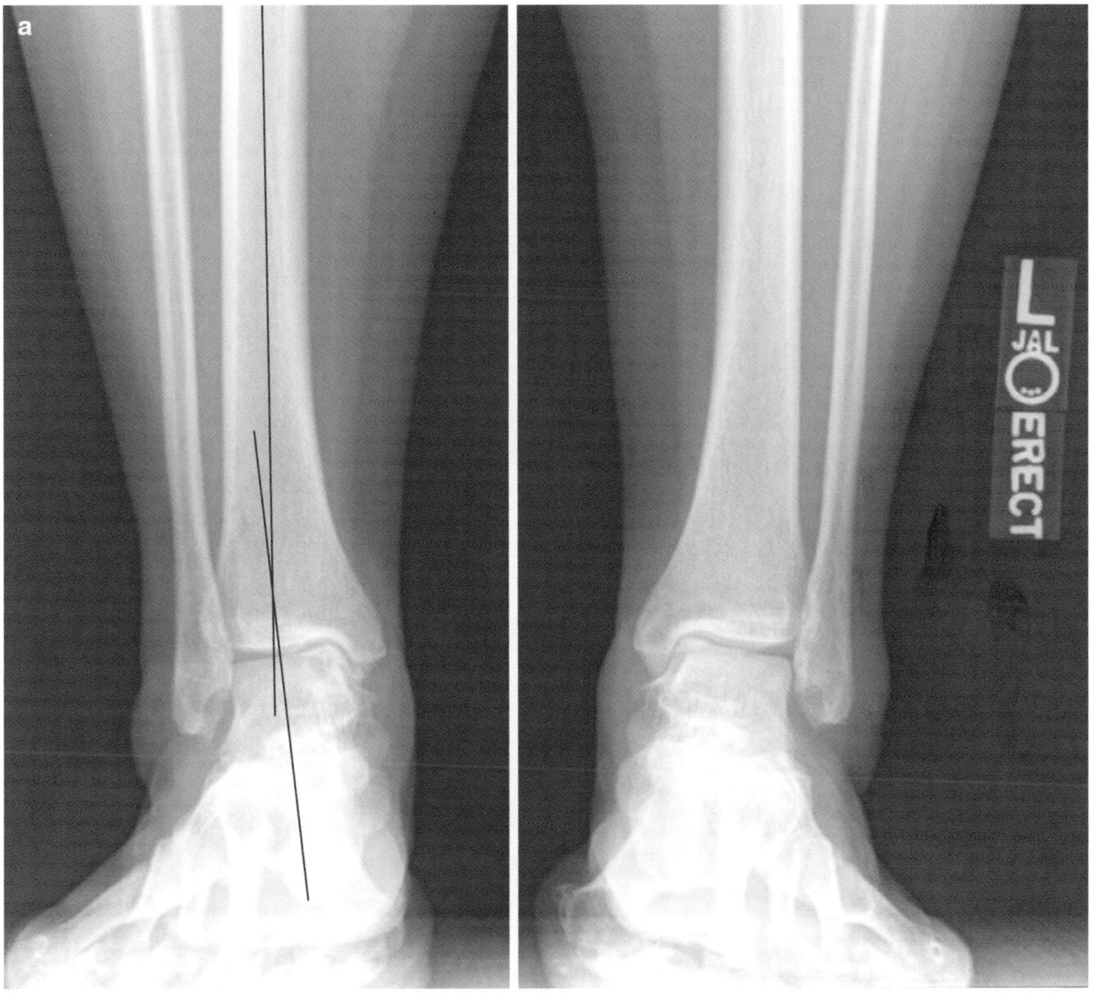


**图 4.4**　57 岁女性患者后足驱动的僵硬内翻畸形伴右外踝复发性不稳定。(a)负重正位片显示 9°后足内翻、内侧关节间隙狭窄并有骨赘形成。(待续)

跟骨和周围软组织间的上下两侧。然后按闭合楔形截骨所需宽度用 30mm 的锯片在骨皮质上画两条平行线，再用摆锯完成两道切割，两道切割线在内侧皮质交汇，再用骨凿切除楔状骨。在经典的 Dwyer 截骨术中，接下来是关闭楔形截骨区域[28]；而在改良术中，除此以外，还要将截骨外移。如果截骨不全，内侧部分的截骨将通过骨凿完成。然后使用骨膜剥离器剥离跟骨远近端的内侧皮质骨膜，以使骨块能够被移动。然后手动复位骨块，在关闭外侧楔形截骨区域同时，将后结节骨块外移至所需的位置。在结节中置入两枚指向跟骨后关节面的导针。在透视下利用侧位和 Harris 足跟位来检查复位情况。沿导针钻孔，用两枚无头加压螺钉对截骨端加压固定，并将螺钉头部埋在后皮层下。图 4.6 为手术步骤图，图 4.7 显示了该患者术中的其他辅助步骤，包括腓骨短肌修复术和改良 Broström-Gould 外侧韧带修复术。

跟骨截骨技术还包括无须闭合楔的斜移跟骨截骨术，该术式使用相同切口行单平面截骨。另一种选择是行 Malerba 阶梯式截骨术，该手术是进行水平面阶梯式截骨形成 Z 构型。然后进行 2~6mm 宽的截骨闭合及

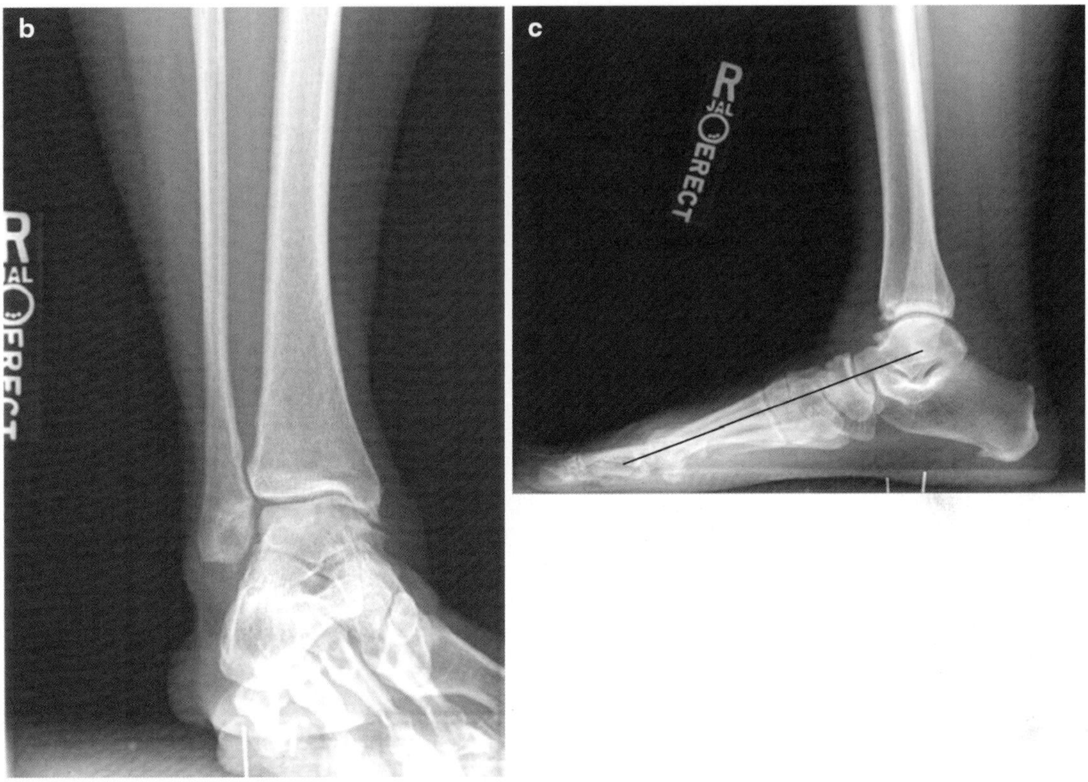


**图 4.4(续)** (b)右踝负重踝穴位 X 线片显示距骨内翻、内侧关节间隙狭窄并有骨赘形成。(c)侧位片显示腓骨远端前后方及跖骨背侧骨赘。该患者未见前足高弓畸形。

外移[29]。在三维数字模型的对比分析中,Cody 等发现,改良 Dwyer 截骨术纠正后足力线的效果最佳[30]。

跟骨截骨后,对后足驱动的内翻患者还应检查前足第 1 跖列跖屈和相关的前足外翻,前足驱动的内翻患者可单独进行上述操作,而无须跟骨截骨。前足马蹄畸形可能是弹性的,也可能是僵硬的。初期,腓骨肌过度驱动可能导致第 1 跖列动态跖屈,但随着时间的推移,这种畸形逐渐变得僵硬[14,31]。在第 1 跖列弹性畸形阶段,可将腓骨长肌向短肌移位来移除导致形变的力量。

僵硬的前足马蹄畸形更为常见,主要通过第 1 跖列背伸截骨来调整力线。图 4.2 和图 4.8 分别显示了前足驱动的后足内翻患者的 Coleman 木块试验和术前 X 线检查结果。第 1 跖列背伸截骨可通过内侧楔骨或第 1 跖骨背侧闭合楔形截骨完成,也可通过第 1 跗跖关节或跗楔关节融合术完成。

对于没有中足关节炎的患者,我们首选第 1 跖骨基底部闭合楔形截骨术。该技术的优点包括暴露简单、易于愈合和保留了关节。手术时从内侧楔骨远端向第 1 跖骨中段做一个背侧切口,将蹞(趾)伸肌向内侧或外侧牵开保护。找到跗跖关节,在其远端 1.5cm 处截骨。切开骨膜,在跖骨基底部向内外侧剥离,用 Hohmann 拉钩保护周围组织。计划背侧闭合楔形截骨时,近端截骨线平行于关节面,然后根据所需的矫正度数从背侧去除适当骨质。用锯片在骨皮质层进行标记,再用骨凿进一步截骨。然后手动闭合楔形骨块,或用克氏针加压维持闭合截骨。最后用一个低切迹的背侧 2.7mm 锁定 T 形钢板固定截骨部位,以保留关节并达到稳定。图 4.9 显示

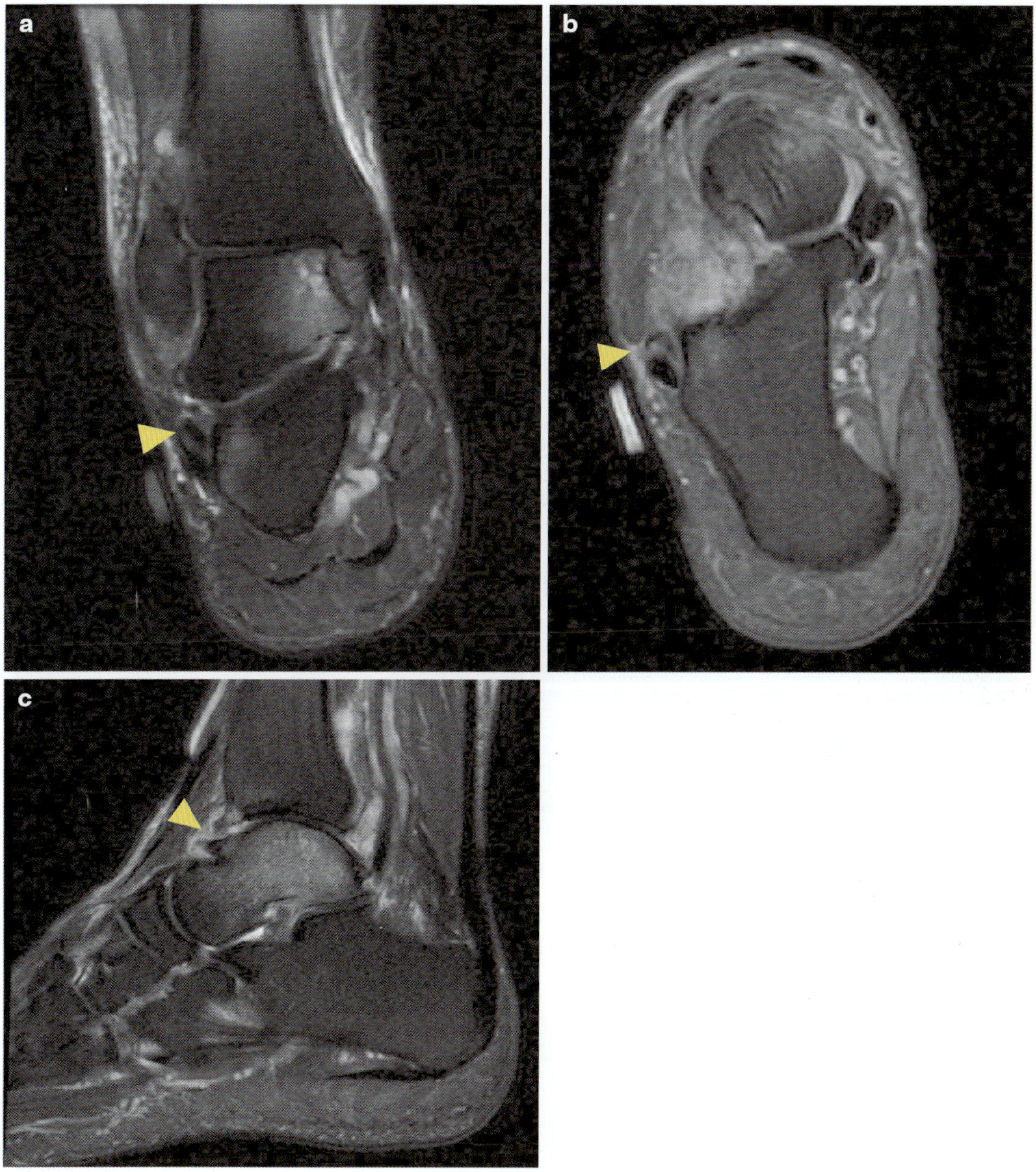


图 4.5　右踝关节 MRI。(a)冠状位 T2 加权 MRI 显示距骨内侧水肿和囊肿形成、内侧关节间隙变窄、内踝骨赘形成。箭头指向腓骨短肌腱。(b)轴位 T2 加权 MRI 显示腓骨短肌腱撕裂(箭头所示)。(c)距骨体内侧水平矢状位 T2 加权 MRI 显示距骨体水肿、胫骨远端前缘和距骨颈背侧明显骨刺及滑膜炎(箭头所示)。

了第 1 跖骨基底部背伸截骨术后的 X 线片。也可以选择皮质螺钉穿过截骨面进行固定。

## 结果

若不处理潜在的高弓内翻畸形，踝关节外侧慢性不稳定的患者会面临修复失败的风险。多名作者报道了高弓内翻畸形患者接受外侧韧带修复或重建手术后临床失败的案例[32,33]。一项对军人进行 Broström-Gould 手术的研究发现，合并内翻畸形而未处理的患者中有 1/4 会再次翻修[11]。这些研究强调

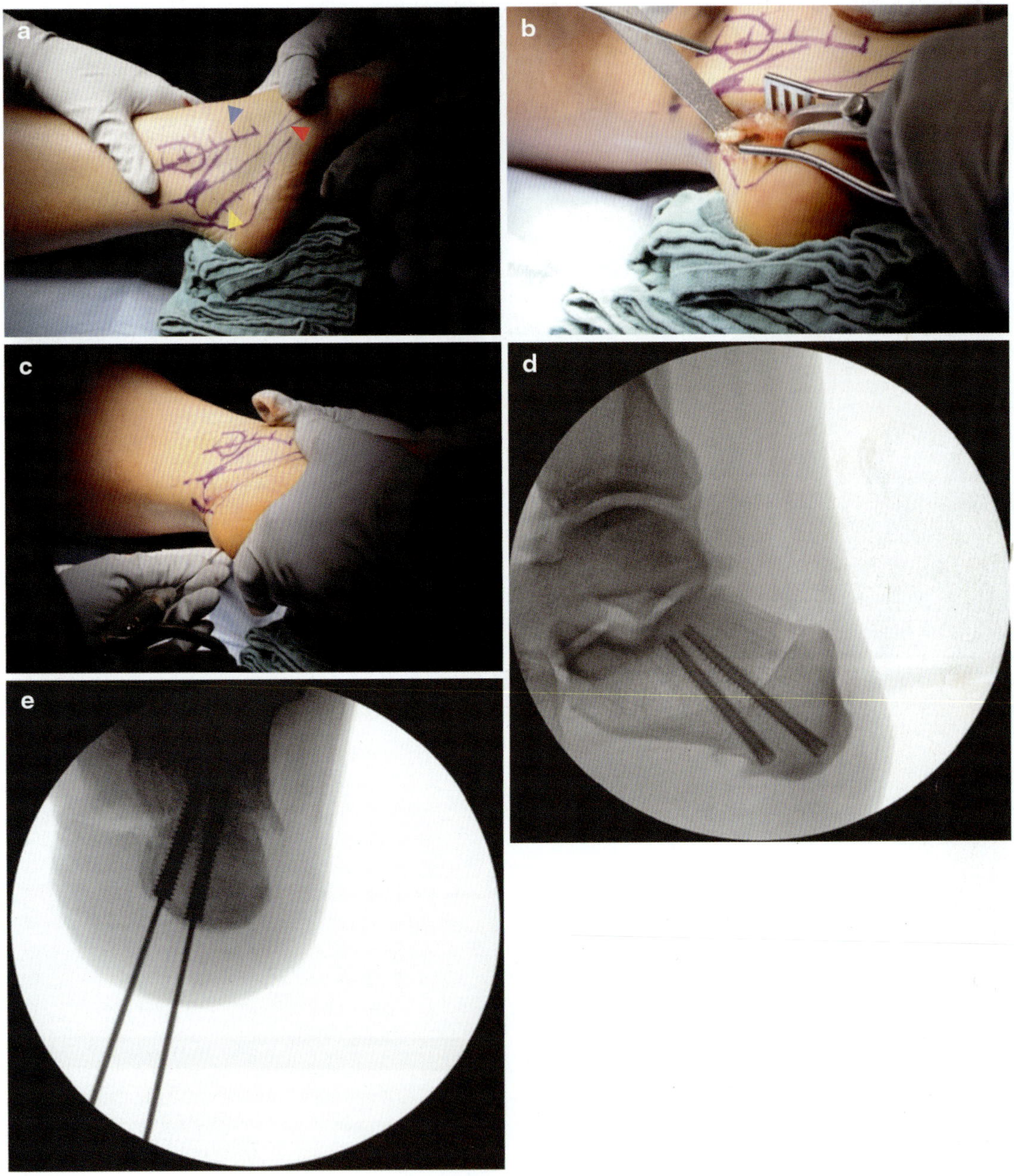


图 4.6 跟骨外移截骨术的术中照片。(a)跟骨截骨(黄色箭头所示)、腓骨肌修复和改良 Broström-Gould 手术(蓝色箭头所示)的切口设计。(b)跟骨截骨的显露。沿截骨线剥离骨膜，置入 Hohmann 拉钩和 Weitlaner 撑开器。用摆锯和骨凿完成截骨，从截骨处插入分离器以剥离内侧骨膜，使得结节骨块能够移动。(c)使用改良 Dwyer 截骨的方法手动关闭外侧截骨区域并外移。导针从跟腱跟骨止点远端置入，并穿过截骨端。(d)术中透视显示 5.5mm 无头加压螺钉穿过截骨端并完成截骨区域的闭合，钉头埋于后侧皮质下。(e)术中 Harris 足跟位透视显示跟骨大约外移 6mm，楔形截骨区域已闭合，钉头正好埋于皮质下。

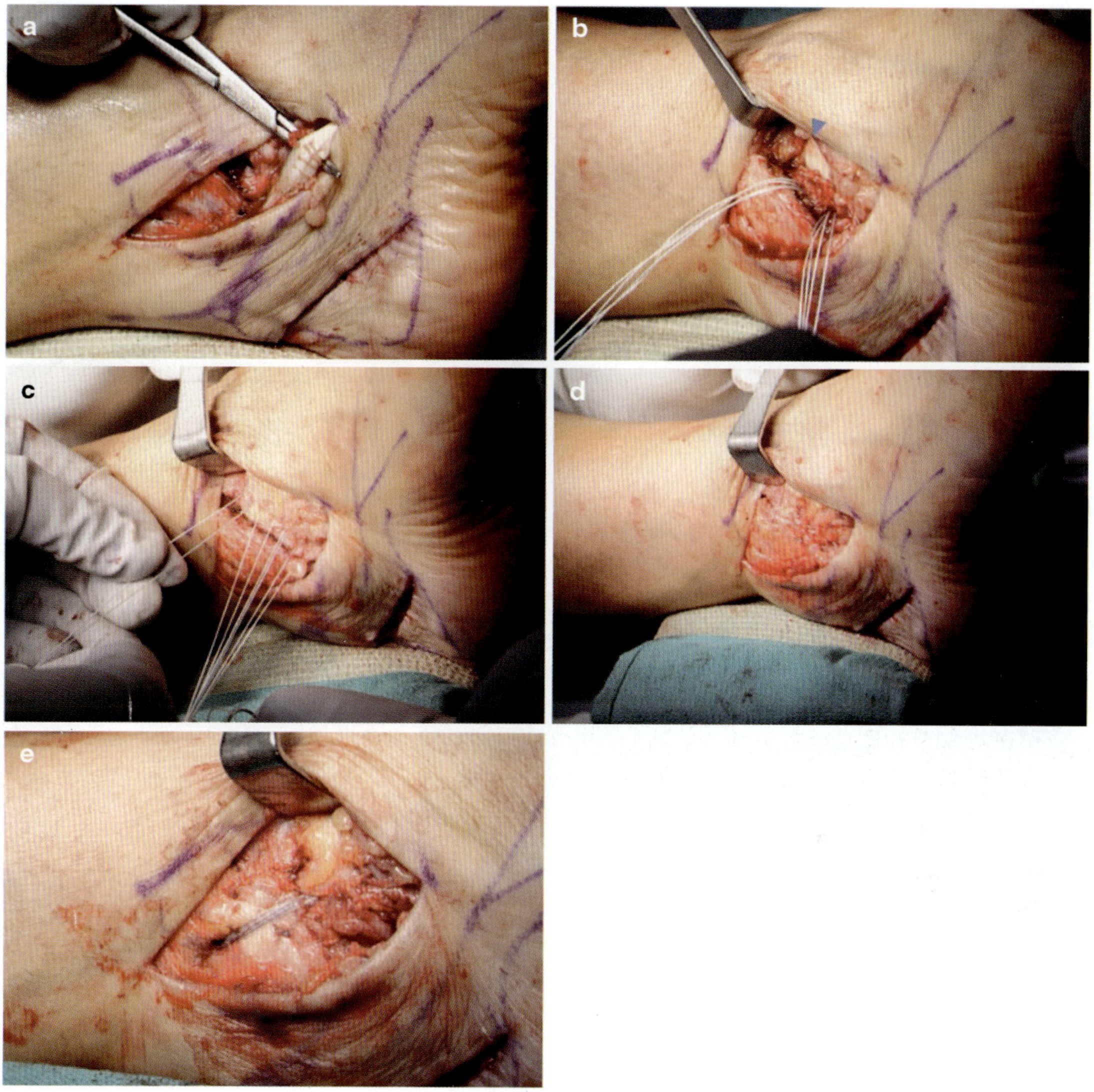


图 4.7　跟骨外移截骨术辅助术式的术中照片。(a)使用可吸收缝线修复撕裂的腓骨短肌腱。(b)改良 Broström-Gould 外侧韧带重建术。在腓骨远端置入两枚双载缝合锚钉，图中可见距骨软骨(蓝色箭头所示)。(c)用水平褥式方法将 8 根缝线穿过 ATFL 和伸肌支持带的远端。(d)将每个收紧的水平褥式缝合中的 1 根缝线逐一穿过腓骨端残留韧带组织的近端。(e)在前述两枚缝合锚钉和距骨之间，用不可吸收编织线带(Arthrex Interna Brace)加强腓骨锚钉的修复。

了对慢性踝关节不稳定患者进行术前全面评估的重要性。

很少有研究检验慢性踝关节外侧不稳定和力线不良患者的治疗结果。Shim 等报道，15 例轻度高弓内翻畸形患者接受了改良 Broström 手术，4 例患者接受单纯的外侧闭合楔形截骨术，8 例患者接受单纯的第 1 跖骨背伸截骨术，3 例患者同时进行上述两种手术，其中 2 例患者还接受了腓骨肌松解。在平均 58 个月的随访中，没有复发性不稳定发作，患者的临床结果显著改善[16]。Vienne 等报道了 8 例高弓内翻畸形患者治疗慢性复发性踝关节外侧不稳定而手术干预失败的案例。所有患者均接受外移跟骨截

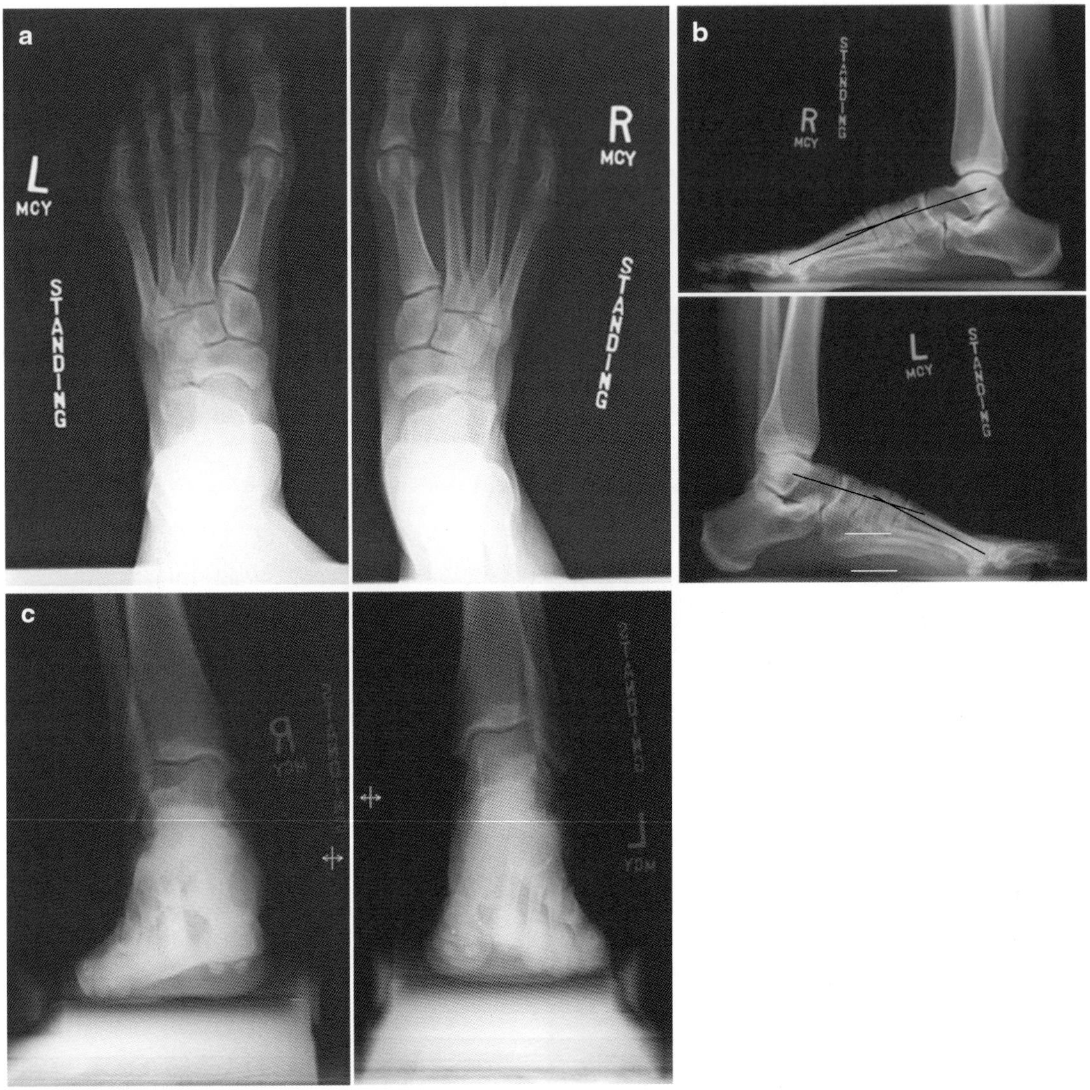


**图 4.8** 一名 18 岁大学生运动员双侧前足驱动内翻畸形合并复发性不稳定的 X 线片。(a)双足站立正位片。(b)双足站立侧位片提示前足高弓畸形、Meary 角阳性及左足内翻畸形体征(如透视征和双顶征)。左足舟骨高度变高(黄色线条所示)。(c)踝和后足站立正位片提示双侧后足内翻合并第 1 跖列跖屈。

骨术和腓骨长肌加强腓骨短肌术，4 例患者接受了 Broström 韧带重建术。在平均 37 个月的随访中，所有患者均对结果表示满意，最终 X 线片显示后足外翻力线恢复。在 Maskill 等报道的 23 例(29 足)踝关节外侧不稳定伴轻度高弓内翻畸形的病例系列中，所有患者均接受了外移跟骨截骨术，86%的患者行腓骨肌转位和第 1 跖骨背伸截骨术，28%的患者行跟腱延长术，17%的患者行腓肠肌松解术[15]。此外，还有 17%的患者接受了踝关节韧带重建术。在平均 4.4 年的随访中，无复发性不稳定或骨不连的患者；34%的患者接受了内固定装置去除手术。

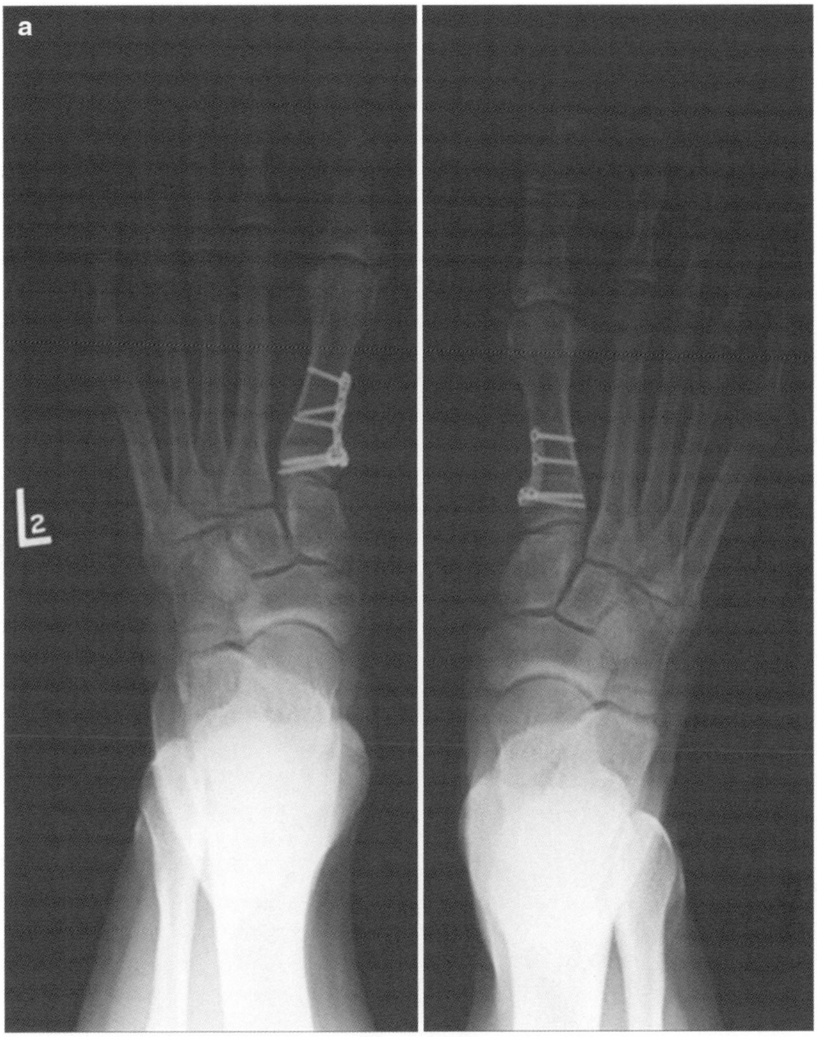


**图 4.9**　使用钢板固定的双侧第 1 跖列背伸截骨术后影像。(a)双足正位片显示双侧第 1 跖骨截骨处的钢板固定。(待续)

## 结论

慢性踝关节外侧不稳定在临床上很常见，但认识到导致不稳定的潜在解剖因素对治疗至关重要。体格检查和 X 线片可以提供有关畸形来源和程度的重要信息。保守治疗仍是主要的治疗方法，但有解剖不稳定倾向的患者更有可能在踝关节扭伤后发展为慢性不稳定。对于后足驱动的内翻，跟骨截骨术是治疗畸形的主要手段。对于前足驱动的内翻，可以同时进行骨和软组织手术来抬高第 1 跖列。对慢性踝关节外侧不稳定高弓内翻畸形的正确认识和手术处理，可以提高患者的满意度和降低不稳定的复发率。

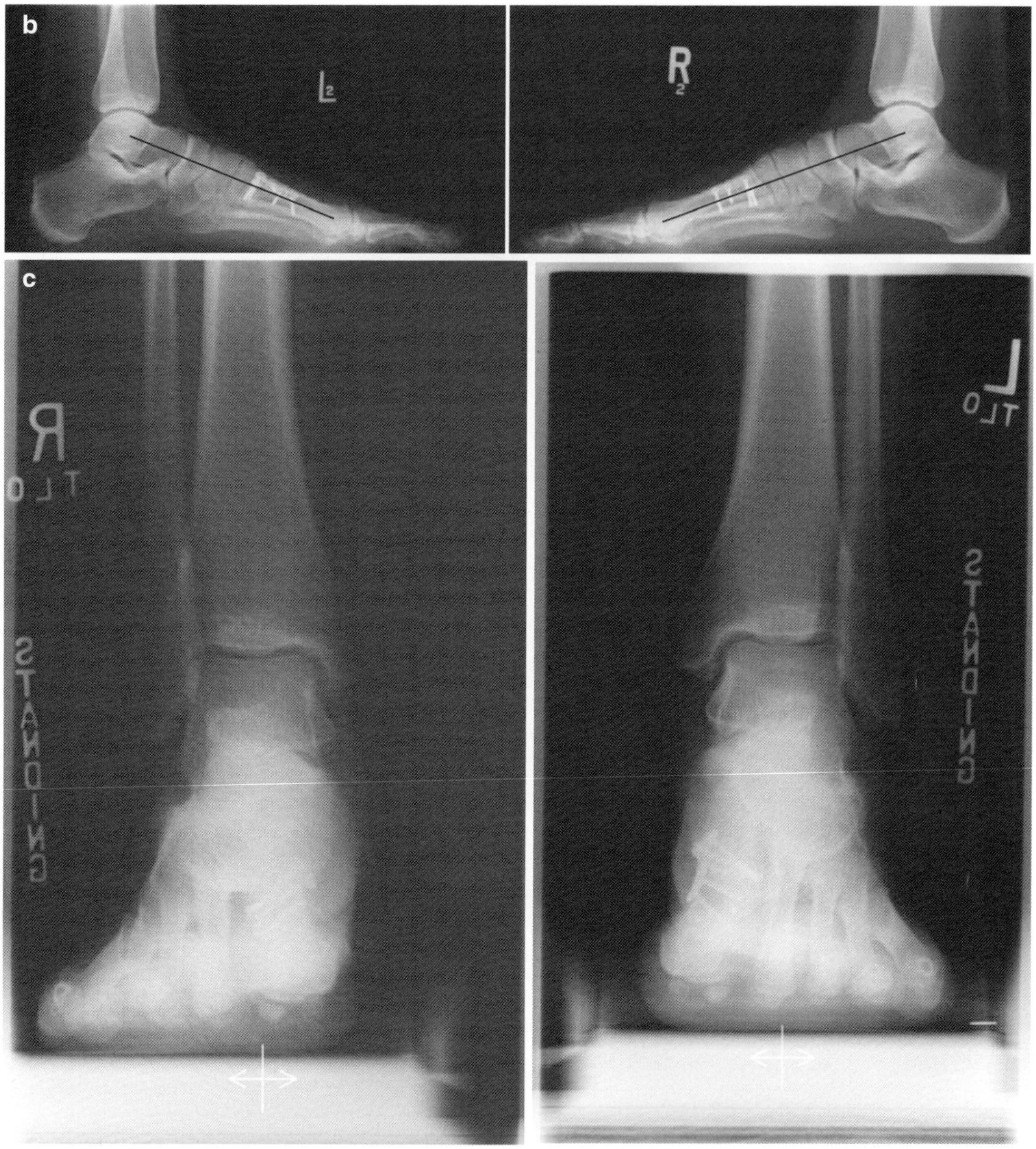


图 4.9(续) (b)双足侧位片显示第 1 跖骨背侧闭合楔形截骨和正常的 Meary 角。(c)踝和后足站立正位片提示踝关节力线正常。

## 参考文献


1. Waterman BR, Owens BD, Davey S, Zacchilli MA, Belmont PJ Jr. The epidemiology of ankle sprains in the United States. J Bone Joint Surg Am. 2010;92(13):2279–84.
2. Hootman JM, Dick R, Agel J. Epidemiology of collegiate injuries for 15 sports: summary and recommendations for injury prevention initiatives. J Athl Train. 2007;42(2):311–9.
3. Roos KG, Kerr ZY, Mauntel TC, Djoko A, Dompier TP, Wikstrom EA. The epidemiology of lateral ligament complex ankle sprains in National Collegiate Athletic Association Sports. Am J Sports Med. 2017;45(1):201–9.
4. Herzog MM, Kerr ZY, Marshall SW, Wikstrom EA. Epidemiology of ankle sprains and chronic ankle instability. J Athl Train. 2019;54(6):603–10.
5. Kucera KL, Marshall SW, Wolf SH, Padua DA, Cameron KL, Beutler AI. Association of Injury History and Incident Injury in cadet basic military training. Med Sci Sports Exerc. 2016;48(6):1053–61.

6. Clifton DR, Koldenhoven RM, Hertel J, Onate JA, Dompier TP, Kerr ZY. Epidemiological patterns of ankle sprains in youth, high school, and college football. Am J Sports Med. 2017;45(2):417–25.
7. McKay GD, Goldie PA, Payne WR, Oakes BW. Ankle injuries in basketball: injury rate and risk factors. Br J Sports Med. 2001;35(2):103–8.
8. Gribble PA, Bleakley CM, Caulfield BM, et al. Evidence review for the 2016 international ankle consortium consensus statement on the prevalence, impact and long-term consequences of lateral ankle sprains. Br J Sports Med. 2016;50(24):1496–505.
9. Hiller CE, Nightingale EJ, Lin CW, Coughlan GF, Caulfield B, Delahunt E. Characteristics of people with recurrent ankle sprains: a systematic review with meta-analysis. Br J Sports Med. 2011;45(8):660–72.
10. Krause F, Seidel A. Malalignment and lateral ankle instability: causes of failure from the varus tibia to the Cavovarus foot. Foot Ankle Clin. 2018;23(4):593–603.
11. Strauss JE, Forsberg JA, Lippert FG 3rd. Chronic lateral ankle instability and associated conditions: a rationale for treatment. Foot Ankle Int. 2007;28(10):1041–4.
12. Bernasconi A, Cooper L, Lyle S, et al. Pes cavovarus in Charcot-Marie-tooth compared to the idiopathic cavovarus foot: a preliminary weightbearing CT analysis. Foot Ankle Surg. 2021;27(2):186–95.
13. Rose KJ, Hiller CE, Mandarakas M, Raymond J, Refshauge K, Burns J. Correlates of functional ankle instability in children and adolescents with Charcot-Marie-tooth disease. J Foot Ankle Res. 2015;8:61.
14. Manoli A 2nd, Graham B. The subtle cavus foot, “the underpronator”. Foot Ankle Int. 2005;26(3):256–63.
15. Maskill MP, Maskill JD, Pomeroy GC. Surgical management and treatment algorithm for the subtle cavovarus foot. Foot Ankle Int. 2010;31(12):1057–63.
16. Shim DW, Suh JW, Park KH, Lee JW, Byun J, Han SH. Diagnosis and operation results for chronic lateral ankle instability with subtle Cavovarus deformity and a peek-A-boo heel sign. Yonsei Med J. 2020;61(7):635–9.
17. Araoye I, De Cesar NC, Cone B, Hudson P, Sahranavard B, Shah A. Results of lateral ankle ligament repair surgery in one hundred and nineteen patients: do surgical method and arthroscopy timing matter? Int Orthop. 2017;41(11):2289–95.
18. Larsen E, Angermann P. Association of ankle instability and foot deformity. Acta Orthop Scand. 1990;61(2):136–9.
19. Aminian A, Sangeorzan BJ. The anatomy of cavus foot deformity. Foot Ankle Clin. 2008;13(2):191–8.
20. Coleman SS, Chesnut WJ. A simple test for hindfoot flexibility in the cavovarus foot. Clin Orthop Relat Res. 1977;123:60–2.
21. Singh D. Nils Silfverskiöld (1888-1957) and gastrocnemius contracture. Foot Ankle Surg. 2013;19(2):135–8.
22. Lee KM, Chung CY, Kwon SS, et al. Relationship between stress ankle radiographs and injured ligaments on MRI. Skelet Radiol. 2013;42(11):1537–42.
23. Arunakul M, Amendola A, Gao Y, Goetz JE, Femino JE, Phisitkul P. Tripod index: a new radiographic parameter assessing foot alignment. Foot Ankle Int. 2013;34(10):1411–20.
24. Magee TH, Hinson GW. Usefulness of MR imaging in the detection of talar dome injuries. AJR Am J Roentgenol. 1998;170(5):1227–30.
25. Michels F, Pereira H, Calder J, et al. Searching for consensus in the approach to patients with chronic lateral ankle instability: ask the expert. Knee Surg Sports Traumatol Arthrosc. 2018;26(7):2095–102.
26. Lintz F, Bernasconi A, Baschet L, Fernando C, Mehdi N, de Cesar NC. Relationship between chronic lateral ankle instability and hindfoot varus using weight-bearing Cone beam computed tomography. Foot Ankle Int. 2019;40(10):1175–81.
27. Vienne P, Schöniger R, Helmy N, Espinosa N. Hindfoot instability in cavovarus deformity: static and dynamic balancing. Foot Ankle Int. 2007;28(1):96–102.
28. Dwyer FC. Osteotomy of the calcaneum for pes cavus. J Bone Joint Surg Br. 1959;41(1):80–6.
29. Malerba F, De Marchi F. Calcaneal osteotomies. Foot Ankle Clin. 2005;10(3):523–40.
30. Cody EA, Kraszewski AP, Conti MS, Ellis SJ. Lateralizing calcaneal osteotomies and their effect on calcaneal alignment: a three-dimensional digital model analysis. Foot Ankle Int. 2018;39(8):970–7.
31. Mosca VS. The cavus foot. J Pediatr Orthop. 2001;21(4):423–4.
32. Broström L, Sprained ankles. V. Treatment and prognosis in recent ligament ruptures. Acta Chir Scand. 1966;132(5):537–50.
33. Brunner R, Gaechter A. Repair of fibular ligaments: comparison of reconstructive techniques using plantaris and peroneal tendons. Foot Ankle. 1991;11(6):359–67.

第 5 章

# 精英运动员足踝韧带损伤的康复

Steven M. Short, Gretchen M. Short

康复治疗介入前进行主观评估和客观评估，足踝损伤的康复治疗仪患者为中心。详细的信息收集，包括与辅助医疗服务提供者沟通在内，能对临床损伤进行全面评估和累积经验，从而推动临床推理[1,2]。通过推理反馈循环持续评估临床表现及患者对不同治疗措施的反应，可以协助临床医生了解整个诊疗过程的进展情况[1]。

临床医生必须首先考虑的一个重要指标是适当的组织愈合时间线和损伤的自然病程。损伤的程度（严重性、激惹性）和性质（组织类型、分期）都将影响个体的恢复和受此影响的治疗进程[3,4]。研究已证实，不同类型的组织，愈合的方式各不相同。韧带损伤有不同的愈合时间，纤维胶原蛋白反应显示韧带在 7 周后可重塑到大体“正常”。但有文献表明，与未损伤韧带相比，重塑韧带中的胶原蛋白成分是紊乱的，在长期随访中，相关不利的生物力学特性仍然异常[4]。除结构异常以外，还会出现相关的功能损害（松弛、失衡等）和再损伤风险，这些情况通常持续 1 年以上[5]。这种伴随的病理改变和术后症状可持续存在，需要进一步考虑其治疗和预后。

韧带损伤通常需要一段时期的固定，这对于保护、稳定、增强即刻炎症和愈合的级联反应是极其必要的。可使用贴扎 / 贴布、支具、靴子、拐杖和助行器等辅助装置进行局部保护。为了最大程度利用急性康复期，应关注个体可以进行哪些训练，而不是必须限制他们进行哪些活动。建议采用阶段性康复方案（周期强化和调整）使每个阶段均有所进展，并最终重返比赛[6-8]。

周期性康复通常可分为 3 或 5 个阶段。3 个阶段计划一般由急性期、亚急性期和功能重塑期组成，最后以功能恢复作为结束[9-11]。5 个阶段计划提供了更多治疗功能障碍的细节，旨在通过制订更充分的训练刺激来缩小重返赛场和真正的竞技比赛之间的差距。初始阶段通常包括急性期、亚急性期和（或）增殖期。从功能上讲，早期阶段的重点是提高总体能力和局部组织愈合。这个分期的最后 3 个阶段，3 个阶段是关于从损伤中康复和恢复专业运动素质所需的身体适应能力的问题。最后 3 个阶段的通用术语分别包括但不限于累积、转化或重塑、修复和实现[7,12]。这些术语源自经典的体能训练分期模型，可以根据受伤运动员及其各自运动目标的需求进行调整。严格的连贯性训练应在进入下一阶段前完成既定训练目标，与其相反，波动式训练设计允许同时单一部位，通常会提高效率并获得潜在的增益效果[6]。例如，通过单腿/单侧提踵练习来锻炼小腿三头肌，可同时达到减轻疼痛[13]、增加肌束长度[13,14]、增强力量[13]、改善功能[13]和增加踝关节活动范围[15]的效果。

与延迟干预相反，早期积极干预可以获得更好的效果[16,17]。早期处理应遵循 POLICE 原则（保护、适当负重、冰敷、加压和抬高）[18]。虽然治疗初期保护损伤处非常重要，但重视负荷管理方式和安全训练方法可以促进局部和系统性愈合[5]。

其他早期目标还包括控制疼痛和炎症、改善局部活动度、恢复日常生活活动功能（如行走、上下楼梯和自我照顾等）。虽然支持被动治疗决策长期疗效的证据有限，但在创伤处理的急性和亚急性期，使用冰敷、加压及手法治疗还是有作用的。低风险的手法治疗技术能减轻疼痛，有利于早期活动和功能恢复，并能通过应力来促进敏感的组织愈合[19]。常见的手法治疗通常作用于关节和软组织，并已被证明可以改善关节活动范围及临床疗效[5,20]。与锻炼一样，要取得成效，采取适度的手法治疗和早期活动是非常重要的。在手法治疗中，由于没有特定强度能显示出一贯的优势[22–24]，所以要以实用为目的[21]来达到一致的结果（图 5.1 和图 5.2）。

早期/在这个阶段尚不推荐使用诸如电疗、超声波和激光治疗等方法来改善疗效[25]，但冷疗作为一种低成本、低风险的辅助方式可用来控制疼痛[5,26,27]。冷疗通常与不同形式的加压治疗结合使用，如绷带加压或充气加压装置[28]。在选定的亚组中，绷带加压已被证明能加速足踝扭伤的恢复[29]。抬高患肢可以增强加压治疗的效果[30]。冷疗、加压治疗与手法治疗相结合，在改善短期结果方面更有

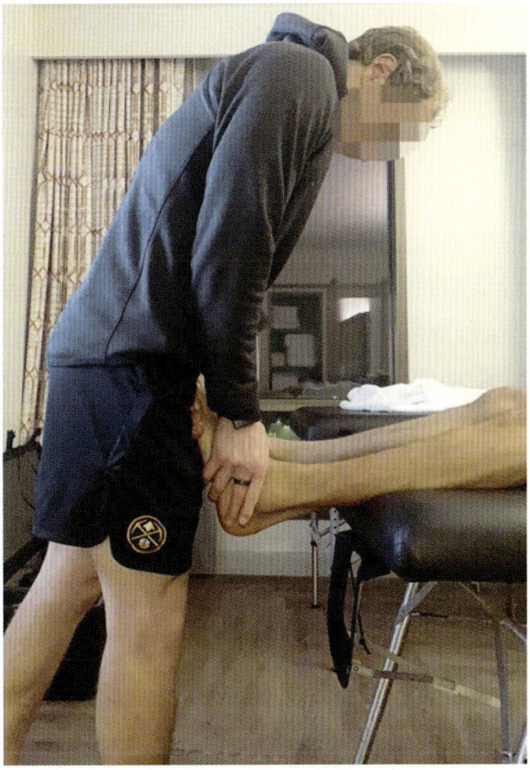

图 5.1　改善踝关节跖屈活动。治疗师用虎口卡住距骨，可进行不同分级的徒手关节松动术，以达到减轻疼痛、改善踝关节活动能力的目的。

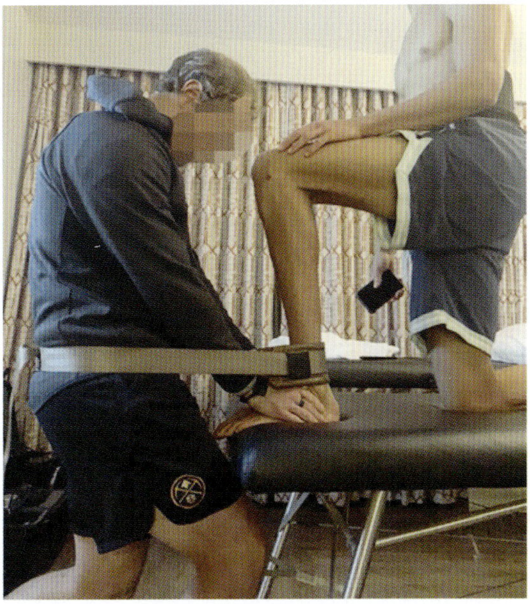

图 5.2　改善踝关节背伸运动。患者半跪，以使踝关节背伸，临床医生用手握住距骨，弹力带帮助小腿前移，同时将距骨从前向后推。

效，并能促进治疗之间的综合改善，从而影响长期结果[31]。长期治疗并不局限于这些辅助方法，还依赖于患者的教育、自我效能、锻炼和自我管理干预[32-34]。

在早期康复治疗和重返运动的整个过程中都应遵循基本的锻炼原则[12]。鼓励进行早期锻炼，早期锻炼已经被证实可以改善预后，如缩短重返工作的时间、减少耽误进行运动的时间，以及提升患者对足踝和整个下肢等情况的满意度[5,35-37]。强化训练必须考虑韧带受力 / 应力，通常最初是围绕着亚极量运动、等长运动、不同阻力下主动和（或）被动活动范围、邻近肌群和复合运动干预来进行的。总体而言，运动量必须保持相当高的水平，因为组织能够安全耐受的负荷量通常低于导致生理和结构变化的推荐标准量[38]。局部和整体低水平运动也能减轻运动相关疼痛，并引起神经肌肉兴奋的细胞反应[39,40]（图 5.3）。

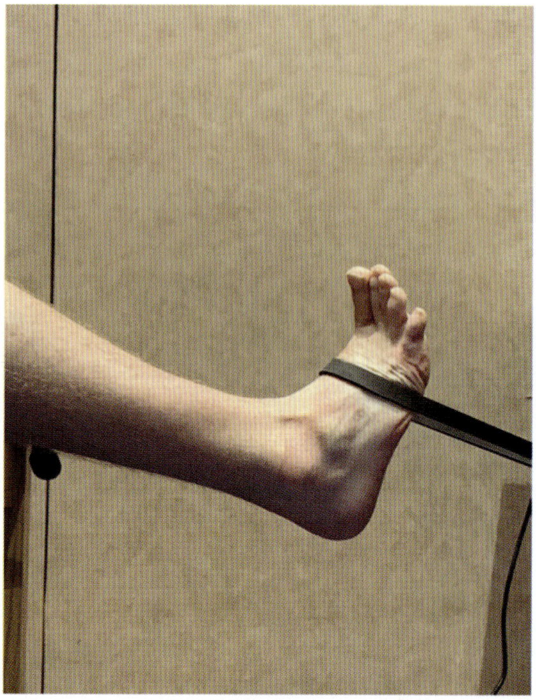

**图 5.3** 踝关节 4 个方向的运动变化，踝关节偏心控制的内翻对抗背伸 – 外翻的联合阻力。

根据损伤的性质，患肢需要一段时间被保护且不能受力，通常规定为非负重和关节制动。根据损伤的性质和手术或保守治疗的进程，决定是否进行主动和被动活动。与早期保护一样，足踝的局部抗阻训练通常应限于开链运动，并应低于疼痛阈值 / 不引起疼痛 / 低强度阻力。制动导致的失用综合反应包括肌肉萎缩、神经肌肉功能受损、患肢整体和局部长期的力量不足和肌力缺失[41-43]。制动过程中的萎缩信号通路在失用后最初的几天内被激活，并在 2 周左右开始减弱[41]。虽然我们根据不同的损伤来制订临床治疗策略，但外踝扭伤若能早期活动，如在可耐受状态下负重，将比绝对不负重的患者有更好的临床结果[5]。

无论是踝关节[44]局部力量丢失（内翻 / 外翻 / 跖屈），还是下肢（髋关节）[45]局部力量丢失都可以在早期康复时进行安全锻炼。踝关节外旋肌群的离心训练能提高肌肉力量和反应时间，可能还提供了一种抵抗踝关节内翻损伤和提高关节本体感觉稳定性的方法[46,47]。在康复中对跖屈肌群进行离心训练，可以通过神经肌肉机制来改善肌肉的协调性，从而使足踝在功能活动中更稳固、更高效[48]。下肢和足踝损伤的患者中均存在足内在肌损伤[49]。有人提出，解决这些损伤可以改善急性期和亚急性期的功能（图 5.4）。在赤脚或穿着极少的情况下进行足底肌训练和低稳定性的平衡训练，会增加机械和感觉的刺激[50,51]。通过本体感觉效应[52]来改善屈肌能力，可能会将力量更好地分配在各个足踝单元和下肢链上[49,53]。

当肢体或关节不能受力时，利用交叉效应这类概念（即对健侧肢体进行阻力训练）被证实能为患肢提供积极的适应力，以减少失用的不利影响[54,55]。血流限制运动（BFR）这类基于运动的辅助模式已被证明能促进合成代谢级联反应，其模拟了大负

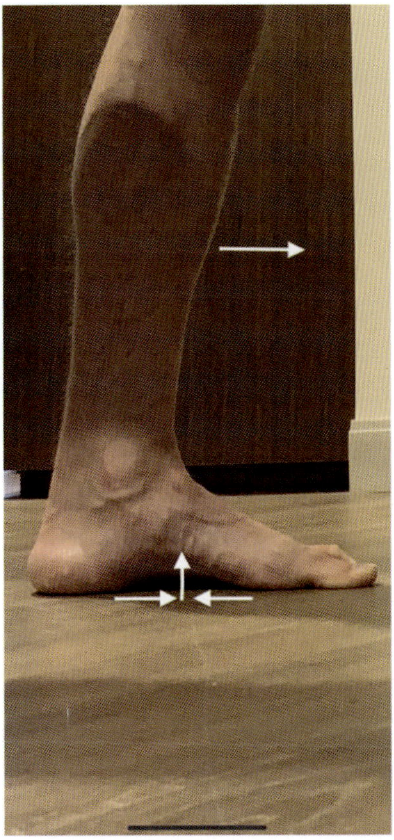

**图 5.4** 足底肌收缩训练。患者将足跟和第 1 跖趾关节底部相互靠拢以抬高足弓。可以通过重心前移或保持各种单腿动作的姿势(如平衡干扰或单腿深蹲)来进行进阶训练。

重训练并在保护愈合过程中的损伤免受过度负荷影响的同时提高了疗效[56,57]。BFR 的其他优势还包括在非受力期间增加骨代谢[58]和减轻胀痛[59]。通过在健肢施加与运动建议相一致的应力来产生生理变化[38]，或在低负荷(即 20%~30%/1RM)下使用 BFR，患者也许能够出现所期望的运动相关性效应。

早期阶段之后，需要逐级渐进地加强负荷。通常以线性或波形方式安排这些计划[6,12]。负荷和重复计划应努力达到既定目标，以刺激产生力传导诱发的机体适应，包括肌肉增生肥大、变强壮和力量增加[12,19,60](表 5.1)。锻炼过程的每个环节应更加关注运动员不同的状态，因为这反映了运动员的身体和训练状态及既往状态。在这一阶段，应优先考虑能为个人或家庭锻炼计划提供最大效益的锻炼方式，因为是否坚持锻炼已被证明是康复的限制因素[61]。从亚急性期开始，锻炼重点应从单关节独立锻炼(图 5.5)改为多关节复合锻炼。双腿和单腿训练对恢复肢体能力和提高身体素质都是有益的[62]。部分支撑的锻炼(如后足抬高的分腿下蹲

**表 5.1** 运动疗法原则

| 重复次数 | 最大重复百分比 | 组数 | 康复目标刺激 |
|---|---|---|---|
| 1 | 100 | 3~5 | 力量/体力/神经肌肉 |
| 2 | 95 | 3~5 | 力量/体力/神经肌肉 |
| 3 | 93 | 3~5 | 力量/体力/神经肌肉 |
| 4 | 90 | 3~5 | 力量/体力 |
| 5 | 87 | 3~5 | 力量 |
| 6 | 85 | 3~4 | 力量 |
| 7 | 83 | 3~4 | 力量 |
| 8 | 80 | 3~4 | 神经肌肉/组织增殖/力量 |
| 9 | 77 | 1~3 | 神经肌肉/组织增殖 |
| 10 | 75 | 1~3 | 神经肌肉/组织增殖 |
| >15 | <65 | 1~3 | 神经肌肉/耐受力 |

注意：本章及后文提及的初级、二级阻力训练及增强训练应遵循生理适应的目标和要求。

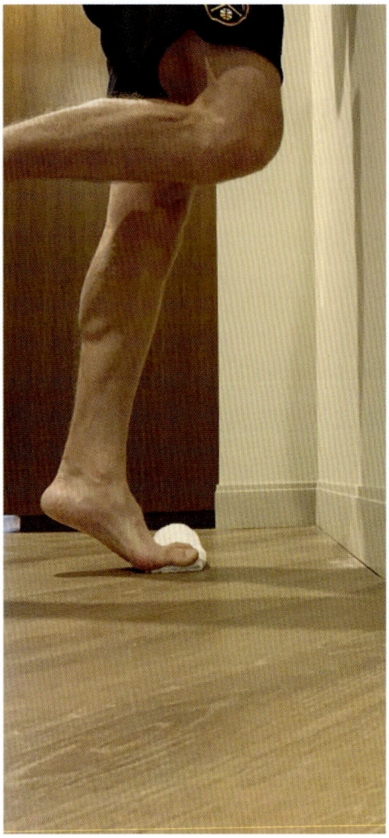

图 5.5 单侧提踵。在踇趾下方放置一条毛巾，以增加对跖底筋膜和足内在肌的要求[99]。

和单侧支撑的双侧下蹲）都可以在顾及患肢的前提下促进治疗进展[63-65]。单腿锻炼也可以获得与双腿锻炼类似的力量和神经肌肉改善，并且能同时解决平衡和不对称的问题[66-68]（图 5.6 至图 5.8）。

本体感觉、运动控制、平衡和神经肌肉训练都是宽泛的锻炼术语，建议通过运动模式来改善临床疗效。尽管被广泛使用[69]，定义也大致相似，但其实际应用主要是基于临床经验，而不是严密的数据支持。由于缺乏描述性证据来支持运动治疗的量[70]，临床医生只能依靠基本的运动原则（如方式、体积、强度和特异性）来实现肢体的稳定和动力链运动的协调、高效。包含不同程度单腿训练的跨术语概念已被普遍接受，如躯干和下肢合理的运动功能和运动姿势，这可以通过很

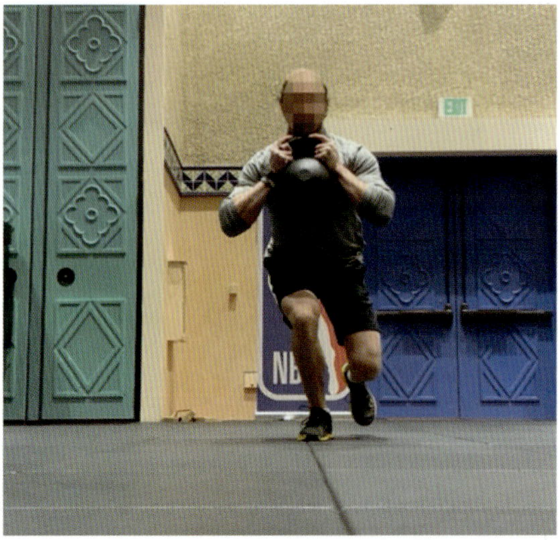

图 5.6 单腿下蹲（单腿训练）。训练使用的阻力应以所处的康复阶段和表 5.1 中的原则为指导。如果训练的目标刺激是本体感觉和运动控制，而不是力量及体力的提升，则应在不稳定平面及低负荷状态下采用不同的速度进行。

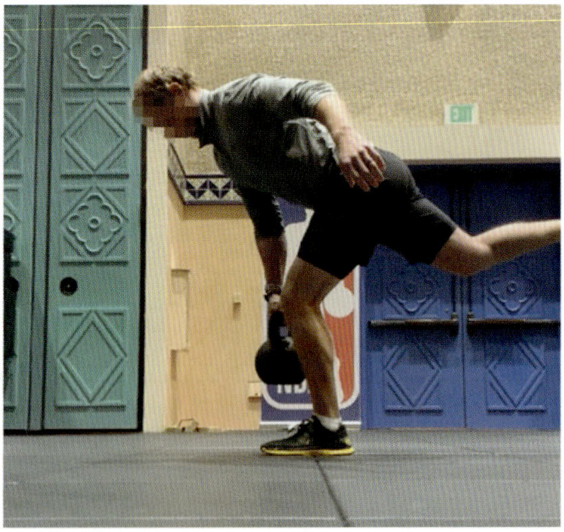

图 5.7 单腿硬举（单腿训练）。训练使用的阻力应以所处的康复阶段和表 5.1 中的原则为指导。如果训练的目标刺激是本体感觉和运动控制，而不是力量及体力的提升，则应在不稳定平面及低负荷状态下采用不同的速度进行。

多运动训练来完成[71,72]。

一个多方面的训练计划应包含对一些关键点的处理，这些关键点包括移动能力、

体力、力量、运动控制[73,74]、平衡[75]及特定目标的调整[76]等，这不仅可以恢复功能，而且可以实现三级再损伤预防[77]。包含这些关键点的目标测试可以使康复取得标准化进展。有人认为，适当的目标联合传统治疗及基于时间的康复措施和患者的投入，是改善疗效的关键[78]。一些临床测量指标，如个人感知发挥率、备用储备、酸痛规律、基础肌力评定、重复疲劳、最大重复值（即最大重复 10 次）和肢体对称性指数，可用于评估治疗期间和治疗间隔期间的运动量[8,12,38,79]。我们可以通过单腿下蹲测试、星状平衡测试或 Y 平衡测试这样简单的临床方法来跟踪评估单腿和本体感觉平衡训练的改善情况，这些测试通过综合和前伸指标证实了其评估患者当前能力和未来风险的价值[80]（图 5.9）。虽然没有单一的变量可以完全反映出康复结果，但包括跳跃测试在内的测试系列却能更好地评估患者的恢复进展。功能测试系列在评估较差的功能时，看起来是有效且敏感的，但其特异性可能不足以识别测试任务和目标指数之外的长期损伤[81,82]（图 5.10）[74]。

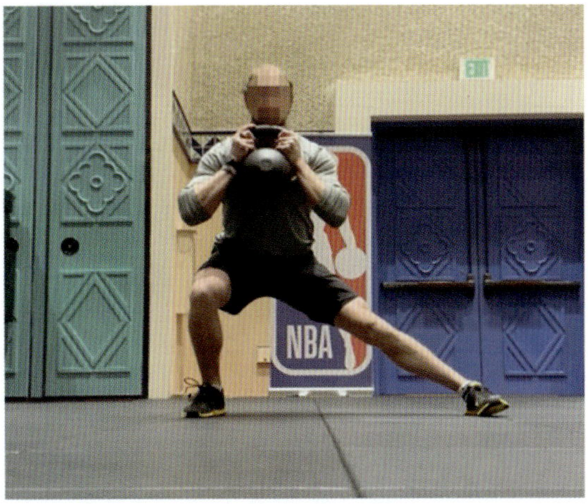


**图 5.8**　侧向弓步（单腿支撑的三平面训练）。训练使用的阻力应以所处的康复阶段和表 5.1 中的原则为指导。如果训练的目标刺激是本体感觉和运动控制，而不是力量及体力的提升，则应在不稳定平面及低负荷状态下采用不同的速度进行。

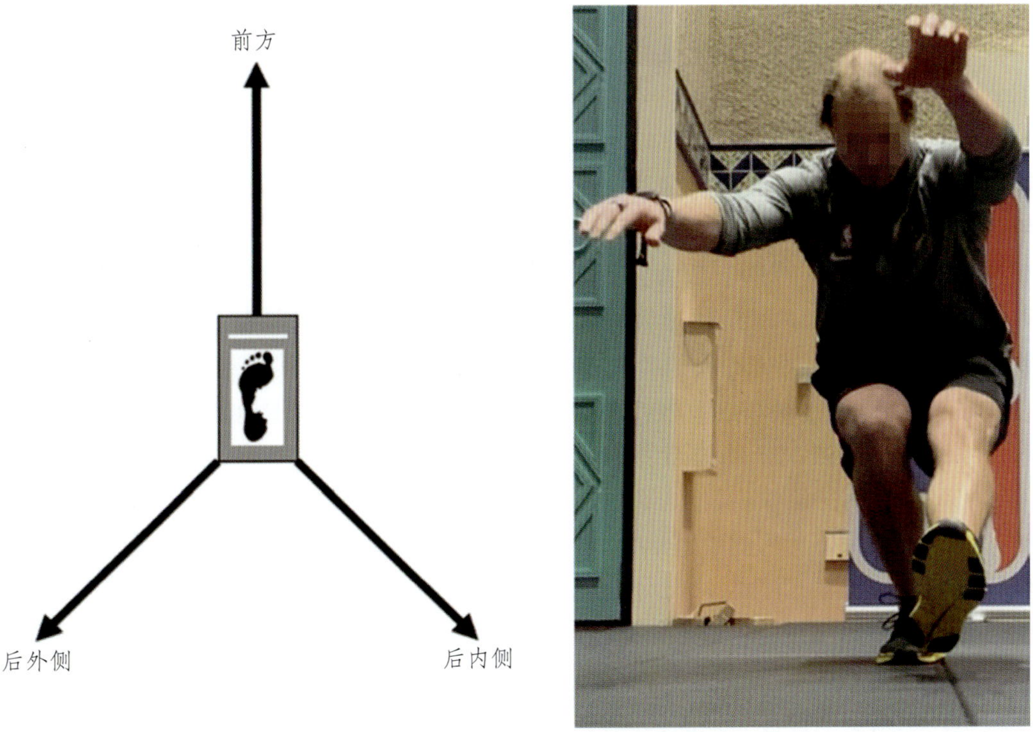


**图 5.9**　Y 平衡测试示意图。

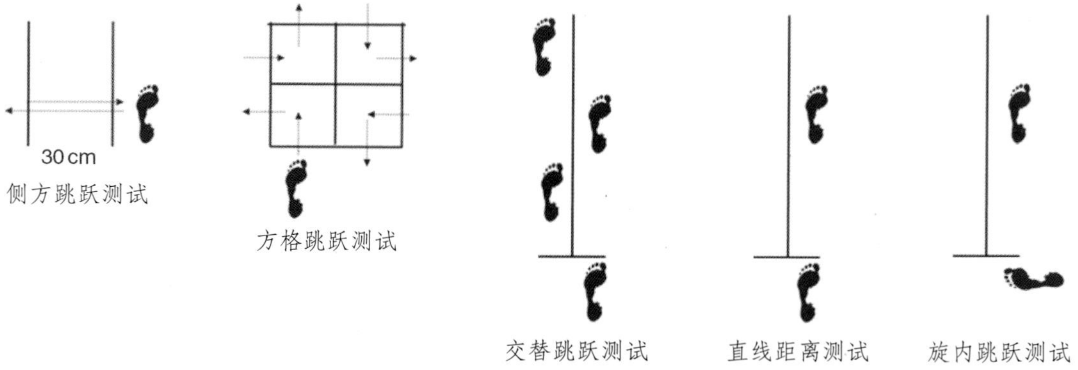


**图 5.10** 跳跃测试系列，包括侧方跳跃、方格跳跃、交替跳跃、直线距离跳跃和旋内距离跳跃。

而诸如测力板和运动分析技术等工具可以在动态任务中（反转跳跃、下坠跳）提供详细的运动学和动力学数据，并解决实际场地测试的潜在局限性[81]。但由于成本和应用的限制（时间、高级培训等），这些工具在标准的物理治疗实践中并不常见。对于特定足踝病变的患者，判定其功能恢复标准的证据尚显不足；因此，应将风险判断、损伤部位的康复建议与患者自身目标相结合，以创建循证的恢复判定标准[78,79,83]。

有氧训练是康复各个阶段的重要考虑因素。制动期间的心血管系统会迅速受到负面影响。在制动早期，静息心率以每天每分钟 1~2 次的速度增加，我们称之为去适应作用[84,85]。在急性期和整体能力康复期，长时间、缓慢的有氧适应有助于抵消去适应作用和卫星细胞的作用，从而促进愈合[8,86]。需氧系统的长期开发是抵御损伤风险的一种常用方法[76,87]。疼痛减轻和血液灌注增加这些附加系统效应可提高个体对康复过程中其他训练刺激的耐受性[88]。我们可以通过一些基本测试来了解患者的健康基础，如 6 分钟步行测试、计时坐立测试、计时登阶测试及循环能力评估（即 Wingate 无氧测试）。

可以通过在水下或反重力跑步机上进行跑跳训练来协助过渡到地面训练，这对于足踝病理解剖结构的恢复有积极意义[89]。一旦允许负重，应将负重训练融入功能性活动中。可进行一些简单的强化训练，如直线跳、箱子跳或与患者专业相关的训练（如篮球跳投或足球盘带）[90]（图 5.11）。传统教科书定义的强化运动训练[90]会导致康复初期负荷过大，因此，我们更建议在康复过程中采取较小的运动量和强度[91]。在跑步训练之前，建议达到基本的临床力量（肢体对称性文本）和动态耐力标准（跳跃测试系列）[79]。随着跑步等活动的运动量增加，长时间的心血管活动也转变为节奏性、间歇性、重复冲刺和敏捷性训练[8]。如果康复的目标是重返运动，建议进行任务模拟，如防御性缓慢移动或基本的运动训练，通过适当的工作与休息比例和训练持续时间来匹配个人接近重返运动时的训练负荷[79]。特定的敏捷性训练尚未被确定为下肢预后或敏捷性训练的预测指标，其多组成的运动特异性和反应性难以评估重返赛场患者方向功能的真实变化[80,92]。然而，匹配活动的整体应激源，以及帮助个体训练到先前的活动水平或期望的活动功能，可以降低未来受伤的风险[8]（图 5.12）。

循序渐进的多维活动同样需要类似的客观标准，它可以利用运动训练来重新纳入特定的任务。渐进式的运动敏捷性和恢复表现可以在“控制混乱”的连续体上制

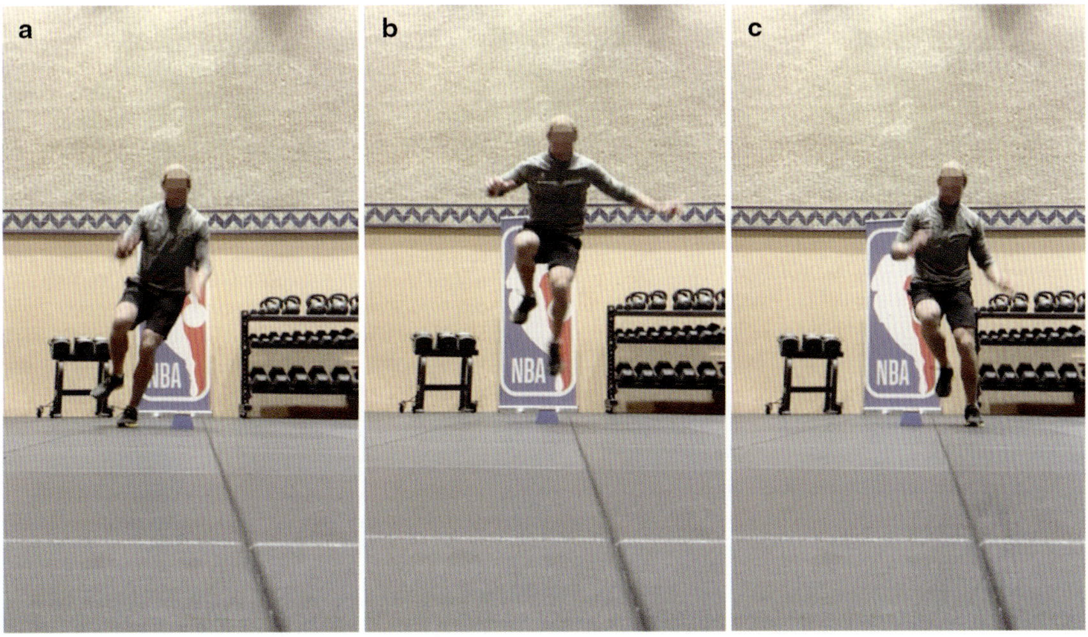


**图 5.11**　侧方障碍跳强化训练。当患者跳过障碍，临床医生可以根据康复的阶段和周期康复的阶段目标，判定其着地的协调性、控制力、速度、肌肉僵硬程度。

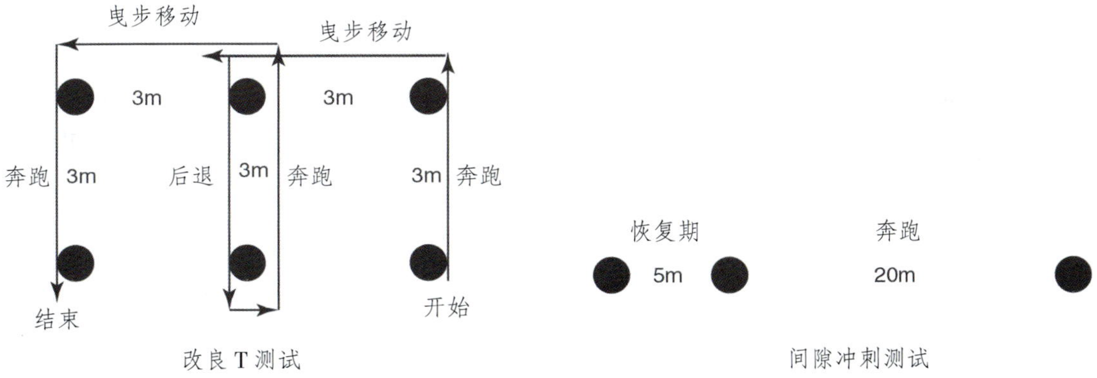


**图 5.12**　敏捷性和调整性场地测试，以达到机体运动的能量需求。

订，因为早期广泛恢复训练在专项运动性低的负荷训练中（低影响的个人运动技能训练）具有高度限制性和保护性。当专项运动工作负荷（小型运动）比重增加，就会逐渐积累为具有最小限制度的不可预测的高强度训练[93]。可以通过追踪内部（生理）和外部（机械）工作负荷来确保在重返工作和运动前有令人满意的恢复水平。常见的内部指标包括主观疲劳评分、心率监测和主观恢复，而外部指标包括运动量测量，如距离、冲刺、加速、减速等[94-96]。如果患者的期望目标不是那么强烈，临床医生应该教育和推广终身体育活动（锻炼）方式及健康（营养、睡眠、心理健康）习惯，这些方法不仅可以治疗当前的疾病，而且有助于个人未来的整体健康[34,97,98]。

## 参考文献


1. Jones M. Clinical reasoning and pain. Man Ther. 1995;1(1):17–24. https://doi.org/10.1054/math.1995.0245.
2. Gluyas H. Patient-centred care: improving healthcare outcomes. Nurs Stand. 2015;30(4):50–7; quiz 59. https://doi.org/10.7748/ns.30.4.50.e10186.
3. Jarvinen TA, Jarvinen TL, Kaariainen M, et al. Muscle injuries: biology and treatment. Am J Sports Med. 2005;33(5):745–64. https://doi.org/10.1177/0363546505274714.
4. Liu SH, Yang R-S, Al-Shaikh R, et al. Collagen in tendon, ligament, and bone healing: a current review. Clin Orthop Relat Res. 1995;318:265–78.
5. Martin RL, Davenport TE, Paulseth S, et al. Ankle stability and movement coordination impairments: ankle ligament sprains. J Orthop Sports Phys Ther. 2013;43(9):A1–40. https://doi.org/10.2519/jospt.2013.0305.
6. Blanchard S, Glasgow P. A theoretical model for exercise progressions as part of a complex rehabilitation programme design. Br J Sports Med. 2019;53(3):139–40. https://doi.org/10.1136/bjsports-2017-097486.
7. Lorenz DS, Reiman MP, Walker JC. Periodization: current review and suggested implementation for athletic rehabilitation. Sports Health. 2010;2(6):509–18. https://doi.org/10.1177/1941738110375910.
8. Morrison S, Ward P, duManoir GR. Energy system development and load management through the rehabilitation and return to play process. Int J Sports Phys Ther. 2017;12(4):697–710.
9. Wilk KE, Reinold MM, Dugas JR, et al. Current concepts in the recognition and treatment of superior labral (SLAP) lesions. J Orthop Sports Phys Ther. 2005;35(5):273–91. https://doi.org/10.2519/jospt.2005.35.5.273.
10. Anloague PA, Strack DS. Considerations in the diagnosis and accelerated return to sport of a professional basketball player with a triceps Surae injury: a case report. J Orthop Sports Phys Ther. 2018;48(5):388–97. https://doi.org/10.2519/jospt.2018.7192.
11. Short SM, Anloague PA, Strack DS. Rehabilitation and return to sport following surgical repair of the rectus abdominis and adductor longus in a professional basketball player: a case report. J Orthop Sports Phys Ther. 2016;46(8):697–706. https://doi.org/10.2519/jospt.2016.6352.
12. Lorenz D, Morrison S. Current concepts in periodization of strength and conditioning for the sports physical therapist. Int J Sports Phys Ther. 2015;10(6):734–47.
13. Murphy M, Rio E, Debenham J, et al. Evaluating the progress of mid-portion ACHILLES tendinopathy during rehabilitation: a review of outcome measures for muscle structure and function, tendon structure, and neural and pain associated mechanisms. Int J Sports Phys Ther. 2018;13(3):537–51.
14. Duclay J, Martin A, Duclay A, et al. Behavior of fascicles and the myotendinous junction of human medial gastrocnemius following eccentric strength training. Muscle Nerve. 2009;39(6):819–27. https://doi.org/10.1002/mus.21297.
15. Howe LP, Bampouras TM, North JS, et al. Improved ankle mobility after a 4-week training program affects landing mechanics: a randomized controlled trial. J Strength Cond Res. 2020; Publish Ahead of Print; https://doi.org/10.1519/jsc.0000000000003717.
16. McCormack R, Bovard J. Early functional rehabilitation or cast immobilisation for the postoperative management of acute Achilles tendon rupture? A systematic review and meta-analysis of randomised controlled trials. Br J Sports Med. 2015;49(20):1329–35. https://doi.org/10.1136/bjsports-2015-094935.
17. Deal JB, Patzkowski JC, Groth AT, et al. Early vs delayed weightbearing after microfracture of osteochondral lesions of the talus: a prospective randomized trial. Foot Ankle Orthop. 2019;4(2):2473011419838832. https://doi.org/10.1177/2473011419838832.
18. Bayer ML, Magnusson SP, Kjaer M. Early versus delayed rehabilitation after acute muscle injury. N Engl J Med. 2017;377(13):1300–1. https://doi.org/10.1056/NEJMc1708134.
19. Khan KM, Scott A. Mechanotherapy: how physical therapists' prescription of exercise promotes tissue repair. Br J Sports Med. 2009;43(4):247–52. https://doi.org/10.1136/bjsm.2008.054239.
20. Plaza-Manzano G, Vergara-Vila M, Val-Otero S, et al. Manual therapy in joint and nerve structures combined with exercises in the treatment of recurrent ankle sprains: a randomized, controlled trial. Man Ther. 2016;26:141–9. https://doi.org/10.1016/j.math.2016.08.006.
21. Roenz D, Broccolo J, Brust S, et al. The impact of pragmatic vs. prescriptive study designs on the outcomes of low back and neck pain when using mobilization or manipulation techniques: a systematic review and meta-analysis. J Man Manip Ther. 2018;26(3):123–35. https://doi.org/10.1080/10669817.2017.1398923.
22. Weerasekara I, Deam H, Bamborough N, et al. Effect of mobilisation with movement (MWM) on clinical outcomes in lateral ankle sprains: a systematic review and meta-analysis. Foot. 2020;43:101657. https://doi.org/10.1016/j.foot.2019.101657.
23. Pasquier M, Daneau C, Marchand A-A, et al. Spinal manipulation frequency and dosage effects on clinical and physiological outcomes: a scoping review. Chiropr Man Therap. 2019;27:23. https://doi.org/10.1186/s12998-019-0244-0.
24. Cleland JA, Mintken PE, McDevitt A, et al. Manual physical therapy and exercise versus supervised home exercise in the management of patients with inversion ankle sprain: a multicenter randomized clinical trial. J Orthop Sports Phys Ther. 2013;43(7):443–55. https://doi.org/10.2519/jospt.2013.4792.
25. Cleland JA, Abbott JH, Kidd MO, et al. Manual physical therapy and exercise versus electrophysical agents and exercise in the management of plantar heel pain: a multicenter randomized clinical trial. J Orthop Sports Phys Ther. 2009;39(8):573–85. https://doi.org/10.2519/jospt.2009.3036.
26. Bleakley C, McDonough S, MacAuley D. The use of ice in the treatment of acute soft-tissue injury: a systematic review of randomized controlled trials.

Am J Sports Med. 2004;32(1):251–61. https://doi.org/10.1177/0363546503260757.
27. Bleakley CM, Hopkins JT. Is it possible to achieve optimal levels of tissue cooling in cryotherapy? Phys Ther Rev. 2010;15(4):344–50. https://doi.org/10.1179/174328810X12786297204873.
28. Hansrani V, Khanbhai M, Bhandari S, et al. The role of compression in the management of soft tissue ankle injuries: a systematic review. Eur J Orthop Surg Traumatol. 2015;25(6):987–95. https://doi.org/10.1007/s00590-015-1607-4.
29. Bendahou M, Khiami F, Saïdi K, et al. Compression stockings in ankle sprain: a multicenter randomized study. Am J Emerg Med. 2014;32(9):1005–10. https://doi.org/10.1016/j.ajem.2014.05.054.
30. Tsang KKW, Hertel J, Denegar CR. Volume decreases after elevation and intermittent compression of Postacute ankle sprains are negated by gravity-dependent positioning. J Athl Train. 2003;38(4):320–4.
31. Cook CE, Showalter C, Kabbaz V, et al. Can a within/between-session change in pain during reassessment predict outcome using a manual therapy intervention in patients with mechanical low back pain? Man Ther. 2012;17(4):325–9. https://doi.org/10.1016/j.math.2012.02.020.
32. Lewis JS, Cook CE, Hoffmann TC, et al. The elephant in the room: too much medicine in musculoskeletal practice. J Orthop Sports Phys Ther. 2020;50(1):1–4. https://doi.org/10.2519/jospt.2020.0601.
33. Caneiro JP, Alaiti RK, Fukusawa L, et al. There is more to pain than tissue damage: eight principles to guide care of acute non-traumatic pain in sport. Br J Sports Med. 2020:bjsports-2019-101705. https://doi.org/10.1136/bjsports-2019-101705.
34. Skou ST, Pedersen BK, Abbott JH, et al. Physical activity and exercise therapy benefit more than just symptoms and impairments in people with hip and knee osteoarthritis. J Orthop Sports Phys Ther. 2018;48(6):439–47. https://doi.org/10.2519/jospt.2018.7877.
35. Karlsson J, Eriksson BI, Swärd L. Early functional treatment for acute ligament injuries of the ankle joint. Scand J Med Sci Sports. 1996;6(6):341–5. https://doi.org/10.1111/j.1600-0838.1996.tb00104.x.
36. Dettori JR, Pearson BD, Basmania CJ, et al. Early ankle mobilization, part I: the immediate effect on acute, lateral ankle sprains (a randomized clinical trial). Mil Med. 1994;159(1):15–20. https://doi.org/10.1093/milmed/159.1.15.
37. Lantto I, Heikkinen J, Flinkkila T, et al. Early functional treatment versus cast immobilization in tension after achilles rupture repair: results of a prospective randomized trial with 10 or more years of follow-up. Am J Sports Med. 2015;43(9):2302–9. https://doi.org/10.1177/0363546515591267.
38. Reiman MP, Lorenz DS. Integration of strength and conditioning principles into a rehabilitation program. Int J Sports Phys Ther. 2011;6(3):241–53.
39. Macaluso F, Myburgh KH. Current evidence that exercise can increase the number of adult stem cells. J Muscle Res Cell Motil. 2012;33(3–4):187–98. https://doi.org/10.1007/s10974-012-9302-0.
40. Cooper MA, Kluding PM, Wright DE. Emerging relationships between exercise, sensory nerves, and neuropathic pain. Front Neurosci. 2016;10:372. https://doi.org/10.3389/fnins.2016.00372.
41. Appell HJ. Muscular atrophy following immobilisation. A review. Sports Med. 1990;10(1):42–58. https://doi.org/10.2165/00007256-199010010-00005.
42. Campbell M, Varley-Campbell J, Fulfold J. Effect of immobilization on neuromuscular function: a systematic review. Sports Med. 2019;49(6):931–50. https://doi.org/10.1007/s40279-019-01088-8.
43. Brooks NE, Myburgh KH. Skeletal muscle wasting with disuse atrophy is multi-dimensional: the response and interaction of myonuclei, satellite cells and signaling pathways. Front Physiol. 2014;5:99. https://doi.org/10.3389/fphys.2014.00099.
44. Willems T, Witvrouw E, Verstuyft J, et al. Proprioception and muscle strength in subjects with a history of ankle sprains and chronic instability. J Athl Train. 2002;37(4):487–93.
45. Friel K, McLean N, Myers C, et al. Ipsilateral hip abductor weakness after inversion ankle sprain. J Athl Train. 2006;41(1):74–8.
46. Hanci E, Sekir U, Gur H, et al. Eccentric training improves ankle evertor and dorsiflexor strength and proprioception in functionally unstable ankles. Am J Phys Med Rehabil. 2016;95(6):448–58. https://doi.org/10.1097/phm.0000000000000421.
47. Keles SB, Sekir U, Gur H, et al. Eccentric/concentric training of ankle evertor and dorsiflexors in recreational athletes: muscle latency and strength. Scand J Med Sci Sports. 2014;24(1):e29–38. https://doi.org/10.1111/sms.12105.
48. O'Neill S, Watson PJ, Barry S. Why are eccentric exercises effective for achilles tendinopathy? Int J Sports Phys Ther. 2015;10(4):552–62.
49. McKeon PO, Hertel J, Bramble D, et al. The foot core system: a new paradigm for understanding intrinsic foot muscle function. Br J Sports Med. 2015;49(5):290. https://doi.org/10.1136/bjsports-2013-092690.
50. Goldmann J-P, Potthast W, Brüggemann G-P. Athletic training with minimal footwear strengthens toe flexor muscles. Footwear Sci. 2013;5(1):19–25. https://doi.org/10.1080/19424280.2012.744361.
51. Maurer C, Mergner T, Bolha B, et al. Human balance control during cutaneous stimulation of the plantar soles. Neurosci Lett. 2001;302(1):45–8. https://doi.org/10.1016/s0304-3940(01)01655-x.
52. Kavounoudias A, Roll R, Roll JP. Foot sole and ankle muscle inputs contribute jointly to human erect posture regulation. J Physiol. 2001;532(Pt 3):869–78. https://doi.org/10.1111/j.1469-7793.2001.0869e.x.
53. Kelly LA, Cresswell AG, Racinais S, et al. Intrinsic foot muscles have the capacity to control deformation of the longitudinal arch. J R Soc Interface. 2014;11(93):20131188. https://doi.org/10.1098/rsif.2013.1188.
54. Cirer-Sastre R, Beltrán-Garrido JV, Corbi F. Contralateral effects after unilateral strength training: a meta-analysis comparing training loads. J Sports Sci Med. 2017;16(2):180–6.
55. Lee M, Carroll TJ. Cross education: possible mecha-

nisms for the contralateral effects of unilateral resistance training. Sports Med. 2007;37(1):1–14. https://doi.org/10.2165/00007256-200737010-00001.
56. Hughes L, Paton B, Rosenblatt B, et al. Blood flow restriction training in clinical musculoskeletal rehabilitation: a systematic review and meta-analysis. Br J Sports Med. 2017;51(13):1003–11. https://doi.org/10.1136/bjsports-2016-097071.
57. Yow BG, Tennent DJ, Dowd TC, et al. Blood flow restriction training after Achilles tendon rupture. J Foot Ankle Surg. 2018;57(3):635–8. https://doi.org/10.1053/j.jfas.2017.11.008.
58. Bittar ST, Pfeiffer PS, Santos HH, et al. Effects of blood flow restriction exercises on bone metabolism: a systematic review. Clin Physiol Funct Imaging. 2018; https://doi.org/10.1111/cpf.12512.
59. Korakakis V, Whiteley R. 3 Low-load resistance exercise, blood flow restriction, or sham blood flow restriction for anterior knee pain. A three-arm pilot RCT. Br J Sports Med. 2019;53(Suppl 1):A1. https://doi.org/10.1136/bjsports-2019-scandinavianabs.3.
60. Dunn SL, Olmedo ML. Mechanotransduction: relevance to physical Therapist practice-understanding our ability to affect genetic expression through mechanical forces. Phys Ther. 2016;96(5):712–21. https://doi.org/10.2522/ptj.20150073.
61. McCall A, Dupont G, Ekstrand J. Injury prevention strategies, coach compliance and player adherence of 33 of the UEFA elite Club injury study teams: a survey of teams' head medical officers. Br J Sports Med. 2016;50(12):725–30. https://doi.org/10.1136/bjsports-2015-095259.
62. Appleby BB, Cormack SJ, Newton RU. Unilateral and bilateral lower-body resistance training does not transfer equally to Sprint and change of direction performance. J Strength Cond Res. 2020;34(1):54–64.
63. Helme M, Bishop C, Emmonds S, et al. Validity and reliability of the rear foot elevated Split squat 5 repetition maximum to determine unilateral leg strength symmetry. J Strength Cond Res. 2019;33(12):3269–75.
64. Helme M, Emmonds S, Low C. Is the Rear Foot Elevated Split Squat Unilateral? An Investigation Into the Kinetic and Kinematic Demands. J Strength Cond Res. 2020;Publish Ahead of Print
65. Jean LMY, Chiu LZF. Elevating the noninvolved limb reduces knee extensor asymmetry during squat exercise in persons with reconstructed anterior cruciate ligament. J Strength Cond Res. 2020;34(8)
66. Bogdanis GC, Tsoukos A, Kaloheri O, et al. Comparison between unilateral and bilateral plyometric training on single- and double-leg jumping performance and strength. J Strength Cond Res. 2019;33(3):633–40. https://doi.org/10.1519/jsc.0000000000001962.
67. Nijem RM, Galpin AJ. Unilateral versus bilateral exercise and the role of the bilateral force deficit. Strength Cond J. 2014;36(5):113–8.
68. Eliassen W, Saeterbakken AH, van den Tillaar R. Comparison of bilateral and unilateral squat exercises on barbell kinematics and muscle activation. Int J Sports Phys Ther. 2018;13(5):871–81. https://doi.org/10.26603/ijspt20180871.
69. Kaminski TW, Hertel J, Amendola N, et al. National Athletic Trainers' association position statement: conservative management and prevention of ankle sprains in athletes. J Athl Train. 2013;48(4):528–45. https://doi.org/10.4085/1062-6050-48.4.02.
70. Page P, Hoogenboom B, Voight M. Improving the reporting of therapeutic exercise interventions in rehabilitation research. Int J Sports Phys Ther. 2017;12(2):297–304.
71. Arundale AJH, Bizzini M, Giordano A, et al. Exercise-based knee and anterior cruciate ligament injury prevention. J Orthop Sports Phys Ther. 2018;48(9):A1–a42. https://doi.org/10.2519/jospt.2018.0303.
72. Thorborg K, Krommes KK, Esteve E, et al. Effect of specific exercise-based football injury prevention programmes on the overall injury rate in football: a systematic review and meta-analysis of the FIFA 11 and 11+ programmes. Br J Sports Med. 2017;51(7):562–71. https://doi.org/10.1136/bjsports-2016-097066.
73. Hegedus EJ, McDonough S, Bleakley C, et al. Physical performance tests predict injury in National Collegiate Athletic Association athletes: a three-season prospective cohort study. Br J Sports Med. 2016;50(21):1333–7. https://doi.org/10.1136/bjsports-2015-094885.
74. Caffrey E, Docherty CL, Schrader J, et al. The ability of 4 single-limb hopping tests to detect functional performance deficits in individuals with functional ankle instability. J Orthop Sports Phys Ther. 2009;39(11):799–806. https://doi.org/10.2519/jospt.2009.3042.
75. Hartley EM, Hoch MC, Boling MC. Y-balance test performance and BMI are associated with ankle sprain injury in collegiate male athletes. J Sci Med Sport. 2018;21(7):676–80. https://doi.org/10.1016/j.jsams.2017.10.014.
76. Murphy DF, Connolly DAJ, Beynnon BD. Risk factors for lower extremity injury: a review of the literature. Br J Sports Med. 2003;37(1):13–29. https://doi.org/10.1136/bjsm.37.1.13.
77. Wollin M, Thorborg K, Drew M, et al. A novel hamstring strain injury prevention system: post-match strength testing for secondary prevention in football. Br J Sports Med. 2019:bjsports-2019-100707. https://doi.org/10.1136/bjsports-2019-100707.
78. Tassignon B, Verschueren J, Delahunt E, et al. Criteria-based return to sport decision-making following lateral ankle sprain injury: a systematic review and narrative synthesis. Sports Med. 2019;49(4):601–19. https://doi.org/10.1007/s40279-019-01071-3.
79. Lorenz D, Domzalski S. Criteria-based return to sprinting progression following lower extremity injury. Int J Sports Phys Ther. 2020;15(2):326–32.
80. Clanton TO, Matheny LM, Jarvis HC, et al. Return to play in athletes following ankle injuries. Sports Health. 2012;4(6):471–4. https://doi.org/10.1177/1941738112463347.
81. Kotsifaki A, Korakakis V, Whiteley R, et al. Measuring only hop distance during single leg hop testing is insufficient to detect deficits in knee function after ACL reconstruction: a systematic review and meta-analysis. Br J Sports Med. 2019; https://doi.

org/10.1136/bjsports-2018-099918.
82. Batty LM, Feller JA, Hartwig T, et al. Single-leg squat performance and its relationship to extensor mechanism strength after anterior cruciate ligament reconstruction. Am J Sports Med. 2019;47(14):3423–8. https://doi.org/10.1177/0363546519878432.
83. Shrier I. Strategic assessment of risk and risk tolerance (StARRT) framework for return-to-play decision-making. Br J Sports Med. 2015;49(20):1311–5. https://doi.org/10.1136/bjsports-2014-094569.
84. Taylor HL, Henschel A, et al. Effects of bed rest on cardiovascular function and work performance. J Appl Physiol. 1949;2(5):223–39. https://doi.org/10.1152/jappl.1949.2.5.223.
85. Dittmer DK, Teasell R. Complications of immobilization and bed rest. Part 1: musculoskeletal and cardiovascular complications. Can Fam Physician. 1993;39:1428–37.
86. Joanisse S, Snijders T, Nederveen JP, et al. The impact of aerobic exercise on the muscle stem cell response. Exerc Sport Sci Rev. 2018;46(3):180–7. https://doi.org/10.1249/jes.0000000000000153.
87. Lisman PJ, de la Motte SJ, Gribbin TC, et al. A systematic review of the association between physical fitness and musculoskeletal injury risk: part 1-cardiorespiratory endurance. J Strength Cond Res. 2017;31(6):1744–57. https://doi.org/10.1519/jsc.0000000000001855.
88. Ote Karaca S, Demirsoy N, Gunendi Z. Effects of aerobic exercise on pain sensitivity, heart rate recovery, and health-related quality of life in patients with chronic musculoskeletal pain. Int J Rehabil Res. 2017;40(2):164–70. https://doi.org/10.1097/mrr.0000000000000212.
89. Kunz RI, Coradini JG, Silva LI, et al. Effects of immobilization and remobilization on the ankle joint in Wistar rats. Braz J Med Biol Res. 2014;47(10):842–9. https://doi.org/10.1590/1414-431x20143795.
90. Davies G, Riemann BL, Manske R. Current concepts of plyometric exercise. Int J Sports Phys Ther. 2015;10(6):760–86.
91. Verstegen M, Falsone S, Orr R, et al. Suggestions from the field for return to sports participation following anterior cruciate ligament reconstruction: American football. J Orthop Sports Phys Ther. 2012;42(4):337–44. https://doi.org/10.2519/jospt.2012.4031.
92. Myer GD, Schmitt LC, Brent JL, et al. Utilization of modified NFL combine testing to identify functional deficits in athletes following ACL reconstruction. J Orthop Sports Phys Ther. 2011;41(6):377–87. https://doi.org/10.2519/jospt.2011.3547.
93. Taberner M, Allen T, Cohen DD. Progressing rehabilitation after injury: consider the ‘control-chaos continuum’. Br J Sports Med. 2019;53(18):1132. https://doi.org/10.1136/bjsports-2018-100157.
94. Gabbett TJ. Debunking the myths about training load, injury and performance: empirical evidence, hot topics and recommendations for practitioners. Br J Sports Med. 2018:bjsports-2018-099784. https://doi.org/10.1136/bjsports-2018-099784.
95. Impellizzeri FM, Marcora SM, Coutts AJ. Internal and external training load: 15 years on. Int J Sports Physiol Perform. 2019;14(2):270–3. https://doi.org/10.1123/ijspp.2018-0935.
96. Scanlan AT, Wen N, Tucker PS, et al. The relationships between internal and external training load models during basketball training. J Strength Cond Res. 2014;28(9):2397–405. https://doi.org/10.1519/jsc.0000000000000458.
97. O'Donoghue G, Cunningham C, Murphy F, et al. Assessment and management of risk factors for the prevention of lifestyle-related disease: a cross-sectional survey of current activities, barriers and perceived training needs of primary care physiotherapists in the Republic of Ireland. Physiotherapy. 2014;100(2):116–22. https://doi.org/10.1016/j.physio.2013.10.004.
98. Russell HC, Tracey J, Wiese-Bjornstal DM, et al. Physical activity in former competitive athletes: the physical and psychological impact of musculoskeletal injury. Quest. 2018;70(3):304–20. https://doi.org/10.1080/00336297.2017.1386114.
99. Rathleff MS, Mølgaard CM, Fredberg U, et al. High-load strength training improves outcome in patients with plantar fasciitis: a randomized controlled trial with 12-month follow-up. Scand J Med Sci Sports. 2015;25(3):e292–300. https://doi.org/10.1111/sms.12313.

# 第 6 章

# 踝关节外侧扭伤的流行病学及非手术治疗

Nasef Mohamed Nasef Abdelatif

## 引言

急性踝关节扭伤是最常见的骨科损伤之一，不仅多见于运动员人群，在普通人群中也非常常见。此外，它还有较高的复发率，可导致慢性踝关节不稳定（CAI），表现为踝关节骨关节炎、退行性变和功能障碍。急性踝关节扭伤及其可能导致的长期踝关节功能障碍共同加重了社会的经济和心理负担。了解这类损伤及其后遗症的发病率和流行病学，可有助于改善患者的肌肉骨骼健康，并减轻可能产生的负担。

## 普通人群中急性踝关节扭伤的概况和发病率

急性踝关节扭伤是最常见的肌肉骨骼损伤之一，在经常运动的人群中尤为高发[1-6]。据估计，仅在美国每年就有近 200 万例急性踝关节扭伤患者[1]，其中外踝韧带复合体扭伤最为常见[2,3,6-9]。在这些外踝韧带复合体扭伤患者中，约 73%损伤距腓前韧带[3,7]，其次是跟腓韧带，损伤较少的是距腓后韧带[9,10]。除了外踝韧带复合体，踝关节扭伤还可导致三角韧带或胫腓联合韧带损伤[11]。急救中心的数据表明，其发病率为（2~7）/1000[1,3,12]。但其真实发病率应该更高，因为并不是所有的急性踝关节扭伤患者都会去急诊室就诊，更有甚者不会就诊。不同地区的急诊科数据也略有不同，例如，丹麦的急诊科报道的发生率为 2.1%~26.6‰[13]；而在英国为 5.27‰[14]。荷兰曾进行了一项有趣的研究，证实普通人群中急性踝关节扭伤的真实发病率比急诊科提供的数据高 5.5 倍[15]。在美国的另一项研究中，超过半数的急性踝关节扭伤的患者在受伤时并没有进行任何体育活动，这说明急性踝关节扭伤更容易发生于普通人群，而不仅仅是那些活动水平更高或积极参加运动的人[1]。

在对 180 多项关于踝关节扭伤的流行病学研究进行的系统性回顾和荟萃分析中发现，急性踝关节扭伤患者中女性的发病率略高（6.9‰~13.6‰）[16]，且发病率随着年龄的增长而呈下降趋势，儿童为 2.85‰，青少年为 1.94‰，成人为 0.72‰[16]。而另一篇报道则表明女性和男性的发病高峰也不同，女性为 10~14 岁，男性为 15~19 岁[1]。

我们对普通人群中急性踝关节扭伤发

病率和流行病学尚未充分了解,其原因在于可用的数据有限,而且这些数据都是从收治比较严重的踝关节扭伤的急诊科或医院获取的,而绝大多数患者可能没有到医院就诊。当然,我们可以通过扩展可用数据库或利用其他记录资料进行研究,如行政部门管理数据、初级保健数据和常规人口调查等[17]。

## 运动人群中急性踝关节扭伤的发病率

急性踝关节扭伤常见于休闲活动、大学生运动及各类专业比赛的所有活动水平的人群中。据报道,每1000小时的运动将会出现0.324~9次踝关节扭伤[6-19],其波动范围较大可能与对损伤及受检人群队列的定义不一致有关。在一项荟萃分析中,运动员暴露(AE)定义为一名运动员参加一场比赛或一次练习,其发病率为0.93/1000[16]。在美国大学运动员中,急性踝关节扭伤约占该人群所有伤害的15%[7,20],这与美国高中运动员的15%~17%相似[21]。回顾15年来美国全国大学生体育协会的15项不同的体育运动,急性踝关节扭伤的发病率为(0.75~0.89)/1000,膝关节前交叉韧带损伤的发病率为(0.11~0.17)/1000,脑震荡的发病率为(0.15~0.41)/1000[20]。一项关于美国高中体育运动的报道显示,急性踝关节扭伤的发病率从2005—2006年的4.6/10 000下降到2010—2011年的3.1/10 000[21]。

在高水平的竞技体育活动中,急性踝关节扭伤也呈现类似的高发趋势。在2004年奥运会中,急性踝关节扭伤最为高发[22]。在1998—2012年的国际顶级足球锦标赛中也是如此,而且踝关节扭伤占所有损伤的17%[23]。

美国职业篮球联赛(NBA)球员中急性踝关扭伤的发病率也较高,为(3.2~3.5)/1000场比赛[24-26]。另一种常见的损伤为腰椎扭伤或肌肉痉挛,发病率为1.1/1000场比赛[25]。一项对NBA球员进行的超过三个赛季的研究发现,踝关节扭伤在每个赛季大约影响26%的球员,并导致高比例的比赛缺席[27]。

同样,在美国橄榄球联盟(NFL)球员中,急性踝关节扭伤的发病率也很高,但高位踝关节扭伤或下胫腓联合损伤的发病率明显高于其他运动[28]。在这项运动中,下胫腓联合损伤几乎占所有踝关节扭伤的40%,而在其他运动中仅为6%[11,28]。近期一篇关于NFL下肢损伤发病率的报道将NFL电子健康记录数据库(EHR)与NFL官方比赛统计数据相结合,重申了急性踝关节扭伤是橄榄球运动中第二常见的损伤,仅次于肌腱拉伤[29]。

在美国职业棒球大联盟(MLB)球员中,急性踝关节扭伤仍然是最常见的,也是导致球员缺席比赛天数最多的损伤类型[30]。一项利用最近实施的MLB健康和伤害跟踪系统(HIT)评估腿部和踝关节损伤的流行病学研究证实,踝关节扭伤是这类人群中第二常见的损伤(仅次于"腿部挫伤")[31]。其中距腓前韧带损伤最为常见,导致球员缺席比赛总天数最多,而下胫腓前韧带损伤导致球员平均缺席比赛天数最多[31]。

虽然报道不多,但其他一些小众运动也报道了类似的急性踝关节扭伤的高发病率。例如,奥运会期间高水平体操比赛中最常见的也是急性踝关节扭伤,占所有损伤的14%,占导致缺席比赛损伤的23%[32]。在英国职业壁球运动员中,大多数损伤发生在踝关节和足跟部(20.8%)[33]。

不仅在美国,在全球其他地区也是如此。一项对一家英超俱乐部运动员进行为期4年的研究显示,20%的损伤是足踝损伤,其平均恢复运动的时间为54天[34]。在对芬兰篮球运动员的调查中,踝关节也是最常见的受损部位，占比为48%。此外，复发性损伤的比例较高（占所有损伤的28%），其中大多数是踝关节扭伤（44例中有35例，占79%）[35]。同样，在韩国一项关于青少年足球运动员损伤情况的研究中，踝关节（26.6%）和膝关节（14.1%）是最常见的损伤部位[36]。

除了这些参加特定体育活动的特殊人群外，还有其他需要进行更多的体力活动人群（如军事人员）。在美国，现役军人每年急性踝关节扭伤的发病率为58.3/1000，远高于普通人群[1,11]。

因此，如果将高运动需求人群的急性踝关节扭伤的发病率与一般运动人群进行比较，前者明显更高。然而，这一队列中的数据与一般人口数据收集和分析的缺点类似，还不够全面，因此需要从各级参与者和所有类型的体育活动中收集数据，特别是青年运动员和高级专业运动员的数据明显不足。这两个特殊群体的意义在于，青年运动员在体育人口中占多数和更大的比例，而专业的高级专业运动员代表了更多持续的训练和竞技状态，因此，可以从这一特定群体中提取更可靠的数据，并将其推广到其他运动员群体中[17]。值得注意的是，目前收集的大部分数据集中在受欢迎的体育项目和受欢迎的体育团队，如足球、橄榄球和篮球，而对于其他体育运动，有必要进行更多的研究。

## 踝关节扭伤后再伤风险的流行病学研究

一些学者认为，急性外踝扭伤的高发病率很大程度上是由于初次急性扭伤后再次扭伤的频繁性[7,37]。Attenborough等在他们的系统性回顾中指出，大多数急性踝关节扭伤实际上是复发性的。不同运动人群发病率不一，足球运动人群为19%，篮球运动人群为28%，橄榄球运动人群为43%，排球运动人群为46%[37]，其他研究报道的发病率为12%~47%[14,34,35,38]。既往踝关节扭伤史是出现再次扭伤或复发性外踝扭伤的最重要的风险因素之一[5,39,40]。在一项对近10 000名军校学员进行的前瞻性研究中，既往有踝关节扭伤史的患者再次发生踝关节扭伤的风险大约是没有扭伤史的患者的3.5倍[41]。

同样，对于运动员而言，既往踝关节扭伤的次数也是至关重要的因素。在澳大利亚的业余和精英篮球运动员中，73%有踝关节损伤史，平均损伤次数为3.5次，标准差为2.7[5]。中国一项针对不同水平运动员的流行病学研究表明，22%的患者既往扭伤达5次或以上[42]。

从既往的研究来看，急性损伤、初次损伤及复发性损伤对踝关节扭伤的发病率有较大影响，因此在制订预防及治疗措施时，需要充分考虑这些因素。

尽管既往的研究主要针对踝关节扭伤复发的发病率，但仍然缺乏评估踝关节扭伤事件与预测再伤率的时间关系方面的研究。此外，初次踝关节扭伤严重程度与骨关节病和慢性踝关节不稳定等长期不良结果之间的相关性研究也比较缺乏[17]。

## 慢性踝关节扭伤的流行病学研究

踝关节损伤的一个主要伴随问题是慢性踝关节不稳定的高复发率[9,43]。虽然本章的讨论范围并不是慢性踝关节扭伤，但单次踝关节扭伤后，重复损伤相同的解剖结构或通过其他损伤机制[8,37,44]会导致踝关节慢性扭伤发生，因此有必要简要强调几个有关慢性踝关节扭伤的流行病学问题。

最近一项回顾性研究表明，高达70%的急性踝关节扭伤患者在伤后短时间内可能会进展为慢性踝关节扭伤[4]。其他研究人员发现，在初次急性踝关节扭伤后 1 年内，慢性踝关节不稳定的发病率为 40%，而一些持反对意见的学者认为这些百分比反映的是症状及功能障碍持续[45]。一项研究报道，造成慢性踝关节不稳定的急性踝关节扭伤往往并不明显，而且体操和舞蹈运动员的患病率明显高于其他运动人群[4,37]。在高中和大学运动员中，女性慢性踝关节不稳定的患病率（32%）明显高于男性（17%）[46]。同一项研究发现，高中运动员的发病率为 31%，而大学运动员的发病率为 19%。有趣的是，该研究中几乎 2/3 的慢性踝关节不稳定患者没有既往踝关节扭伤史[46]。

踝关节扭伤后出现慢性踝关节不稳定或其他功能障碍的比例如此高的原因值得进一步研究。例如，Doherty 等的研究应进一步扩展[45]，并进一步研发适当的筛查工具来评估慢性风险，从而进行预防[17]。

## 损伤预防

损伤预防措施应着力于改善生物力学、增加肌肉力量、改善本体感觉及平衡，这有益于预防肌肉骨骼损伤并改善踝关节扭伤患者的疼痛和功能障碍[47–54]。在一项随机对照研究中，与对照组相比，多站式本体感觉训练组的踝关节扭伤发病率降低了近 65%[55]。同样，一项为期 6 年的关于本体感觉训练的前瞻性分析显示，踝关节扭伤减少了 81%[56]。其他研究也表明，本体感觉和平衡训练有助于降低踝关节扭伤风险[49,51,54,57,58]。值得注意的是，任何损伤预防的研究都不应仅局限于降低损伤发生率和严重程度。Van Mechelen 等提出了预防损伤的循环四步法[59]：①确定发生率和严重性；②确定致伤原因；③推行预防措施；④评估预防措施效果[59]。由于急性踝关节扭伤在普通人群中非常常见，所以未来应该更好地评估损伤预防措施，以便在普通人群中改良和应用。

初次踝关节扭伤后的康复和充分的治疗是复发性扭伤的预防措施。然而，关于复发性损伤的实际预防数据相对有限[60]。此外，我们还迫切需要降低可能进展为创伤后骨关节炎的预防建议，以减少此类损伤的长期后遗症，而对从初次踝关节扭伤进展为创伤后骨关节炎的作用机制的持续研究是在这一领域取得进展的第一步骤。

## 急性踝关节扭伤的非手术治疗

据估计，每年踝关节扭伤的治疗费用略高于人均 30 美元[61]。而在欧洲，此项费用人均 360 欧元[62]至 1100 欧元[63]。除了这一短期负担外，若进展为长期慢性疾病和并发症，将会导致成本进一步增加。

如前所述，踝关节扭伤是急诊科最常见的肌肉骨骼损伤之一，损伤及其治疗带来的社会经济负担，无论是在经济上还是病假造成的隐形损失上都是巨大的[4,8]。尽管如此，急性踝关节扭伤的实际初步治疗效果仍然没有得到科学的证实或证明[64]。因此，最佳的治疗策略和预防措施不仅能为患者自身带来良好的临床效果，还能为整个社会带来经济效益。

也许急性踝关节扭伤初始治疗中最常用的方法就是 RICE 疗法，即休息、冰敷、加压和抬高。van den Bekerom 等在 2012 年发表的一篇系统性综述表明，在收集的随机对照研究中，并没有足够的证据支持这些准则在急性踝关节扭伤初始治疗中有效[64]。此外，还有一些研究（包括几篇 Cochrane 综述在内）在尝试确定急性踝关节扭伤的最佳治疗方法[65–68]。最近的一项研究也证实了 van den Bekerom 等所陈述的大多数观点[69]。具体如下。

仅就 RICE、冷疗或单纯压迫疗法而言，没有证据证明这些因素对急性踝关节扭伤患者的疼痛、肿胀或功能有积极影响[69]。

至于非甾体抗炎药，尽管其是常用的处方药，但同样没有强有力的证据支持其使用。实际上，2 级证据表明，由于药物服用相关的并发症，更应谨慎使用该类药物。此外，该类药物还能延缓患者的愈合进程[69]。

另一种重要的治疗方法是制动，或减少固定，也就是活动和锻炼。研究表明，4 周或更长时间的制动，其预后不如早期锻炼[68,70]。因此，如果确实需要进行制动，建议一般不超过 10 天，而且制动后应立即开始功能锻炼[69,71,72]。

踝关节扭伤后，经常使用踝关节支具或踝关节绷带作为功能性支撑，这比刚性固定或其他诸如压缩绷带等不充分固定更有效[71,73]。一种固定方式相对于另一种固定方式的优越性在文献中有很大争论[74-76]。荟萃分析表明，系带支具优于弹性绷带[68]，并且与其他类型的功能支撑相比显示出更好的效果[69]。

同样，锻炼也是急性踝关节扭伤初期治疗的重要组成部分，包括神经肌肉和本体感觉锻炼。已经证实，早期实施这些锻炼计划可以减少损伤复发，甚至降低功能性踝关节不稳定的发生[77-80]，但这些锻炼是否需要在监督下进行目前尚存在争议[69,81]。

另一种有用的治疗方法是手法治疗，特别适用于短期内增加踝关节背屈活动度[78,82]。当与锻炼计划相结合时，手法治疗比单独锻炼能产生更好的结果[83]。

对于急性踝关节扭伤，还有其他各种治疗方法。研究证实，超声[66,67]、激光[84]、电疗[85]及冲击波[86]治疗对缓解急性踝关节扭伤的疼痛、肿胀、功能或恢复活动均无明显作用。最近还提出了一些新的治疗方法，如针灸治疗，但报道相互矛盾且证据不确定[87,88]；而振动疗法则有益于增加踝关节屈伸和外翻活动度，并能减少踝关节僵硬[89]。另一项研究认为，将 Bioptron 光疗与冷疗相结合有助于急性踝关节扭伤的治疗。但这些研究仍缺乏强有力的证据，因此不推荐用于急性踝关节扭伤的治疗[69]。

根据以往的数据，同行评审认为，治疗急性踝关节扭伤应采用进行性负重，必要时可短时间固定[91,92]。这也是目前首选的处理方案，即无论是在医生指导下还是在家中，最初几天应使用镇痛药物并遵循 RICE 治疗原则，以减少疼痛，促进关节活动和进行性负重，并辅以运动康复（图 6.1 至图 6.6）。如前所述，这些训练计划是否应该在医生指导下进行目前尚无定论[69,81]。虽然与一些证据等级 1 级的研究结果相矛盾[94]，但最近一项高质量的随机对照研究表明，有监督指导的康复治疗并不比标准治疗更有价值[93]。事实上，对于治疗急性踝关节扭伤的最佳运动方案或运动康复方案目前仍然没有达成共识[95]，需要进一步广泛和细致的

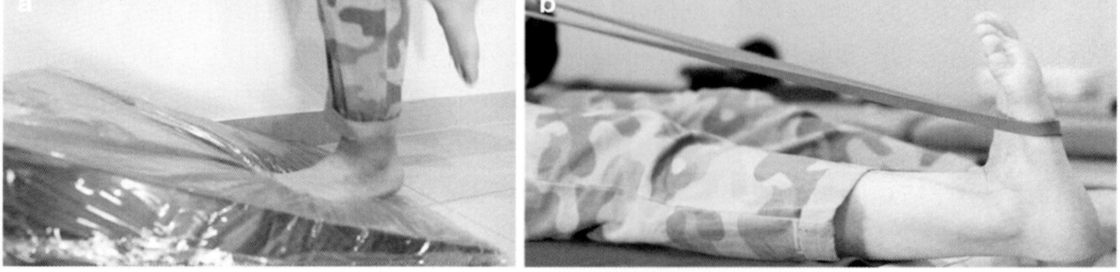


**图 6.1** 跟腱力量训练。(a)主动练习。(b)被动练习。

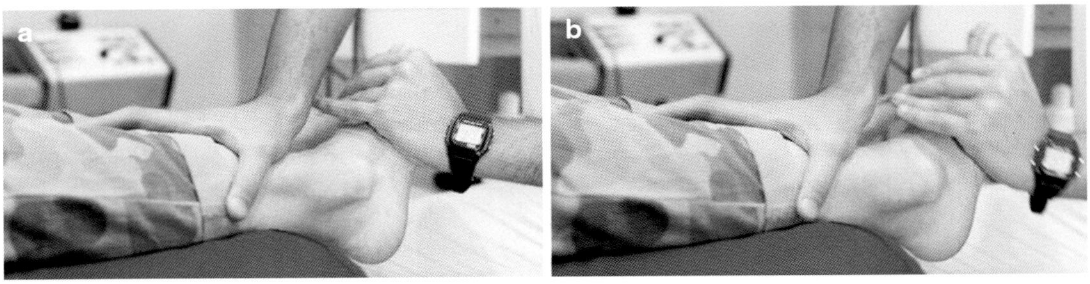

图 6.2 通过手法将踝关节外翻、背伸以对抗内翻(a)和跖屈(b)。

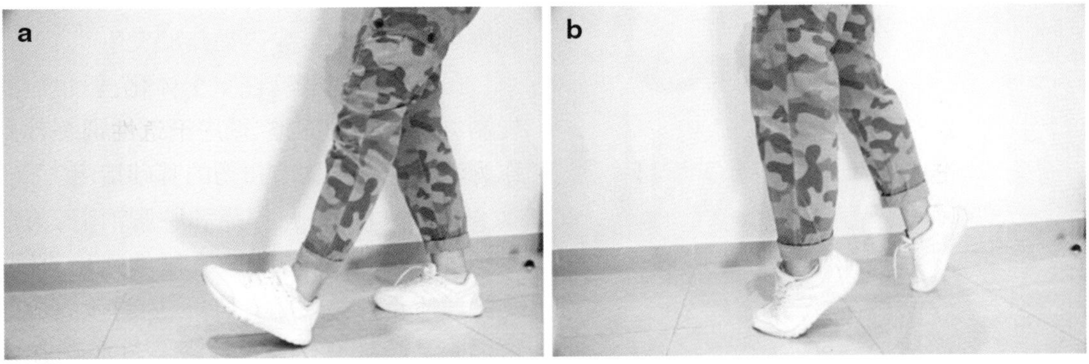

图 6.3 足跟行走(a)和足趾行走(b),评估负重能力和维持平衡能力。

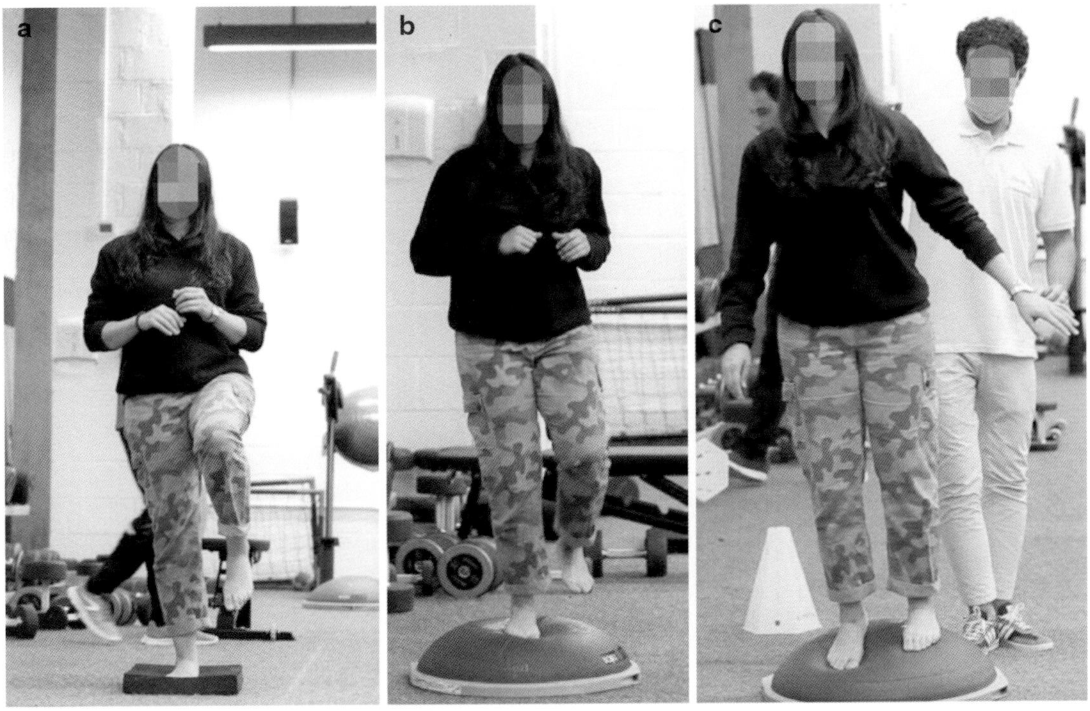

图 6.4 睁眼(a)和闭眼(b)状态下在不同平面进行的平衡训练,逐步升级至抗外部干扰(c)。

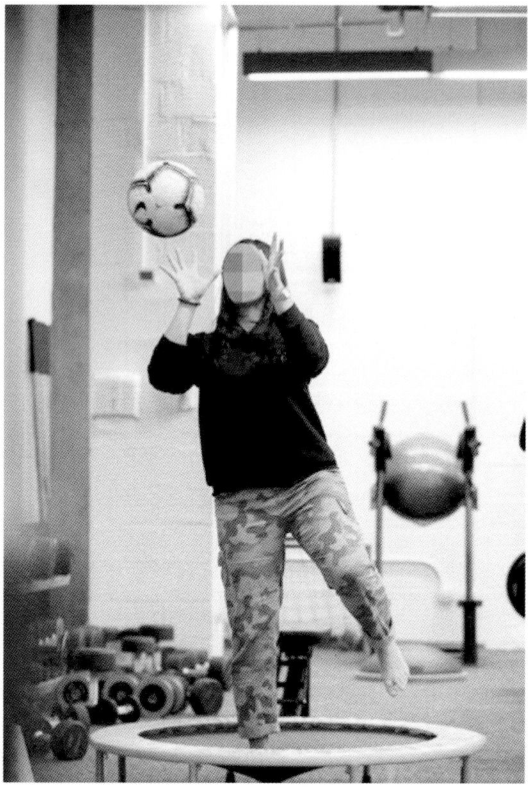

图 6.5 动态活动下的高级平衡及功能训练。

研究。

一般来说，物理治疗的目标应该是控制炎症过程、恢复全关节活动度（ROM），并在保持和改善本体感觉能力的同时提高肌肉强度和力量。因此，在踝关节扭伤的最初24~72 小时，应遵循 POLICE 原则（保护、适当负重、冰敷、加压和抬高）[96]。早期功能康复应包括关节活动度、等长和等张力量训练[97]。肌肉力量的加强能确保更快恢复，并减少再次损伤的可能性[98]。此外，本体感觉平衡板训练也能有效地减少再损伤的发生[99]。

虽然康复过程应注重个体化，但也应事先制订一个结构完整、循序渐进的训练计划作为治疗急性踝关节扭伤的基础指南。

一般来说，一旦疼痛和肿胀消退，关节活动度恢复，就可以进入康复的强化阶段。此阶段应重点关注腓骨肌群，因为该肌群的虚弱容易导致复发及慢性踝关节不稳定[98]。当然，我们不能顾此失彼，跟腱拉伸练习也

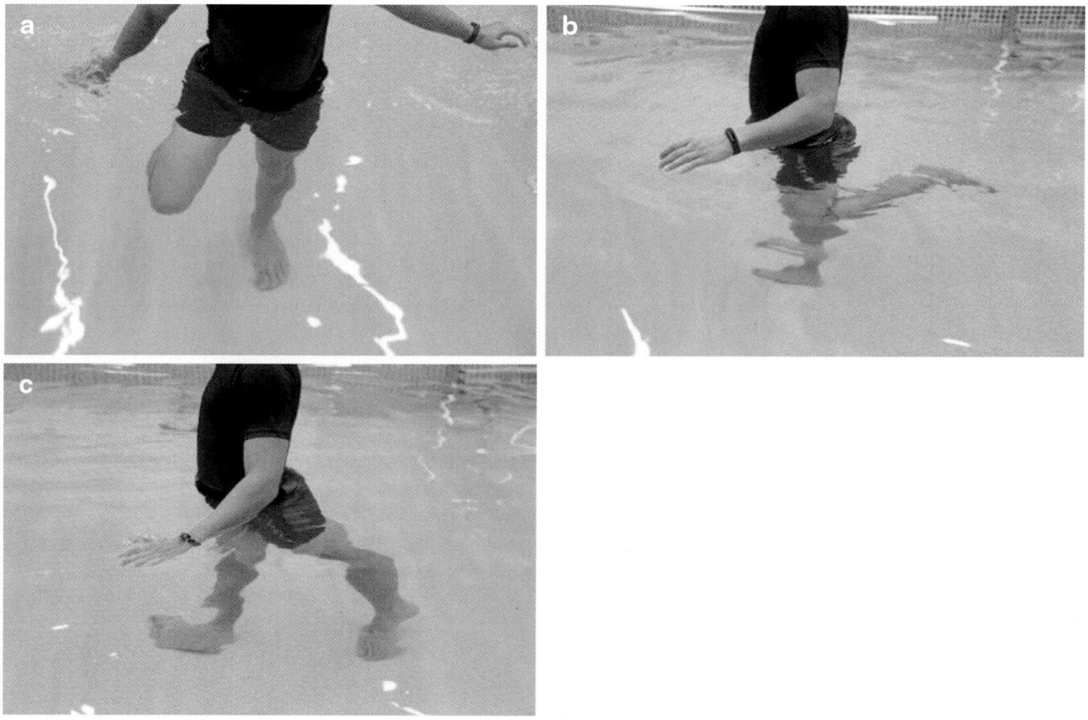


图 6.6 无阻力(a)和有阻力(b)水中训练，水中功能训练(c)。

同样重要（见图 6.1）。强化训练从踝关节各方向固定不动进行等长收缩开始，然后发展到使用重物或橡皮筋的动态抗阻练习[97]，而作者更推荐治疗师进行手动阻力练习（见图 6.2）。还有一种抗阻训练是 DAPRE，即可调式每日渐进性抗阻练习，该方法最初由 Knight[100]提出，后来由 Perrin 和 Gieck[101]进行改良。此外，还有人建议应着重进行离心训练 / 退让训练[102]。

无论是用足趾还是足跟行走（见图 6.3），只要患者能够无痛行走，就可以进入康复训练的本体感觉和平衡控制阶段。此阶段最简单也最常用的就是平衡板装置[103]。该训练分别从非负重到负重，从双腿站立到单腿站立，从睁眼到闭眼，从坚固表面到柔软表面，从稳定的平坦表面到不平坦的移动表面进行（见图 6.4），最终要在动态活动中同时保持平衡和稳定（见图 6.5）。

在这一阶段，顶尖 / 优秀物理治疗师可以在进行这些活动时改变周围的介质和阻力程度，如泳池疗法或水疗（见图 6.6）。进行泳池疗法时可通过涡轮驱动来增加水阻力。不同介质及其抗阻力是完全不同的。

当能够行走一定距离并且不受任何疼痛的限制时，可以进入康复的最终阶段——专项运动康复练习[97]。此时，可以进行跑步和慢跑，同时还可以进行后退跑、模式跑、绕圈和 8 字跑及跳跃等。康复的最终阶段就是要在没有疼痛的情况下，能够以伤前状态完成伤前强度水平的特定运动。

## 结论

急性踝关节扭伤是普通人群和运动人群中最常见的肌肉骨骼损伤之一，其发病率可能略有不同，但在特定运动中，发病率可能会有较大差异。这些损伤及与之相关的并发症或长期后遗症会对社会造成重大的经济负担。人们应该了解正确的治疗方案，并密切关注并发症发生的可能性。急性踝关节扭伤的即时治疗包括休息、保护性活动、冰敷和抬高，然后通过物理治疗和锻炼计划逐步进展到特殊运动的锻炼和康复。需要注意的是，具体的练习内容、持续时间、重复次数和顺序还有待科学验证。

## 参考文献


1. Waterman BR, Owens BD, Davey S, Zacchilli MA, Belmont PJ Jr. The epidemiology of ankle sprains in the United States. J Bone Joint Surg Am. 2010;92(13):2279–84.
2. Cumps E, Verhagen E, Meeusen R. Prospective epidemiological study of basketball injuries during one competitive season: ankle sprains and overuse knee injuries. J Sports Sci Med. 2007;6(2):204–11.
3. Fong DT, Hong Y, Chan LK, Yung PS, Chan KM. A systematic review on ankle injury and ankle sprain in sports. Sports Med. 2007;37(1):73–94.
4. Gribble PA, Bleakley CM, Caulfield BM, Docherty CL, Fourchet F, Fong DT, Hertel J, Hiller CE, Kaminski TW, McKeon PO, Refshauge KM, Verhagen EA, Vicenzino BT, Wikstrom EA, Delahunt E. Evidence review for the 2016 international ankle consortium consensus statement on the prevalence, impact and long-term consequences of lateral ankle sprains. Br J Sports Med. 2016;50(24):1496–505.
5. McKay GD, Goldie PA, Payne WR, Oakes BW. Ankle injuries in basketball: injury rate and risk factors. Br J Sports Med. 2001;35(2):103–8.
6. Nelson AJ, Collins CL, Yard EE, Fields SK, Comstock RD. Ankle injuries among United States high school sports athletes, 2005–2006. J Athl Train. 2007;42(3):381–7.
7. Roos KG, Kerr ZY, Mauntel TC, Djoko A, Dompier TP, Wikstrom EA. The epidemiology of lateral ligament complex ankle sprains in National Collegiate Athletic Association sports. Am J Sports Med. 2017;45(1):201–9.
8. Gribble PA, Bleakley CM, Caulfield BM, Docherty CL, Fourchet F, Fong DT, Hertel J, Hiller CE, Kaminski TW, McKeon PO, Refshauge KM, Verhagen EA, Vicenzino BT, Wikstrom EA, Delahunt E. 2016 consensus statement of the International Ankle Consortium: prevalence, impact and long-term consequences of lateral ankle sprains. Br J Sports Med. 2016;50(24):1493–5.
9. Waterman BR, Belmont PJ Jr, Cameron KL, Deberardino TM, Owens BD. Epidemiology of ankle sprain at the United States Military Academy. Am J Sports Med. 2010;38(4):797–803.
10. Hertel J. Functional anatomy pathomechanics and pathophysiology of lateral instability. J Athl Train. 2002;37:364–75.
11. Waterman BR, Belmont PJ Jr, Cameron KL, Svoboda SJ, Alitz CJ, Owens BD. Risk factors for syndesmotic and medial ankle sprain: role of sex,

sport, and level of competition. Am J Sports Med. 2011;39(5):992–8.
12. Shah S, Thomas AC, Noone JM, Blanchette CM, Wikstrom EA. Incidence and cost of ankle sprains in United States Emergency Departments. Sports Health. 2016;8(6):547–52.
13. Holmer P, Sondergaard L, Kondradsen L, Nielsen PT, Jørgensen LN. Epidemiology of sprains in the lateral ankle and foot. Foot Ankle Int. 1994;15(2):72–4.
14. Bridgman SA, Clement D, Downing A, Walley G, Phair I, Maffulli N. Population based epidemiology of ankle sprains attending accident and emergency units in the West Midlands of England, and a survey of UK practice for severe ankle sprains. Emerg Med J. 2003;20(6):508–10.
15. Kemler E, van de Port I, Valkenberg H, Hoes AW, Backx FJ. Ankle injuries in the Netherlands: trends over 10–25 years. Scand J Med Sci Sports. 2015;25(3):331–7.
16. Doherty C, Delahunt E, Caulfield B, Hertel J, Ryan J, Bleakley C. The incidence and prevalence of ankle sprain injury: a systematic review and meta-analysis of prospective epidemiological studies. Sports Med. 2014;44(1):123–40.
17. Herzog MM, Kerr ZY, Marshall SW, Wikstrom EA. Epidemiology of ankle sprains and chronic ankle instability. J Athl Train. 2019;54(6):603–10. https://doi.org/10.4085/1062-6050-447-17.
18. Cloke DJ, Ansell P, Avery P, Deehan D. Ankle injuries in football academies: a three-centre prospective study. Br J Sports Med. 2011;45(9):702–8.
19. Giza E, Fuller C, Junge A, Dvorak J. Mechanisms of foot and ankle injuries in soccer. Am J Sports Med. 2003;31(4):550–4.
20. Hootman JM, Dick R, Agel J. Epidemiology of collegiate injuries for 15 sports: summary and recommendations for injury prevention initiatives. J Athl Train. 2007;42(2):311–9.
21. Swenson DM, Collins CL, Fields SK, Comstock RD. Epidemiology of U.S. high school sports-related ligamentous ankle injuries, 2005/06–2010/11. Clin J Sport Med. 2013;23(3):190–6.
22. Junge A, Langevoort G, Pipe A, Peytavin A, Wong F, Mountjoy M, Beltrami G, Terrell R, Holzgraefe M, Charles R, Dvorak J. Injuries in team sport tournaments during the 2004 Olympic Games. Am J Sports Med. 2006;34(4):565–76.
23. Junge A, Dvorak J. Injury surveillance in the World Football Tournaments 1998-2012. Br J Sports Med. 2013;47(12):782–8. https://doi.org/10.1136/bjsports-2013-092205.
24. Deitch JR, Starkey C, Walters SL, Moseley JB. Injury risk in professional basketball players: a comparison of Women's National Basketball Association and National Basketball Association athletes. Am J Sports Med. 2006;34(7):1077–83.
25. Drakos MC, Domb B, Starkey C, Callahan L, Allen AA. Injury in the National Basketball Association: a 17-year overview. Sports Health. 2010;2(4):284–90.
26. Starkey C. Injuries and illnesses in the National Basketball Association: a 10-year perspective. J Athl Train. 2000;35(2):161–7.
27. Herzog MM, Mack CD, Dreyer NA, Wikstrom EA, Padua DA, Kocher MS, DiFiori JP, Marshall SW. Ankle sprains in the National Basketball Association, 2013-2014 through 2016-2017. Am J Sports Med. 2019;47(11):2651–8. https://doi.org/10.1177/0363546519864678.
28. Osbahr DC, Drakos MC, O'Loughlin PF, et al. Syndesmosis and lateral ankle sprains in the National Football League. Orthopedics. 2013;36(11):1378–84.
29. Mack CD, Kent RW, Coughlin MJ, Shiue KY, Weiss LJ, Jastifer JR, Wojtys EM, Anderson RB. Incidence of lower extremity injury in the National Football League: 2015 to 2018. Am J Sports Med. 2020;48(9):2287–94. https://doi.org/10.1177/0363546520922547.
30. Camp CL, Dines JS, van der List JP, Conte S, Conway J, Altchek DW, Coleman SH, Pearle AD. Summative report on time out of play for major and minor league baseball: an analysis of 49,955 injuries from 2011 through 2016. Am J Sports Med. 2018;46(7):1727–32.
31. Lucasti CJ, Dworkin M, Warrender WJ, Winters B, Cohen S, Ciccotti M, Pedowitz D. Ankle and lower leg injuries in professional baseball players. Am J Sports Med. 2020;48(4):908–15. https://doi.org/10.1177/0363546520902135.
32. Edouard P, Steffen K, Junge A, Leglise M, Soligard T, Engebretsen L. Gymnastics injury incidence during the 2008, 2012 and 2016 Olympic Games: analysis of prospectively collected surveillance data from 963 registered gymnasts during Olympic Games. Br J Sports Med. 2018;52(7):475–81.
33. Horsley Dr IG, O'Donnell V, Leeder J. The epidemiology of injuries in English professional squash; a retrospective analysis between 2004 and 2015. Phys Ther Sport. 2020;46:1–6. https://doi.org/10.1016/j.ptsp.2020.07.009.
34. Jain N, Murray D, Kemp S, Calder J. Frequency and trends in foot and ankle injuries within an English Premier League Football Club using a new impact factor of injury to identify a focus for injury prevention. Foot Ankle Surg. 2014;20:237–40.
35. Pasanen K, Ekola T, Vasankari T, Kannus P, Heinonen A, Kujala UM, Parkkari J. High ankle injury rate in adolescent basketball: a 3-year prospective follow-up study. Scand J Med Sci Sports. 2017;27(6):643–9.
36. Lee I, Jeong HS, Lee SY. Injury profiles in Korean youth soccer. Int J Environ Res Public Health. 2020;17(14):5125. https://doi.org/10.3390/ijerph17145125.
37. Attenborough AS, Hiller CE, Smith RM, Stuelcken M, Greene A, Sinclair PJ. Chronic ankle instability in sporting populations. Sports Med. 2014;44(11):1545–56.
38. Kemler E, Thijs KM, Badenbroek I, van de Port IG, Hoes AW, Backx FJ. Long-term prognosis of acute lateral ankle ligamentous sprains: high incidence of recurrences and residual symptoms. Fam Pract. 2016;33(6):596–600.
39. Beynnon BD, Murphy DF, Alosa DM. Predictive factors for lateral ankle sprains: a literature review. J Athl Train. 2002;37(4):376–80.
40. Clifton DR, Koldenhoven RM, Hertel J, Onate JA, Dompier TP, Kerr ZY. Epidemiological patterns of

ankle sprains in youth, high school, and college football. Am J Sports Med. 2017;45(2):417–25.
41. Kucera KL, Marshall SW, Wolf SH, Padua DA, Cameron KL, Beutler AI. Association of injury history and incident injury in cadet basic military training. Med Sci Sports Exerc. 2016;48(6):1053–61.
42. Yeung MS, Chan KM, So CH, Yuan WY. An epidemiological survey on ankle sprain. Br J Sports Med. 1994;28(2):112–6.
43. Woods C, Hawkins R, Hulse M, Hodson A. The Football Association Medical Research Programme: an audit of injuries in professional football: an analysis of ankle sprains. Br J Sports Med. 2003;37(3):233–2388.
44. Thompson C, Schabrun S, Romero R, Bialocerkowski A, van Dieen J, Marshall P. Factors contributing to chronic ankle instability: a systematic review and meta-analysis of systematic reviews. Sports Med. 2018;48(1):189–205.
45. Doherty C, Bleakley C, Hertel J, Caulfield B, Ryan J, Delahunt E. Recovery from a first-time lateral ankle sprain and the predictors of chronic ankle instability: a prospective cohort analysis. Am J Sports Med. 2016;44(4):995–1003.
46. Tanen L, Docherty CL, Van Der Pol B, Simon J, Schrader J. Prevalence of chronic ankle instability in high school and division I athletes. Foot Ankle Spec. 2014;7(1):37–44.
47. Baydogan SN, Tarakci E, Kasapcopur O. Effect of strengthening versus balance-proprioceptive exercises on lower extremity function in patients with juvenile idiopathic arthritis: a randomized, single blind clinical trial. Am J Phys Med Rehabil. 2015;94(6):417–24.
48. Collins NJ, Bisset LM, Crossley KM, Vicenzino B. Efficacy of nonsurgical interventions for anterior knee pain: systematic review and meta-analysis of randomized trials. Sports Med. 2012;42(1):31–49.
49. Emery CA, Rose MS, McAllister JR, Meeuwisse WH. A prevention strategy to reduce the incidence of injury in high school basketball: a cluster randomized controlled trial. Clin J Sport Med. 2007;17(1):17–24.
50. Hewett TE, Lindenfeld TN, Riccobene JV, Noyes FR. The effect of neuromuscular training on the incidence of knee injury in female athletes. A prospective study. Am J Sports Med. 1999;27(6):699–706.
51. LaBella CR, Huxford MR, Grissom J, Kim KY, Peng J, Christoffel KK. Effect of neuromuscular warm-up on injuries in female soccer and basketball athletes in urban public high schools: cluster randomized controlled trial. Arch Pediatr Adolesc Med. 2011;165(11):1033–40.
52. Longo UG, Loppini M, Berton A, Marinozzi A, Maffulli N, Denaro V. The FIFA 11 program is effective in preventing injuries in elite male basketball players: a cluster randomized controlled trial. Am J Sports Med. 2012;40(5):996–1005.
53. Rathleff MS, Roos EM, Olesen JL, Rasmussen S. Exercise during school hours when added to patient education improves outcome for 2 years in adolescent patellofemoral pain: a cluster randomized trial. Br J Sports Med. 2015;49(6):406–12.
54. Taylor JB, Ford KR, Nguyen AD, Terry LN, Hegedus EJ. Prevention of lower extremity injuries in basketball: a systematic review and meta-analysis. Sports Health. 2015;7(5):392–8.
55. Eils E, Schroter R, Schr¨oder M, Gerss J, Rosenbaum D. Multistation proprioceptive exercise program prevents ankle injuries in basketball. Med Sci Sports Exerc. 2010;42(11):2098–105.
56. Riva D, Bianchi R, Rocca F, Mamo C. Proprioceptive training and injury prevention in a professional men's basketball team: a six-year prospective study. J Strength Cond Res. 2016;30(2):461–75.
57. Hupperets MD, Verhagen EA, Heymans MW, Bosmans JE, van Tulder MW, van Mechelen W. Potential savings of a program to prevent ankle sprain recurrence: economic evaluation of a randomized controlled trial. Am J Sports Med. 2010;38(11):2194–200.
58. McGuine TA, Keene JS. The effect of a balance training program on the risk of ankle sprains in high school athletes. Am J Sports Med. 2006;34(7):1103–11.
59. van Mechelen W, Hlobil H, Kemper HC. Incidence, severity, aetiology and prevention of sports injuries. A review of concepts. Sports Med. 1992;14(2):82–99.
60. McKeon PO, Hertel J. Systematic review of postural control and lateral ankle instability, part I: can deficits be detected with instrumented testing? J Athl Train. 2008;43(3):293–304.
61. Zeegers AVCM. Supination injury of the ankle joint [dissertation]. Utrecht, The Netherlands: University of Utrecht; 1995.
62. Verhagen EA, van Tulder M, van der Beek AJ, Bouter LM, van Mechelen W. An economic evaluation of a proprioceptive balance board training programme for the prevention of ankle sprains in volleyball. Br J Sports Med. 2005;39(2):111–5.
63. Cooke MW, Marsh JL, Clark M, Nakash R, Jarvis RM, Hutton JL, Szczepura A, Wilson S, Lamb SE, CAST trial group. Treatment of severe ankle sprain: a pragmatic randomised controlled trial comparing the clinical effectiveness and cost-effectiveness of three types of mechanical ankle support with tubular bandage. The CAST trial. Health Technol Assess. 2009;13(13):iii, ix-x, 1-121
64. van den Bekerom MP, Struijs PA, Blankevoort L, Welling L, van Dijk CN, Kerkhoffs GM. What is the evidence for rest, ice, compression, and elevation therapy in the treatment of ankle sprains in adults? J Athl Train. 2012;47(4):435–43.
65. Kim TH, Lee MS, Kim KH, Kang JW, Choi TY, Ernst E. Acupuncture for treating acute ankle sprains in adults. Cochrane Database Syst Rev. 2014;6:1.
66. Van der Windt D, Van der Heijden G, Van den Berg S, Ter Riet G, De Winter AF, Bouter LM. Ultrasound therapy for acute ankle sprains. Cochrane Database Syst Rev. 2002;1:1.
67. van den Bekerom MP, van der Windt DA, ter Riet G, van der Heijden GJ, Bouter LM. Therapeutic ultrasound for acute ankle sprains. Cochrane Database Syst Rev. 2011;6:325.
68. Kerkhoffs G, Rowe BH, Assendelft W, Kelly K, Struijs P, Van Dijk C. Immobilisation and functional treatment for acute lateral ankle ligament injuries in

adults. Cochrane Database Syst Rev. 2002;3:3.

69. Vuurberg G, Hoorntje A, Wink LM, van der Doelen BFW, van den Bekerom MP, Dekker R, van Dijk CN, Krips R, Loogman MCM, Ridderikhof ML, Smithuis FF, Stufkens SAS, Verhagen EALM, de Bie RA, Kerkhoffs GMMJ. Diagnosis, treatment and prevention of ankle sprains: update of an evidence-based clinical guideline. Br J Sports Med. 2018;52(15):956.
70. Naeem M, Rahimnajjad MK, Rahimnajjad NA, et al. Assessment of functional treatment versus plaster of Paris in the treatment of grade 1 and 2 lateral ankle sprains. J Orthop Traumatol. 2015;16:41–6.
71. Prado MP, Mendes AA, Amodio DT, Camanho GL, Smyth NA, Fernandes TD. A comparative, prospective, and randomized study of two conservative treatment protocols for first-episode lateral ankle ligament injuries. Foot Ankle Int. 2014;35(3):201–6.
72. Bilgic S, Durusu M, Aliyev B, Akpancar S, Ersen O, Yasar SM, Ardic S. Comparison of two main treatment modalities for acute ankle sprain. Pak J Med Sci. 2015;31(6):1496–9.
73. Pijnenburg AC, Van Dijk CN, Bossuyt PM, Marti RK. Treatment of ruptures of the lateral ankle ligaments: a meta-analysis. J Bone Joint Surg Am. 2000;82(6):761–73.
74. Kerkhoffs GM, Struijs PA, Marti RK, Assendelft WJ, Blankevoort L, van Dijk CN. Different functional treatment strategies for acute lateral ankle ligament injuries in adults. Cochrane Database Syst Rev. 2002;(3):CD002938; Update in: Cochrane Database Syst Rev. 2013;3:CD002938
75. van den Bekerom MP, van Kimmenade R, Sierevelt IN, Eggink K, Kerkhoffs GM, van Dijk CN, Raven EE. Randomized comparison of tape versus semi-rigid and versus lace-up ankle support in the treatment of acute lateral ankle ligament injury. Knee Surg Sports Traumatol Arthrosc. 2016;24(4):978–84.
76. Kemler E, van de Port I, Schmikli S, Huisstede B, Hoes A, Backx F. Effects of soft bracing or taping on a lateral ankle sprain: a non-randomised controlled trial evaluating recurrence rates and residual symptoms at one year. J Foot Ankle Res. 2015;8:13.
77. Zech A, Hübscher M, Vogt L, Banzer W, Hänsel F, Pfeifer K. Neuromuscular training for rehabilitation of sports injuries: a systematic review. Med Sci Sports Exerc. 2009;41(10):1831–41.
78. van der Wees PJ, Lenssen AF, Hendriks EJ, Stomp DJ, Dekker J, de Bie RA. Effectiveness of exercise therapy and manual mobilisation in ankle sprain and functional instability: a systematic review. Aust J Physiother. 2006;52(1):27–37.
79. Bleakley CM, McDonough SM, MacAuley DC. Some conservative strategies are effective when added to controlled mobilisation with external support after acute ankle sprain: a systematic review. Aust J Physiother. 2008;54(1):7–20.
80. Postle K, Pak D, Smith TO. Effectiveness of proprioceptive exercises for ankle ligament injury in adults: a systematic literature and meta-analysis. Man Ther. 2012;17(4):285–91.
81. Feger MA, Herb CC, Fraser JJ, Glaviano N, Hertel J. Supervised rehabilitation versus home exercise in the treatment of acute ankle sprains: a systematic review. Clin Sports Med. 2015;34(2):329–46.
82. Loudon JK, Reiman MP, Sylvain J. The efficacy of manual joint mobilization/manipulation in treatment of lateral ankle sprains: a systematic review. Br J Sports Med. 2014;48:365–70.
83. Cleland JA, Mintken PE, McDevitt A, Bieniek ML, Carpenter KJ, Kulp K, Whitman JM. Manual physical therapy and exercise versus supervised home exercise in the management of patients with inversion ankle sprain: a multicenter randomized clinical trial. J Orthop Sports Phys Ther. 2013;43(7):443–55.
84. de Bie RA, de Vet HC, Lenssen TF, van den Wildenberg FA, Kootstra G, Knipschild PG. Low-level laser therapy in ankle sprains: a randomized clinical trial. Arch Phys Med Rehabil. 1998;79(11):1415–20.
85. Feger MA, Goetschius J, Love H, Saliba SA, Hertel J. Electrical stimulation as a treatment intervention to improve function, edema or pain following acute lateral ankle sprains: a systematic review. Phys Ther Sport. 2015;16(4):361–9.
86. Barker AT, Barlow PS, Porter J. A double-blind clinical trial of lower power pulsed shortwave therapy in the treatment of a soft tissue injury. Phys Ther. 1985;71:500–4.
87. Park J, Hahn S, Park JY, Park HJ, Lee H. Acupuncture for ankle sprain: systematic review and meta-analysis. BMC Complement Altern Med. 2013;13:55.
88. Kim TH, Lee MS, Kim KH, Kang JW, Choi TY, Ernst E. Acupuncture for treating acute ankle sprains in adults. Cochrane Database Syst Rev. 2014;(6):CD009065. https://doi.org/10.1002/14651858.CD009065.pub2.
89. Peer KS, Barkley JE, Knapp DM. The acute effects of local vibration therapy on ankle sprain and hamstring strain injuries. Phys Sportsmed. 2009;37(4):31–8.
90. Stasinopoulos D, Papadopoulos C, Lamnisos D, Stasinopoulos I. The use of Bioptron light (polarized, polychromatic, non-coherent) therapy for the treatment of acute ankle sprains. Disabil Rehabil. 2017;39(5):450–7.
91. van den Bekerom MP, Kerkhoffs GM, McCollum GA, Calder JD, van Dijk CN. Management of acute lateral ankle ligament injury in the athlete. Knee Surg Sports Traumatol Arthrosc. 2013;21:1390–5.
92. Kerkhoffs GM, van den Bekerom M, Elders LA, van Beek PA, Hullegie WA, Bloemers GM, de Heus EM, Loogman MC, Rosenbrand KC, Kuipers T, Hoogstraten JW, Dekker R, Ten Duis HJ, van Dijk CN, van Tulder MW, van der Wees PJ, de Bie RA. Diagnosis, treatment and prevention of ankle sprains: an evidence-based clinical guideline. Br J Sports Med. 2012;46(12):854–60. https://doi.org/10.1136/bjsports-2011-090490.
93. Brison RJ, Day AG, Pelland L, Pickett W, Johnson AP, Aiken A, Pichora DR, Brouwer B. Effect of early supervised physiotherapy on recovery from acute ankle sprain: randomised controlled trial. BMJ. 2016;355:i5650. https://doi.org/10.1136/bmj.i5650.
94. Doherty C, Bleakley C, Delahunt E, Holden S. Treatment and prevention of acute and recurrent

ankle sprain: an overview of systematic reviews with meta-analysis. Br J Sports Med. 2017;51(2):113–25. https://doi.org/10.1136/bjsports-2016-096178.
95. Bleakley CM, Taylor JB, Dischiavi SL, Doherty C, Delahunt E. Rehabilitation exercises reduce reinjury post ankle sprain, but the content and parameters of an optimal exercise program have yet to be established: a systematic review and meta-analysis. Arch Phys Med Rehabil. 2019;100(7):1367–75. https://doi.org/10.1016/j.apmr.2018.10.005.
96. Salim MNS, Umar MA, Shaharudin S. Effects of the standard physiotherapy programme on pain and isokinetic ankle strength in individuals with grade I ankle sprain. J Taibah Univ Med Sci. 2018;13(6):576–81.
97. Mattacola CG, Dwyer MK. Rehabilitation of the ankle after acute sprain or chronic instability. J Athl Train. 2002;37(4):413–29.
98. Thacker SB, Stroup DF, Branche CM, Gilchrist J, Goodman RA, Weitman EA. The prevention of ankle sprains in sports. A systematic review of the literature. Am J Sports Med. 1999;27:753–60.
99. Verhagen EA, van der Beek A, Twisk J, Bouter L, Bahr R, van Mechelen W. The effect of a proprioceptive balance board training program for the prevention of ankle sprains: a prospective controlled trial. Am J Sports Med. 2004;32(6):1385–93.
100. Knight KL. Knee rehabilitation by the daily adjustable progressive resistive exercise technique. Am J Sports Med. 1979;7:336–7.
101. Perrin DH, Gieck JH. Principles of therapeutic exercise. In: Perrin DH, editor. The injured athlete. 3rd ed. Philadelphia, PA: Lippincott-Raven; 1999. p. 123–39.
102. Hartsell HD, Spaulding SJ. Eccentric/concentric ratios at selected velocities for the invertor and evertor muscles of the chronically unstable ankle. Br J Sports Med. 1999;33:255–8.
103. Hintermann B. Biomechanics of the unstable ankle joint and clinical implications. Med Sci Sports Exerc. 1999;31(7 suppl):459–69.

第 7 章

# 踝关节外侧损伤：距下关节不稳定

Kateryna Barg, Jesse Steadman, Megan Mills, Alexej Barg

## 引言

后足不稳定主要表现为距下关节不稳定(SJI)，包括外侧不稳定、内侧不稳定和旋转不稳定三个亚型。虽然其假阳性的确切比率尚不清楚[2]，但误诊率高达25%[1,6]。由于SJI经常被漏诊或被误诊为“简单”的踝关节外侧不稳定[1-5]，所以其准确的诊断和恰当的治疗仍然具有挑战性。诊断的挑战来自SJI的非特异性，其症状与慢性踝关节外侧不稳定相似[3,7]。SJI患者首选非手术治疗，但保守治疗效果不佳的患者需要进行手术干预，手术方式包括解剖重建稳定距下关节的韧带，以及对畸形等伴随症状的同步处理。

## 距下关节不稳定的病因

专门的SJI流行病学文献报道不多，但关于踝关节不稳定的临床和流行病学研究却有不少。尽管数量不多，但现有研究一致认为，孤立性SJI很少见，大多数都合并有踝关节不稳定[3]。因此，我们可以用踝关节不稳定的相关病因学数据来描述部分SJI。研究表明，急性踝关节扭伤的患者有25%~40%会进展为疼痛性慢性踝关节不稳定[8-10]。此外，高体重指数[11]、女性[11]、损伤严重程度[12]、三角韧带受损[13]及腓骨远端撕脱骨折[14,15]等风险因素也被确认与慢性踝关节不稳定相关。出现创伤后病变的跟腓韧带(CFL)是孤立性症状性SJI的高风险因素[5,16]，但急性踝关节扭伤导致孤立性CFL损伤的发生率低于1%[17-19]。这些流行病学发现正好解释孤立性SJI的低发病率。

## 急性距下关节脱位

在运动员中，急性踝关节扭伤是导致症状性慢性踝关节不稳定的主要原因[20,21]。因此，我们可以假设急性距下关节脱位是SJI的风险因素。急性距下关节脱位是一种罕见的后足损伤，占所有关节脱位的1%~2%，占所有急性距骨损伤的15%(图7.1)[22-24]。通常情况下，距下关节和距舟关节会同时脱位[25]。有趣的是，急性距下关节脱位的患者常进展为疼痛性关节僵硬和关节纤维化，而不是SJI[2,24,26]。其临床并发症包括缺血性坏死(发生率分别达到闭合性脱位的10%和开放性脱位的50%)[24,26,27]和创伤后距下关节炎(发生率为40%~80%)[28,29]。

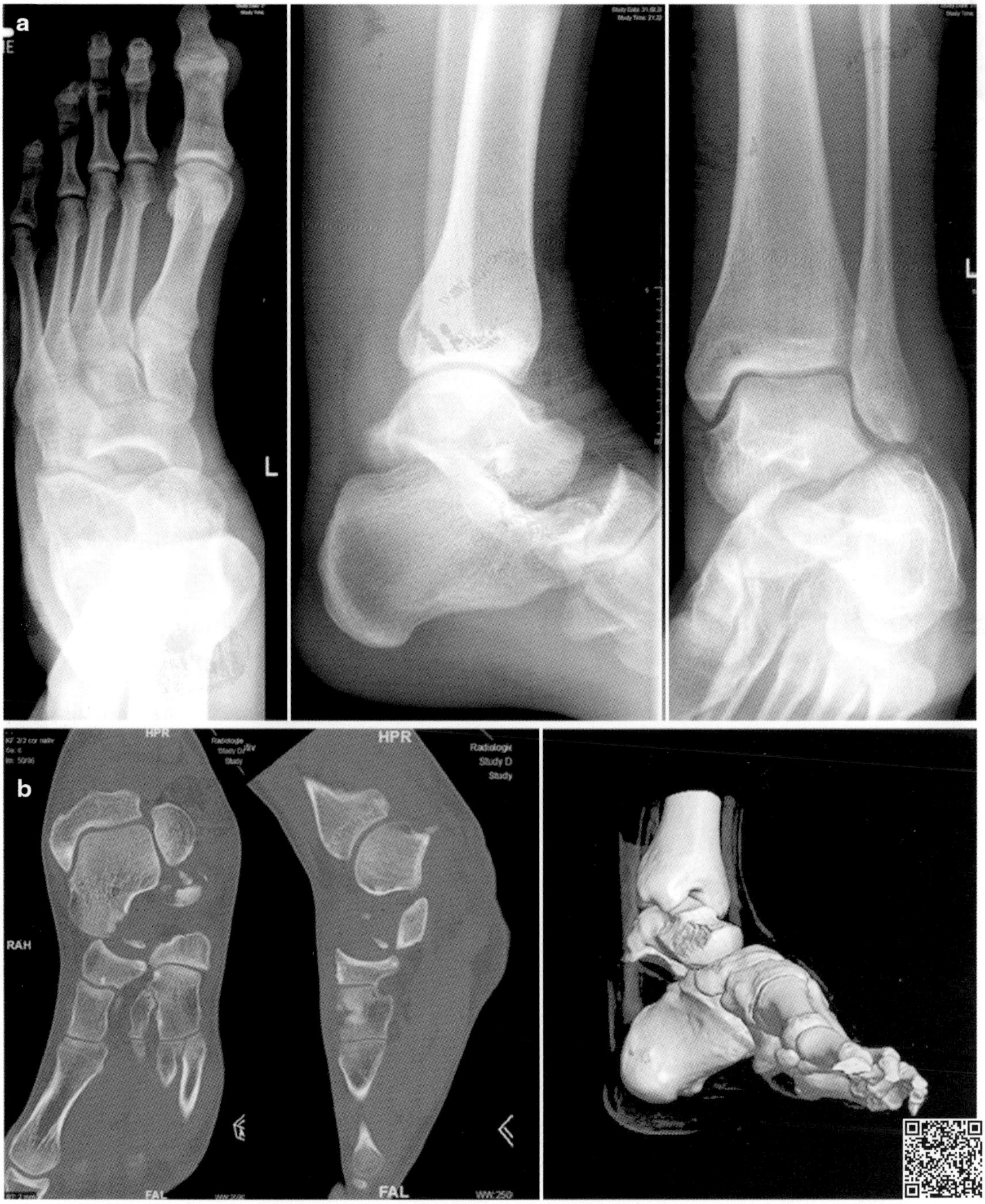


图 7.1　自行车事故造成 17 岁男性急性距下关节脱位。(a)常规 X 线片显示距下关节和距舟关节完全脱位。(b)CT 证实脱位诊断,并显示距骨外侧骨折。(扫码看彩图)

## 距下关节不稳定的临床评估

SJI 通常继发于一次或多次严重的后足内翻损伤,患者表现为日常和体育活动受限、持续性后足肿胀、距下关节疼痛和活动范围受限、体育活动或在不平坦地面行走而加重的弥漫性后足疼痛,以及本体感觉受损[3,30-32]。然而,这些症状是非特异性的,很多外踝不稳定的患者也会出现,其特异性症状为沿距下关节后侧突放射到跗骨窦的后足外侧疼痛,这对影像学表现为距下关节退行性变的患者特别有帮助[33]。

临床评估首先要仔细观察患者在站、坐、行状态下的双下肢外观,特别是后足力线(外翻、内翻或中立位)(图 7.2)[34,35]。但由于距下关节的代偿作用会使一些后足内外翻在外观上呈现中立位[35],因此这样的评估并不完全可靠[35]。对任何异常临床发现,应常规进行负重位 X 线片或负重位 CT (WBCT)检查[36-38]。

后足稳定性可通过患者坐位时进行前抽屉试验和距骨倾斜试验来评估(图 7.3)[39]。作者建议在前抽屉试验时增加外旋力量,此时距骨体旋转,会对 CFL 施加额外压力,从而引发症状来辨别 CFL 是否受累。Rammelt 和 Zwipp 描述了一种用于评估 SJI 的特殊的临床试验:他们建议将胫距关节固定在背伸位,此时距骨在踝穴内锁定,而胫距关节不能运动,在这种情况下进行不稳定测试(图 7.4)[32,33]。超声或透视引导距下关节注射也有助于区分跗骨窦和 SJI 损伤症状[40]。

## 距下关节不稳定的影像学评估

基本的影像学评估包括四张负重位的系列 X 线片:足正侧位、踝穴位及后足力线位(图 7.5)[36,41]。Brodén位也是距下关节影像学评估的特殊投照角度[42]。投照时踝关节非负重、背伸中立位,小腿内旋 30°,X 线发射器位于外踝中心上方,球管向头侧在 10°~40°之间倾斜拍摄,以获得距下关节后侧突

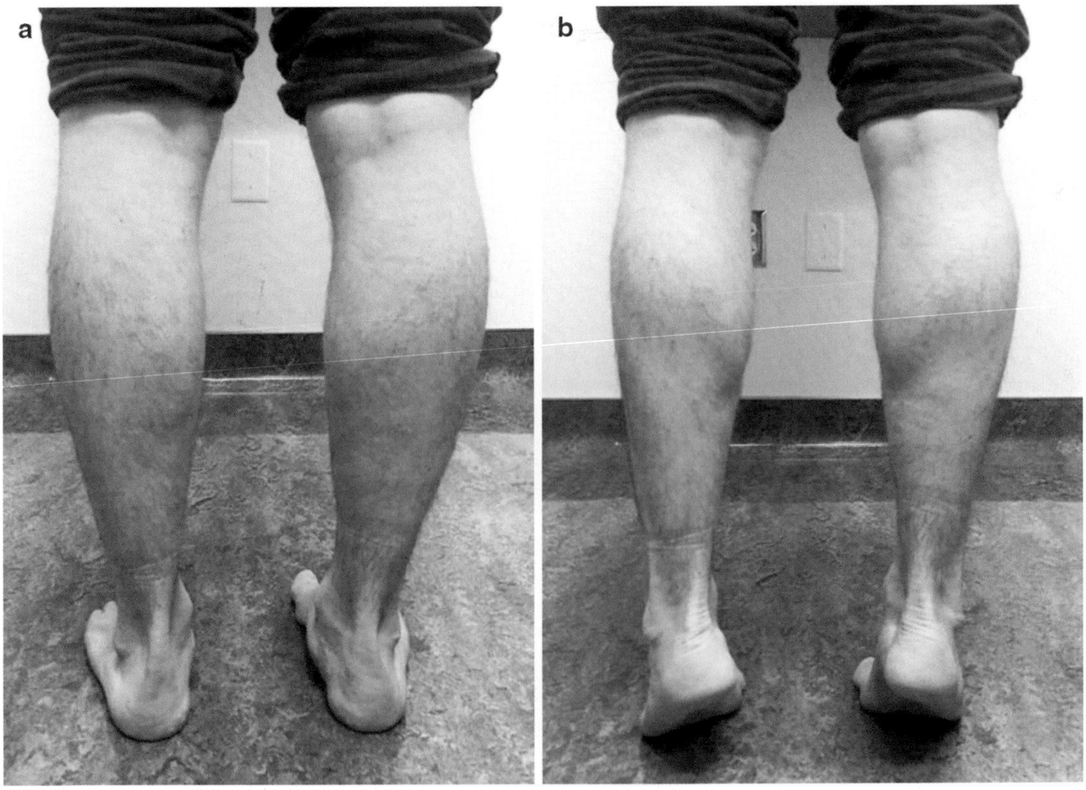

图 7.2 后足力线的临床评估。(a)无症状的健康男性,足跟呈现轻度外翻。(b)踮脚行走时足跟力线出现变化,提示胫骨后肌功能正常。

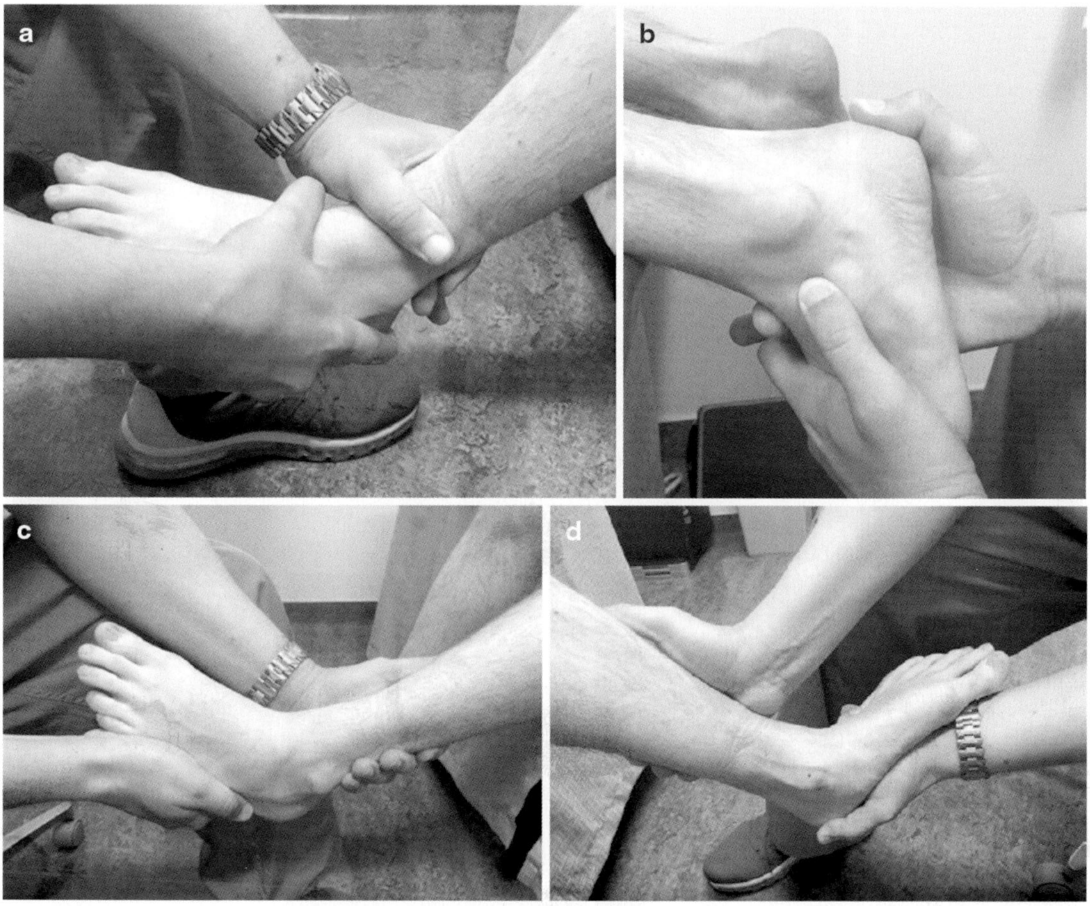


图 7.3　后足稳定性的临床评估。坐位(a)及俯卧位(b)的前抽屉试验。距骨倾斜试验对后足外侧(c)及内侧(d)稳定性进行评估。

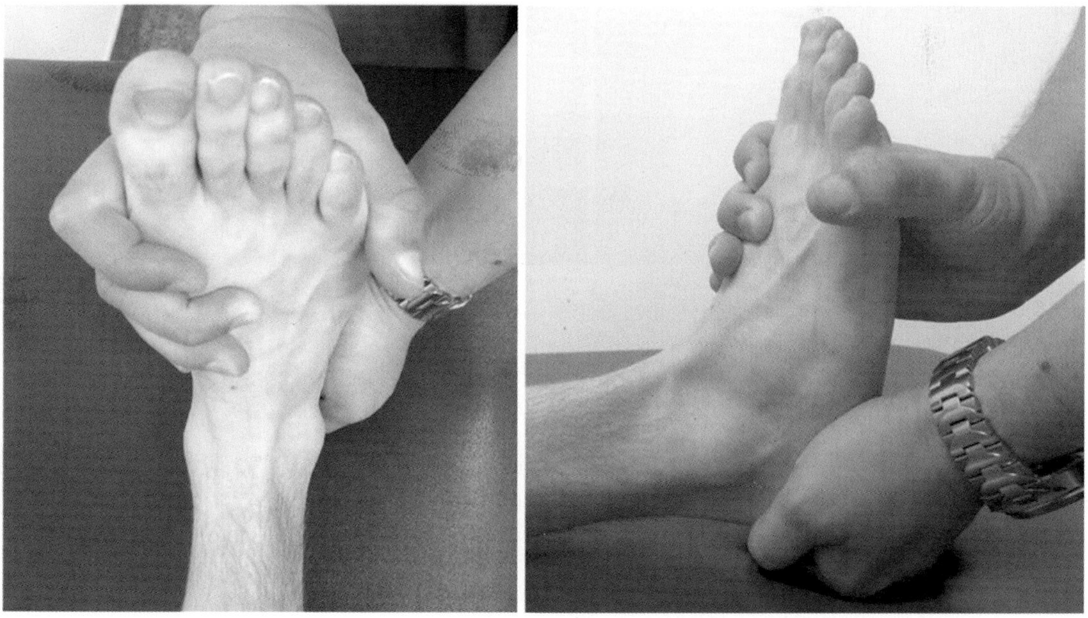

图 7.4　踝关节背伸位时进行 Rammelt 试验以评估距下关节前外侧旋转稳定性。

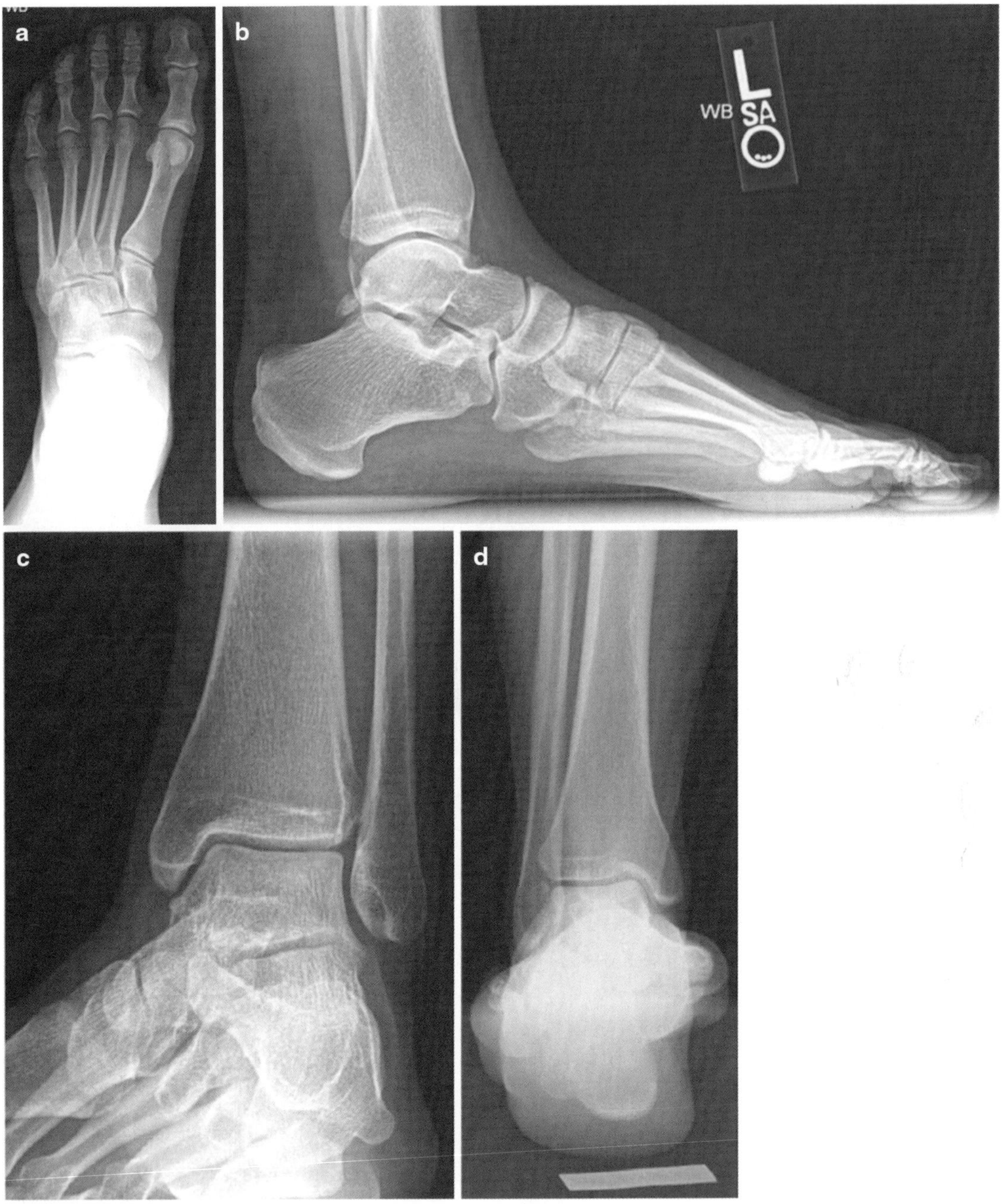


图 7.5　25 岁女性患者创伤后距下关节不稳定的负重位 X 线片。(a)足正位、(b)足侧位、(c)踝穴位和(d)后足力线位。

弧形几何形态的最佳评估(图 7.6)。通过上述 X 线片，已经开发并公布了许多量化参数用于 SJI 的评估(图 7.7)[43]。

评估 SJI 还可以使用应力 X 线片[33,44,45]。Heilman 等对 10 具切断 CFL、距下关节囊和胫腓间韧带(ITFL)的标本进行了解剖学研究[46]，采用 10°、20°、30°和 40° Brodén 应力 X 线片来对距下关节稳定性进行评估，认为后突分离大于 7mm 即可确诊为 SJI[46]。Lee 等对 66 例患者进行了一项临床研究，以评估旋后-

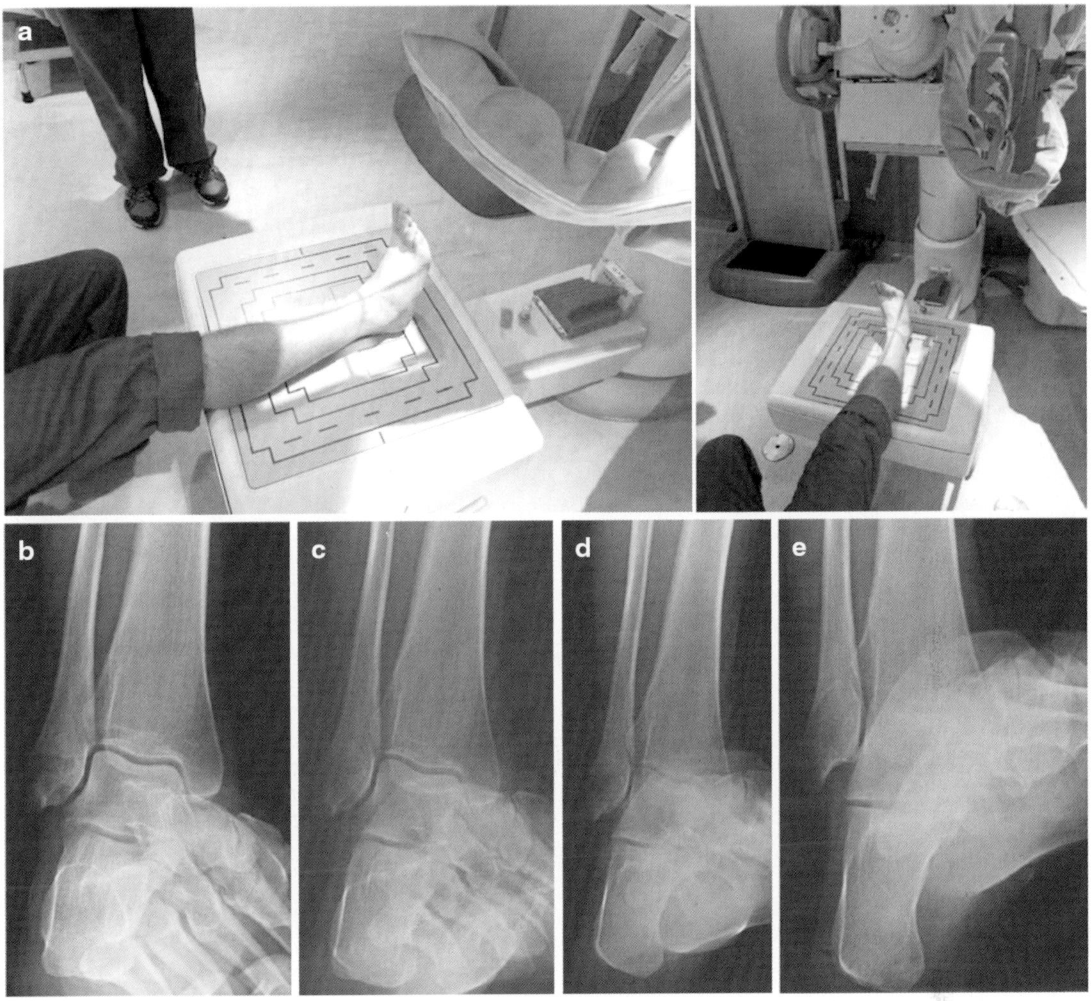


图 7.6　距下关节后侧突 Brodén 位影像学评估。(a)拍摄技巧详见正文描述。Brodén 位球管倾斜的不同角度:10°(b)、20°(c)、30°(d)和 40°(e)。

前抽屉试验的 X 线片对诊断伴有踝关节不稳定的 SJI 的有效性[47]。他们发现,对于距骨旋转、距骨前移和距骨倾斜角的测量,观察者间和观察者内均有较高的可靠性。对于跟腓前韧带(ATFL)和 CFL 合并伤的患者,将诊断"临界值"、敏感性和特异性考虑在内,并总结如下[临界值(敏感性 / 特异性)]:距骨前移 0.755(66.7%/28.6%);距骨倾斜角 0.670°(84.8%/42.0%);距骨旋转 0.78%(66.7%/0%)[47]。尽管这些发现有助于 SJI 的诊断,但会导致患者疼痛,并可能造成潜在的医源性距下关节软骨损伤,因此应力 X 线并不是常规检查。

确切的 SJI 诊断通常还需要进行更高级的影像学检查,MRI 可用于后足不稳定患者(图 7.8 和图 7.9)。Tochigi 等评估了 24 例急性踝关节内翻损伤患者的 MRI[48],其中距腓前韧带损伤 23 例,CFL 损伤 15 例,距腓后韧带损伤 11 例,跟距间韧带(ITCL)损伤 13 例,颈韧带损伤 12 例,三角韧带损伤 8 例。此外,作者还发现 ITCL 损伤与关节不稳定、疼痛、踝关节活动度减小等临床症状之间有明显的统计学意义[48]。Park 等对 91 例确诊为 CFL 损伤的患者进行了回顾性研究,评估了利用斜冠状 MRI 进行诊断的准

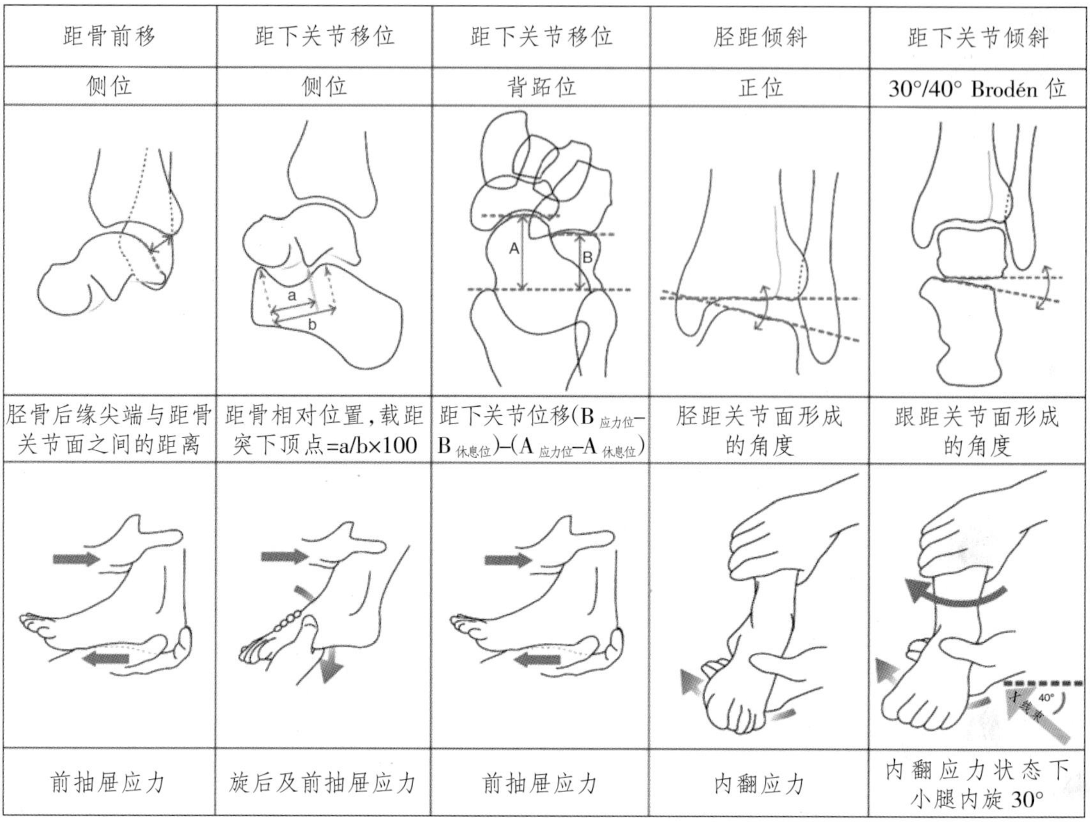


**图 7.7** 用于距下关节不稳定的特殊 X 线测量和临床检查。

确性[49],结果发现斜冠状 MRI 诊断 CFL 损伤的敏感性和准确性显著高于标准冠状位图像[49]。Kim 等对 23 例 SJI 患者使用三维向同踝关节 MRI[50]测量了前关节囊韧带(ACL)、ITCL 的厚度和宽度,以及 CFL 和 ATFL 的厚度,并与 23 例年龄和性别匹配的无不稳定症状的对照组进行了比较。两组中的 ITCL、CFL 和 ATFL 具有可比性,CFL 和 ATFL 的完全撕裂在不稳定组更常见,而不稳定组的 ACL 厚度(1.73mm/2.22mm)和宽度(7.21mm/8.80mm)明显小于对照组。Ringleb 等对 8 具标本进行了尸体研究,分别切断 ATFL 及 ATFL 和 CFL,并对其中 1~2 个韧带进行了重建[51]。在内翻和前抽屉作用下,用三维应力 MRI 评估后足的稳定性。结果发现,在切断 ATFL 和 CFL 后,内翻时后足旋转明显增加,而在进行 Broström 或 Chrisman-Snook 重建手术后,这一情况得到改善[51]。

CT 是另一种用于 SJI 诊断的先进成像技术。Sijbrandij 等比较了 10 例 SJI 患者的 CT 影像与 Brodén 应力 X 线位片[52],并测量了距骨中部和后内区域的距下倾斜度。结果显示,在中部倾斜度分别为 0°和 10.8°,在后内区域分别为 10.2°和 10.8°[52]。

WBCT 作为一种新型的影像学方法具有以下几个明显优势:能进行自然站立位评估、高对比度和空间分辨率、快速图像采集时间、合理的辐射剂量、相对较小的扫描尺寸,以及比传统 CT 更低的投资成本[53,54]。在过去 10 年里,WBCT 在足踝疾病的评估中被广泛应用[55],Krähenbühl 等还进行了一项尸体研究以评估 WBCT 是否可用于诊断 SJI[56]。

超声检查也可用于诊断 SJI。Waldecker 等通过使用腓骨滑车角[57]描述了一种评估 SJI 的新方法。在 4 具标本上分别测量完好

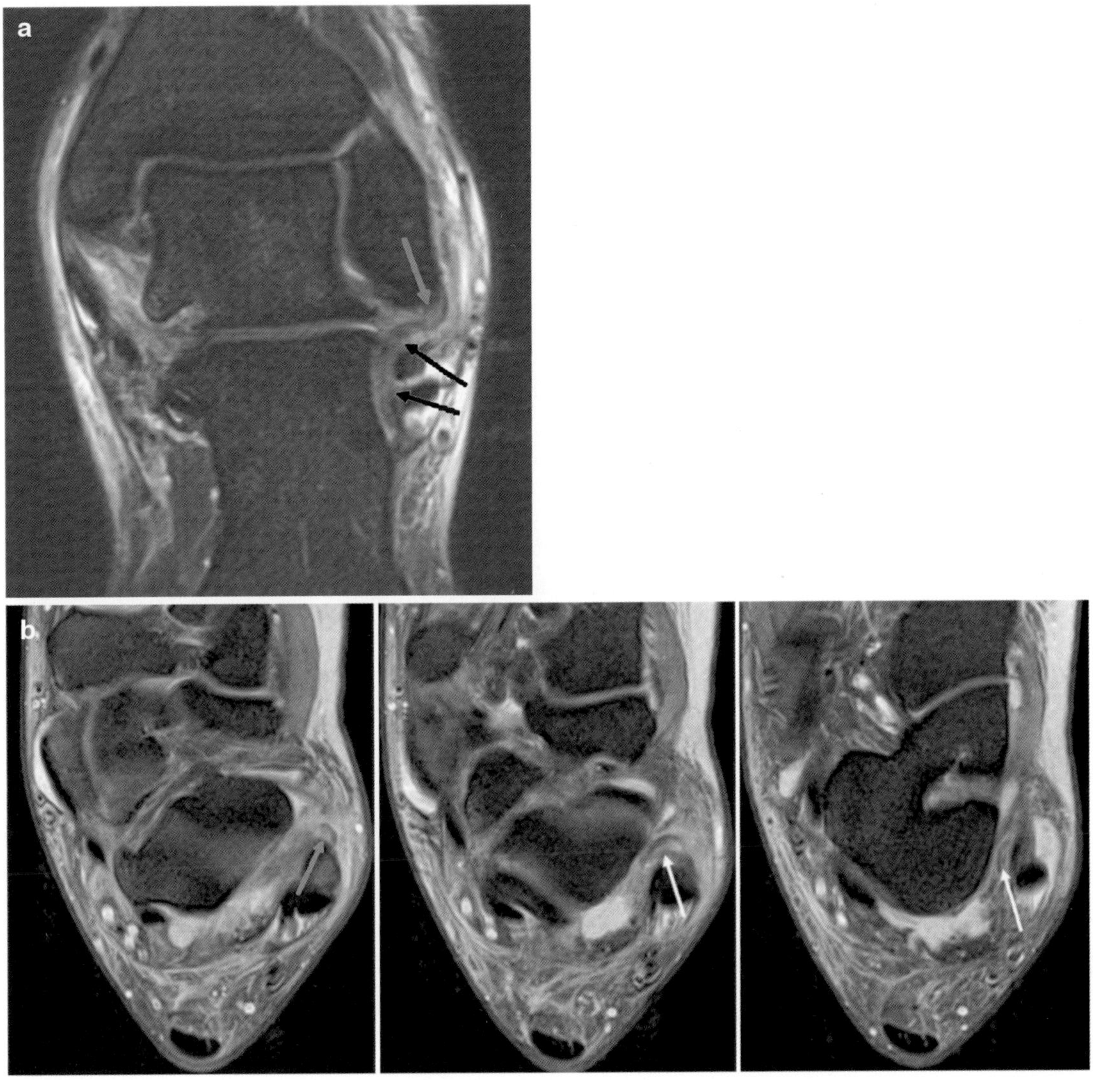


图 7.8　17 岁男性患者急性踝关节扭伤后跟腓韧带(CFL)损伤导致距下关节不稳定。(a)冠状位 T2 脂肪抑制图像:CFL 从腓骨止点处断裂(灰色箭头所示),呈现松弛和高信号(黑色箭头所示)。(b)近端(左)和远端(右)的轴位 PDFS 图像:CFL 从腓骨止点处断裂(白色箭头所示)并呈现高信号,韧带中远端形态异常(灰色箭头所示)。

形态和切断外侧稳定结构时,踝关节中立位和内翻应力下的角度,角度比值>1.6 提示存在影像学上的距下关节不稳定[57]。利用 WBCT 在 CFL、ITCL 和三角韧带等不同层面的图像进行数字重建,并测量一些影像学参数,而内部旋转的应用有助于提高测量的准确性[56]。WBCT 也可用于评估距下关节的特异性形态,这对研究 SJI 的病因也很重要[58]。Krähenbühl 等使用 WBCT 对 40 例踝关节炎患者及 20 例健康对照者的距下关节方向进行测量[59],发现距下垂直角具有高度可靠性。在分析队列中,胫距关节内翻性骨关节炎与距下关节内翻密切相关,而外翻性骨关节炎患者则表现为外翻的距下关节[59]。最近,Krähenbühl 等还使用统计形态模型对 27 名无症状健康个体进行了 WBCT 研究,以评估距下关节形态[60]。他们研究了其三维形状变化、覆盖范围、空间和距下关节一致

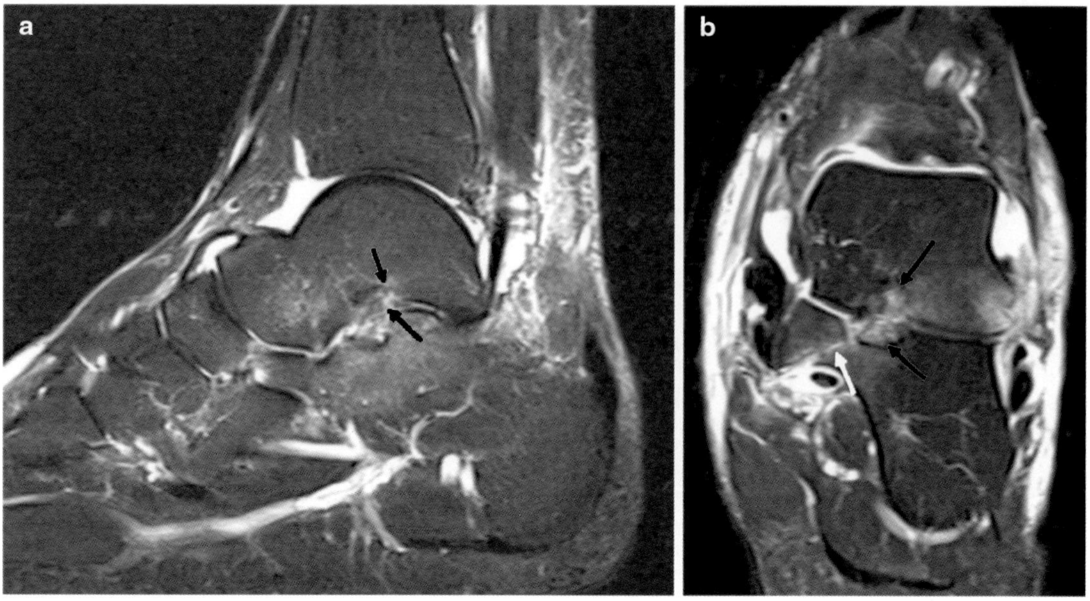


图 7.9 40 岁男性患者因急性踝关节扭伤导致痛性距下关节不稳定。跗骨窦水平矢状位(a)和冠状位(b)T2 脂肪抑制图像显示距跟间韧带断裂(黑色箭头所示)，以及陈旧性载距突骨折愈合表现(白色箭头所示)。

性等参数，虽然在分析队列中观察到了相当大的形状学变化，但后关节面和前内侧关节面则显示出高度的一致性[60]。

距下关节造影术也有助于 SJI 的诊断。1988 年，Meyer 等对 40 例距下关节和踝关节扭伤的患者进行了距下关节造影和踝关节应力图像分析[61]：33 例患者出现后足外侧造影剂渗漏，6 例关节造影阳性的患者出现负应力表现，证实这种有创的诊断方法确实有效[61]。Sugimoto 等对 37 例慢性复发性后足外侧不稳定患者[62]及 27 例 CFL 急性损伤患者[18]进行了距下关节造影术。在前项研究中，初次损伤与进行关节造影术的平均间隔时间刚刚超过 4 年(6 个月至 22 年)。术中对所有患者的 CFL 状况进行评估，发现 37 例中有 13 例出现断裂。在急、慢性亚组中，造影剂向踝关节渗漏的发生率为 11 例 /13 例(慢性)和 6 例 /24 例(急性)，造影剂向腓骨腱鞘渗漏发生率为 9 例 /13 例和 1 例 /24 例；而向跗骨窦渗漏的发生率差异无统计学意义，分别为 8 例 /13 例(慢性)和 9 例/24 例(急性)[62]。后项研究则对 27 例急性 CFL 损伤确诊患者和 43 例无 CFL 损伤患者的造影剂渗漏情况进行了比较[18]，结果与先前的研究[62]类似。

## SJI 的保守治疗

SJI 患者应首选非手术治疗，方案包括物理治疗及伴有后足畸形的患者穿戴矫正靴或矫正鞋垫。物理治疗的目标如下：主动改善本体感觉，主、被动改善后足(特别是距下关节)运动范围，加强关节周围结构(如腓骨肌)力量，以及必要时进行步态分析及改进。局部物理治疗措施包括应用超声和(或)离子电渗疗法以及淋巴引流来减少后足肿胀；可使用肌内效贴[63]进行后足支撑，它可在体育活动时提升稳定性和本体感觉，这对慢性踝关节不稳定患者很有帮助[63,64]，但现有的文献报道结果尚不一致[65,66]。在此需要指出：现有物理治疗的证据是针对慢性踝关节不稳定患者，而不是 SJI[67–70]。

## SJI 的手术治疗

对于保守治疗 3~6 个月但体征和症状没有改善的患者，若无手术禁忌，则需要进行手术干预。SJI 的手术治疗方案包括如下。

• 前踝关节镜检查：关节镜下评估关节的不稳定性，必要时进行关节内清理。

• 包括 CFL 和 ATFL 在内的外侧韧带的解剖重建。

• 如果需要，术中调整力线以矫正伴随的畸形。

前踝关节镜检查通常通过前内和前外两个通道进行[71]。对于术前诊断骨软骨损伤的患者，要在建立通道前分析确定损伤的确切位置；若骨软骨损伤局限于关节后侧，则应使用后踝关节镜进行关节清理[72–74]。踝关节镜检同时具备诊断和治疗作用：从诊断角度，可用于评估关节内退化，以及任何潜在的动态畸形；从治疗角度，在有手术指征情况下，可进行游离体清除、关节内清理和（或）伴或不伴软骨下骨微骨折的骨软骨病变清创术。

接下来要进行外侧 ATFL 和 CFL 重建[75]。现有的文献已经报道了许多术式，可通过开放[76,77]或关节镜下手术[78–80]来恢复踝关节和后足的韧带稳定性。作者认为，开放 Broström–Gould 手术是矫正外踝和后足不稳定的可靠术式（图 7.10）[76,81–83]。对于伴有踝关节内侧不稳定的患者，还应进行三角韧带解剖重建，以解决潜在的旋转不稳定[13,75]。

虽然有多种踝关节韧带重建方法，但对最可靠和最佳术式的选择尚未明确。研究表明，解剖重建能很大程度恢复踝关节运动学和生物力学[84–87]。Choisne 等利用尸体 SJI 模型比较了韧带解剖重建与肌腱固定术的治疗效果[88]。结果发现，Broström–Gould 术式在恢复距下关节和踝关节运动学方面表现优异；而与健康个体相比，肌腱固定术会限制距下关节的内旋活动[88]。Behrens 等在完好的尸体不稳定模型中分析比较了传统 Broström 术式和改良 Broström–Gould 术式[84]，结果认为二者均能改善踝关节稳定性的生物力学[84]。总的来说，先前提及的尸体研究中的优良结果已被大量临床研究所证实，且表现出优异的中长期临床疗效[89–91]。此外，在过去 5 年中，出现了越来越多的通过关节镜下韧带重建技术来矫正踝关节不稳定的文献报道[80,90,92–100]。

最后，对于伴有严重畸形的患者，应进行力线调整手术，手术根据畸形的位置选择踝上[101,102]和（或）跟骨[103]截骨。

## 结论

SJI 是研究最少的后足不稳定类型[2,4,5]，

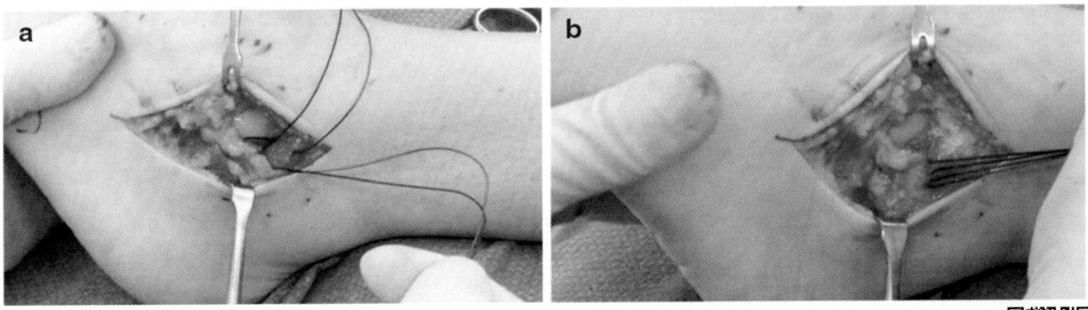

图 7.10　Broström–Gould 术式解剖重建外侧韧带。(a)经骨缝合固定 ATFL 和 CFL。(b)收紧缝线，检查外踝稳定性。（扫码看彩图）

其诊断对骨科医生而言，仍然是一种挑战。距下关节是后足最复杂的结构，其形态具有显著的个体差异[58,60,104,105]。目前，关于哪根韧带对于距下关节稳定起到最重要作用，仍然存在争议。一部分学者认为是 CFL[16,106–111]，而另一部分学者则认为是 ITCL[31,46,48,79,88,112–116]。后者得到了各种手术证据的支持，手术发现恢复 ITCL 可以改善距下关节稳定性[40,117–120]，但其有效性受到样本小、随访时间短和（或）手术技术孤立等因素的限制。

总而言之，SJI 的诊断和治疗仍然具有挑战性，但在过去 10 年中，随着 WBCT 这些新技术的出现，这一领域已经取得了巨大的进步[56,60]。SJI 的临床评估要包括对全下肢的细致检查，影像学评估要包括负重 X 线片，以及后续更高级的 MRI 和（或）WBCT。关于治疗，应首选保守治疗；如果保守治疗失败，则需要进行手术干预，方案包括对外侧韧带的解剖重建，以及伴随问题或畸形的同步矫正。

## 参考文献


1. Aynardi M, Pedowitz DI, Raikin SM. Subtalar instability. Foot Ankle Clin. 2015;20(2):243–52.
2. Barg A, Tochigi Y, Amendola A, Phisitkul P, Hintermann B, Saltzman CL. Subtalar instability: diagnosis and treatment. Foot Ankle Int. 2012;33(2):151–60.
3. Barg A, Weinberg MW, Burssens A, Saltzman CL, Krahenbuhl N. Subtalar instability: diagnosis and treatment options. Fuss Sprungg. 2018;16(2):253–63.
4. Mittlmeier T, Rammelt S. Update on subtalar joint instability. Foot Ankle Clin. 2018;23(3):397–413.
5. Mittlmeier T, Wichelhaus A. Subtalar joint instability. Eur J Trauma Emerg Surg. 2015;41(6):623–9.
6. Brantigan JW, Pedegana LR, Lippert FG. Instability of the subtalar joint. Diagnosis by stress tomography in three cases. J Bone Joint Surg Am. 1977;59(3):321–4.
7. Michels F, Pereira H, Calder J, Matricali G, Glazebrook M, Guillo S, et al. Searching for consensus in the approach to patients with chronic lateral ankle instability: ask the expert. Knee Surg Sports Traumatol Arthrosc. 2018;26(7):2095–102.
8. Chan KW, Ding BC, Mroczek KJ. Acute and chronic lateral ankle instability in the athlete. Bull NYU Hosp Jt Dis. 2011;69(1):17–26.
9. de Vries JS, Krips R, Sierevelt IN, Blankevoort L, van Dijk CN. Interventions for treating chronic ankle instability. Cochrane Database Syst Rev. 2011;(8):Cd004124.
10. van Rijn RM, van Os AG, Bernsen RM, Luijsterburg PA, Koes BW, Bierma-Zeinstra SM. What is the clinical course of acute ankle sprains? A systematic literature review. Am J Med. 2008;121(4):324–331.e6.
11. Hershkovich O, Tenenbaum S, Gordon B, Bruck N, Thein R, Derazne E, et al. A large-scale study on epidemiology and risk factors for chronic ankle instability in young adults. J Foot Ankle Surg. 2015;54(2):183–7.
12. Pourkazemi F, Hiller CE, Raymond J, Nightingale EJ, Refshauge KM. Predictors of chronic ankle instability after an index lateral ankle sprain: a systematic review. J Sci Med Sport. 2014;17(6):568–73.
13. Hintermann B, Valderrabano V, Boss A, Trouillier HH, Dick W. Medial ankle instability: an exploratory, prospective study of fifty-two cases. Am J Sports Med. 2004;32(1):183–90.
14. Ahn HW, Lee KB. Comparison of the modified Broström procedure for chronic lateral ankle instability with and without subfibular ossicle. Am J Sports Med. 2016;44(12):3158–64.
15. Choi WJ, Yoon HK, Yoon HS, Kim BS, Lee JW. Comparison of the proximal chevron and Ludloff osteotomies for the correction of hallux valgus. Foot Ankle Int. 2009;30(12):1154–60.
16. Weindel S, Schmidt R, Rammelt S, Claes L, v Campe A, Rein S. Subtalar instability: a biomechanical cadaver study. Arch Orthop Trauma Surg. 2010;130(3):313–9.
17. Rigby R, Cottom JM, Rozin R. Isolated calcaneofibular ligament injury: a report of two cases. J Foot Ankle Surg. 2015;54(3):487–9.
18. Sugimoto K, Samoto N, Takaoka T, Takakura Y, Tamai S. Subtalar arthrography in acute injuries of the calcaneofibular ligament. J Bone Joint Surg. 1998;80(5):785–90.
19. Usuelli FG, Mason L, Grassi M, Maccario C, Ballal M, Molloy A. Lateral ankle and hindfoot instability: a new clinical based classification. Foot Ankle Surg. 2014;20(4):231–6.
20. Chang SH, Morris BL, Saengsin J, Tourné Y, Guillo S, Guss D, et al. Diagnosis and treatment of chronic lateral ankle instability: review of our biomechanical evidence. J Am Acad Orthop Surg. 2021;29(1):3–16.
21. Lau BC, Barg A, Haytmanek CT, McCullough K, Amendola A. Evolution in surgical management of ankle instability in athletes. J Am Acad Orthop Surg. 2021;29(1):e5–e13.
22. Pennal GF. Fractures of the talus. Clin Orthop Relat Res. 1963;30:53–63.
23. Rammelt S, Bartoníček J, Park KH. Traumatic injury to the subtalar joint. Foot Ankle Clin. 2018;23(3):353–74.
24. Rammelt S, Goronzy J. Subtalar dislocations. Foot Ankle Clin. 2015;20(2):253–64.
25. Wagner R, Blattert TR, Weckbach A. Talar dislocations. Injury. 2004;35 Suppl 2:Sb36–45.
26. Zimmer TJ, Johnson KA. Subtalar dislocations. Clin Orthop Relat Res. 1989;238:190–4.

27. Goldner JL, Poletti SC, Gates HS 3rd, Richardson WJ. Severe open subtalar dislocations. Long-term results. J Bone Joint Surg Am. 1995;77(7):1075–9.
28. Bibbo C, Anderson RB, Davis WH. Injury characteristics and the clinical outcome of subtalar dislocations: a clinical and radiographic analysis of 25 cases. Foot Ankle Int. 2003;24(2):158–63.
29. Heppenstall RB, Farahvar H, Balderston R, Lotke P. Evaluation and management of subtalar dislocations. J Trauma. 1980;20(6):494–7.
30. Karlsson J, Eriksson BI, Renstrom PA. Subtalar ankle instability. A review. Sports Med. 1997;24(5):337–46.
31. Keefe DT, Haddad SL. Subtalar instability. Etiology, diagnosis, and management. Foot Ankle Clin. 2002;7(3):577–609.
32. Zwipp H, Rammelt S, Grass R. Ligamentous injuries about the ankle and subtalar joints. Clin Podiatr Med Surg. 2002;19(2):195–229.
33. Zwipp H, Rammelt S. Ligamente: Rupturen und Luxationen. In: Zwipp H, Rammelt S, editors. Tscherne Unfallchirurgie Fuß. Heidelberg: Springer; 2014. p. 215–70.
34. Pagenstert GI, Hintermann B, Barg A, Leumann A, Valderrabano V. Realignment surgery as alternative treatment of varus and valgus ankle osteoarthritis. Clin Orthop Relat Res. 2007;462(1): 156–68.
35. Wang B, Saltzman CL, Chalayon O, Barg A. Does the subtalar joint compensate for ankle malalignment in end-stage ankle arthritis? Clin Orthop Relat Res. 2015;473(1):318–25.
36. Barg A. Conventional imaging of the hindfoot and Saltzman view. Fuss Sprungg. 2015; 13(2):58–77.
37. Burssens A, Peeters J, Buedts K, Victor J, Vandeputte G. Measuring hindfoot alignment in weight bearing CT: a novel clinical relevant measurement method. Foot Ankle Surg. 2016;22(4):233–8.
38. Richter M, Seidl B, Zech S, Hahn S. PedCAT for 3D-imaging in standing position allows for more accurate bone position (angle) measurement than radiographs or CT. Foot Ankle Surg. 2014;20(3):201–7.
39. Phisitkul P, Chaichankul C, Sripongsai R, Prasitdamrong I, Tengtrakulcharoen P, Suarchawaratana S. Accuracy of anterolateral drawer test in lateral ankle instability: a cadaveric study. Foot Ankle Int. 2009;30(7):690–5.
40. Pisani G, Pisani PC, Parino E. Sinus tarsi syndrome and subtalar joint instability. Clin Podiatr Med Surg. 2005;22(1):63–77.
41. Saltzman CL, el-Khoury GY. The hindfoot alignment view. Foot Ankle Int. 1995;16(9):572–6.
42. Broden B. Roentgen examination of the subtaloid joint in fractures of the calcaneus. Acta Radiol. 1949;31(1):85–91.
43. Krähenbühl N, Weinberg MW, Davidson NP, Mills MK, Hintermann B, Saltzman CL, et al. Currently used imaging options cannot accurately predict subtalar joint instability. Knee Surg Sports Traumatol Arthrosc. 2019;27(9):2818–30.
44. Zwipp H. Rekonstruktionsmaßnahmen nach veralteten Frakturen und Luxationen des Fußes. Der Orthopade. 2014;43(11):1025–40.
45. Zwipp H, Tscherne H. Die radiologische Diagnostik der Rotationsinstabilität im hinteren unteren Sprunggelenk. Unfallheilkunde. 1982;85:494–8.
46. Heilman AE, Braly WG, Bishop JO, Noble PC, Tullos HS. An anatomic study of subtalar instability. Foot Ankle. 1990;10(4):224–8.
47. Lee BH, Choi KH, Seo DY, Choi SM, Kim GL. Diagnostic validity of alternative manual stress radiographic technique detecting subtalar instability with concomitant ankle instability. Knee Surg Sports Traumatol Arthrosc. 2016;24(4):1029–39.
48. Tochigi Y, Yoshinaga K, Wada Y, Moriya H. Acute inversion injury of the ankle: magnetic resonance imaging and clinical outcomes. Foot Ankle Int. 1998;19(11):730–4.
49. Park HJ, Lee SY, Park NH, Kim E, Chung EC, Kook SH, et al. Usefulness of the oblique coronal plane in ankle MRI of the calcaneofibular ligament. Clin Radiol. 2015;70(4):416–23.
50. Kim TH, Moon SG, Jung HG, Kim NR. Subtalar instability: imaging features of subtalar ligaments on 3D isotropic ankle MRI. BMC Musculoskelet Disord. 2017;18(1):475.
51. Ringleb SI, Udupa JK, Siegler S, Imhauser CW, Hirsch BE, Liu J, et al. The effect of ankle ligament damage and surgical reconstructions on the mechanics of the ankle and subtalar joints revealed by three-dimensional stress MRI. J Orthop Res. 2005;23(4):743–9.
52. Sijbrandij ES, van Gils AP, van Hellemondt FJ, Louwerens JW, de Lange EE. Assessing the subtalar joint: the Broden view revisited. Foot Ankle Int. 2001;22(4):329–34.
53. Barg A, Bailey T, Richter M, de Cesar NC, Lintz F, Burssens A, et al. Weightbearing computed tomography of the foot and ankle: emerging technology topical review. Foot Ankle Int. 2018;39(3):376–86.
54. Lintz F, de Cesar NC, Barg A, Burssens A, Richter M. Weight-bearing cone beam CT scans in the foot and ankle. EFORT Open Rev. 2018; 3(5):278–86.
55. Richter M, Lintz F, de Cesar Netto C, Barg A, Burssens A, Ellis S. Weight bearing cone beam computed tomography (WBCT) in the foot and ankle: a scientific, technical and clinical guide. Cham: Springer; 2020.
56. Krähenbühl N, Burssens A, Davidson NP, Allen CM, Henninger HB, Saltzman CL, et al. Can weightbearing computed tomography scans be used to diagnose subtalar joint instability? A cadaver study. J Orthop Res. 2019;37(11):2457–65.
57. Waldecker U, Blatter G. Sonographic measurement of instability of the subtalar joint. Foot Ankle Int. 2001;22(1):42–6.
58. Krahenbuhl N, Horn-Lang T, Hintermann B, Knupp M. The subtalar joint: a complex mechanism. EFORT Open Rev. 2017;2(7):309–16.
59. Krahenbuhl N, Tschuck M, Bolliger L, Hintermann B, Knupp M. Orientation of the subtalar joint: measurement and reliability using weightbearing CT scans. Foot Ankle Int. 2016;37(1):109–14.
60. Krähenbühl N, Lenz AL, Lisonbee RJ, Peterson AC,

Atkins PR, Hintermann B, et al. Morphologic analysis of the subtalar joint using statistical shape modeling. J Orthop Res. 2020;38(12):2625–33.
61. Meyer JM, Garcia J, Hoffmeyer P, Fritschy D. The subtalar sprain. A roentgenographic study. Clin Orthop Relat Res. 1988;226:169–73.
62. Sugimoto K, Takakura Y, Samoto N, Nakayama S, Tanaka Y. Subtalar arthrography in recurrent instability of the ankle. Clin Orthop Relat Res. 2002;394:169–76.
63. Hadadi M, Haghighat F, Mohammadpour N, Sobhani S. Effects of kinesiotape vs soft and semirigid ankle orthoses on balance in patients with chronic ankle instability: a randomized controlled trial. Foot Ankle Int. 2020;41(7):793–802.
64. Sarvestan J, Ataabadi PA, Svoboda Z, Kovačikova Z, Needle AR. The effect of ankle Kinesio™ taping on ankle joint biomechanics during unilateral balance status among collegiate athletes with chronic ankle sprain. Phys Ther Sport. 2020;45:161–7.
65. Shin JC, Kim JH, Nam D, Park GC, Lee JS. Add-on effect of kinesiotape in patients with acute lateral ankle sprain: a randomized controlled trial. Trials. 2020;21(1):176.
66. Slevin ZM, Arnold GP, Wang W, Abboud RJ. Immediate effect of kinesiology tape on ankle stability. BMJ Open Sport Exerc Med. 2020;6(1):e000604.
67. Cain MS, Ban RJ, Chen YP, Geil MD, Goerger BM, Linens SW. Four-week ankle-rehabilitation programs in adolescent athletes with chronic ankle instability. J Athl Train. 2020;55(8):801–10.
68. Dejong AF, Koldenhoven RM, Hertel J. Proximal adaptations in chronic ankle instability: systematic review and meta-analysis. Med Sci Sports Exerc. 2020;52(7):1563–75.
69. Kwon YU, Harrison K, Kweon SJ, Williams DSB 3rd. Ankle coordination in chronic ankle instability, coper, and control groups in running. Med Sci Sports Exerc. 2020;52(3):663–72.
70. Molina-Rueda F, Cuesta-Gómez A, Carratalá-Tejada M, Koutsou A, Fernández-González P, Alguacil-Diego IM. Ankle muscle activation during the limits of stability test in subjects with chronic ankle instability. Phys Ther Sport. 2021;47:134–9.
71. Golano P, Vega J, Perez-Carro L, Gotzens V. Ankle anatomy for the arthroscopist. Part I: the portals. Foot Ankle Clin. 2006;11(2):253–73.
72. Barg A, Saltzman CL, Beals TC, Bachus KN, Blankenhorn BD, Nickisch F. Arthroscopic talar dome access using a standard versus wire-based traction method for ankle joint distraction. Arthroscopy. 2016;32(7):1367–74.
73. Nickisch F, Barg A, Saltzman CL, Beals TC, Bonasia DE, Phisitkul P, et al. Posterior ankle and hindfoot arthroscopy. JBJS Essent Surgn Tech. 2012;2(3):e15.
74. Nickisch F, Barg A, Saltzman CL, Beals TC, Bonasia DE, Phisitkul P, et al. Postoperative complications of posterior ankle and hindfoot arthroscopy. J Bone Joint Surg Am. 2012;94(5):439–46.
75. Hintermann B, Ruiz R. Foot and ankle instability: a clinical guide to diagnosis and surgical management. Cham: Springer; 2021.
76. Aicale R, Maffulli N. Chronic lateral ankle instability: topical review. Foot Ankle Int. 2020;41(12):1571–81.
77. Yasui Y, Shimozono Y, Kennedy JG. Surgical procedures for chronic lateral ankle instability. J Am Acad Orthop Surg. 2018;26(7):223–30.
78. Acevedo JI, Palmer RC, Mangone PG. Arthroscopic treatment of ankle instability: Brostrom. Foot Ankle Clin. 2018;23(4):555–70.
79. Matsui K, Burgesson B, Takao M, Stone J, Guillo S, Glazebrook M. Minimally invasive surgical treatment for chronic ankle instability: a systematic review. Knee Surg Sports Traumatol Arthrosc. 2016;24(4):1040–8.
80. Vega J, Dalmau-Pastor M. Editorial commentary: arthroscopic treatment of ankle instability is the emerging gold standard. Arthroscopy. 2021;37(1):280–1.
81. Brostrom L, Sprained ankles. V. Treatment and prognosis in recent ligament ruptures. Acta Chir Scand. 1966;132(5):537–50.
82. Gould N, Seligson D, Gassman J. Early and late repair of lateral ligament of the ankle. Foot Ankle. 1980;1(2):84–9.
83. Hunt KJ, Griffith R. Open Brostrom for lateral ligament stabilization. Curr Rev Musculoskelet Med. 2020;13(6):788–96.
84. Behrens SB, Drakos M, Lee BJ, Paller D, Hoffman E, Koruprolu S, et al. Biomechanical analysis of Brostrom versus Brostrom-Gould lateral ankle instability repairs. Foot Ankle Int. 2013;34(4):587–92.
85. Boey H, Verfaillie S, Natsakis T, Vander Sloten J, Jonkers I. Augmented ligament reconstruction partially restores Hindfoot and midfoot kinematics after lateral ligament ruptures. Am J Sports Med. 2019;47(8):1921–30.
86. Brown CA, Hurwit D, Behn A, Hunt KJ. Biomechanical comparison of an all-soft suture anchor with a modified Broström-Gould suture repair for lateral ligament reconstruction. Am J Sports Med. 2014;42(2):417–22.
87. Wainright WB, Spritzer CE, Lee JY, Easley ME, DeOrio JK, Nunley JA, et al. The effect of modified Brostrom-Gould repair for lateral ankle instability on in vivo tibiotalar kinematics. Am J Sports Med. 2012;40(9):2099–104.
88. Choisne J, Hoch MC, Alexander I, Ringleb SI. Effect of direct ligament repair and tenodesis reconstruction on simulated subtalar joint instability. Foot Ankle Int. 2017;38(3):324–30.
89. Brodsky AR, O'Malley MJ, Bohne WH, Deland JA, Kennedy JG. An analysis of outcome measures following the Brostrom-Gould procedure for chronic lateral ankle instability. Foot Ankle Int. 2005;26(10):816–9.
90. Guelfi M, Zamperetti M, Pantalone A, Usuelli FG, Salini V, Oliva XM. Open and arthroscopic lateral ligament repair for treatment of chronic ankle instability: a systematic review. Foot Ankle Surg. 2018;24(1):11–8.
91. Matheny LM, Johnson NS, Liechti DJ, Clanton TO. Activity level and function after lateral ankle ligament repair versus reconstruction. Am J Sports Med. 2016;44(5):1301–8.

92. Feng SM, Maffulli N, Ma C, Oliva F. All-inside arthroscopic modified Broström-Gould procedure for chronic lateral ankle instability with and without anterior talofibular ligament remnant repair produced similar functional results. Knee Surg Sports Traumatol Arthrosc. 2021;29(8):2453–61.
93. Feng SM, Wang AG, Sun QQ, Zhang ZY. Functional results of all-inside arthroscopic Broström-Gould surgery with 2 anchors versus single anchor. Foot Ankle Int. 2020;41(6):721–7.
94. Guillo S, Odagiri H. All-inside endoscopic Broström-Gould technique. Arthrosc Tech. 2020;9(1):e79–84.
95. Martinelli N, Manfroni F, Bianchi A. Ankle lateral ligament augmentation versus the modified Broström-Gould procedure: letter to the editor. Am J Sports Med. 2019;47(10):Np51.
96. Nery C, Fonseca L, Raduan F, Moreno M, Baumfeld D. Prospective study of the "inside-out" arthroscopic ankle ligament technique: preliminary result. Foot Ankle Surg. 2018;24(4):320–5.
97. Vilá-Rico J, Cabestany-Castellà JM, Cabestany-Perich B, Núñez-Samper C, Ojeda-Thies C. All-inside arthroscopic allograft reconstruction of the anterior talo-fibular ligament using an accessory transfibular portal. Foot Ankle Surg. 2019;25(1):24–30.
98. Woo BJ, Lai MC, Koo K. Arthroscopic versus open Broström-Gould repair for chronic ankle instability. Foot Ankle Int. 2020;41(6):647–53.
99. Zeng G, Hu X, Liu W, Qiu X, Yang T, Li C, et al. Open Broström-Gould repair vs arthroscopic anatomical repair of the anterior Talofibular ligament for chronic lateral ankle instability. Foot Ankle Int. 2020;41(1):44–9.
100. Zhou YF, Zhang ZZ, Zhang HZ, Li WP, Shen HY, Song B. All-inside arthroscopic modified Broström technique to repair anterior Talofibular ligament provides a similar outcome compared with open Broström-Gould procedure. Arthroscopy. 2021;37(1):268–79.
101. Barg A, Saltzman CL. Single-stage supramalleolar osteotomy for coronal plane deformity. Curr Rev Musculoskelet Med. 2014;7(4):277–91.
102. Hintermann B, Knupp M, Barg A. Supramalleolar osteotomies for the treatment of ankle arthritis. J Am Acad Orthop Surg. 2016;24(7):424–32.
103. Tennant JN, Carmont M, Phisitkul P. Calcaneus osteotomy. Curr Rev Musculoskelet Med. 2014;7(4):271–6.
104. Krähenbühl N, Lenz AL, Lisonbee R, Deforth M, Zwicky L, Hintermann B, et al. Imaging of the subtalar joint: a novel approach to an old problem. J Orthop Res. 2019;37(4):921–6.
105. Sarrafian SK. Biomechanics of the subtalar joint complex. Clin Orthop Relat Res. 1993;290:17–26.
106. Kamada K, Watanabe S, Yamamoto H. Chronic subtalar instability due to insufficiency of the calcaneofibular ligament: a case report. Foot Ankle Int. 2002;23(12):1135–7.
107. Kjaersgaard-Andersen P, Wethelund JO, Helmig P, Nielsen S. Effect of the calcaneofibular ligament on hindfoot rotation in amputation specimens. Acta Orthop Scand. 1987;58(2):135–8.
108. Leonard MH. Injuries of the lateral ligaments of the ankle; a clinical and experimental study. J Bone Joint Surg Am. 1949;31a(2):373–7.
109. Martin LP, Wayne JS, Owen JR, Smith RT, Martin SN, Adelaar RS. Elongation behavior of calcaneofibular and cervical ligaments in a closed kinetic chain: pathomechanics of lateral hindfoot instability. Foot Ankle Int. 2002;23(6):515–20.
110. Michelson J, Hamel A, Buczek F, Sharkey N. The effect of ankle injury on subtalar motion. Foot Ankle Int. 2004;25(9):639–46.
111. Ruth CJ. The surgical treatment of injuries of the fibular collateral ligaments of the ankle. J Bone Joint Surg Am. 1961;43:229–39.
112. Bonnel F, Toullec E, Mabit C, Tourne Y. Chronic ankle instability: biomechanics and pathomechanics of ligaments injury and associated lesions. Orthop Traumatol Surg Res. 2010;96(4):424–32.
113. Ringleb SI, Dhakal A, Anderson CD, Bawab S, Paranjape R. Effects of lateral ligament sectioning on the stability of the ankle and subtalar joint. J Orthop Res. 2011;29(10):1459–64.
114. Tochigi Y. Effect of arch supports on ankle-subtalar complex instability: a biomechanical experimental study. Foot Ankle Int. 2003;24(8):634–9.
115. Tochigi Y, Amendola A, Rudert MJ, Baer TE, Brown TD, Hillis SL, et al. The role of the interosseous talocalcaneal ligament in subtalar joint stability. Foot Ankle Int. 2004;25(8):588–96.
116. Tochigi Y, Takahashi K, Yamagata M, Tamaki T. Influence of the interosseous talocalcaneal ligament injury on stability of the ankle-subtalar joint complex--a cadaveric experimental study. Foot Ankle Int. 2000;21(6):486–91.
117. Iglesias-Durán E, Guerra-Pinto F, García-Esteo F, Vilá-Rico J. Anatomic arthroscopic graft reconstruction of the interosseous talocalcaneal ligament for subtalar instability. Arthrosc Tech. 2020;9(12):e1903–e6.
118. Kato T. The diagnosis and treatment of instability of the subtalar joint. J Bone Joint Surg. 1995;77(3):400–6.
119. Liu C, Jiao C, Hu Y, Guo QW, Wand C, Ao Y. Interosseous talocalcaneal ligament reconstruction with hamstring autograft under subtalar arthroscopy: case report. Foot Ankle Int. 2011;32(11):1089–94.
120. Liu C, Zhu JX, Hu YL, Jiao C, Guo QW, Ao YF. Secondary effects of the rupture and reconstruction of the interosseous talocalcaneal ligament on the peritalar joints. Med Sci Monit. 2021;27:e925292.

# 第 8 章

# 踝关节外侧不稳定:改良 Broström 术式

Lorraine Boakye, Cortez Brown, Nia James, MaCalus V. Hogan

## 引言

踝关节损伤是普通人群和运动人群中最常见的骨科损伤之一。一项为期 1 年的全国急诊科监测研究报道,踝关节扭伤的年发病率为 3.29/1000[1]。相比之下,在 25 项美国大学体育协会(NCAA)运动中,每 10 000 名运动员暴露(AE)就有 4.95 名发生外踝扭伤[2]。AE 定义如下:参加某项 NCAA 认可的练习或比赛的学生运动员,不管参与这项运动时间长短,均可能出现运动损伤。临床医生将外踝扭伤分为机械性和功能性两种,机械性损伤是指有韧带损害,而功能性损伤是指患者感觉踝关节无力或不稳定。踝关节外侧韧带复合体由距腓前韧带(ATFL)、跟腓韧带(CFL)和距腓后韧带(PTFL)组成,而 ATFL 由于强度较低,常常最先受伤。外踝扭伤的严重程度从过度拉伸和轻微撕裂的Ⅰ级扭伤到韧带完全断裂的Ⅲ级扭伤[3],而在Ⅲ级扭伤中,ATFL 通常在其中点处撕裂或从距骨止点撕脱。

## 诊断

要诊断踝关节外侧不稳定(LAI),应通过以下步骤来收集足够信息。在诊断之前,首先应完成全面的病史采集和体格检查。重点是要询问患者受伤时在做什么,以及具体是如何受伤的。了解损伤机制有助于检查者考虑哪个韧带复合体可能会受到损伤,因为也可能存在非韧带损伤。踝关节外侧不稳定最常见的损伤机制是足跖屈状态下内翻[4]。因此,如果患者描述在受伤时有足跖屈内翻运动,则应高度怀疑 LAI 可能。患者伤后的负重能力,以及受伤时是否听到"砰"的一声,也是病史采集过程中应收集的有用信息。对损伤进行治疗的时机也很重要,如果距初次受伤超过 12 个月,则被认定为是慢性损伤。患者可能主诉踝关节扭伤反复发作,感觉踝关节松弛,并有疼痛、肿胀、活动范围受限、无力和功能下降[5]。如果出现踝关节无力,就要区分这是疼痛导致的不敢用力,还是单纯的肌肉功能障碍,这一点是很有帮助的。我们可以根据肌肉的不同反应,将其分为机械性缺陷和神经性缺陷。在首次评估时,即使病史已经强烈提示踝关节外侧不稳定,但还应进行详细的体格检查以进一步明确诊断。

当疑似踝关节外侧不稳定时,应特别注

意外侧韧带复合体的体格检查。该复合体包括 ATFL、PTFL 和 CFL[4]。检查者应从双下肢开始，注意观察患者小腿、踝关节和足部有无畸形或其他异常。急性损伤的患者会存在肿胀和瘀斑，而慢性损伤可能没有这种表现，不过慢性损伤患者会间歇性出现前述症状，这点值得注意。同时，要对足背动脉和胫后动脉的搏动及异常压痛部位进行触诊，如果存在活动性肿胀，还要确定其严重程度。此外，还要评估患者主被动旋转能力，对其力量进行抗阻测试，并检查有无感觉缺失、麻木或刺痛。还有一些特殊体格检查，如前抽屉测试可以帮助诊断 ATFL 损伤，距骨倾斜测试可以帮助诊断 CFL 损伤[6]。检查时还应进行双侧对比，以确定检查中发现的关节松弛是否源于患者本来的身体特性。此外，渥太华足踝损伤诊断标准的敏感性接近 100%，可用于进一步检查患者的踝关节疼痛[7]，这对排除踝关节骨折（尤其是紧急情况下）非常有用。然而，如果在完成病史采集和体格检查后，对韧带松弛或骨折仍然持有怀疑，下一步应进行详细的影像学检查。

应力 X 线片和 MRI 能够提供体格检查无法提供的诊断线索。应力 X 线片通过提供受力状态下关节分离程度的图像来帮助诊断[8]。阅片时应注意在任何方向有无过度移位，并将其与对侧进行比较。此外，X 线片也能帮助做出骨折诊断。MRI 则能更深入地了解周围软组织和韧带本身的情况，如软组织肿胀和韧带部分或完全撕裂。

## 治疗

临床医生的主要目标是确定患者踝关节的稳定性。如果关节稳定且负重时疼痛轻微，则不必担心韧带完全撕裂。大多数外踝扭伤患者可接受保守治疗。Ⅰ、Ⅱ级扭伤的患者通常功能稳定，而且在负重时无剧烈疼痛。治疗方法包括本体感觉训练、腓骨肌腱强化、半刚性踝关节支具加上绷带固定，以及穿矫正靴[9,10]，其治疗效果得到了近期一项系统性回顾的证实[11]。保守治疗失败是手术治疗的适应证。对Ⅲ级扭伤而言，通常需要手术处理，但临床医生也会考虑一些保守方案：短腿石膏固定 3 周，然后进行 12 周的物理治疗，以及通过休息、冰敷、加压、抬高（RICE）和康复进行功能治疗。如果患者是优秀的运动员，则建议接受手术治疗和术后加速康复[12]。此外，如果患者保守治疗失败并且持续关节不稳定，手术治疗则是下一步的选择。

对于慢性踝关节不稳定，有多种手术方式可供选择。这些术式可分为非解剖技术和解剖技术。1932 年，Nilsonne 首次提出了将腓骨短肌转移至腓骨的非解剖技术[13]。1941 年，Watson–Jones 介绍了另一种通过腓骨钻孔来编织腓骨短肌以重建 ATFL 的非解剖技术[14]。尽管上述非解剖技术和其他一些技术（如 Evans[15]和 Chrisman–Snook[16]）有良好的结果报告，但也出现了一些并发症（腓骨肌疲劳、持续不稳定、活动度受限和关节僵硬）[17–21]。1966 年，Broström 介绍了一个新的术式，该术式是目前治疗慢性踝关节不稳定标准术式的初始版本[22]。14 年后，Gould 改良了这种方法，他将下支持带的外侧部分缝合到远端腓骨上，以增强 ATFL 和距下关节稳定性[23]。最近，Hattori 等报道了在超声引导下用最小的医源性损伤来解剖重建 ATFL[24]。由于肌肉骨骼超声性价比高、随时可用，并可同时用于诊断和治疗，因此作者认为这种方法是改良 Broström 术式的有效补充。其优势还在于手术时间短、医源性神经血管损伤风险少，以及术中能直接观察到解剖标志，从而提高了手术的准确性。尽管如此，Broström-Gould（改良 Broström）术式仍然是治疗外侧韧带损伤的标准术式，并且有持续优良的临床结果[25,26]。

## 改良 Broström 手术技术

患者取侧卧位，骨突部位加垫。大腿止血带下方也要适当加以衬垫。主要作者更倾向于前侧 J 形切口而不是后侧弧形切口，这取决于医生的个人偏好。切口位于远端腓骨，ATFL 起点的上下方。做切口时，应确保不要损伤腓神经和腓肠神经。切开至腓骨骨膜，将皮瓣向前后牵开，找到前外侧关节囊、腓骨肌腱和伸肌下支持带。然后在远近端打开腓骨鞘，同时保留腓骨肌上支持带。在处理完腓骨肌腱病变后，我们在腓骨远端前缘做一个 J 形切口，注意不要损伤腓浅神经分支。在切口远侧找到伸肌下支持带，并用标记的缝线牵引，以用于后续改良 Gould 术式。随后找到并打开关节囊，操作时将软组织留在腓骨远端，以供改良 Gould 术式使用。

当胫距关节到腓骨肌腱被打开，ATFL 和 CFL 也被分开，我们要注意保护上述肌腱和韧带。在切除瘢痕组织后，我们使用 0 号薇乔缝线将韧带重叠缝合。缝合时注意保持患者踝关节处于背伸外翻状态，同时要避免距骨的前方半脱位。完成缝合后，应进行踝关节活动范围测试，以验证踝关节活动度和稳定性是否合适。接下来，将伸肌下支持带固定到腓骨远端骨膜上来完成改良 Gould 术式。在完成最后一次活动度测试后，冲洗并缝合皮下和皮肤。术后第一次复诊前，需要将患肢用后侧短腿石膏或马镫形夹板固定。

## 康复

若要充分恢复踝关节外侧不稳定患者的关节功能，早期康复至关重要。应尽可能在伤后 1 周内开始康复，以获得最佳效果[27]。踝关节周围肌群能为踝关节提供支撑，可以通过对这些肌肉进行不同的锻炼来进行康复。Lee 等[28]的一项研究证明，康复持续时间达到 4 周就可以预防足踝功能障碍。虽然 4 周的康复已被证明有效，但仍有患者需要更长的疗程才能恢复。有些患者可能只选择了保守治疗，而另一些患者可能会选择手术与康复相结合。但无论哪种方式，康复的最终目标都是恢复功能和力量，并防止再次受伤[6]。

## 参考文献


1. Shah S, Thomas AC, Noone JM, Blanchette CM, Wikstrom EA. Incidence and cost of ankle sprains in United States Emergency Departments. Sports Health. 2016;8(6):547–52. https://doi.org/10.1177/1941738116659639.
2. Roos KG, Kerr ZY, Mauntel TC, Djoko A, Dompier TP, Wikstrom EA. The epidemiology of lateral ligament complex ankle sprains in National Collegiate Athletic Association Sports. Am J Sports Med. 2017;45(1):201–9. https://doi.org/10.1177/0363546516660980.
3. Dias LS. The lateral ankle sprain: an experimental study. J Trauma. 1979;19(4):266–9. https://doi.org/10.1097/00005373-197904000-00009.
4. Chan KW, Ding BC, Mroczek KJ. Acute and chronic lateral ankle instability in the athlete. Bull NYU Hosp Jt Dis. 2011;69(1):17–26.
5. Hertel J, Corbett RO. An updated model of chronic ankle instability. J Athl Train. 2019;54(6):572–88. https://doi.org/10.4085/1062-6050-344-18.
6. Czajka CM, Tran E, Cai AN, DiPreta JA. Ankle sprains and instability. Med Clin North Am. 2014;98(2):313–29. https://doi.org/10.1016/j.mcna.2013.11.003.
7. Bachmann LM, Kolb E, Koller MT, Steurer J, ter Riet G. Accuracy of Ottawa ankle rules to exclude fractures of the ankle and mid-foot: systematic review. BMJ. 2003;326(7386):417. https://doi.org/10.1136/bmj.326.7386.417.
8. Gribble PA. Evaluating and differentiating ankle instability. J Athl Train. 2019;54(6):617–27. https://doi.org/10.4085/1062-6050-484-17.
9. Stephenson D, Charlton T, Thordarson D. Ankle instability. In: Saxena A, editor. International advances in foot and ankle surgery. London: Springer London; 2012. p. 169–78.
10. Beynnon BD, Renström PA, Haugh L, Uh BS, Barker H. A prospective, randomized clinical investigation of the treatment of first-time ankle sprains.

Am J Sports Med. 2006;34(9):1401–12. https://doi.org/10.1177/0363546506288676.
11. Petersen W, Rembitzki IV, Koppenburg AG, Ellermann A, Liebau C, Brüggemann GP, et al. Treatment of acute ankle ligament injuries: a systematic review. Arch Orthop Trauma Surg. 2013;133(8):1129–41. https://doi.org/10.1007/s00402-013-1742-5.
12. van den Bekerom MP, Kerkhoffs GM, McCollum GA, Calder JD, van Dijk CN. Management of acute lateral ankle ligament injury in the athlete. Knee Surg Sports Traumatol Arthrosc. 2013;21(6):1390–5. https://doi.org/10.1007/s00167-012-2252-7.
13. Nilsonne H. Making a new ligament in ankle sprain. J Bone Joint Surg. 1932;14(2):380–1.
14. Watson-Jones R. Fractures and other bone and joint injuries. 2nd ed. Baltimore: Williams & Wilkins; 1941.
15. Evans D. Recurrent instability of the ankle; a method of surgical treatment. Proc R Soc Med. 1953;46(5):343–4.
16. Chrisman OD, Snook GA. Reconstruction of lateral ligament tears of the ankle. An experimental study and clinical evaluation of seven patients treated by a new modification of the Elmslie procedure. J Bone Joint Surg Am. 1969;51(5):904–12.
17. Sugimoto K, Takakura Y, Akiyama K, Kamei S, Kitada C, Kumai T. Long-term results of Watson-Jones tenodesis of the ankle. Clinical and radiographic findings after ten to eighteen years of follow-up. J Bone Joint Surg Am. 1998;80(11):1587–96. https://doi.org/10.2106/00004623-199811000-00004.
18. van der Rijt AJ, Evans GA. The long-term results of Watson-Jones tenodesis. J Bone Joint Surg Br. 1984;66(3):371–5. https://doi.org/10.1302/0301-620X.66B3.6725348.
19. Karlsson J, Bergsten T, Lansinger O, Peterson L. Lateral instability of the ankle treated by the Evans procedure. A long-term clinical and radiological follow-up. J Bone Joint Surg Br. 1988;70(3):476–80. https://doi.org/10.1302/0301-620X.70B3.3372575.
20. Kaikkonen A, Lehtonen H, Kannus P, Järvinen M. Long-term functional outcome after surgery of chronic ankle instability. A 5-year follow-up study of the modified Evans procedure. Scand J Med Sci Sports. 1999;9(4):239–44. https://doi.org/10.1111/j.1600-0838.1999.tb00240.x.
21. Snook GA, Chrisman OD, Wilson TC. Long-term results of the Chrisman-Snook operation for reconstruction of the lateral ligaments of the ankle. J Bone Joint Surg Am. 1985;67(1):1–7.
22. Broström L, Sprained ankles. VI. Surgical treatment of "chronic" ligament ruptures. Acta Chir Scand. 1966;132(5):551–65.
23. Gould N, Seligson D, Gassman J. Early and late repair of lateral ligament of the ankle. Foot Ankle. 1980;1(2):84–9. https://doi.org/10.1177/107110078000100206.
24. Hattori S, Alvarez CAD, Canton S, Hogan MV, Onishi K. Ultrasound-guided ankle lateral ligament stabilization. Curr Rev Musculoskelet Med. 2019;12(4):497–508. https://doi.org/10.1007/s12178-019-09592-0.
25. Bell SJ, Mologne TS, Sitler DF, Cox JS. Twenty-six-year results after Broström procedure for chronic lateral ankle instability. Am J Sports Med. 2006;34(6):975–8. https://doi.org/10.1177/0363546505282616.
26. Broström L, Sprained ankles. V. Treatment and prognosis in recent ligament ruptures. Acta Chir Scand. 1966;132(5):537–50.
27. Bleakley CM, O'Connor SR, Tully MA, Rocke LG, Macauley DC, Bradbury I, et al. Effect of accelerated rehabilitation on function after ankle sprain: randomised controlled trial. BMJ. 2010;340:c1964. https://doi.org/10.1136/bmj.c1964.
28. Lee KY, Lee HJ, Kim SE, Choi PB, Song SH, Jee YS. Short term rehabilitation and ankle instability. Int J Sports Med. 2012;33(6):485–96. https://doi.org/10.1055/s-0032-1301933.

# 第 9 章

# 踝关节外侧不稳定：关节镜下 Broström 术式及微创技术

Kenneth J. Hunt, Francisco Rodriguez-Fontan

## 引言

踝关节扭伤是运动人群中最常见的肌肉骨骼损伤，约占运动损伤的 25%[1,2]。据估计，85%的踝关节扭伤会累及踝关节外侧韧带，其中大多数会损伤距腓前韧带（ATFL），约半数会损伤跟腓韧带（CFL）[1,3]。最常见的损伤机制是足内翻[4]。高达 40%的病例会出现慢性踝关节不稳定（CAI），尤其是那些踝关节韧带重度损伤的病例[1]。CAI 可导致慢性功能障碍、体力活动时疼痛，以及参与竞技或休闲类运动受限，最终可导致创伤性骨关节炎[2,5,6]。随着关节镜技术的出现和使用，对于保守治疗无效的患者，手术选择和术后康复在过去 50 年中有了很大进展[3]。

1966 年，Broström 描述了一种解剖术式，用于对慢性不稳定患者的 ATFL 和 CFL 进行重叠缝合和初步修复。虽然 Broström 术式仍然是金标准，并在此基础上出现了改良术式[7]，但小关节关节镜技术的可用性及关节镜修复技术在其他主要关节的成功应用，使得关节镜下微创修复踝关节外侧韧带技术得到了发展，并且其结果令人期待[3,8]。这些技术的关键优势是软组织剥离明显减少、术后肿胀减少、手术时间缩短及康复速度加快。目前文献主要关注这些技术的安全性及其与开放修复技术相比的有效性[3,9]。现已证明，关节镜技术与开放修复技术相比，二者在生物力学上结果类似[10,11]。

修复踝关节外侧韧带的关节镜手术技术通常分为关节镜辅助、全关节镜和全内技术[9]。除了上述优势，关节镜技术还能在术中诊断同时处理伴随病变，而超过半数的踝关节不稳定患者都会有这些病理变化，并可能导致症状出现（包括软组织撞击或退行性撞击、滑膜炎、游离体和骨软骨病变）[12-14]。

本章的目的是回顾当前关节镜下微创修复外侧韧带复合体的技术及已发表的结果。

## 关节镜下修复外侧韧带

踝关节镜技术在 20 世纪 90 年代广受欢迎，通过它可以更好地了解慢性踝关节疼痛，并识别和处理关节内损伤[15]。1987 年，Hawkins 开创了关节镜下踝关节稳定术，使用 U 形钉进行踝关节外侧韧带折叠缝合[16]。尽管宣称其不适感最小、恢复期和失能期更短，以及具有令人期待的结果，但这些研究缺乏足够的长期随访[16]。在 20 世纪 90 年代中期，Kashuk 等[17,18]实施了关节镜下缝合锚钉修复，并获得足够的稳定性，但他们仍然主张 CFL 损伤可能需要采取开放术式[17]。最近，多项研究认为仅单纯修复 ATFL 即可，而是否修复 CFL 因人而异[7]。

关节镜技术的优势包括手术时间更短、恢复更快，以及通过一个入路来治疗上述其他病症[19]。报道的并发症发生率范围很广（0~35%），这与开放术式类似（0~29.6%）[3]。这些并发症包括神经痛[如腓浅神经（SPN）、腓肠神经]、伤口愈合延迟和深静脉血栓形成[1,3]。尽管如此，关节镜下外侧韧带修复术的临床结果仍然充满希望[3]。我们将探讨关节镜下经皮韧带修复技术，以及其治疗踝关节不稳定的临床价值。

## 外侧韧带复合体的解剖

外侧韧带复合体从前到后由三个韧带结构构成：ATFL、CFL 和跟腓后韧带（PTFL）。ATFL 呈四边形，通常由 1~2 条束带组成，从外踝尖近端 10~14mm 处向距骨体外侧面呈 45°跨越。ATFL 可防止距小腿关节前移，并抵抗踝关节跖屈时的内翻。它是跖屈内翻模式下最常受伤的韧带（约 75%），这可能是因为与 CFL 和 PFTL 相比，ATFL 的最大失效负荷相对较低[1,4,20]。

CFL 起自 ATFL 的远端，距外踝尖约 5mm，与前后方向呈 130°角经腓骨肌腱深面，止于跟骨的外侧面。CFL 能够稳定距下关节。在踝关节背伸内翻模式下，其损伤率仅次于 ATFL（20%~41%），并且很少单独损伤[1,4,20]。

PTFL 是一条水平走行的宽韧带，起自腓骨后内侧，止于距骨的后侧面，可限制踝关节内翻和内旋。除非是高能量扭伤（发生率为 5%~10%），否则 PTEL 很少损伤[7,20]。

除了上述韧带外，伸肌下支持带（IER）在稳定距下关节方面与 CFL 功能类似[21]。此外，改良 Broström-Gould 术式利用 IER 来加强 ATFL 的修复，且已被证实有良好的手术效果[22]。术中有时会将小腿筋膜误认为 IER[23]，因此可通过一个辅助切口来准确定位，以避免这种情况的发生[24]。有趣的是，与单纯的韧带修复相比，无论是在开放还是关节镜辅助下进行 IER 加强，其功能或放射学均未显示出明显益处，还有可能导致后距下关节僵硬[25,26]。此外，使用 IER 进行修复时，还必须小心保护 SPN 以免损伤[1,24]。

## 关节镜下外侧韧带修复技术

资深作者会首选以下逐条列出的操作技术。我们将对麻醉、体位、体表标志、入路定位、镜下诊断和手术操作进行回顾。

1.麻醉。全身麻醉是最常用的麻醉方式。若患者有自己偏好或受风险因素限制，也可使用区域阻滞和监测麻醉，但要有经验丰富的麻醉医生进行术区麻醉管理。

2.麻醉后进行踝关节手法检查，通过前抽屉试验和距骨倾斜试验并与对侧比较来评估踝关节韧带复合体。透视有助于区分踝关节不稳定和距下关节不稳定（图 9.1）。

3.体位。患者取仰卧位，同侧臀部垫高，大腿上绑无菌止血带，在手术侧放置踝关节牵引器。预防使用抗生素。术侧下肢驱血。在外踝外下方标记腓骨肌腱。SPN 位于第三腓骨肌外侧、外踝的内侧，应予以标记（图 9.2）。

4.入路定位。用一根针头定位关节镜的内侧入路，并向关节内注入 10mL 无菌生理盐水。在插入关节镜套管之前，通过小切口和“皮下扩张”技术建立标准的前内和前外入路。通过透照法可以经前内入路看到踝关节外侧的 SPN，以避免在建立前外入路时

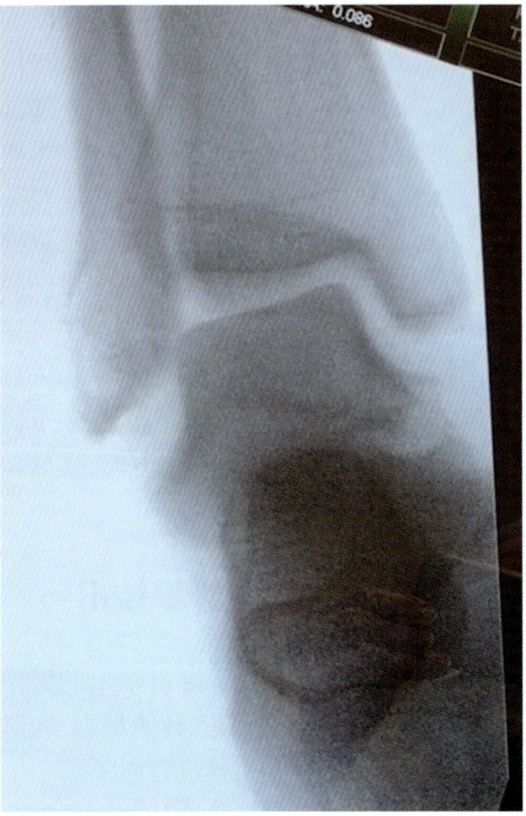


**图 9.1** 透视图像显示外翻应力下的踝关节。距骨相对于踝穴的倾斜提示胫距关节不稳定；距下关节内移提示距下关节不稳定。

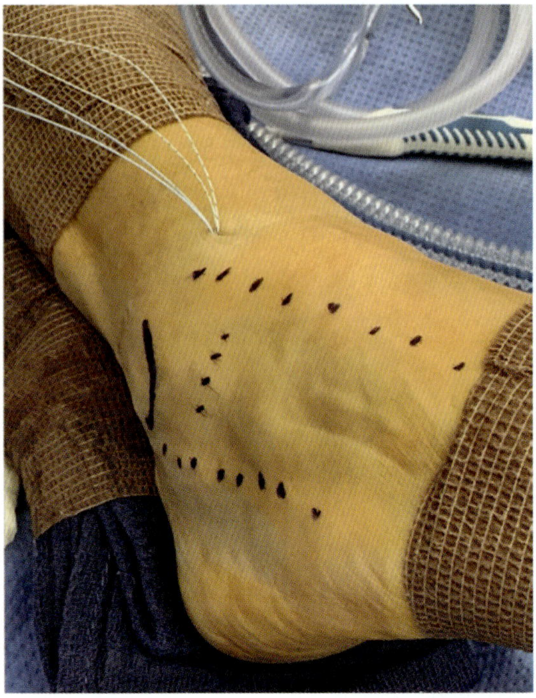

**图 9.2** 体表标志。上方虚线表示腓浅神经。下方虚线表示腓骨肌腱。在该平面，腓肠神经位于腓骨肌腱下方。两个标记线之间的“安全区”是缝线的回收区。

将其损伤。

5.诊断性关节镜检查。进行标准的诊断性关节镜检查，并根据镜下所见处理和治疗关节内病变。若要对滑膜炎进行彻底清创或清除游离体，则需要另一个辅助入路。外踝沟必须广泛清创，以便观察远端腓骨并去除瘢痕组织。

6.锚钉的放置。用探针定位腓骨远端（图 9.3）。清理 ATFL 腓骨足印区，并将其新鲜化至健康骨质（图 9.4）。通过关节镜套管将一个缝合锚钉放置在腓骨足印区（距腓骨尖约 1cm），如果需要可将第二个锚钉放置在其上方 1.5cm 处。通常通过关节镜前外入路放置锚钉，以便获取锚钉缝线（图 9.2）。

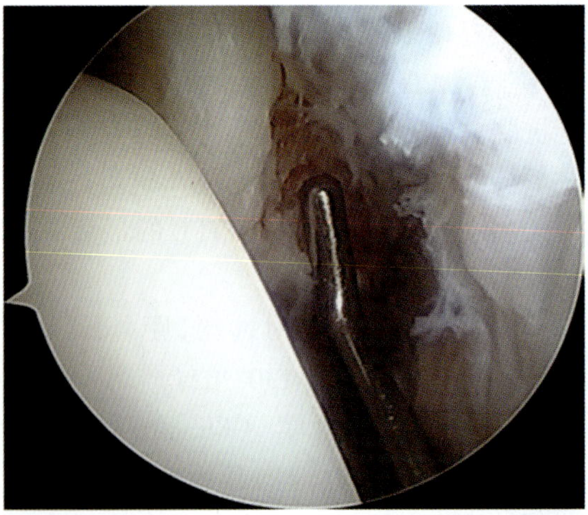

**图 9.3** 腓骨远端关节镜下图像。探针定位在 ATFL 腓骨足印区，该处已被新鲜化至健康骨质外观，以便锚钉定位。

7.过线。通过一个尖头过线器将缝线依次穿过,穿透 ATFL 和伸肌下支持带,并在外踝尖下方 2~3cm 处穿出皮肤。缝线必须在腓肠神经和 SPN 外侧支中间穿出,以避免神经损伤。第一根缝线在腓骨肌腱正上缘穿出。第二根缝线从第一根的前 / 背侧 1cm 处穿出。保持踝关节中立背伸状态,以便获取 IER。

8. 将第二枚缝合锚钉的缝线以类似的方式通过尖头过线器来过线,每根缝线之间相距约 5mm(图 9.5)。

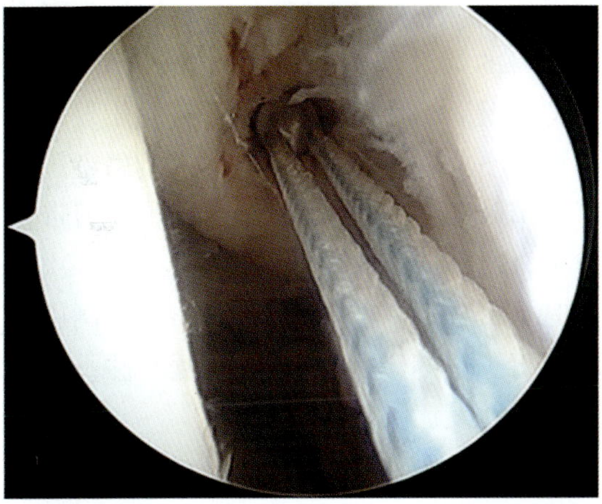

图 9.4　在腓骨远端置入第一枚缝合锚钉的关节镜下图像。

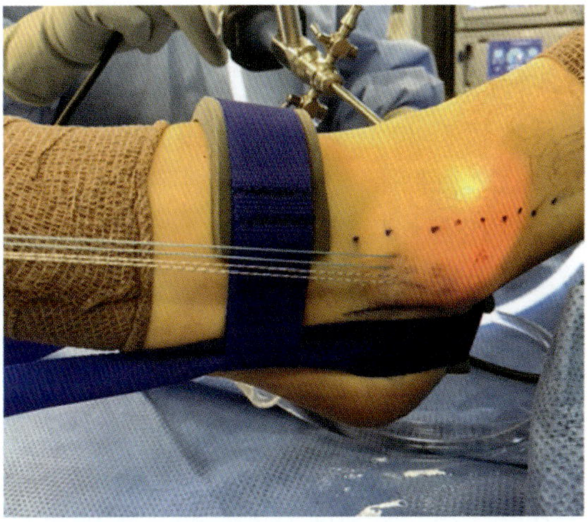

图 9.5　图片展示了踝关节注水,并经前内入路通过透照法看到 SPN。注意下方回收的缝线,这些缝线在穿过皮肤之前依次穿过了 ATFL 和伸肌下支持带。

9.在两组缝线之间做一个小的纵向切口(3~4mm)。使用小的关节镜钩 / 探针可以方便缝线通过该切口从皮下穿出(图 9.6)。如果担心神经卡压,则通过切口向前轻拉软组织,以确认缝线在腓浅神经深面穿过。如果缝线保留在两条神经之间的安全区[27](图 9.2),则神经损伤的可能性很小。

10.修复。当所有线组都穿过中央切口,就可在关节镜下用打结器打结(图 9.7)。收紧线结时,应保持踝中立、足外翻位。可以从前内入路进行直视下观察,以获得最佳反馈。最后,用尼龙线间断缝合皮肤。

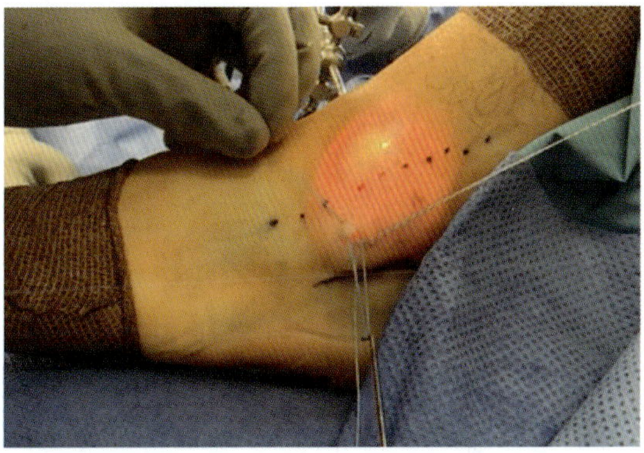

图 9.6　图片展示了用一个小探针获取缝线。每根缝线均在皮下推进,并从中央的小切口穿出。

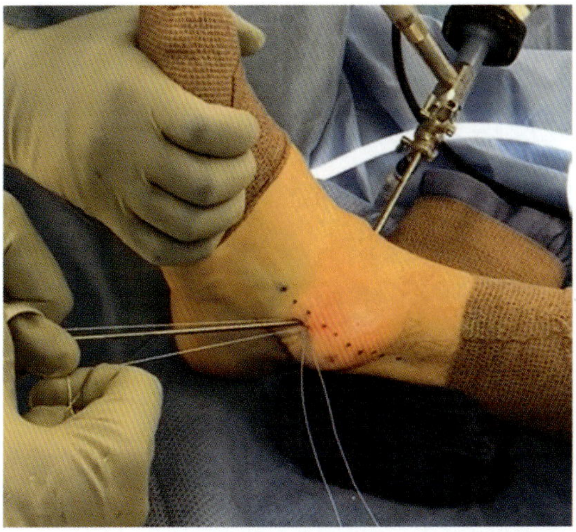

图 9.7　图片展示了在安全区内通过下方的小切口内使用关节镜打结器进行打结。

11.康复。术后康复将在本书其他章节进行介绍。先进行 7~10 天的踝关节中立位非负重夹板固定。然后按照标准 Broström 康复方案过渡到逐步负重和关节活动。

## 微创和经皮技术

### 关节镜下重建

Guillo 等[28]和其他人描述了一种在关节镜下使用同种异体肌腱或自体移植物(如股薄肌)重建外侧韧带的修复技术。在这种技术中,内镜或关节镜的可视化可以明确钻孔位置和移植物的解剖定位,同时方便经皮放置并固定移植物。该技术不仅有韧带重建的机械和生理优势,同时还保持了关节镜技术的优势,已被证实有效且在维持稳定性和患者重返活动方面具有良好结果[29]。然而,该技术可造成 10% 的神经系统并发症[29]。目前面临的挑战是确定何时需要通过移植物或缝合带材料进行重建,以及如何降低神经损伤的风险。对于大多数韧带组织充足且足部姿势合理的原发病例,一期关节镜下韧带修复通常能满足要求。然而,在翻修手术中,当局部韧带组织稀少、全身性韧带松弛或存在轻度高弓内翻畸形时,使用额外的移植材料进行韧带重建可以优化临床结果。

### 经皮踝关节外侧韧带重建

Glazebrook 和 Takao 团队[30,31]描述了一种类似的经皮技术,并在他们发表的著作中对其进行了详细的介绍[30,31]。简而言之,经皮踝关节外侧韧带重建术(ANTI-ROLL)源于最初提出的开放手术,利用 Y 形的股薄肌肌腱移植物通过由内而外的缝合技术重建 ATFL 和 CFL。作者描述了一种与 Guillo 等遵循相同原理的经皮修复技术,该技术在透视引导下进行钻孔和锚钉放置,并使用关节镜处理伴随的关节内病理改变[32]。总的来说,作者认为该术式是严重和复发性 CAI 的有效挽救手术,尤其是在软组织质量不佳的情况下。

## 结果

总体而言,关节镜技术和经皮技术均具有良好的治疗效果和低复发率。Acevedo 和 McWilliams[33]在关节镜下使用缝合带增强的 Broström 修复术治疗了 42 例患者,并进行了平均 33 个月的随访评估。他们发现了令人鼓舞的结果:AOFAS 和 FAAM 评分提高;平均重返活动时间为 18 周;没有发生复发性不稳定[33]。同样,Vega 等[34]为 15 例患者进行了关节镜下缝线加强的“全内”外侧韧带重建术,中位随访时间为 18 个月,最后一次随访时 AOFAS 评分为 95 分。所有 15 例患者均进行了早期康复,没有发生复发性不稳定及主要并发症。

在一项系统性回顾中,Oliva 等发现,与开放技术相比,关节镜手术具有更高的美国骨科足踝协会(AOFAS)评分(92.5 分对 90.3 分)和更高的满意度[3]。在他们的分析中,关节镜手术的并发症发生率为 15%,而开放手术为 7.9%,但关节镜组的患者满意度高达 96.4%[3]。Kennedy 等[14]使用 PEARL DIVER 数据库比较了 8000 多例患者的关节镜手术与开放式外侧韧带修复术的再次手术率,他们发现两组翻修率相同(均为 5.9%),而关节镜修复组的伤口并发症发生率显著更低。作者还发现,开放组的踝关节融合率为 4.9%,而关节镜组则为零[14]。

作为肌腱移植物的替代或补充,缝合带装置可用于关节镜和经皮修复,并取得了成功[35]。Cho 等[36]最近进行的一项随机研究,比较了使用(28 例患者)和不使用(27 例患者)缝合带内部支撑装置的关节镜改良

Broström 修复术的结果。两组患者采取了相对于其他研究更保守的术后康复方案(如 3 周非负重)[34,35,37]。他们发现临床结果(FAOS、FAAM、复发性不稳、应力 X 线片)并无差异。作者还指出，尽管手术时间更短，但缝合带组的成本更高[36]。

## 结论

关节镜技术和设备的进步引领了更有效且侵入性更小的踝关节韧带修复技术的发展。虽然这些技术不断迭代改进，并且对风险、结果和重返运动适应证有了更好的理解，但它们已经被证明比开放技术具有一些优势，如切口更小、伤口并发症更少、总体康复时间更短、可同时进行关节内评估和处理伴随的病理改变。与所有先进的关节镜和内镜技术一样，该技术也有其相关的学习曲线。长期随访结果将进一步完善这些技术在治疗踝关节外侧韧带不稳定中的作用。

## 参考文献

1. Acevedo JI, Mangone PG. Arthroscopic surgical technique for lateral ankle ligament instability. Foot Ankle Clin. 2021;26(1):65–85.
2. Golditz T, Steib S, Pfeifer K, Uder M, Gelse K, Janka R, et al. Functional ankle instability as a risk factor for osteoarthritis: using T2-mapping to analyze early cartilage degeneration in the ankle joint of young athletes. Osteoarthr Cartil. 2014;22(10):1377–85.
3. Guelfi M, Zamperetti M, Pantalone A, Usuelli FG, Salini V, Oliva XM. Open and arthroscopic lateral ligament repair for treatment of chronic ankle instability: a systematic review. Foot Ankle Surg. 2018;24(1):11–8.
4. Golanó P, Vega J, de Leeuw PAJ, Malagelada F, Manzanares MC, Götzens V, et al. Anatomy of the ankle ligaments: a pictorial essay. Knee Surg Sport Traumatol Arthrosc. 2016;24(4):944–56.
5. Delco ML, Kennedy JG, Bonassar LJ, Fortier LA. Post-traumatic osteoarthritis of the ankle: a distinct clinical entity requiring new research approaches. J Orthop Res. 2017 Mar;35(3):440–53.
6. Gribble PA, Bleakley CM, Caulfield BM, Docherty CL, Fourchet F, Fong DT-P, et al. 2016 consensus statement of the international ankle consortium: prevalence, impact and long-term consequences of lateral ankle sprains. Br J Sports Med. 2016 Dec;50(24):1493–5.
7. Hunt KJ, Griffith R. Open Brostrom for lateral ligament stabilization. Curr Rev Musculoskelet Med. 2020;13(6):788–96.
8. Nuno MC-R, Moreira RM. Arthroscopic repair of chronic lateral ankle instability. Foot Ankle Int. 2009;30(3):213–7.
9. Acevedo JI, Palmer RC, Mangone PG. Arthroscopic treatment of ankle instability. Foot Ankle Clin. 2018 Dec;23(4):555–70.
10. Giza E, Shin EC, Wong SE, Acevedo JI, Mangone PG, Olson K, et al. Arthroscopic suture anchor repair of the lateral ligament ankle complex. Am J Sports Med. 2013;41(11):2567–72.
11. Giza E, Whitlow SR, Williams BT, Acevedo JI, Mangone PG, Haytmanek CT, et al. Biomechanical analysis of an arthroscopic Broström ankle ligament repair and a suture anchor–augmented repair. Foot Ankle Int. 2015;36(7):836–41.
12. Ahn B-H, Cho B-K. Persistent pain after operative treatment for chronic lateral ankle instability. Orthop Res Rev. 2021;13:47–56.
13. Hua Y, Chen S, Li Y, Chen J, Li H. Combination of modified Broström procedure with ankle arthroscopy for chronic ankle instability accompanied by intra-articular symptoms. Arthroscopy. 2010;26(4):524–8.
14. Yasui Y, Murawski CD, Wollstein A, Kennedy JG. Reoperation rates following ankle ligament procedures performed with and without concomitant arthroscopic procedures. Knee Surg Sport Traumatol Arthrosc. 2017;25(6):1908–15.
15. Ferkel RD, Fischer SP. Progress in ankle arthroscopy. Clin Orthop Relat Res. 1989;240:210–20.
16. Hawkins RB. Arthroscopic stapling repair for chronic lateral instability. Clin Podiatr Med Surg. 1987;4(4):875–83.
17. Kashuk KB, Landsman AS, Werd MB, Hanft JR, Roberts M. Arthroscopic lateral ankle stabilization. Clin Podiatr Med Surg. 1994;11(3):407–23.
18. Kashuk KB, Carbonell JA, Blum JA. Arthroscopic stabilization of the ankle. Clin Podiatr Med Surg. 1997;14(3):459–78.
19. Treuting R. Minimally invasive orthopedic surgery: arthroscopy. Ochsner J. 2000;2(3):158–63.
20. Hertel J. Functional anatomy, pathomechanics, and pathophysiology of lateral ankle instability. J Athl Train. 2002;37(4):364–75.
21. Weindel S, Schmidt R, Rammelt S, Claes L, Campe A, v., Rein S. Subtalar instability: a biomechanical cadaver study. Arch Orthop Trauma Surg. 2010;130(3):313–9.
22. Gould N, Seligson D, Gassman J. Early and late repair of lateral ligament of the ankle. Foot Ankle. 1980;1(2):84–9.
23. Dalmau-Pastor M, Malagelada F, Kerkhoffs GMMJ, Manzanares MC, Vega J. X-shaped inferior extensor retinaculum and its doubtful use in the Bröstrom–Gould procedure. Knee Surg Sport Traumatol Arthrosc. 2018;26(7):2171–6.
24. Jorge JT, Gomes TM, Oliva XM. An anatomical study about the arthroscopic repair of the lateral ligament of the ankle. Foot Ankle Surg. 2018;24(2):143–8.
25. Jeong BO, Kim MS, Song WJ, SooHoo NF. Feasibility and outcome of inferior extensor retinaculum rein-

forcement in modified Broström procedures. Foot Ankle Int. 2014;35(11):1137–42.
26. Jo J, Lee JW, Kim HJ, Suh DH, Kim WS, Choi GW. Arthroscopic all-inside anterior Talofibular ligament repair with and without inferior extensor retinacular reinforcement. J Bone Jt Surg. 2021;103(17):1578–87.
27. Flores Santos F, Santos NR. Arthroscopic treatment of lateral ankle instability. Is there a safe zone? An anatomic study. Foot Ankle Surg. 2020;26(1):61–5.
28. Guillo S, Archbold P, Perera A, Bauer T, Sonnery-Cottet B. Arthroscopic anatomic reconstruction of the lateral ligaments of the ankle with Gracilis autograft. Arthrosc Tech. 2014;3(5):e593–8.
29. Lopes R, Andrieu M, Cordier G, Molinier F, Benoist J, Colin F, et al. Arthroscopic treatment of chronic ankle instability: prospective study of outcomes in 286 patients. Orthop Traumatol Surg Res. 2018;104(8):S199–205.
30. Glazebrook M, Eid M, Alhadhoud M, Stone J, Matsui K, Takao M. Percutaneous ankle reconstruction of lateral ligaments. Foot Ankle Clin. 2018;23(4):581–92.
31. Glazebrook M, Stone J, Matsui K, Guillo S, Takao M, Batista J, et al. Percutaneous ankle reconstruction of lateral ligaments (perc-anti RoLL). Foot Ankle Int. 2016;37(6):659–64.
32. Iwashita K, Jujo Y, Inokuchi R, Glazebrook M, Stone J, Takao M. Hybrid ankle reconstruction of lateral ligaments. Arthrosc Tech. 2021;10(3):e931–9.
33. Acevedo J, McWilliams J. Results of Arthroscopic internal brace augmentation Presentation. J Japanese Soc Surg Foot. 2018;39 Supplem(5th Ankle Instability Group Annual Meeting): Kisarazu, November 3.
34. Vega J, Montesinos E, Malagelada F, Baduell A, Guelfi M, Dalmau-Pastor M. Arthroscopic all-inside anterior talo-fibular ligament repair with suture augmentation gives excellent results in case of poor ligament tissue remnant quality. Knee Surg Sport Traumatol Arthrosc. 2020;28(1):100–7.
35. Ulku TK, Kocaoglu B, Tok O, Irgit K, Nalbantoglu U. Arthroscopic suture-tape internal bracing is safe as arthroscopic modified Broström repair in the treatment of chronic ankle instability. Knee Surg Sport Traumatol Arthrosc. 2020;28(1):227–32.
36. Cho B-K, Park J-K, Choi S-M, SooHoo NF. A randomized comparison between lateral ligaments augmentation using suture-tape and modified Broström repair in young female patients with chronic ankle instability. Foot Ankle Surg. 2019;25(2):137–42.
37. Yoo J-S, Yang E-A. Clinical results of an arthroscopic modified Brostrom operation with and without an internal brace. J Orthop Traumatol. 2016;17(4):353–60.

# 第 10 章

# 踝关节外侧不稳定：肌腱转位和肌腱移植

Marissa D. Jamieson，Thomas O. Clanton

## 引言

现有 50 种以上的手术技术可以用来治疗慢性踝关节外侧不稳定[1]，且首选的治疗方法多年来已经发生了显著的变化。在抗生素发明前，支具是首选的治疗方法；在前解剖时代（1940—1985），肌腱固定术是首选的稳定技术；自 20 世纪 80 年代末以来，通过手术进行解剖修复或重建已成为首选。

1934 年，Elmsie 使用阔筋膜重建踝关节外侧韧带，他首次报道了通过肌腱移植和转位治疗踝关节外侧不稳定[2]。1966 年 Lennart Broström[3]首次推广了 ATFL 韧带撕裂的二期修复手术，该术式继而由 Karlsson 进行了改进，包括短缩、固定及韧带腓骨止点重建[4]。Gould 使用伸肌下支持带来加强 Broström 修复，从而进一步改良了此术式[5]，目前该方法已经被广泛接受，并成为手术治疗慢性踝关节不稳定的标准[6]。最近，用缝合带来加强标准化的 Broström 修复获得了良好的短期临床效果，并引发关注[7]。

Watson-Jones（1940）、Evans（1952）和 Chrisman-Snook（1969）将肌腱固定术、转位术进行推广，使之被广泛使用。术中常规切取全部或部分腓骨肌腱，使其穿过腓骨和（或）跟骨骨隧道。移植的肌腱通常垂直于踝关节不稳定的方向放置，通过限制踝内翻及前移来恢复踝关节和距下关节的稳定性[8]。但一些基础科学和临床结果的研究表明，肌腱转位术会导致踝关节和距下关节活动受限及关节炎，因此该术式普遍不受欢迎[9,10]。

2002 年，Coughlin 等通过在距骨、腓骨和跟骨上钻孔进行自体股薄肌肌腱移植来解剖重建踝关节外侧韧带，以治疗慢性踝关节不稳定[1,8]。Jeys 和 Harris 在 2003 年改良了这项技术，他们使用界面螺钉固定自体腘绳肌肌腱，以避免使用骨隧道[11]。从那时起，出现了许多类型的自体肌腱和同种异体移植物，并成功用于治疗慢性踝关节外侧不稳定[8]。

移植物的固定方法也在发展，从缝合肌腱本身到使用锚钉、U 形钉、带袢钢板，以及最近利用骨隧道或张力滑动的方法进行压配合螺钉固定。最近的文献更倾向于支持后一种技术[12,13]。

诊断：慢性踝关节外侧不稳定患者通常表现为复发性踝关节扭伤和与疼痛无关的足踝恐惧感或无力感[14]。体格检查通常出现前抽屉试验和（或）距骨倾斜试验（内翻试验）阳性。检查时的压痛通常与骨软骨病变、滑膜炎、骨性或软组织撞击和（或）腓骨肌腱病变这些伴随的病理改变有关。当患者接受透视或应力 X 线片检查时，前抽屉试验移位>1cm 或左右对比移动度>3mm，距骨倾斜>15°或左右相差>10°，即可确定踝关节不稳定[14]。这些参数可以作为诊断的一般参考，更重要的是通过临床体征和症状做出判断。临床上，还经常通过 MRI 来评估韧带损伤程度、残留韧带的质量，以及其他一些病理变化[15]。

治疗：患者应首选全面的物理治疗来改善本体感觉、力量和柔韧性。通过调整运动、更换鞋子（更低更宽的鞋跟，更硬的鞋底，外侧加固等），以及不同程度的踝关节支具固定可以帮助缓解症状；然而，仍有10%~40%的踝关节扭伤患者会进展为慢性踝关节不稳定并感到长期不适[16]，因此，只有在保守治疗失败后才考虑手术干预。然而，对于一些运动员来说，非手术治疗并不能作为长期的解决方案，他们通常会首选手术治疗[14]。对于某些“特殊运动员”，当踝关节不稳定造成的结果比手术的风险更严重时，也会受首选手术治疗。例如，登山运动员或消防员从高处坠落就是踝关节不稳定的结果。

目前文献关于肌腱转位术的适应证有限。作者认为，手术医生应尽可能避免牺牲或削弱能提供外翻稳定性的腓骨肌腱，并在外踝稳定手术中保留距下关节和踝关节的活动度。这对于那些需要距下关节活动和腓侧力量的运动员（如舞蹈演员）尤其重要[8]。然而，仍有一些人擅长 Broström-Evans 术式，他们通过腓骨短肌腱的小范围转位来加强外侧韧带的二次修复，并在某些特定患者中取得了良好的中、远期效果[6,17]。

虽然大多数患者可以通过改良的 Broström 术式或直接缝合来修复外侧韧带，但仍有些患者需要进行移植重建。自体或异体移植重建的相对适应证包括：自身组织不足以完成修复的患者；长期不稳定；肥胖患者或重体力劳动者；作为原有修复失败及 Broström 术式的补救措施；距下关节不稳定或多关节联合不稳定；全身性韧带松弛症；足内翻畸形；大体重运动员（超过 113kg）；以及柔韧度要求更高的运动员[6,13,16]。

相对禁忌证包括：跗骨融合、后足关节炎、神经肌肉疾病、胶原蛋白紊乱、循环障碍、活动性感染、腓骨远端骨量不足、无关节不稳定的外踝疼痛、复杂的区域疼痛综合征、运动需求低、全身麻醉和手术风险过高[14]。患者各不相同，在做出最佳的手术选择之前必须充分考虑个体因素。

因此，我们需要确认患者有无后足内翻、腓骨肌腱病、跗骨融合、踝关节或距下关节炎、骨软骨病变及骨赘等足踝疾病，并在手术干预前检查踝关节的稳定性。这样，在制订术前计划和决策时就可以决定是同时处理还是分期处理这些额外的足踝疾病[8]。

## 手术治疗

踝关节稳定手术可以简单分为两类：非解剖肌腱固定术和使用移植物的解剖重建。由于后者在外踝稳定手术中被广泛接受并使用，我们将对其进行详细说明。

## 非解剖重建

很多文献报道了非解剖肌腱固定术的固有问题，我们认为该术式的主要价值在于其历史意义，因此这里仅做简要描述[14]。最常见的转位或肌腱固定术式是利用腓骨短肌腱以动态或静态方式来替换或补充不足的外侧韧带。

最初的 Evans 术式利用整个腓骨短肌腱将腓骨锚定在第 5 跖骨基底部,它在矢状位加强了距腓前韧带(ATFL)和跟腓韧带(CFL),但与距骨或跟骨并没有直接连接。Watson-Jones 术式通过从第 5 跖骨基底部到腓骨及距骨颈锚定腓骨短肌腱来重建 ATFL。Chrisman-Snook 术式利用一半腓骨短肌腱从第 5 跖骨基部通过腓骨远端横向骨隧道固定于跟骨,以重建 ATFL 和 CFL,但与距骨没有直接连接[18]。20 世纪 90 年代,Colville 提出了一种模仿 Chrisman-Snook 术式但更具解剖重建特性的手术,该术式主要基于踝关节外侧韧带应力测量的研究,以提供更多骨隧道的解剖位置供移植物中的 ATFL 和 CFL 部分使用[19]。

Larsen 手术能够提供更多的距下关节稳定性,这正是 Evans 和 Watson-Jones 术式所缺乏的。术中将腓骨短肌腱远端保留在第 5 跖骨基底部,根据 ATFL 和 CFL 的起点位置在外踝建立两个相汇聚的骨隧道,然后将整个肌腱穿过骨隧道,最后通过两次缝合或 U 形钉将其固定于跟骨骨道[20]。上述手术方法有许多的变化,本章将不详细讨论。

此外,将直接组织修复与肌腱固定术相结合的混合技术也竞相出现。Girard 等[6]用腓骨短肌腱的前 1/3 穿过改良 Broström-Evan 手术中的腓骨远端隧道来对改良 Broström 术式进行加强。该术式把腓骨隧道建立在 CFL 和 ATFL 起点之间[17],加强了踝关节侧方静态约束力,并能够达到生物愈合,因此被称为"穷人的内支具"。

## 解剖重建

我们可以利用各种类型的移植物(自体移植物和同种异体移植物),通过建立适当位置的骨隧道和采取多种固定方法来恢复天然韧带的解剖构型,以重建 ATFL 和 CFL。移植物选择包括髌腱、游离股薄肌肌腱、跖肌腱、趾长伸肌、阔筋膜、掌长肌腱、半腱肌和部分跟腱[14]。

虽然移植物固定方法有多种选择,但出于各种不同原因,作者更倾向于生物可吸收界面螺钉。生物力学研究表明,与缝合锚钉相比,界面螺钉在失效负荷和抗移植物延长方面具有明显优势[12]。此外,这种固定方法所需骨隧道和移植物长度更短,能够提供足够的固定强度,操作方便高效,无须二次手术取出,并且不会干扰术后复查的影像学成像(MRI、CT)[8]。

踝关节外侧韧带重建最重要的原则是移植物的解剖放置。这可以避免非解剖放置所带来的问题,例如:关节受限使距下关节和(或)胫距关节的活动度降低,或随着时间的推移而出现松动。因此,了解解剖标志和韧带解剖学是必不可少的(详见前一章)。成功重建的其他关键原则包括:保持移植物适当的张力,足够坚强有效的骨界面固定,通过处理骨刺或跟/踝内翻以避免应力增加,以及制订适当的康复计划。

作者首选使用同种异体半腱肌或股薄肌肌腱来移植重建。在我们看来,这有多种优点,例如:避免了自体肌腱切取的并发症、切口和暴露更小、恢复更快、粘连发生率低、易于解剖放置、能够获取足够长的肌腱而无须考虑切口长度,以及所提供肌腱的大小尺寸匹配(通常为 4.5~5.0mm)。同种异体移植物的缺点包括成本增加、罕见的疾病传播风险、移植物长入速度较慢,以及可能出现免疫反应[8,16]。

### 手术技巧[8]

1.首选直径为 4.5~5.0mm 的同种异体半腱肌或股薄肌肌腱(对于瘦小的个体,应选择更小的移植物直径和更窄的隧道)。移植物的大小决定了骨隧道和螺钉的大小。移植物应在 89N（20 磅）的张力下牵伸 15 分钟，以去除胶原纤维的卷曲。移植物的两端用纤维环®（Arthrex, Inc., Naples, Florida）或 Krackow 针缝合。

2.根据潜在的病损情况，可以通过两个切口中的一个来暴露外踝。当问题仅限于外侧韧带复合体时，只需一个 Broström 所述的平行于腓骨远端前缘的小弧形切口[21]。处理其他结构问题（如腓骨肌腱、胫骨前骨赘或距骨骨赘、距下关节等）时，需要在腓骨后缘做一个向跗骨窦弯曲的可延伸的纵向切口。在这两个切口中，踝关节和前外侧关节囊都被显露出来，并尽可能多地保留有用的组织。外侧关节囊打开后，保持腓骨骨膜完整，并确定 ATFL 和 CFL 的起止点。

3.对于 4.5~5.0mm 的移植物，需要在 ATFL 距骨侧止点建立一个 5.5mm 宽、25~30mm 深的骨隧道，该止点大约位于距骨外侧突与距骨远端关节缘之间连线的 62%处[22]，隧道方向约向后呈 20°进入距骨体（指向内踝尖）。将移植物插入骨隧道后，用 5.5mm 的界面螺钉固定。我们发现，使用 Arthrex 生物腱固定系统®（Arthrex, Inc., Naples, Florida）可以使这项技术的操作更加便利。

4.在腓骨远端钻孔，建立一个由前向后的 V 形隧道。先使用 5mm 的空心钻从腓骨远端前方 ATFL 起点向后上 30°钻孔。当使用小切口 Broström 入路时，需要在腓骨后缘再做一个小切口，使用导针和导钻保护腓骨肌腱。第二个钻孔位于 CFL 起点，大约在外踝尖前方 5mm[22]，钻孔指向后上方，出口与上一骨道的出口相通。两个骨道在腓骨远端前缘保留至少 1cm 的骨桥。（注意：对于非常瘦小或骨质疏松的患者，这种方法并不适用，而应使用张力滑动法：用带袢钢板将移植物环绕固定在腓骨内，其一端插入距骨，另一端插入跟骨。腓骨前缘骨道位置可比正常位置下移 1~2mm，且不需要界面螺钉固定）。

5.最后一条隧道建立在跟骨外侧，位于 CFL 止点的解剖位置。正常情况下，跟骨上有一个小结节，有助于确认 CFL 止点。其他有用的参考信息包括：CFL 长度为 2~3cm[1]；CFL 与腓骨轴线向后呈 10°~45°[2]（大多数情况下使用 15°~20°[3]；CFL 与 ATFL 夹角为 104°~132°[23]。Beach 针穿过跟骨和内侧皮质，小心避开内侧神经血管束。使用 6.0mm 空心钻头钻一个深 25~30mm 的隧道，不要穿透跟骨的远端皮质。

6.用过线器或套索缝线将肌腱移植物从前到后穿过腓骨更靠前方的钻孔。在缝线上施加约 9kg 的拉力将移植物穿过隧道，再使用 4.75mm 非金属界面螺钉固定移植物，使踝关节保持在能轻松跖屈、中立内翻 / 外翻、轻微后移的位置。我们建议在这一步骤中将足跟近端垫高（图 10.1）。

7.然后移植物穿过腓骨并穿出更远端的骨道（CFL 起点）。在移植物进入跟骨隧道处并在其远端 25mm 处分别做标记，将

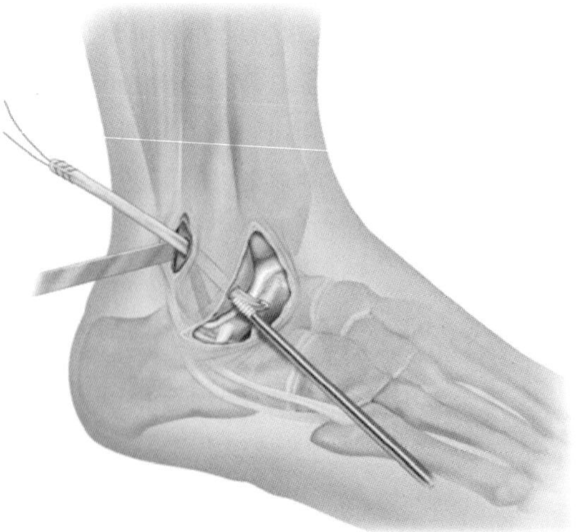

图 10.1　使用界面螺钉将肌腱移植物固定在腓骨远端 ATFL 起点。（Illustration courtesy of Thomas O. Clanton, MD.）

一枚可吸收 Krackow 针放置在靠近远端标记点的肌腱上，将缝线远端多余的肌腱切除。

8.将移植物缝线穿过 Beach 针针眼，然后将 Beach 针连带缝线从跟骨内侧拉出。我们发现，摆动 Beach 针有助于完成这一步骤。将移植物从跟骨隧道完全拉出并拉紧，使踝关节保持在中立背伸，中立内翻 / 外翻、轻微后移的位置。使用 5.5mm 或 6.25mm 的界面螺钉（具体尺寸取决于骨密度）将移植物固定到跟骨骨隧道中（图 10.2）。

9.测试踝关节的稳定性和活动度，并在透视下进行应力 X 线检查，以确认距骨倾斜试验和前抽屉试验已恢复正常。

10.如果需要更进一步稳定，可利用伸肌下支持带或其他局部组织予以增强。常规闭合切口，敷料包扎，使用夹板或行走靴将踝关节固定于中立位。

也报道了一种经皮重建手术，该方法已在临床中成功应用[16,24]。

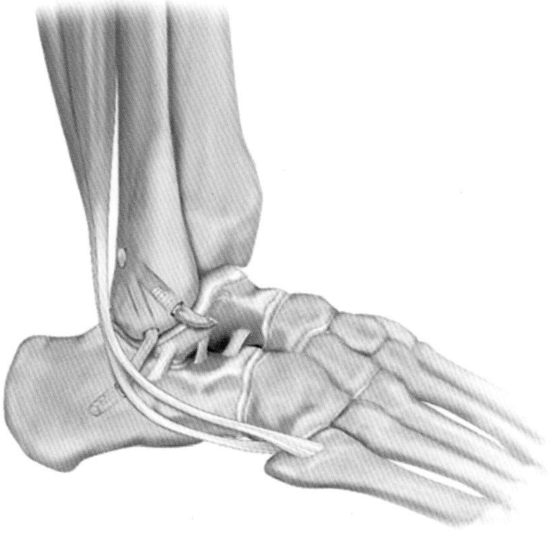

**图 10.2**　使用界面螺钉在距骨、腓骨和跟骨中完成 ATFL 和 CFL 重建。（Illustration courtesy of Thomas O. Clanton, MD.）

## 康复

随着治疗踝关节外侧不稳定手术技术的不断发展，术后康复也随之发生改变，以允许更早的负重和更少的活动限制。以下是作者为上述同种异体移植物解剖重建制订的标准康复方案。术后 2 周内石膏夹板固定踝关节，患肢不负重。2 周时拆除缝线，步行靴保护患肢，并允许在接下来的 2 周内（术后 2~4 周）逐步负重。在 4 周时，患者佩戴步行靴完全负重，并允许在后续 2 周内（术后 4~6 周）改用常规鞋。

典型踝关节康复计划中的活动范围、力量、跟腱拉伸和本体感觉训练从术后 3~4 周开始，并根据患者耐受情况推进（表 10.1）。根据踝关节的其他病理变化对常规康复计划进行相应调整。

康复后的一个重要决定就是是否准备复出。目前尚无明确的循证指南来确定运动员适合重返运动和比赛，特别是那些足踝损伤和手术的运动员。目前，我们确定重返运动的首选方法是测试运动员的专业运动能力，如单腿跳距离、跳箱子或“8”字跳。这些伴随着运动员心理状态的因素至关重要，决定了他们是否已经完全康复，可以恢复专业运动训练及重返比赛。与物理治疗师、运动训练师，有时还与运动教练或球员位置教练进行密切合作是非常重要的，这可以帮助管理和推荐运动强度进展，恢复到受伤前训练计划，直至重返运动。详细内容可参见康复和返回赛场章节。

## 结果

尽管最初报道非解剖肌腱固定术治疗踝关节外侧不稳定[20]有良好的临床结果，但过去 50 年的文献表明，该术式远期功能恢

表 10.1 踝关节外侧韧带重建术后康复方案

| 术后时间线 | 注意事项 | 负重要求 | 穿鞋要求 | 康复建议 |
| --- | --- | --- | --- | --- |
| 0~2 周 | 6 周内不内翻 | 不负重 | 石膏夹板或支具固定 | |
| 2~6 周<br>ROM/肌肉运动 | 6 周内不内翻 | 2 周后弃拐<br>2 周后带支具行走无痛，可拆除支具<br>完全负重 | 支具和支撑鞋 | • 肿胀方式<br>• 恢复主动活动度<br>• 用牵拉带进行抗阻力量训练<br>• 在负重要求内加强<br>• 内在强化<br>• 步态训练<br>• 泳池训练：深水训练<br>• 固定自行车：无阻力启动 |
| 6~12 周耐力 | 没有限制<br>在功能需求范围内进行内翻活动 | | 支撑鞋 | • 恢复功能性背伸<br>• 步态训练<br>• 抗阻训练：普拉提核心床，穿梭跑和压腿<br>• 泳池训练：在浅水区进行步态训练及足部固定的力量训练<br>• 开始进阶的足部固定的力量训练：深蹲、提踵和举重<br>• 开始平衡训练 |
| 3~5 个月力量 | 全活动度运动 | | 最想穿的鞋子(如果你想穿并准备好穿高跟鞋，应咨询治疗师) | • 泳池训练：有氧运动<br>• 继续闭链力量训练：过渡到单腿力量，并根据患者的目标增加重量<br>• 恢复双腿和单腿提踵力量<br>• 在没有视觉依赖和有上肢挑战的情况下，继续在动态表面上进行平衡训练<br>• 制订训练计划以恢复患者所需的心血管训练 |
| 4 个月以上敏捷<br>重返运动 | 全活动度运动 | | 所有需要的运动鞋(跑鞋，滑雪靴等) | • 继续提高力量和平衡能力<br>• 继续增加所需的心血管训练量<br>• 特定运动的敏捷性和力量训练<br>• 启动吸收和落地策略 |

ROM，活动范围。(Courtesy of Anastasia Robinson，DPT)

复差、并发症发生率高、复发关节不稳定，容易出现踝关节和距下关节僵硬及关节炎及外翻无力[10,14,25]。在 Krips 等进行的一项大型、长期随访、多中心结果研究中，他们比较了 Evans 肌腱固定术与解剖重建，结果发现接受肌腱固定术的患者有更大比例需要翻修，并表现出更多的不稳定、骨关节炎、慢性疼痛和背伸受限。韧带解剖重建患者中 80% 获得了优良的结果，而 Evans 肌腱固定术仅为 33%[10]。一项关于 Chrisman Snook 术式和改良 Broström 术式的前瞻性随机对比研究发现，肌腱固定术组的并发症明显更多，包括腓肠神经损伤、伤口并发症、踝关节“紧绷”感和医源性平足[26]。生物力学研究也支持解剖重建或增强术式，因为这类手术比非解剖肌腱固定术或肌腱转位术能更接近恢复到原始力学模式[8,9]。

Girard 等[6]所描述的混合技术，即 Broström-Evan 术式，主要是考虑到一些特殊患者（如超重、韧带松弛或参与剧烈工作或运动的患者）使用局部组织修复最终会导致手术失败。在 Hsu 等的一项为期 5 年的临床结果研究中[17]，19 例慢性踝关节不稳定患者接受改良 Broström-Evan 手术后，腓侧力量轻微损失，未出现复发性不稳定，以及需要再次手术的进行性症状性距下关节炎。然而，他们确实注意到术后患者内翻活动范围降低了 41%。这种技术适用于一些特定患者，但须告知可能出现的内翻活动受限。

目前关于使用同种异体移植或自体肌腱移植治疗慢性踝关节不稳定的临床文献主要局限于回顾性评论，且因随访时间短和病例数量少而受限。然而，在短期和中期随访中，85%~100%的患者有优良结果。总的来说，研究显示术后踝关节和距下关节能保留运动，并发症发生率和复发不稳定率低，无移植物排斥，恢复运动比率较高[16]。报道的解剖重建并发症包括粘连、腓肠神经和腓浅神经失用症或神经痛、切口肿胀、伤口愈合延迟、复杂的区域疼痛综合征和腓骨肌腱激惹征[27-29]。最新文献的详细信息见表 10.2。

表 10.2　踝关节外侧韧带重建结果

| 作者（年份） | 病例数 | 手术细节 | 患者平均年龄（岁） | 平均随访时间（月）（范围） | 成功率 | 结果 |
|---|---|---|---|---|---|---|
| Mille 等（2013）[28] | 28 | 同种异体半腱肌移植，其中 12 例需要同时纠正内翻 | | 32（12~79） | 80%的患者满意或非常满意 | –VAS 评分从 8 分提升到 1 分<br>–没有距下关节炎和疼痛<br>–3 例患者有轻度持续不稳定<br>–1 例患者内翻未纠正<br>–1 例 CRPS 患者 |

（待续）

表 10.2(续)

| 作者(年份) | 病例数 | 手术细节 | 患者平均年龄(岁) | 平均随访时间(月)(范围) | 成功率 | 结果 |
|---|---|---|---|---|---|---|
| Xu 等(2014)[24] | 68 | 微创入路，自体半腱肌移植(32例)或同种异体移植(36例) | 33±3.2 | 33.5±6.5 自体移植，28.5±6.5 异体移植 | | –同种异体移植物组的 AOFAS 评分从 60 分提高到 85 分<br>–5 例(7%)出现复发性不稳定<br>–两组间结果无明显差异<br>–同种异体移植组的距骨倾斜度从 13° 下降到 3.6° |
| Hong-Geun Jung 等(2015)[29] | 66 | 同种异体半腱肌移植，生物可吸收肌腱固定术螺钉 | 30(16~59) | 22(12~68) | 89%的患者满意或非常满意 | –VAS 评分从5.5 分提高到 1.3 分<br>–AOFAS 评分从 71 分提高到 91 分<br>–距骨倾斜度从 14.8° 下降到 3.8°<br>–8 例(12%)出现术后神经痛<br>–4 例(6%)出现伤口问题<br>–1 例距下关节僵硬 |
| Dierckman 等(2015)[30] | 38 | 同种异体半腱肌移植 | 28(16~74) | 38(24~107) | –85% 优良结果<br>–100%满意 | –VAS 评分从 7.3 分提高到 1.9 分<br>–距骨倾斜度从 14.3° 下降到 3.1°<br>–71% 的患者达到或低于术前活动水平<br>–X 线检查无 1 级以上的关节炎表现 |

(待续)

表 10.2(续)

| 作者(年份) | 病例数 | 手术细节 | 患者平均年龄(岁) | 平局随访时间(月)(范围) | 成功率 | 结果 |
|---|---|---|---|---|---|---|
| Matheny 等(2016)[27] | 86 | Broström–Gould 术式(61 例)，同种异体半腱肌移植(25 例) | 38 (19~68) | 36(24~64) | 两组患者均未进行翻修手术 | –患者疗效和满意度均无显著差异<br>–移植重建组 4 例(19%)发生粘连，需要手术清创 |
| Wang 等.(2017)[31] | 19 | 同种异体半腱肌移植 | 28 (19~41) | 30(24~40) | 所有患者均恢复活动，没有不稳定、疼痛或运动受限 | –AOFAS 评分从 64 分提高到 90 分<br>–平均距骨倾斜度从 17°下降到 4°<br>–超声检查显示韧带连续性及张力良好 |
| Cordier 等(2020)[32] | 53 | 关节镜下自体股薄肌移植 | 38 (21~58) | 31.5±7 | 92%的患者满意或非常满意 | –VAS 评分从 1.9 分提高到 0.8 分<br>–AOFAS 评分从 76 分提高到 95 分<br>–85%恢复到术前运动水平<br>–2 例患者出现复发性不稳定 |

AOFAS，美国骨科足踝协会；VAS，视觉模拟量表；CRPS，复杂区域疼痛综合征。

此外，一项生物力学尸体研究表明，使用界面螺钉固定同种异体半腱肌重建 ATFL 可表现出与原始完整模型相似的强度和刚度[13]。

虽然缺乏外侧韧带解剖性异体移植重建的长期临床结果研究和随机前瞻性研究，但作者认为，对于自身组织不足、既往修复失败和全身韧带松弛症的患者，该技术能可靠地恢复踝关节不稳定。

## 参考文献

1. Coughlin MJ, Schenck RC, Grebing BR, Treme G. Comprehensive reconstruction of the lateral ankle for chronic instability using a free gracilis graft. Foot Ankle Int. 2004;25(4):231–41.
2. Elmslie RC. Recurrent subluxation of the ankle-joint. Ann Surg. 1934;100(2):364–7.
3. Broström L. Sprained ankles. V. Treatment and prognosis in recent ligament ruptures. Acta Chir Scand. 1966;132(5):537–50.
4. Karlsson J, Bergsten T, Lansinger O, Peterson L. Surgical treatment of chronic lateral instability of

the ankle joint. A new procedure. Am J Sports Med. 1989;17(2):268–73; discussion 73–4
5. Gould N, Seligson D, Gassman J. Early and late repair of lateral ligament of the ankle. Foot Ankle. 1980;1(2):84–9.
6. Girard P, Anderson RB, Davis WH, Isear JA, Kiebzak GM. Clinical evaluation of the modified Brostrom-Evans procedure to restore ankle stability. Foot Ankle Int. 1999;20(4):246–52.
7. Coetzee JC, Ellington JK, Ronan JA, Stone RM. Functional results of open Broström ankle ligament repair augmented with a suture tape. Foot Ankle Int. 2018;39(3):304–10.
8. Clanton T, Waldrup NI. Athletic injuries to the soft tissues of the foot and ankle. In: Coughlin M, Saltzman C, Anderson R, editors. Mann's surgery of the foot and ankle. 9th ed. Philadelphia, PA: Saunders/Elsevier; 2013. p. 1531–687.
9. Bahr R, Pena F, Shine J, Lew WD, Tyrdal S, Engebretsen L. Biomechanics of ankle ligament reconstruction. An in vitro comparison of the Broström repair, Watson-Jones reconstruction, and a new anatomic reconstruction technique. Am J Sports Med. 1997;25(4):424–32.
10. Krips R, Brandsson S, Swensson C, van Dijk CN, Karlsson J. Anatomical reconstruction and Evans tenodesis of the lateral ligaments of the ankle. Clinical and radiological findings after follow-up for 15 to 30 years. J Bone Joint Surg Br. 2002;84(2):232–6.
11. Jeys LM, Harris NJ. Ankle stabilization with hamstring autograft: a new technique using interference screws. Foot Ankle Int. 2003;24(9):677–9.
12. Jeys L, Korrosis S, Stewart T, Harris NJ. Bone anchors or interference screws? A biomechanical evaluation for autograft ankle stabilization. Am J Sports Med. 2004;32(7):1651–9.
13. Clanton TO, Viens NA, Campbell KJ, Laprade RF, Wijdicks CA. Anterior talofibular ligament ruptures, part 2: biomechanical comparison of anterior talofibular ligament reconstruction using semitendinosus allografts with the intact ligament. Am J Sports Med. 2014;42(2):412–6.
14. Clanton TO. Ankle sprains, ankle instability, and syndesmosis injuries. In: Porter D, Schon L, editors. Baxter's the foot and ankle in sport. 3rd ed. Philadelphia: Elsevier; 2020. p. 255–75.
15. Schneck CD, Mesgarzadeh M, Bonakdarpour A. MR imaging of the most commonly injured ankle ligaments. Part II. Ligament injuries. Radiology. 1992;184(2):507–12.
16. Espinosa N, Bluman E. Lateral ankle ligament reconstruction using allograft. In: Alexander I, Bluman E, Greisberg J, editors. Advanced reconstruction: foot and ankle 2. Rosemont, IL: American Academy of Orthopaedic Surgeons; 2015. p. 349–55.
17. Hsu AR, Ardoin GT, Davis WH, Anderson RB. Intermediate and long-term outcomes of the modified Brostrom-Evans procedure for lateral ankle ligament reconstruction. Foot Ankle Spec. 2016;9(2):131–9.
18. Hollis JM, Blasier RD, Flahiff CM, Hofmann OE. Biomechanical comparison of reconstruction techniques in simulated lateral ankle ligament injury. Am J Sports Med. 1995;23(6):678–82.
19. Colville MR, Grondel RJ. Anatomic reconstruction of the lateral ankle ligaments using a split peroneus brevis tendon graft. Am J Sports Med. 1995;23(2):210–3.
20. Larsen E. Tendon transfer for lateral ankle and subtalar joint instability. Acta Orthop Scand. 1988;59(2):168–72.
21. Broström L, Sprained ankles. VI. Surgical treatment of "chronic" ligament ruptures. Acta Chir Scand. 1966;132(5):551–65.
22. Clanton TO, Campbell KJ, Wilson KJ, Michalski MP, Goldsmith MT, Wijdicks CA, et al. Qualitative and quantitative anatomic investigation of the lateral ankle ligaments for surgical reconstruction procedures. J Bone Joint Surg Am. 2014;96(12):e98.
23. Kelikian AS, Sarrafian SK. Syndesmology. In: Kelikian AS, Sarrafian SK, editors. Sarrafian's anatomy of the foot and ankle: descriptive, topographic, functional. 3rd ed. Philadelphia: Wolters Kluwer Health/Lippincott Williams & Wilkins; 2011. p. 163–75.
24. Xu X, Hu M, Liu J, Zhu Y, Wang B. Minimally invasive reconstruction of the lateral ankle ligaments using semitendinosus autograft or tendon allograft. Foot Ankle Int. 2014;35(10):1015–21.
25. Krips R, van Dijk CN, Halasi PT, Lehtonen H, Corradini C, Moyen B, et al. Long-term outcome of anatomical reconstruction versus tenodesis for the treatment of chronic anterolateral instability of the ankle joint: a multicenter study. Foot Ankle Int. 2001;22(5):415–21.
26. Hennrikus WL, Mapes RC, Lyons PM, Lapoint JM. Outcomes of the Chrisman-Snook and modified-Broström procedures for chronic lateral ankle instability. A prospective, randomized comparison. Am J Sports Med. 1996;24(4):400–4.
27. Matheny LM, Johnson NS, Liechti DJ, Clanton TO. Activity level and function after lateral ankle ligament repair versus reconstruction. Am J Sports Med. 2016;44(5):1301–8.
28. Miller AG, Raikin SM, Ahmad J. Near-anatomic allograft tenodesis of chronic lateral ankle instability. Foot Ankle Int. 2013;34(11):1501–7.
29. Jung HG, Shin MH, Park JT, Eom JS, Lee DO, Lee SH. Anatomical reconstruction of lateral ankle ligaments using free tendon allografts and Biotenodesis screws. Foot Ankle Int. 2015;36(9):1064–71.
30. Dierckman BD, Ferkel RD. Anatomic reconstruction with a semitendinosus allograft for chronic lateral ankle instability. Am J Sports Med. 2015;43(8):1941–50.
31. Wang W, Xu GH. Allograft tendon reconstruction of the anterior talofibular ligament and calcaneofibular ligament in the treatment of chronic ankle instability. BMC Musculoskelet Disord. 2017;18(1):150.
32. Cordier G, Ovigue J, Dalmau-Pastor M, Michels F. Endoscopic anatomic ligament reconstruction is a reliable option to treat chronic lateral ankle instability. Knee Surg Sports Traumatol Arthrosc. 2020;28(1):86–92.

第 11 章

# 踝关节外侧不稳定：人工韧带加强术的作用

Richard J. Lamour, Troy S. Watson

## 引言

慢性踝关节外侧不稳定（CLAI）是踝关节扭伤的晚期后遗症，继发于持续运动导致的外侧韧带病变。对于踝关节扭伤，通常建议早期保守治疗，并遵循 RICE 原则：休息、冷敷、加压和抬高患肢。然而，仍有34%~70%的患者出现持续疼痛、肿胀或不稳定感[1]。CLAI 发生于 20%~30%有踝关节扭伤史的患者，并表现为复发性不稳定及其伴随症状。

踝关节外侧韧带复合体由距腓前韧带（ATFL）、跟腓韧带（CFL）及距腓后韧带（PTFL）组成，其中 ATFL 最为薄弱，最易损伤。ATFL 是踝关节跖屈时限制内翻的主要约束韧带，并能对抗距骨在踝穴内的前外侧平移。该韧带起于腓骨前下缘，外踝尖近端 10mm 处，止于距骨外侧突关节缘与距骨颈相交处，其走行与胫骨纵轴呈 45°~90°夹角[2]。

CFL 是踝关节中立位及背伸位时限制内翻的主要约束韧带，它通过限制距下关节内翻，从而限制了关节咬合时的距骨倾斜。CFL 起自腓骨前缘，外踝尖近端约 9mm 处，止于跟骨（距下关节远端 13mm 处），向深处融合于腓骨肌腱腱鞘[2]。

PTFL 是外侧韧带中最强的一条。当外侧韧带复合体完整时，PTFL 仅作为限制踝关节背伸时距骨后移的补充。但当 ATFL 和 CFL 失效时，PTFL 起到对抗内外旋、距骨倾斜和踝关节背伸的作用。PTFL 垂直于胫骨纵轴从腓骨后缘向距骨后外侧结节走行[2]。

## CLAI 的评估

与许多诊断一样，对于 CLAI 的评估首先应该全面了解病史，包括多次内翻位扭伤。患者通常会特别强调在不平整路面感觉不稳定，并对踝关节活动缺乏信心。还应询问有无其他关节（如肩、肘、腕、手、髋和膝等）半脱位或脱位病史，以排除关节过度活动综合征，因为该诊断将极大影响稳定术式的选择。同时，还应询问患者踝关节有无机械性症状，如打软腿、弹响或交锁等，因为这些症状是由 CLAI 相关的病理改变引起的，如腓骨不稳定和骨软骨损伤。最后，还要了解患者伤后的治疗史，以帮助确定后续治疗方案。

其次，要对足踝进行系统的体格检查，

包括力线、踝/距下关节活动范围、运动力量和稳定性激发测试。操作时应脱掉患者鞋袜,以便观察和检查。就力线而言,由于外侧韧带松弛和腓骨肌腱力量较弱,非负重状态下的踝关节休息位是内翻的;而负重时踝关节和足跟的内翻程度加重,可能会导致踝关节外侧不稳定。标准的踝关节活动范围检查应在冠状面和矢状面进行。此外,可以通过传统的 Coleman 木块试验来检查距下关节柔韧性,该试验能消除前足内翻对后足运动和力线的影响。足跟内翻矫正有助于选择正确的矫形器或稳定术式。踝关节主要肌群的传统运动力量测试很重要,特别是腓骨长短肌。患有 CLAI 时,腓骨肌力量通常减弱,导致踝关节动态不稳定。ATFL 和 CFL 的激发测试, 以及前抽屉试验和侧方倾斜测试,可以用来评估关节的功能稳定性。前抽屉试验在踝关节跖屈 20°~30°完成, 以检查有无以毫米为单位的距骨位移,以及是否有软/硬终末感。距骨倾斜试验是在踝关节中立位时施加内翻应力。抗背伸外翻试验可重现踝关节扭伤同时发生的腓骨半脱位或脱位。如果怀疑有过度活动综合征,应使用 Beighton 评分系统来鉴别有无过度松弛。全身性韧带松弛症会影响外侧韧带复合体手术修复的效果[3]。

## 诊断性影像学

平片、应力 X 线片、超声和 MRI 等诊断性影像检查可以对 CLAI 及其伴随的病理改变进行进一步评估。在负重 X 线片上可以观察踝关节和后足的整体力线、关节间隙、有无急慢性骨折及骨软骨病变。在拍摄应力 X 线时进行距骨倾斜和前抽屉试验可显示有无关节不稳定。踝关节保持中立位,在内翻应力作用下,距骨倾斜差异达到 10°,通常可诊断 CFL 失效[4]。在前抽屉试验中,与对侧相比前移超过 10mm,即可诊断 ATFL 失效[4]。距下关节开口要与正常稳定的距下关节进行比较,但何种程度的距下关节开口影像学异常能够判断距下关节不稳定尚不明确。对于 CLAI 患者,作者通常不进行应力 X 线片检查,而倾向于通过病史和体格检查进行诊断。

超声检查已被认为是一种床旁诊断工具,可以观察外侧韧带复合体撕裂,并能在应力作用下识别踝关节外侧病理性不稳定。超声检查对操作人员要求较高,需要经过全面培训才能恰当使用。

MRI 可以提供关于踝关节周围韧带损伤的有用信息。然而,对韧带功能的判断还应取决于患者的病史和临床检查。MRI 对评估相关骨软骨损伤、腓骨肌腱病理改变及三角韧带撕裂非常关键,并且有助于评估需要手术修复的外侧韧带组织的质量。因此,MRI 经常用于评估踝关节不稳定,但应与其他影像学检查、病史和体格检查相结合[4]。

## 非手术治疗

踝关节扭伤的典型非手术治疗方案在于休息、短暂固定和物理治疗或 RICE 原则下的功能康复。支具等固定物的保护作用可以确保撕裂的外侧韧带复合体在不被过度拉伸的情况下愈合。而物理治疗特别关注本体感觉训练、腓骨肌肉加强及活动范围的恢复。非手术治疗通常建议持续至少 3~6 个月,如果效果欠佳可考虑手术干预[1]。

长期踝关节不稳定会导致局灶性软骨缺损、腓骨肌腱撕裂、全踝关节炎和踝关节畸形。为了预防这些晚期并发症,或者非手术治疗方案不能改善症状时,应选择手术治疗。

## 手术选择的历史沿革

CLAI 的手术治疗始于 1932 年由 Nilsonne 提出的非解剖重建，随后 Watson-Jones、Evans 和 Chrisman Snook 等报道了非解剖术式。尽管非解剖重建短期疗效良好，但其改变了踝关节和距下关节的运动学，并与距下关节后关节突关节炎、移植物松弛和术后功能恢复差密切相关[1]。因此，Broström 在 1966 年提出了解剖修复术[5]，并由 Gould（MB）在 1980 年进行了改良[6]。与其他技术相比，这种术式组合被视为治疗 CLAI 的金标准[1]。解剖韧带修复通过修复韧带残余部分来恢复接近正常的解剖特性和关节力学。

尽管 Broström 术式有良好的结果，但也有报道其手术过程存在缺陷。Broström 报道，10%的 CLAI 患者因复发性组织损伤而导致组织质量不足。全身关节过度活动症的患者手术失败率仅次于固有结缔组织疾病。在这种情况下，外科医生会对初次修复缺乏信心。此外，Maffulli 在一项关于 Broström 术式为期 9 年的病例系列随访研究中报道，复发性不稳定发生率为 16%[7]。关于 Broström 修复的生物力学性能的研究发现，原生 ATFL 强度为 154N（载荷到失效），而传统改良 Broström 修复后仅为 68N[8]。这些发现突显了 Broström 修复的固有弱点，这会导致修复失败，尤其不利于术后早期运动。Kirk 等在一项尸体生物力学研究中指出，早期无保护活动会导致 ATFL 拉长[9]。由于 MB 术式可能导致韧带拉长和修复失败，外科医生已经寻找替代方案来减少术后固定和促进更好的功能康复。

为此，我们应致力于优化和加强修复方案，进一步改良 Broström 术式，以提供优良的修复强度、促进早期和积极的术后康复，最终加速恢复到伤前的活动水平[10]。

## Broström 术式的改良与加强

### Broström 术式和改良 Gould 术式

Gould 术式是传统 Broström 修复的改良，在此术式中使用伸肌下支持带（IER）已有 30 多年历史，且已被报道有良好的结果[11]。在缺乏合适的组织来进行修复的情况下，IER 为外侧韧带的修复提供了一个极好的组织来源。

然而，在所有踝关节外侧稳定手术中使用 IER，并不是指用 IER 穿过距下关节来获得稳定。特别是对于运动员而言，过度收紧可能出现后距下关节僵硬，从而导致功能障碍。最近的生物力学测试也质疑在原装尸体模型中使用 IER 进行直接解剖修复的作用。研究发现，与未使用的 IER 标本相比，在传统 Broström 修复中使用 IER 并没有机械学优势[12]。

此外，由于 IER 解剖变异较多，所以它在 Broström 修复中的实际应用也受到了质疑，尤其在通过有限切开的切口进行 Broström 修复时，很难将腓骨筋膜的前部和 IER 相区分。通常 IER 呈 Y 形结构，由茎（肋斜）韧带、上内斜束和下内斜束组成。茎（肋斜）韧带有三个根，起自跗骨窦，分为上内斜束和下内斜束，前者止于内踝前方，后者分别分开止于踇趾展肌、舟骨和内侧楔骨[11]。但在 25%的病例中，会多出一个止于外踝外侧的上外侧束，使 IER 呈 X 形；因此，在 MB 术式中的使用受到限制。

### 新生韧带加强术

Tourne 等描述了一种 Broström 解剖修复加强术，他切取 IER 的上内斜束和肋斜韧带作为一种新生韧带[13]。该技术将邻近的自体组织动力化，而不会过度限制伸肌腱，因此具有与Gould改良术式相似的优势。但该技术更具挑战性，并且由于要将类似于非解剖肌腱固定技术中的邻近自身组织动力化，所以该技术还需要更多侵入性操作。

### 增加缝合锚钉的修复加强术

在腓骨止点处用两个缝合锚钉将外侧韧带进行套叠缩短，这是Broström解剖修复术的一种方法。Giza等在原修复锚钉的近端增加了一个锚钉，以缝合桥接的方式将缝线合并在一起，以增加生物力学结构强度[10]。在这项尸体研究中，通过关节镜下实施了标准的和加强版的Broström修复术，结果显示二者的失效负荷没有明显差异。

## 人工韧带加强术

为不断提高Broström修复的初始强度，人工韧带的应用已经持续了几十年。它不仅避免了切取自体移植物造成的供区损伤，还能提供一个强健的稳定结构，并允许积极康复以更快地恢复工作/运动能力，同时避免同种异体移植物疾病传播的风险。它就像一个“安全带”，保护一期修复的韧带免受拉伸和失效。

### 韧带增强重建系统（LARS）

LARS是一种由聚对苯二甲酸乙二醇酯（PET）制成的人工韧带增强装置，最初在交叉韧带重建手术中广泛使用，但也有术后出现关节内聚乙烯滑膜炎的报道。在一项为期5年的随机对照试验中，LARS加强术组使用了LARS AC 30 DB（LARS，手术植入物和装置，Arc-sur-Tille, France）植入物，并对外侧韧带的一期修复效果与改良Broström-Gould修复组进行了比较[14]。LARS组术后1年、2年和5年的FAOS总评分明显改善，而且在FAOS每个分量表中的表现也是如此。在5年的Tegner活动评分中，LARS组明显高于改良Broström-Gould修复组。LARS组术后并发症发生率更低，而且并发症与人工LARS材料无关。

### Leeds-Keio 人工韧带

Leeds-Keio人工韧带或称为Leeds-Keio装置[Xiros（原新生韧带），Leeds，England]是另一种人工合成装置。它最初用于膝关节，但其逐步增加的并发症仅次于关节内置入物。因此，后续版本的聚酯网装置提高了生物相容性。Leeds-Keio人工韧带在踝关节的应用描述并不多，且很少有关于其用于加强踝关节韧带修复的报道。Kakarala等报道在1例患者中采用了一种新的改良技术，他使用趾短伸肌腱（EDB）皮瓣重建外侧韧带，并用Leeds-Keio聚酯网进行加强[15]，患者恢复良好，没有任何早期并发症出现。除此以外，再无其他使用Leeds-Keio人工韧带治疗踝关节外侧不稳定的报道。

### Mersilene®缝合带

Sarhan等报道在一项前瞻性研究中使用一种聚酯缝合带来加强外侧韧带的一期修复[16]。30例患者使用了5mm的Mersilene®缝合带（Ethicon，Inc.，Somerville，NJ，USA），并经骨隧道来加强外侧韧带的解剖修复。术后1年，美国足踝外科协会（AOFAS）和足踝能力测量（FAAM）评分均显著改善，且未出现与聚酯材料相关的并发症。

### Arthrex®缝合带（InternalBrace™）

Watson等描述了一种使用Arthrex® InternalBrace™（IB）（Artrex Inc, Naples, FL, USA）来加强MB术式的外科技术[17]。该装置是一种2mm宽且具有超高分子量聚乙烯（UHMWPE）胶原涂层的缝合带（FiberTape®），

并用免打结的 SwiveLock®缝合锚钉固定于骨质。在 MB 术式中使用 Arthrex®缝合带进行加强，与单纯 MB 修复相比，甚至与原生状态的 ATFL 相比，其生物力学显示更强的强度[8]。修复强度的增加可显著改善临床结果，这将在后续章节中进行详述。此外，强度的增加也允许患者在术后早期活动，而不用担心修复失败或缝合带被拉伸。

## 生物力学证据

尽管 Broström 术式的有效性、安全性和耐久性已被充分验证，但也有充足证据表明该术式并不能包治百病。生物力学调查充分证实：缝合带加强术（STA）的强度优于原生 ATFL 和 MB 术式；ATFL 韧带修复术[18]和 ATFL STA[19]有低于原生 ATFL 的强度和稳定度；MB STA 则显示出更低的失败率[20]；使用 STA 进行 ATFL 重建能够恢复前外侧不稳定踝关节的矢状面稳定性[21]。

一项 18 具尸体标本的实验室研究发现，ATFL STA 修复的强度和稳定度不低于原生 ATFL。未经 Broström 修复的 ATFL STA 平均失效载荷及刚度比完整的 ATFL 大约高 50%[18]。而 MB 术式失效载荷约 68N，不及原生 ATFL 的一半，与此相比，ATFL STA 数据的重要性显而易见[8]。

另一项 12 具随机尸体标本的对照实验室研究发现，用 STA 重建的 ATFL 韧带与原生 ATFL 没有明显差异[19]。研究表明，用 STA 进行外侧韧带重建具有与原生 ATFL 类似的生物力学稳定性及失效扭矩和角度，失效扭矩和角度可作为稳定性的替代参考指标。同样，在另一项 18 具尸体标本的研究中，与 MB 术式相比，使用缝合锚钉固定 STA 的失效角度增加了 94%[20]。在前抽屉试验中使用踝关节体查仪进行有效测量，发现 ATFL STA 术后的踝关节稳定性与原生踝关节稳定性没有显著差异[21]。术中踝关节支撑结构被切开会造成前抽屉试验中踝关节体查仪读数增加，而 STA 的使用却减少了距骨的前移。

总的来说，STA 提供了更佳的初始状态下的结构强度。但生物力学调查并没有研究韧带愈合情况，也无法了解随时间改变而出现的变化，因此我们不能将生物力学研究结果与临床实践相提并论。

## 临床证据

实验室数据显示，STA 具有优越的结构强度，在愈合过程中可以更早、更积极地进行康复训练，并能更快重返运动，而不用担心出现复发性不稳定。虽然早期数据显示了良好的手术结果、患者满意度和疼痛缓解率，但其功效已在证据等级Ⅰ~Ⅳ级的报道中得到证实，且仅限于特定的患者群体。

首个关于非 MB 术式 STA 韧带的前瞻性研究报道了 34 例患者的临床疗效和患者报告结果，其终末随访时的 FAOS 和 FAAM 评分显著提高，且包括距骨倾斜角（TTA）和距骨前移（ATT）在内的影像学测量值均显著改善（$P<0.001$）。随后，一位资深作者报道了微创下 STA 韧带修复和 MB 术式的前瞻性比较研究[23]，认为该手术是一种可行的替代方法，无须使用游离肌腱移植进行非解剖韧带重建。由于严格的纳入和排除标准，事先功效分析和随机化的方法学优势有所降低，但报道的 FAOS 和 FAAM 评分已得到了很好的验证，且影像学结果与目前的文献一致。

此外，有资深作者介绍了使用 STA 来解决 MB 手术[24]失败后出现的复发性关节不稳定这一挑战性问题。MB 术式的禁忌证尚不清楚，但其失败机制被归因于创伤、依从性差、组织质量差和技术水平差。因此,该研究报道了30例患者短期的临床和手术治疗结果。在终末随访时,平均FAOS和FAAM评分及影像学测量值(TTA和ATT)均显著改善($P<0.001$)。1例患者翻修失败,需要使用同种异体肌腱再次翻修。

有报道提供了对于高要求的军事人员采用该术式的安全性和耐久性证据[25,26]。该报道将MB术式与MB STA术式进行比较,结果显示85例患者在术后6周和12周时,AOFAS评分有显著差异($P=0.001$)。此外,术后12周重返运动的比率,STA组(18例,81.8%)与非STA组(17例,27%)也有显著差异($P<0.001$)。因此作者认为,STA带来的额外的强度可以使其成为韧带修复的次级稳定装置,并有助于减少复发和恢复运动[25]。一项针对93例军队患者的回顾性病例报道显示,MB STA术式的安全性可以加速康复进程[26],患者能比之前的方案早4周恢复敏捷训练,82例(96%)在术后6周进行单腿跳和单侧提踵,仅1例患者需要进行翻修手术。

为了确定STA能否加速康复和保护修复,有一组研究对MB STA术后即刻负重的临床结果和早期的关节活动范围进行了分析[27]。该研究观察了81例患者,平均随访11.5个月,平均重返运动时间为84.1天,占比68,84%,且术侧和对侧的踝关节力学并无明显差异。同样,一项随机对照试验将MB和MB STA术后恢复术前活动水平的时间进行了比较[28]。值得一提的是,除了那些由于不能耐受而转为标准康复方案的患者外,所有患者均采用了先前的康复方案[27]。结果发现,MB STA手术组比MB手术组早4.2周恢复术前活动水平($P<0.001$),而在术后26周或者无须进行加速康复时,两组恢复伤前活动的能力没有显著差异。作者认为,加速康复和STA均是安全的,并有助于恢复到术前活动水平。

一项比较STA修复和MB修复临床结果的系统性回顾和荟萃分析[29],共包括4项研究和254例患者(105例STA修复术,149例Broström术式)。作者的结论是,对于慢性踝关节不稳定,这两种修复技术有效,在不稳定发生率、功能结果及并发症发生率方面没有显著差异。值得注意的是,该研究队列之间存在显著差异,且随访时间较短。其数据来源于一个纯男性队列[25]和一个纯女性队列[22],因此对其结果应谨慎解读。

## 使用Internal Brace™增强的改良Broström-Gould修复术

### 手术技巧

前文已经报道了作者首选的手术技术[17],而MB STA术式是通过一个外踝尖近端约1cm处的线性切口(图11.1)和两个全缝合线锚钉来完成的。

1.距骨锚钉钻孔(图11.2):先将提供的距骨导向器稳定地放置在跗骨窦内,距离距骨外侧突尖端大约2cm。该导向器与距骨体呈45°角进入,以避免损伤踝关节面和距下关节面。经导向器使用3.4mm的实心钻头在距骨的非关节面钻孔。

2.距骨锚钉的放置(图11.3):通过导向器,用骨锤将钻孔隧道敲击到4.75mm阀

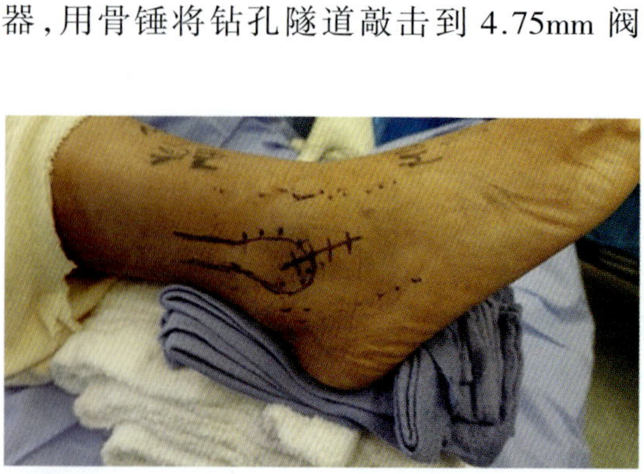

图11.1 识别相应的体表标志,规划手术切口。

门(绿色手柄)上的激光线刻度,再将载有 FiberTape®缝线的 4.75mm 的 SwiveLock®锚钉放入距骨孔内。当驱动器上的方形绿桨固定不动时,顺时针旋转梨形驱动器,使螺纹缝合锚钉连带 FiberTape®进入隧道。当驱动器窗口出现激光线时,螺钉脱落,当线对齐时,螺钉埋头 2mm。

3.完成 MB 术式(图 11.4):此时,通过先前放置的缝合锚将 ATFL 固定到腓骨上,即完成了 MB 术式。通常将踝关节置于中立位,并进行后抽屉操作。

4.腓骨锚钉的钻孔:折中考虑全缝线锚钉插入点的位置,我们将腓骨隧道开孔位于外踝尖近端约 1.5cm 处。用 3.4mm 钻头钻孔,无须进行隧道敲击。

5.腓骨锚钉的收紧 / 放置:将 FiberTape 缝线的两边穿过 3.5mm 的 SwiveLock 锚钉的孔眼。当踝关节在冠状面和矢状面均为中立位时,将孔眼置于钻孔处,并在激光线的位置对缝线进行标记,再将孔眼下滑至 FiberTape 缝线标记处,最后将锚钉按前一个锚钉相同的操作顺序插入钻孔中。

6.松解多余的 FiberTape 缝线 / 附加的修复缝线(图 11.5):当最终的锚钉置入完成后,用 FiberWire®剪刀剪除剩余的 FiberTape®缝线,并根据需要将伸肌下支持带缝合到腓骨或关节囊上。

各种锚钉构型和放置顺序都可以成为内部支撑结构,而作者更喜欢先在距骨放置 4.75mm 的 SwiveLock®,然后在腓骨放置

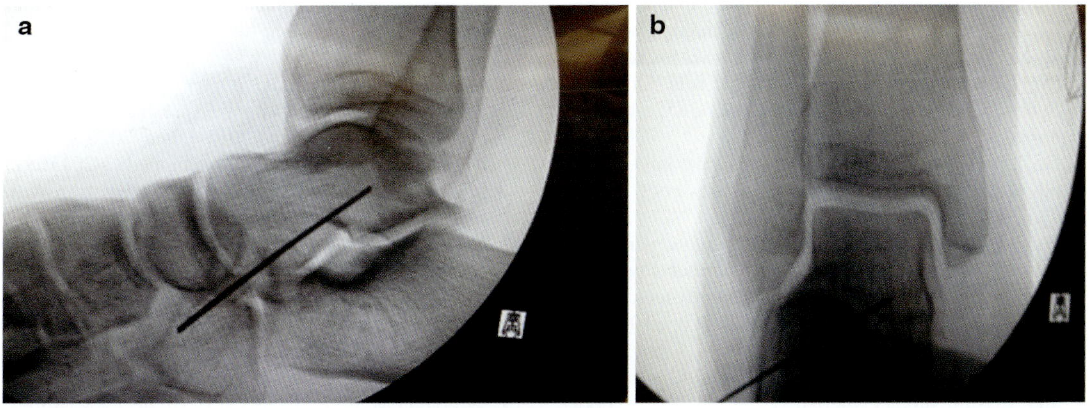


图 11.2 透视下导针确定锚钉隧道。

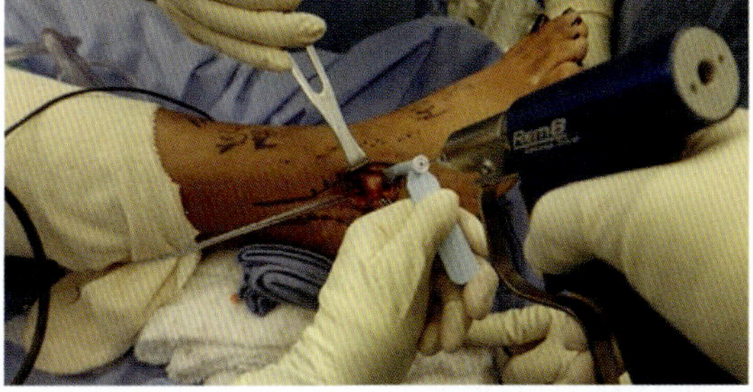

图 11.3 距骨锚钉的钻孔。

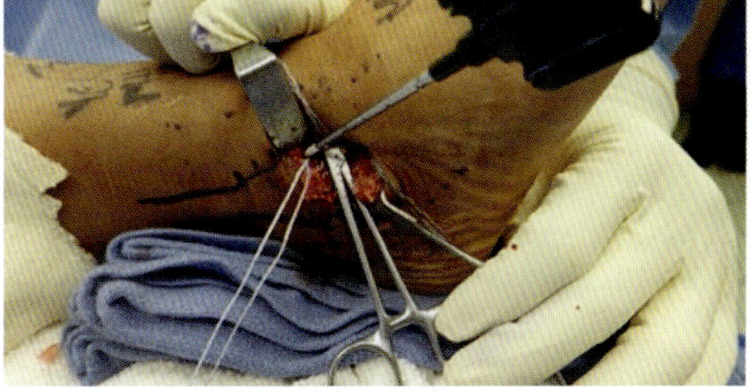

图 11.4 腓骨锚钉。

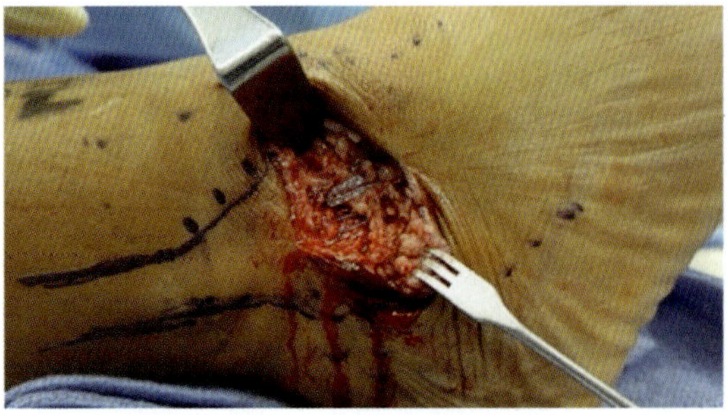

图 11.5 使用缝合带加强来完成最终的改良 Broström 修复。

3.5mm 的 SwiveLock。一项生物力学研究表明，这种构型比原生 ATFL 有更强的结构强度[30]。

## 参考文献


1. Song Y, Li H, Sun C, Zhang J, Gui J, Guo Q, et al. Clinical guidelines for the surgical management of chronic lateral ankle instability: a consensus reached by systematic review of the available data. Orthop J Sports Med. 2019;7(9):2325967119873852. https://doi.org/10.1177/2325967119873852.
2. Golano P, Fariñas O, Sáenz I. The anatomy of the navicular and periarticular structures. Foot Ankle Clin. 2004;9(1):1–23.
3. Folci M, Capsoni F. Arthralgias, fatigue, paresthesias and visceral pain: can joint hypermobility solve the puzzle? A case report. BMC Musculoskelet Disord. 2016;17:58. https://doi.org/10.1186/s12891-016-0905-2.
4. Schenck RC, Coughlin MJ. Lateral ankle instability and revision surgery alternatives in the athlete. Foot Ankle Clin. 2009;14(2):205–14.
5. Broström L. Sprained ankles. V. Treatment and prognosis in recent ligament ruptures. Acta Chir Scand. 1966;132(5):537–50.
6. Gould N, Seligson D, Gassman J. Early and late repair of lateral ligament of the ankle. Foot Ankle. 1980;1(2):84–9.
7. Maffulli N, Del Buono A, Maffulli GD, Oliva F, Testa V, Capasso G, et al. Isolated anterior talofibular ligament Broström repair for chronic lateral ankle instability: 9-year follow-up. Am J Sports Med. 2013;41(4):858–64.
8. Waldrop NE, Wijdicks CA, Jansson KS, LaPrade RF, Clanton TO. Anatomic suture anchor versus the Broström technique for anterior talofibular ligament repair: a biomechanical comparison. Am J Sports Med. 2012;40(11):2590–6.
9. Kirk KL, Campbell JT, Guyton GP, Parks BG, Schon LC. ATFL elongation after Brostrom procedure: a biomechanical investigation. Foot Ankle Int. 2008;29(11):1126–30.
10. Giza E, Whitlow SR, Williams BT, Acevedo JI, Mangone PG, Haytmanek CT, et al. Biomechanical analysis of an arthroscopic Broström ankle ligament repair and a suture anchor-augmented repair. Foot Ankle Int. 2015;36(7):836–41.
11. Cordier G, Lebecque J, Vega J, Dalmau-Pastor M. Arthroscopic ankle lateral ligament repair with biological augmentation gives excellent results in case of chronic ankle instability. Knee Surg Sports Traumatol Arthrosc. 2020;28(1):108–15.
12. Behrens SB, Drakos M, Lee BJ, Paller D, Hoffman E, Koruprolu S, et al. Biomechanical analysis of Brostrom versus Brostrom-Gould lateral ankle instability repairs. Foot Ankle Int. 2013;34(4):587–92.
13. Tourné Y, Peruzzi M. Lateral collateral ligament repair: anatomical ligament reinsertion with augmentation using inferior extensor retinaculum flaps. Oper Orthop Traumatol. 2019;31(3):169–79.
14. Porter M, Shadbolt B, Ye X, Stuart R. Ankle lateral ligament augmentation versus the modified Broström-Gould procedure: a 5-year randomized controlled trial. Am J Sports Med. 2019;47(3):659–66.
15. Kakarala G, Rajan DT. Anterior talo-fibular ligament reconstruction using synthetic ligament and the extensor digitorum brevis. Clin J Sport Med. 2006;16(4):366–8.
16. Sarhan I, Mubark I, Waly A. Chronic lateral ankle instability: results of anatomic repair with polyester tape augmentation. Ortop Traumatol Rehabil. 2020;22(1):25–31.
17. Watson TS, Lamour RJ. Open modified Broström ankle reconstruction with internal brace augmentation: a novel approach. 2015 [cited 2020 Oct 16]. https://www.healio.com/news/orthopedics/20150811/open-modified-brostrm-ankle-reconstruction-with-internal-brace-augmentation-a-novel-approach
18. Viens NA, Wijdicks CA, Campbell KJ, LaPrade RF, Clanton TO. Anterior talofibular ligament ruptures, part 1: biomechanical comparison of augmented Broström repair techniques with the intact anterior talofibular ligament. Am J Sports Med. 2014;42(2):405–11.
19. Willegger M, Benca E, Hirtler L, Hradecky K, Holinka J, Windhager R, et al. Biomechanical stability of tape augmentation for anterior talofibular ligament (ATFL) repair compared to the native ATFL. Knee Surg Sports Traumatol Arthrosc. 2016;24(4):1015–21.
20. Schuh R, Benca E, Willegger M, Hirtler L, Zandieh S, Holinka J, et al. Comparison of Broström technique, suture anchor repair, and tape augmentation for reconstruction of the anterior talofibular ligament. Knee Surg Sports Traumatol Arthrosc. 2016;24(4):1101–7.
21. Lohrer H, Bonsignore G, Dorn-Lange N, Li L, Gollhofer A, Gehring D. Stabilizing lateral ankle instability by suture tape – a cadaver study. J Orthop Surg. 2019;14(1):175.
22. Cho B-K, Park K-J, Kim S-W, Lee H-J, Choi S-M. Minimal invasive suture-tape augmentation for chronic ankle instability. Foot Ankle Int. 2015;36(11):1330–8.
23. Cho B-K, Park J-K, Choi S-M, SooHoo NF. A randomized comparison between lateral ligaments augmentation using suture-tape and modified Broström repair in young female patients with chronic ankle

instability. Foot Ankle Surg. 2019;25(2):137–42.
24. Cho BK, Kim YM, Choi SM, Park HW, SooHoo NF. Revision anatomical reconstruction of the lateral ligaments of the ankle augmented with suture tape for patients with a failed Broström procedure. Bone Joint J. 2017;99-B(9):1183–9.
25. Yoo J-S, Yang E-A. Clinical results of an arthroscopic modified Brostrom operation with and without an internal brace. J Orthop Traumatol. 2016;17(4):353–60.
26. Martin KD, Andres NN, Robinson WH. Suture tape augmented Broström procedure and early accelerated rehabilitation. Foot Ankle Int. 2020;42(2):145–50.
27. Coetzee JC, Ellington JK, Ronan JA, Stone RM. Functional results of open Broström ankle ligament repair augmented with a suture tape. Foot Ankle Int. 2018;39(3):304–10.
28. Kulwin R, Watson T, Rigby R, Coetzee JC, Vora A. Traditional modified Broström versus suture tape ligament augmentation. Foot Ankl Int. 2021;42(5):554–61.
29. Li H, Zhao Y, Chen W, Li H, Hua Y. No differences in clinical outcomes of suture tape augmented repair versus Broström repair surgery for chronic lateral ankle instability. Orthop J Sports Med. 2020;8(9):2325967120948491. https://doi.org/10.1177/2325967120948491.
30. Gates N. InternalBrace™ ligament augmentation. Arthrex Research and Development; 2014.

第 12 章

# 踝关节外侧不稳定:康复及重返运动

Christopher Neville, Erin Haggerty, Jeannie Park, Robert Carrier, Eric Giza

## 背景

踝关节扭伤是一种常见的运动相关损伤,据报道美国每年的发病率为2.15‰[1]。踝关节扭伤通常是指足在跖屈位时受到内翻应力导致的踝关节外侧韧带损伤。尽管大多数患者很少遗留功能障碍,但10%~30%的踝关节扭伤患者会出现一些慢性症状,如踝关节无力、疼痛、肿胀、力量丢失、反复扭伤及机械性和功能性不稳定[2],而这些正是慢性踝关节不稳定(CAI)的特征[3]。

在本章中,CAI被定义为初次损伤后1年内反复发生踝关节不稳定[4]。有多种因素可引起CAI的持续症状,包括:

- 原发性组织损伤:ATFL和CFL。
- 病理力学损伤:病理性松弛,活动范围受限,继发性组织损伤和组织适应。
- 感知障碍:疼痛,躯体感觉减弱,感知不稳定,运动恐惧,功能减弱,以及与健康相关的生活质量(HRQL)降低。
- 运动行为障碍:反应能力改变,神经肌肉抑制,肌肉无力,平衡障碍,运动模式改变,体力活动减少。
- 个人因素:人口统计数据,病史,身体状况和心理特征。
- 环境因素:体力活动和运动需求,家庭和工作需求,社会支持,以及医保状况。
- 相互作用:以上所列因素之间的相互作用。
- 临床结果:从出现持续CAI症状到完全恢复期间临床结果的表现。

总的来说,这些因素导致了功能性和(或)机械性不稳定。功能性不稳定被描述为"反复发生关节不稳定和神经肌肉障碍导致的关节不稳定"[5]。尽管检查中并没有发现韧带病理性松弛,但功能性不稳定仍被认定为一种持续的不稳定。功能性不稳定的主要原因是关节机械感受器和传入神经损伤会导致平衡受损、关节位置感减弱、腓骨肌对内翻应力的反应减慢、神经传导速度减慢、皮肤感觉受损、力量减弱和踝关节背伸受限。精心准备的康复计划对治疗功能性不稳定效果良好。另一方面,机械性不稳定是韧带的组织结构受损而出现的一种不良的解剖改变,它使韧带变得松弛,从而导致关节运动学改变并出现关节炎变化,通常需要手术干预[6]。如果患者同时存在机械性和功能性不稳定，这将使治疗更加复杂。

## 解剖学和生物力学

想要了解 CAI 的病理变化，我们首先要了解踝关节稳定性的解剖学和生物力学。踝关节的稳定性来源于外因（如韧带和肌腱）和内因（如关节面的几何形状）。每种因素的作用大小随负荷水平、施力方向及韧带完整性而变化[7]。一般来说，踝关节在背伸且负荷时最稳定，在跖屈且不负荷时最不稳定，而在不负荷状态下踝关节的稳定依靠韧带来维持。

距腓前韧带（ATFL）、跟腓韧带（CFL）和距腓后韧带（PTFL）组成了踝关节的三个外侧韧带（图 12.1）。踝关节的稳定性来源于被动的韧带约束、各关节面的相互匹配及主动的肌肉肌腱组织，而 ATFL、CFL 和 PTFL 为踝关节外侧面提供静态约束。

ATFL 与关节囊相连，且构成束支数量可变[8]。Clanton 等的尸体研究发现，50%（7/14）标本的 ATFL 呈现单束支形态，而其余 50% 有两条束支。他们将 ATFL 的起点定位于腓骨前缘，距外踝尖 13.8mm 处，止点位于距骨外侧关节面前方。ATFL 在踝关节跖屈时紧张，以防止距骨前移和过度跖屈。ATEL 是三个外侧韧带中最薄弱的，当踝关节跖屈时出现内翻损伤[9]，ATFL 断裂的风险最大。随着力量增加和外侧移位，往往紧接着会出现 CFL 损伤。

CFL 起源于外踝尖前方约 5.3mm[9]。重要的是，CFL 不仅穿过踝关节， 而且跨越距下关节，在腓肌腱后下方延伸，止于跟骨体外侧。与 ATFL 相比，踝关节背伸时 CFL 紧张，以防止胫距和距下关节过度内翻。

PTFL 是三者中最大的，起点位于外踝偏内侧、外踝尖上方约 4.8mm，其止点分散止于距骨的后外侧面[9]。PTFL 也是在踝关节背伸时紧张，以防止过度内翻和内旋[10]。由于其大小和强度，PTFL 很少受到外伤影响，通常只有在严重损伤后才会断裂[11]。

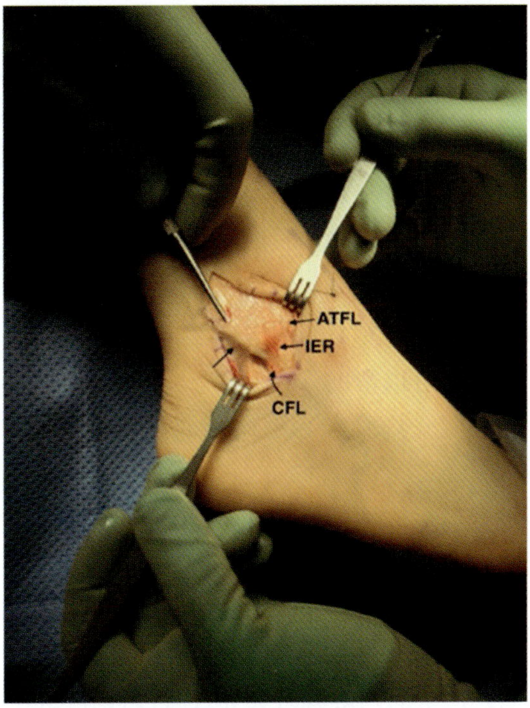

**图 12.1** 术中所见的踝关节外侧韧带（CFL 和 ATFL）及腓骨腱鞘和伸肌下支持带（IER）。

与静态稳定装置一起，肌肉肌腱组织通过肌肉收缩为踝关节提供动态稳定性[10]。而踝关节外侧最重要的主动稳定装置就是腓骨肌。踝关节扭伤时，腓骨肌有助于对抗内翻应力[12]。现已发现，腓骨肌反应时间的延迟会导致 CAI 发生。

## 病史和体格检查

CAI 患者通常会主诉踝关节在没有预示的情况下出现无力，以及行走时有不稳定的感觉，尤其是在不平的地面上。大多数患者有既往扭伤史或反复的踝关节扭伤史。传统意义上，踝关节扭伤史是复发性扭伤公认的风险因素[13]，而最近一项荟萃分析发现既往踝关节扭伤史的相关风险为1.44,但并不显著[4],大多数有踝关节扭伤病史的患者并没有进展为CAI。这种不一致性可以用以下能潜在影响扭伤后临床结果的因素来解释:成功的康复,康复方案的类型,治疗依从性,以及是否出现相关损伤及其类型[14]。

除了完整的病史,详细且有目的的体格检查可以帮助诊断。检查力线非常重要,因为胫骨内翻和后足内翻的患者易患CAI(图12.2)。患者站立,医生站在患者身后检查后足力线。正常后足通常都有5°~10°外翻,因此任何程度的后足内翻都应引起怀疑。

除了检查力线,还应对神经血管进行评估。严重的内翻有时会导致腓浅神经(SPN)牵拉伤[15]。此外,对于ATFL损伤的患者,踝关节活动度异常增加会使SPN面临更多的移位和拉力,这有可能导致正常神经功能和潜在保护性反射的丧失。

检查ATFL和CFL有无压痛的同时检查其松紧度,并与对侧进行对比。前抽屉试验(ADT)专门用于评估ATFL的松紧度。进行ADT操作时,患者取坐位,膝关节屈曲约90°,踝关节跖屈20°,操作者一手固定胫骨,一手将距骨前移(图12.3)。若能与韧带压痛的触诊相结合并进行双侧对比,ADT的准确性可进一步提高。距骨倾斜试验(TT)或内翻试验用于评估CFL质量。患者俯卧于检查台,胫骨中段位于桌子的边缘进行TT操作,操作时踝关节背伸,后足内翻。反复进行TT试验对于诊断很有帮助,因为俯卧位时更容易发现后足相对于外踝的位移。与ADT一样,TT试验不仅不能单独使用,还应谨慎使用,因为不是所有CAI患者都存在机械性松弛。ADT和TT试验观察者间可靠性和操作者依赖性都是可变的。

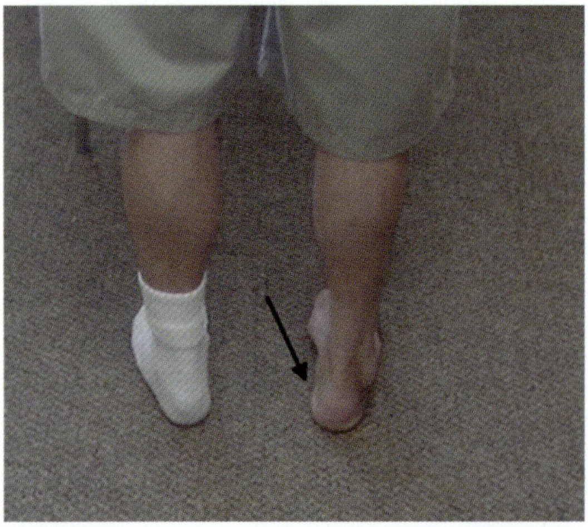

图 12.2 临床照片显示后足内翻,力线不良。

腓骨肌无力会导致踝关节功能不稳定,因此有必要对其运动强度进行评估。通过单腿平衡测试来预测运动人群未来出现踝关节扭伤的可能性[16]。测试时,患者被要求睁开眼睛然后闭上眼睛,保持单腿站立平衡,如果患者有不平衡感,则提示测试结果阳性。

## 影像学

为明确诊断,首先应拍摄双侧踝关节负重X线片。双侧拍片可以进行直接对比,这对于发现一些轻微的力线不良非常有效[17]。Saltzman(后足矫正位)X线片是临床检查冠状面后足力线的补充方法。平片也可以

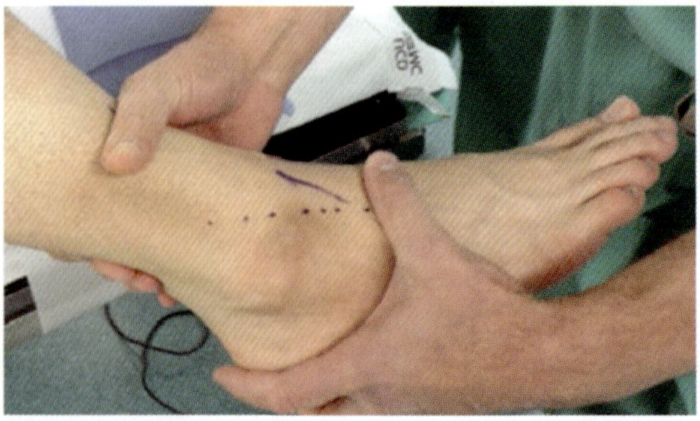

图 12.3 前抽屉试验(ADT)用于评估距骨相对于胫骨的前移。

显示骨关节炎、骨赘和可能的距下关节病理改变。

为诊断 CAI，有时也会拍摄应力 X 线片，这样就可以得到临床松弛试验（如 ADT 或 TT 试验）的图像。通过侧位片来评估 ADT，测量距骨前移的距离，并与静态 X 线片和（或）对侧应力 X 线片进行比较。TT 试验在正位片上进行评估，施加内翻应力后，测量胫距关节两关节面之间的夹角。通常情况下，ADT＞10mm 或双侧对比差异＞5mm，TT＞10°或双侧对比差异＞5°，即可诊断踝关节不稳定[18]。但对于应力 X 线片的使用仍存在争议和批评，这些争议来源于距骨前移和 TT 角度被低估，参考范围可变，以及应该使用手动应力还是机械装置来评估松弛度[19]。

超声和 MRI 对诊断也有帮助。一项荟萃分析对不同影像方法诊断 CAI 的有效性进行了评估，发现在诊断慢性 ATFL 和 CFL 损伤时，超声比 MRI 更敏感[20]。MRI 对于诊断慢性 ATFL 损伤具有较高的准确性。这些研究发现突出了这样一个事实：要正确诊断 CAI，不能仅凭影像学检查，还必须结合病史和体格检查结果。尽管如此，若要评估 CAI 相关的病理改变，如距骨或胫骨骨软骨损伤或腓骨肌腱撕裂，MRI 仍是最有效的方法。

## 与 CAI 伴随的病理改变

与 CAI 相关的病理改变包括踝关节骨与软组织撞击、距骨骨软骨损伤（OLT）、关节游离体及腓骨腱鞘炎和撕裂。由于 OLT 和软组织或骨撞击等关节内病变发生率高，资深作者通常会在韧带稳定手术时进行踝关节镜检查。

距下关节不稳定（STJI）是另一种常见的 CAI 相关疾病，发生率为 10%~30%。虽然 ATFL 和 CFL 损伤主要损害胫距关节的稳定性，但由于 CFL 同时穿过胫距关节和距下关节，CFL 损伤时也可以表现为 STJI。因此，STJI 和 CAI 的患者都会在反复扭伤时主诉关节不稳定[3]。不过，可以通过应力 X 线片来区分 CAI 和 STJI。Broden 位投照是一种流行的距下关节应力 X 线片，如果出现距骨和跟骨之间的不平行，则提示 STJI。尽管如此，这种投照位也不能完全评估距下关节，因此，要区分 CAI 和 STJI 依然很复杂。

CAI 的潜在后遗症是骨关节炎和后足内翻或外翻。在一项评估创伤后踝关节炎的病例系列报道中，Valderrabano 等发现 13% 的骨关节炎是由韧带受损导致的，且大多数是外侧韧带[21]。有趣的是，他们发现单纯严重扭伤的患者与 CAI 患者相比，会更快进展为骨关节炎。报道还指出，大约 67%的慢性踝关节外侧不稳定患者存在内翻力线不良，这是腓骨肌功能障碍和踝关节运动学异常导致的内踝进行性退变造成的。

## 非手术治疗

### 手法治疗

高水平的证据表明，手法治疗有助于改善踝关节背伸活动度及其本体感觉，这些手法治疗包括关节松动术、手法治疗和关节活动度训练。与平均负重背伸达到 45°的人相比，缺乏背伸活动度将导致踝关节扭伤的风险增加 5 倍[22]。一系列系统性回顾和对照试验发现，2~4 周的距小腿关节松动治疗可以改善踝关节背伸活动度[23-26]。有证据认为，对于 CAI 患者的关节松动治疗，目前和未来的研究重点在于治疗量的大小和患者的依从性。最近一项关于临床应用和在家自我进行关节松动治疗的对比研究发现，自我进行关节松动同样有效，并能提高患者的依从性[27]。目前的研究也认为，更长的治疗时间（更大的治疗剂量）可以进一步改善踝关节活动度和动态姿势控制[28,29]。最近，康复策略也关注了CAI患者的感觉障碍。随访1个月发现，关节松动治疗和足底按摩可以改善患者平衡能力，并获得满意效果[30]。虽然更高级的证据支持对CAI进行手法治疗，但长期疗效和再损伤的发生率仍然值得进一步研究。

## 运动干预

康复治疗/康复训练/康复干预能够处理CAI中的一些损伤，特别是力量和平衡的损伤。有证据表明，CAI患者的平衡训练不仅改善姿势控制，而且可以减少复发性踝关节扭伤[31]和功能性踝关节不稳定的发生率。运动也能加快恢复时间并提高治疗效果。大多数干预研究都集中于上述一种或多种损伤。例如，关节松动术治疗主要改善了踝背伸活动度和姿势控制[32,33]；平衡训练能改善静态和动态的姿势控制[34]；踝部力量训练可以提高踝关节力量[35]。许多干预措施已经证明能够改进踝关节损伤患者的报告结果（PRO）[36]。平衡干预的一个重点是通过在不稳定表面上进行负重运动来改善平衡。在对涉及功能性（负重）康复策略和结果测量研究的系统性回顾中，摇摆板是最常见的训练方法。研究表明，特别是在不稳定表面上进行的功能性运动和活动，能够改善动态的姿势控制[37]。这与另一个主要证据相一致，该证据支持渐进式平衡再训练能改善CAI患者的姿势摇摆程度[34,38-41]。平衡运动和手法治疗的对照试验显示，以临床医生和患者为中心的结果都有所改善，但随访时间仍然有限[36]。现阶段和未来的研究要开始确定那些最有可能从康复中受益的患者；然而，目前只确定了一些与干预措施有关的特殊特征。例如，平衡测试错误超过3次的患者，踝关节松动后治疗成功的概率为73%；肢体差异＜16.07%和平衡测试错误超过2.5次的患者足底按摩治疗成功的概率为99%[42]。总之，包含有平衡和加强训练的运动治疗对改善CAI患者的平衡能力和患者报告临床结果有积极的影响。然而，并没有长期的随访来评估这些治疗方案的临床指标。这些康复项目在减少进一步损伤风险、重返运动和改善整体疗效（1年后）方面的潜力仍然值得研究。

## 踝部支撑装置和绷带

CAI康复的重点是使用贴扎技术和（或）护具来处理机械性和功能性踝关节不稳定，并防止进一步扭伤。初次踝关节扭伤后3年内再次扭伤的风险为3%~34%，而终生再次扭伤的发生率为56%~74%，因此，对CAI进展的预防才是重点[43,44]。贴扎技术和护具的作用是限制踝关节活动范围，并增加踝关节和周围组织的感觉刺激。一项荟萃分析比较了贴扎技术、系带护具和半刚性护具在运动前后限制关节活动度的能力。结果显示，所有三种支撑方式的限制效果都明显好于没有保护；而对这三种保护方式进行比较时，半刚性护具对内外翻的限制能力强于贴扎技术和系带护具，只有它增加了对运动的限制力[45]。运动后减少限制非常重要，因为在运动过程中疲劳积累导致本体感觉和平衡力下降，从而增加踝关节扭伤的风险[22]。

关于增加感觉刺激，最近的一项荟萃分析显示，软性护具、系带护具和半刚性护具都能轻微提高CAI患者的动态平衡力，而对无损伤人群则有所降低。结论是护具促进了感觉运动的反馈，这种反馈存在于健康个体，而CAI患者通常缺失[46]。一项随机对照试验发现，软性踝关节护具、半刚性护具和踝关节肌内效贴在改善平衡方面有类似的效果。4 周后，所有治疗组在动静态平衡能力方面均有显著改善，且组间结果没有差异[47]。然而，对于肌内效贴改善平衡力的有效性，另一项对照研究则有相反观点，认为绷带之间没有性能差异[48]。在另一项研究中，Shields 等发现，使用肌内效贴会对平衡力有微弱改善，但没有临床意义[49]。这些研究存在差异的原因可能是贴扎技术使用的时间(剂量)不同。Bicici 评估了肌内效贴对平衡的即时效果，Shield 保持使用绷带 24 小时，而 Jackson 等则认为应用肌内效贴 48 小时可改善平衡效果，这与 Hadidi 使用的持续时间间隔相同[47-50]。

总之，使用贴扎技术和护具能降低踝关节扭伤的风险。在最近的一项系统性回顾中，2/3 的研究发现，系带护具组在体育活动中踝关节扭伤的发生率和风险显著降低。在护具组和对照组的 3581 名联合受试者中，432/1753 名运动员在使用护具情况下出现了踝关节扭伤，而未使用护具组发生率为 529/1828[51]。总体而言，与对照组相比，佩戴踝关节护具的运动员踝关节扭伤的发生率显著降低(*P* 为 0.0037)，并且扭伤风险降低了 64%(RR 为 0.36)[52,53]。特别是对于那些参加运动的患者，使用护具或贴扎技术同时降低了复发性扭伤(RR 为 0.30，95% CI 为 0.21~0.43)和初次踝关节扭伤（RR 为 0.69，95% CI 为 0.49~0.96)的风险[54-57]。根据这些信息，《运动康复杂志》一致建议，在全面康复计划中，应早期使用贴扎技术和护具，以帮助改善合适的步态生物力学和减少踝关节扭伤风险[58]。无论是康复使用还是预防使用，贴扎技术和护具均能降低 CAI 患者踝关节扭伤的风险。

## CAI 患者重返活动和运动的建议

尽管大量的研究关注于 CAI 存在的损伤，以及如何通过干预措施来解决这些损伤，但对于重返运动的特定时间点仍然没有达成共识[59]。目前缺乏有助于决定重返运动时间点的标准。初次 LAS 损伤的患者中多达 40%将在 1 年内发生 CAI，因此对于临床医生而言，确定哪些因素可能预示 CAI 的发生非常重要。客观测量建议包括踝关节背伸活动范围减少、本体感觉降低、动态和静态姿势平衡减弱、神经肌肉控制和跑步技术变差、踝关节肌力降低、心肺耐力降低，以及腓骨短肌反应时间延迟。适当的运动处方应以这些内在的可改变的风险因素为目标。对于外部风险因素，临床医生应考虑运动类型(如篮球、排球)、运动中担任的位置(如篮球中锋)、运动员暴露和比赛场地等[60]。总之，目前的证据认为，重返运动的临床决定取决于对当前损伤的评估及恢复活动潜在风险的评估。未来的工作应关注研究与健侧相比的具体标准或健康规范，为何时重返运动提供信息并降低再损伤的风险。

## 手术治疗

如果非手术康复治疗效果欠佳，可选择手术治疗机械性不稳定。手术技术大致分为非解剖方法和解剖方法。非解剖方法无法重建韧带固有的解剖止点，而是依靠局部移植物来重建收紧的韧带[61]。其缺点包括踝关节活动范围受限、需要牺牲正常的肌腱作为移植物，以及长期的退行性变[62,63]。解剖方法通常是首选，以尝试重建正常的踝关节生物力学。然而，有关哪种解剖术式最适合治疗 CAI，目前的研究还比较有限[20]。

开放的 Broström-Gould 解剖修复是治疗踝关节外侧不稳定最常见的解剖技术之一。它结合了 Broström 技术与 Gould 技术，前者通过连续缝合来修复和收紧变弱变薄的 ATFL 和 CFL,后者通过将下伸肌支持带(IER)缝合在腓骨上来加强修复[64-68](图 12.4)。有时使用自体移植或同种异体移植是必要的,特别是在翻修手术、长期不稳定和全身性韧带松弛的情况下[68,69]。一项对比研究发现,接受同种异体肌腱移植重建的患者与仅接受标准解剖修复的患者至少在 2 年的随访中具有相似的功能和活动水平[68]。使用缝合带和(或)缝合锚钉加强比传统修复具有更优良的生物力学,这在 Broström 修复可能失败的情况下特别有用[70]。一项前瞻性病例系列中,接受缝合带加强治疗的患者,足踝结局评分和足踝能力测量评分较基线有显著改善,只有一名受试者出现 CAI 复发[71],这表明缝合带加强术也是 Broström 修复的有效辅助方法。

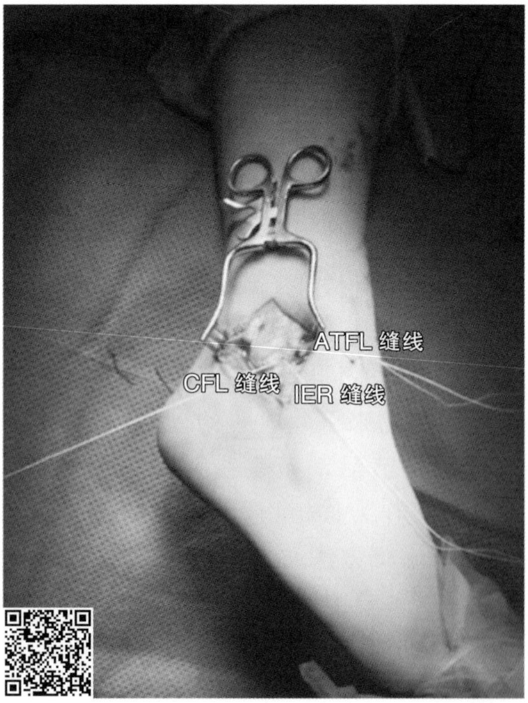


图 12.4 开放 Broström-Gould 解剖修复术中照片,放置缝线锚钉来修复外侧韧带(ATFL 和 CFL)和 IER。(扫码看彩图)

在过去的 10 年中,关节镜手术等微创手术也有所增加,这类手术可能会减少患者的恢复时间和发病率[72]。关节镜修复手术还具有同时诊断和治疗关节内病变的优势[72]。一项随机对照研究发现,"全内"关节镜下改良 Broström 术式和开放术式在术后 1 年的临床或放射学结果上没有差异[73]。在另一项研究中,关节镜技术和开放技术在疼痛、美国足踝外科评分(AOFAS)和 Karlsson-Peterson 评分[74]方面没有明显差异。此外,与开放手术组(22 天)相比,关节镜组的离床活动时间更早(12 天)[74]。最后,在一组采用"全内"关节镜下无结缝合锚钉技术治疗的患者中,患者同样报告在踝关节稳定性和恢复正常活动能力方面的主观改善,并且避免了缝合的线结突起引起的术后神经炎[75]。然而,关节镜技术并非没有缺点,尤其是缝合锚的线结会造成附近结构(伸肌腱、腓浅神经和第三腓骨肌)的卡压风险[72,76]。

## 结论

反复踝关节外侧扭伤导致了 CAI 的发生,这种反复的扭伤会损害踝关节的静态稳定装置:外侧韧带。扭伤后可出现不良的解剖学改变和(或)神经肌肉改变。为了准确诊断和适当处理相关的病理改变,如距下关节不稳定(STJI)或距骨骨软骨损伤(OLT),必须进行综合的全面评估。首选的初始治疗包括疼痛控制、活动限制、护具固定和功能康复。物理治疗包括本体感觉训练与平衡和姿势控制训练。当保守治疗不能改善 CAI 的症状时,则有必要进行手术。文献报道开放的改良 Broström 解剖修复术效果良好,是最常用的修复技术之一。

## 参考文献


1. Waterman BROB, Davey S, Zacchilli MA, Belmont PJ. The epidemiology of ankle sprains in the United States. J Joint Bone Surg Am. 2010;92(13):2279–89.
2. Hintermann B. Biomechanics of the unstable ankle joint and clinical implications. Med Sci Sports Exerc. 1999;31(7):459–69.
3. Renstrom PA, Lynch SA. Ankle ligament injuries. Rev Bras Med Esporte. 1998;4(3):71–80.
4. Vuurberg G, Hoorntje A, Wink LM, et al. Diagnosis, treatment and prevention of ankle sprains: update of an evidence-based clinical guideline. Br J Sports Med. 2018;52(15):956. https://doi.org/10.1136/bjsports-2017-098106.
5. Hertel J. Functional instability following lateral ankle sprain. Sports Med. 2000;29(5):361–71.
6. Caputo AM, Lee JY, Spritzer CE, et al. In vivo kinematics of the tibiotalar joint after lateral ankle instability. Am J Sports Med. 2009;37(11):2241–8.
7. Clanton T, Waldrop N, Johnson N, Whitlow S. Ankle and foot injuries and other disorders. Orthopaedic knowledge update: sports medicine, Chapter 22. 5th ed. Rosemont, IL: American Academy of Orthopaedic Surgeons; 2016.
8. Clanton TO, Campbell KJ, Wilson KJ, et al. Qualitative and quantitative anatomic investigation of the lateral ankle ligaments for surgical reconstruction procedures. J Bone Joint Surg Am. 2014;96(12):e98. https://doi.org/10.2106/JBJS.M.00798.
9. Golano P, Vega J, de Leeuw PA, et al. Anatomy of the ankle ligaments: a pictorial essay. Knee Surg Sports Traumatol Arthrosc. 2010;18(5):557–69. https://doi.org/10.1007/s00167-010-1100-x.
10. Hertel J. Functional anatomy, pathomechanics, and pathophysiology of lateral ankle instability. J Athl Train. 2002;37(4):364–75.
11. Polzer H, Kanz KG, Prall WC, et al. Diagnosis and treatment of acute ankle injuries: development of an evidence-based algorithm. Orthop Rev (Pavia). 2012;4(1):e5. https://doi.org/10.4081/or.2012.e5.
12. Hoch MC, McKeon PO. Peroneal reaction time after ankle sprain: a systematic review and meta-analysis. Med Sci Sports Exerc. 2014;46(3):546–56. https://doi.org/10.1249/MSS.0b013e3182a6a93b.
13. de Noronha M, Franca LC, Haupenthal A, Nunes GS. Intrinsic predictive factors for ankle sprain in active university students: a prospective study. Scand J Med Sci Sports. 2013;23(5):541–7. https://doi.org/10.1111/j.1600-0838.2011.01434.x.
14. Beynnon BD, Murphy DF, Alosa DM. Predictive factors for lateral ankle sprains: a literature review. J Athl Train. 2002;37(4):376–80.
15. O'Neill PJ, Parks BG, Walsh R, Simmons LM, Miller SD. Excursion and strain of the superficial peroneal nerve during inversion ankle sprain. J Bone Joint Surg Am. 2007;89(5):979–86. https://doi.org/10.2106/JBJS.F.00440.
16. Trojian TH, McKeag DB. Single leg balance test to identify risk of ankle sprains. Br J Sports Med. 2006;40(7):610–3; discussion 13. https://doi.org/10.1136/bjsm.2005.024356.
17. Krause F, Seidel A. Malalignment and lateral ankle instability: causes of failure from the Varus tibia to the cavovarus foot. Foot Ankle Clin. 2018;23(4):593–603. https://doi.org/10.1016/j.fcl.2018.07.005.
18. Hoffman E, Paller D, Koruprolu S, et al. Accuracy of plain radiographs versus3D analysis of ankle stress test. Foot Ankle Int. 2011;32(10):994–9. https://doi.org/10.3113/FAI.2011.0994.
19. Dowling LB, Giakoumis M, Ryan JD. Narrowing the normal range for lateral ankle ligament stability with stress radiography. J Foot Ankle Surg. 2014;53(3):269–73. https://doi.org/10.1053/j.jfas.2013.12.014.
20. Cao Y, Hong Y, Xu Y, Zhu Y, Xu X. Surgical management of chronic lateral ankle instability: a meta-analysis. J Orthop Surg Res. 2018;13(1):159. https://doi.org/10.1186/s13018-018-0870-6.
21. Valderrabano V, Hintermann B, Horisberger M, Fung TS. Ligamentous posttraumatic ankle osteoarthritis. Am J Sports Med. 2006;34(4):612–20. https://doi.org/10.1177/0363546505281813.
22. de Noronha M, Refshauge KM, Herbert RD, Kilbreath SL, Hertel J. Do voluntary strength, proprioception, range of motion, or postural sway predict occurrence of lateral ankle sprain? Br J Sports Med. 2006;40(10):824–8; discussion 828
23. Collins N, Teys P, Vicenzino B. The initial effects of a Mulligan's mobilization with movement technique on dorsiflexion and pain in subacute ankle sprains. Man Ther. 2004;9(2):77–82.
24. van der Wees PJ, Lenssen AF, Hendriks EJ, Stomp DJ, Dekker J, de Bie RA. Effectiveness of exercise therapy and manual mobilisation in ankle sprain and functional instability: a systematic review. Aust J Physiother. 2006;52(1):27–37.
25. Vicenzino B, Branjerdporn M, Teys P, Jordan K. Initial changes in posterior talar glide and dorsiflexion of the ankle after mobilization with movement in individuals with recurrent ankle sprain. J Orthop Sports Phys Ther. 2006;36(7):464–71.
26. Whitman JM, Cleland JA, Mintken PE, Keirns M, Bieniek ML, Albin SR, Magel J, McPoil TG. Predicting short-term response to thrust and nonthrust manipulation and exercise in patients post inversion ankle sprain. J Orthop Sports Phys Ther. 2009;39(3):188–200.
27. Burton CA, Arthur RJ, Rivera MJ, Powden CJ. The examination of repeated self-mobilizations with movement and joint mobilizations on individuals with chronic ankle instability. J Sport Rehabil. 2020;30(3):458–66.
28. Shi X, Han J, Witchalls J, Waddington G, Adams R. Does treatment duration of manual therapy influence functional outcomes for individuals with chronic ankle instability: a systematic review with meta-analysis? Musculoskelet Sci Pract. 2019;40:87–95.
29. Holland CJ, Hughes JD, De Ste Croix MBA. Acute effects of increased joint mobilization treatment duration on ankle function and dynamic postural control in female athletes with chronic ankle instability. Orthop J Sports Med. 2020;8(6):2325967120927371.
30. McKeon PO, Wikstrom EA. Sensory-targeted ankle

rehabilitation strategies for chronic ankle instability. Med Sci Sports Exerc. 2016;48(5):776–84.
31. McGuine TA, Keene JS. The effect of a balance training program on the risk of ankle sprains in high school athletes. Am J Sports Med. 2006;34(7):1103–11.
32. Hoch MC, McKeon PO. Joint mobilization improves spatiotemporal postural control and range of motion in those with chronic ankle instability. J Orthop Res. 2011;29(3):326–32.
33. Cruz-Diaz D, Lomas Vega R, Osuna-Perez MC, Hita-Contreras F, Martinez-Amat A. Effects of joint mobilization on chronic ankle instability: a randomized controlled trial. Disabil Rehabil. 2015;37(7):601–10.
34. McKeon PO, Hertel J. Systematic review of postural control and lateral ankle instability, part II: is balance training clinically effective? J Athl Train. 2008;43(3):305–15.
35. Hall EA, Docherty CL, Simon J, Kingma JJ, Klossner JC. Strength-training protocols to improve deficits in participants with chronic ankle instability: a randomized controlled trial. J Athl Train. 2015;50(1):36–44.
36. Powden CJ, Hoch JM, Hoch MC. Rehabilitation and improvement of health-related quality-of-life detriments in individuals with chronic ankle instability: a meta-analysis. J Athl Train. 2017;52(8):753–65.
37. Webster KA, Gribble PA. Functional rehabilitation interventions for chronic ankle instability: a systematic review. J Sport Rehabil. 2010;19(1):98–114.
38. Rozzi SL, Lephart SM, Sterner R, Kuligowski L. Balance training for persons with functionally unstable ankles. J Orthop Sports Phys Ther. 1999;29(8):478–86.
39. Kidgell DJ, Horvath DM, Jackson BM, Seymour PJ. Effect of six weeks of dura disc and mini-trampoline balance training on postural sway in athletes with functional ankle instability. J Strength Cond Res. 2007;21(2):466–9.
40. Han K, Ricard MD, Fellingham GW. Effects of a 4-week exercise program on balance using elastic tubing as a perturbation force for individuals with a history of ankle sprains. J Orthop Sports Phys Ther. 2009;39(4):246–55.
41. Wright CJ, Arnold BL, Ross SE, Linens SW. Recalibration and validation of the Cumberland ankle instability tool cutoff score for individuals with chronic ankle instability. Arch Phys Med Rehabil. 2014;95(10):1853–9.
42. Wikstrom EA, McKeon PO. Predicting manual therapy treatment success in patients with chronic ankle instability: improving self-reported function. J Athl Train. 2017;52(4):325–31.
43. van Rijn RM, van Os AG, Bernsen RM, Luijsterburg PA, Koes BW, Bierma-Zeinstra SM. What is the clinical course of acute ankle sprains? A systematic literature review. Am J Med. 2008;121(4):324–31. e326
44. Kobayashi T, Takabayashi T, Kudo S, Edama M. The prevalence of chronic ankle instability and its relationship to foot arch characteristics in female collegiate athletes. Phys Ther Sport. 2020;46:162–8.
45. Cordova ML, Sefton JM, Hubbard TJ. Mechanical joint laxity associated with chronic ankle instability: a systematic review. Sports Health. 2010;2(6):452–9.
46. Raymond J, Nicholson LL, Hiller CE, Refshauge KM. The effect of ankle taping or bracing on proprioception in functional ankle instability: a systematic review and meta-analysis. J Sci Med Sport. 2012;15(5):386–92.
47. Hadadi M, Haghighat F, Mohammadpour N, Sobhani S. Effects of kinesiotape vs soft and semirigid ankle orthoses on balance in patients with chronic ankle instability: a randomized controlled trial. Foot Ankle Int. 2020;41(7):793–802.
48. Bicici S, Karatas N, Baltaci G. Effect of athletic taping and kinesiotaping(R) on measurements of functional performance in basketball players with chronic inversion ankle sprains. Int J Sports Phys Ther. 2012;7(2):154–66.
49. Shields CA, Needle AR, Rose WC, Swanik CB, Kaminski TW. Effect of elastic taping on postural control deficits in subjects with healthy ankles, copers, and individuals with functional ankle instability. Foot Ankle Int. 2013;34(10):1427–35.
50. Jackson K, Simon JE, Docherty CL. Extended use of kinesiology tape and balance in participants with chronic ankle instability. J Athl Train. 2016;51(1):16–21.
51. Bellows R, Wong CK. The effect of bracing and balance training on ankle sprain incidence among athletes: a systematic review with meta-analysis. Int J Sports Phys Ther. 2018;13(3):379–88.
52. McGuine TA, Brooks A, Hetzel S. The effect of lace-up ankle braces on injury rates in high school basketball players. Am J Sports Med. 2011;39(9):1840–8.
53. McGuine TA, Hetzel S, Wilson J, Brooks A. The effect of lace-up ankle braces on injury rates in high school football players. Am J Sports Med. 2012;40(1):49–57.
54. Verhagen EA, van Mechelen W, de Vente W. The effect of preventive measures on the incidence of ankle sprains. Clin J Sport Med. 2000;10(4):291–6.
55. Handoll HH, Rowe BH, Quinn KM, de Bie R. Interventions for preventing ankle ligament injuries. Cochrane Database Syst Rev. 2001;(3):CD000018.
56. Kerkhoffs GM, Struijs PA, Marti RK, Assendelft WJ, Blankevoort L, van Dijk CN. Different functional treatment strategies for acute lateral ankle ligament injuries in adults. Cochrane Database Syst Rev. 2002;(3):CD002938.
57. Wilson B, Bialocerkowski A. The effects of kinesiotape applied to the lateral aspect of the ankle: relevance to ankle sprains--a systematic review. PLoS One. 2015;10(6):e0124214.
58. Migel K, Wikstrom E. Gait biomechanics following taping and bracing in patients with chronic ankle instability: a critically appraised topic. J Sport Rehabil. 2019;29(3):373–6.
59. Tassignon B, Verschueren J, Delahunt E, Smith M, Vicenzino B, Verhagen E, Meeusen R. Criteria-based return to sport decision-making following lateral ankle sprain injury: a systematic review and narrative synthesis. Sports Med. 2019;49(4):601–19.
60. Wikstrom EA, Cain MS, Chandran A, Song K, Regan T, Migel K, Kerr ZY. Lateral ankle sprain increases subsequent ankle sprain risk: a systematic review. J Athl Train. 2020.
61. Baumhauer JF, O'Brien T. Surgical considerations in the treatment of ankle instability. J Athl Train.

2002;37(4):458–62.
62. Bahr R, Pena F, Shine J, Lew WD, Tyrdal S, Engebretsen L. Biomechanics of ankle ligament reconstruction. An in vitro comparison of the Brostrom repair, Watson-Jones reconstruction, and a new anatomic reconstruction technique. Am J Sports Med. 1997;25(4):424–32.
63. Bell SJ, Mologne TS, Sitler DF, Cox JS. Twenty-six-year results after Brostrom procedure for chronic lateral ankle instability. Am J Sports Med. 2006;34(6):975–8. https://doi.org/10.1177/0363546505282616.
64. Brostrom L. Sprained ankles. V. Treatment and prognosis in recent ligament ruptures. Acta Chir Scand. 1966;132(5):537–50.
65. Brostrom L. Sprained ankles. VI. Surgical treatment of "chronic" ligament ruptures. Acta Chir Scand. 1966;132(5):551–65.
66. Gould N. Repair of lateral ligament of ankle. Foot Ankle. 1987;8(1):55–8.
67. Gould N, Seligson D, Gassman J. Early and late repair of lateral ligament of the ankle. Foot Ankle. 1980;1(2):84–9. https://doi.org/10.1177/107110078000100206.
68. Matheny LM, Johnson NS, Liechti DJ, Clanton TO. Activity level and function after lateral ankle ligament repair versus reconstruction. Am J Sports Med. 2016;44(5):1301–8. https://doi.org/10.1177/0363546515627817.
69. Coughlin MJ, Schenck RC Jr, Grebing BR, Treme G. Comprehensive reconstruction of the lateral ankle for chronic instability using a free gracilis graft. Foot Ankle Int. 2004;25(4):231–41. https://doi.org/10.1177/107110070402500407.
70. Schuh R, Benca E, Willegger M, et al. Comparison of Brostrom technique, suture anchor repair, and tape augmentation for reconstruction of the anterior talofibular ligament. Knee Surg Sports Traumatol Arthrosc. 2016;24(4):1101–7. https://doi.org/10.1007/s00167-015-3631-7.
71. Cho BK, Park KJ, Park JK, SooHoo NF. Outcomes of the modified Brostrom procedure augmented with suture-tape for ankle instability in patients with generalized ligamentous laxity. Foot Ankle Int. 2017;38(4):405–11. https://doi.org/10.1177/1071100716683348.
72. Drakos MC, Behrens SB, Paller D, Murphy C, DiGiovanni CW. Biomechanical comparison of an open vs arthroscopic approach for lateral ankle instability. Foot Ankle Int. 2014;35(8):809–15. https://doi.org/10.1177/1071100714535765.
73. Yeo ED, Lee KT, Sung IH, Lee SG, Lee YK. Comparison of all-inside arthroscopic and open techniques for the modified Brostrom procedure for ankle instability. Foot Ankle Int. 2016;37(10):1037–45. https://doi.org/10.1177/1071100716666508.
74. Rigby RB, Cottom JM. A comparison of the "all-inside" arthroscopic Brostrom procedure with the traditional open modified Brostrom-Gould technique: a review of 62 patients. Foot Ankle Surg. 2018. https://doi.org/10.1016/j.fas.2017.07.642.
75. Vega J, Golano P, Pellegrino A, Rabat E, Pena F. All-inside arthroscopic lateral collateral ligament repair for ankle instability with a knotless suture anchor technique. Foot Ankle Int. 2013;34(12):1701–9. https://doi.org/10.1177/1071100713502322.
76. Guelfi M, Zamperetti M, Pantalone A, Usuelli FG, Salini V, Oliva XM. Open and arthroscopic lateral ligament repair for treatment of chronic ankle instability: a systematic review. Foot Ankle Surg. 2018;24(1):11–8. https://doi.org/10.1016/j.fas.2016.05.315.

第 13 章

# 下胫腓联合损伤：分类、评估和预防

Umile Giuseppe Longo, Giovanna Stelitano, Bart Lubberts, Christopher W. Di Giovanni, Niek van Dijk, Vincenzo Denaro

## 引言

下胫腓联合损伤通常源于高能量创伤，特别是在应力作用于被靴子固定的足踝运动期间；类似的运动如滑雪和冰球[1,2]，以及一些撞击性运动，如美式足球、摔跤和橄榄球[3]。下胫腓联合损伤可表现为单纯的韧带损伤，也可伴有踝关节骨折，两者的诊断和治疗均对骨科医生提出了挑战。尽管近年来对损伤机制和治疗的认识有了显著进展，但在关节不稳定的诊断、损伤分类、手术操作和术后康复方案等方面仍存在争议。以下将对目前已知的关节生物力学、诊断方法和治疗进行概述[4]。

## 解剖

下胫腓骨联合是一个由纤维结缔组织构成的复杂关节，它连接了腓骨远端的内侧表面与胫骨的外侧表面。胫骨外侧面以腓骨切迹为特征，以前、后结节为边界，前结节称为“Chaput 结节”或“Tillaux–Chaput”，后结节称为 Volkmann 结节。当这些结构一旦变浅，就会增加踝关节反复扭伤及伴有骨折的下胫腓联合损伤的风险。在关节基底部，胫腓骨之间由透明软骨形成小面积接触区，厚度为 0.5~1mm[5]。关节镜检查时可以看到两骨之间还有一层滑膜，宽度约为 2mm，在关节隐窝损伤时尤其明显[5]。三条韧带即下胫腓前韧带（AITFL）、下胫腓后韧带（PITFL）和下胫腓间韧带（IOL）起到了稳定作用。AITFL 从胫骨前外侧结节延伸至位于外踝前缘的纵结节，它是下胫腓联合复合体中最脆弱的结构，通常在踝关节背伸、足旋前状态下足部进行外旋运动而最先受伤，这也是下胫腓联合损伤的最常见机制。PITFL 由表层和深层两部分组成，浅部从外踝斜伸至胫骨后外侧结节，深层结构称为胫腓下横韧带（TTFL），横跨踝关节后方，从外踝到胫骨关节面的后缘。IOL 起于下胫腓骨间膜的远端扩张部，止于 AITFL 和 PITFL 上方，它由在腓骨切迹水平连接胫骨和腓骨的小纤维组成。在踝关节内侧，三角韧带（DL）向内侧固定距骨，防止距骨外移，起到稳定踝穴的作用。

## 生物力学

虽然下胫腓联合韧带在负重时为踝关节提供了稳定，但它们也允许轻微的多平面的腓骨运动[6]。生理上腓骨相对于胫骨旋转约 2°，并在横断面上向后平移 1~3mm[7,8]。当健康踝关节跖屈和背伸时，下胫腓关节在冠状面的平移不超过 1mm。各条韧带对维持关节稳定性的作用如下：

- AITFL 负责 35%的稳定性。
- TTFL 占 33%。
- IOL 占 22%。
- PITFL 仅为 9%[9]。

这些生物力学研究表明，PITFL 作为联合韧带最结实的部分，其单独损伤不会对关节稳定性造成显著影响[10]。

下胫腓韧带的抗性结构使其可以在维持负重的同时，卸载胫骨关节面的受力。尽管腓骨与距骨滑车的承重面没有直接接触，这些力量还是会部分分布到 IOL 和腓骨。当下胫腓联合被损伤，距骨滑车通常会外移，导致距骨和胫骨关节面间的接触区域缩小。当下胫腓联合不稳定时，缩小的面积可达 40%，导致力量在接触的其余关节面上重新分配。

Espinosa 等发现，AITFL 主要限制踝穴内旋，PITFL 一般阻止后脱位和后移，IOL 有助于防止腓骨外移。这些作用是由各韧带相对于解剖平面的解剖位置来决定的。最后，内侧三角韧带浅层和深层的作用也非常重要，它通过限制距骨外旋和外移来稳定下胫腓联合关节[11]。

## 损伤机制

下胫腓联合损伤约占所有踝关节扭伤的 18%，占所有踝关节骨折的 23%，它是严重损伤的延续表现，因为并非受伤都会造成关节不稳定。下胫腓联合损伤会导致一条或多条韧带撕裂或断裂，从而出现踝关节不稳定，在更严重的情况下，就会导致内侧三角韧带损伤。对于大多数患者来说，下胫腓联合损伤的机制是：当踝关节背伸且足旋前时，足部过度外旋，此时距骨滑车向后脱位并外旋，导致腓骨远端从胫骨分离[5,12]。也有其他的损伤机制被报道，如过度背伸、内旋（或内翻）和跖屈。此外，足踝外旋损伤导致的高位腓骨骨折（也称为 Maisonneuve 骨折），也可导致下胫腓联合损伤。当影像学检查提示此类骨折时，应予以警惕。约 50%的 Weber B 骨折和大多数 Weber C 骨折会出现下胫腓联合韧带撕裂[13]。近年来，已经明确三角韧带复合体在踝关节稳定中起重要作用，但有多少损伤会累及三角韧带深浅层，以及三角韧带在损伤中的具体作用还需进一步研究。

## 稳定型与不稳定型下胫腓联合损伤

临床研究特别强调了高位踝关节扭伤[14]，与单纯踝关节外侧扭伤相比，其恢复时间更长，更容易出现残留症状。成功治疗下胫腓联合损伤的关键在于区分稳定型损伤和不稳定型损伤，因为并不是所有损伤都会破坏下胫腓关节的稳定性。下胫腓联合不稳定是指腓骨远端相对于胫骨远端的腓骨切迹出现异常的多平面运动[15]；如果处理不当，不仅会延迟恢复运动的时间，严重时还会导致踝关节退行性变。West Point 踝关节分级系统[16]将损伤分级（Ⅰ级、Ⅱ级和Ⅲ级），并提供一些临床和影像学标准来区分稳定型和不稳定型下胫腓联合损伤，包括下胫腓联合周围压痛（位于踝关节线 0cm、≤4cm和≥4cm），以及影像学显示踝穴增宽（Ⅲ级）；这些标准虽未得到证实,但通常有助于稳定与不稳定极端情况的诊断[2]。

## 三角韧带损伤的诊断难点

三角韧带是独立于下胫腓联合的一个解剖结构,但它对维持踝穴稳定性至关重要。其损伤机制与下胫腓联合损伤机制相似,是踝关节过度外旋和过度背伸。大多数单纯的胫腓联合损伤都会累及三角韧带,因此三角韧带是否完整对于准确判定稳定和不稳定损伤及选择最佳的处理方式至关重要。三角韧带由两层不同的结构(浅层和深层)组成,并提供不同的生物力学功能。三角韧带复合体限制了距骨外展、旋前和外旋,其单独断裂会导致足内外翻及生理步态模式受损。不稳定型下胫腓联合损伤中三角韧带损伤的证据多种多样,它们都研究了踝关节韧带对关节稳定性的作用。

在目前的文献中,三角韧带的作用已被广泛证实[17]。Hunt 等通过尸体研究将下胫腓联合损伤分为三型:轻度损伤(累及 AITFL 和三角韧带浅层断裂)、中度损伤(累及 AITFL、IOL、PITFL 和三角韧带浅层断裂)和重度损伤(下胫腓联合韧带和三角韧带深浅层均完全断裂)。此外,他们还发现,使用带有外旋的轴向负荷而不是单独的轴向负荷,损伤从轻到重时压力中心的位置会发生变化,而平均接触面积的减少会导致平均接触压力显著增加。在另一项研究中,20 具冰鲜小腿尸体标本模拟了不同的下胫腓联合损伤,发现三角韧带深层损伤会影响踝关节在矢状面和冠状面及外旋时的稳定性,而单独的三角韧带浅层、AITFL、PITFL 和远端 IOL 受损,即使伤及 5cm 也不会改变踝关节的稳定性。病变>5cm 提示关节不稳定,必须单独考虑。上述研究还对关节不稳定作出了定义:冠状面或矢状面上胫腓分离>4mm,踝关节外旋>20°。另一项生物力学研究通过评估不同踝关节韧带切断的效果,证实了三角韧带在踝中立和背伸时对外旋起主要限制作用。

# 临床评估

下胫腓联合损伤的患者通常也会有踝关节扭伤既往病史,由于其临床表现多变,临床医生必须保持高度警惕。患者经常抱怨负重时受伤的踝关节出现疼痛,一般位于踝关节近端的前方,而且足外旋和背伸时疼痛加重[18],其他症状包括足踝无力、压痛、肿胀、足背伸困难及踝关节内反复积液。关节前外侧疼痛、反复积液和不稳定感是慢性损伤的临床三联征,有时也会出现踝关节僵硬[19]。

体格检查时,患肢必须与健侧进行对比。有几种临床试验可用于评估下胫腓联合损伤,但至今仍然没有一种试验能够同时具有高特异性和敏感性。

外旋试验最为常用,操作时患者取坐位,膝关节屈曲 90°并自然下垂。检查者一手固定胫骨,另一手用力使足外旋并同时背伸。如果患者主诉下胫腓联合处疼痛,则提示试验阳性;若出现内踝周围疼痛,则提示一束或多束三角韧带损伤。

- 挤压试验是指在胫骨中部施加一个强大的由内向外的力,如果出现 AITFL 周围区域疼痛,则提示试验阳性。

- Cotton 试验:患者取坐位,检查者一手稳定下胫腓关节,另一手用力将足部外移,当外移>3mm 或位移大于健侧,并出现下胫腓联合处疼痛,则提示下胫腓联合或三角韧带损伤。

- 腓骨移位试验较少使用,因为它会导致受伤的踝关节剧烈疼痛。患者躺在床边,检查者一手固定下胫腓联合,另一手将外踝前后移动,如果患者主诉踝关节外侧区域疼痛或腓骨移位较健侧明显，则提示测试阳性。

虽然经过很多努力，但评估下胫腓联合损伤和不稳定的最佳方法仍然尚未明确，因此不能仅靠单一测试来检查踝关节和下胫腓联合损伤。

## 影像学

对下胫腓联合损伤的评估具有挑战性，尤其是细微不稳定的病例，一旦误诊会导致保守治疗不充分、重返运动时间延长，随着时间的推移还会导致踝关节退行性变。因此，区分稳定型和不稳定型下胫腓联合损伤至关重要。

### X 线片

当患者能接受 X 线检查时，应拍摄双侧踝关节负重 X 线片，以便进行对比。应拍摄至少三个方位的 X 线进行放射学评估：正位、侧位和踝穴位（足部内旋 10°~20°）。如怀疑 Maisonneuve 骨折，应进行小腿全长正侧位 X 线片检查。X 线评估参数如下：

• 在踝关节线上方 1cm 测量下胫腓间隙：在正位和踝穴位，正常值均＜6mm。

• 在踝关节线上方 1cm 测量胫腓骨重叠范围：在正位，正常值＜6mm；在踝穴位，正常值＞1mm。

• 在距骨穹隆下方 5mm 的平行线上测量距骨内侧缘与内踝外侧缘之间的距离（内侧间隙）：在踝穴位，正常值≤4mm[20]。

还有一些间接征象可用于下胫腓联合损伤的诊断[20,21]，如下胫腓关节周围的撕脱骨折和异位骨化。撕脱骨折通常继发于 AITFL 或 PITFL 断裂：AITFL 损伤表现为 Chaput-Tillaux 骨折、腓骨碎片骨折，或罕见情况下两者兼而有之；而 PITFL 损伤时，撕脱骨块基本局限于胫骨后结节。由于这种骨折很少移位，所以此类损伤基本不会使用下胫腓联合螺钉进行固定，除非出现了伴随的韧带损伤。由于正位和踝穴位摄片常不尽如人意，以及胫腓联合存在解剖变异，通过 X 线片诊断下胫腓联合不稳定的准确率较低[20,22,23]，因此还应进行其他检查。

### 超声

超声检查是一种在床边即可使用，并且能够随时随地与健侧进行比较的动态检查手段，它为评估细微的下胫腓联合不稳定提供了一种极具希望的新方法。Hagemeijer 等近期的研究显示了超声在评估腓骨远端矢状面位移的作用[24]，研究发现正常人腓骨自前向后矢状位移平均为 0.89mm ± 0.6mm，而自后向前平均为 0.49mm ± 1.1mm。接下来需要通过尸体或活体研究来评估超声检查在区分稳定型和不稳定型下胫腓联合损伤方面的作用。

### 负重位 CT

负重位计算机断层扫描（WBCT）可用于诊断更细微的下胫腓联合不稳定，它可以看到踝关节在负重状态下的横断面影像[25-31]。而且考虑到个体间下胫腓切迹的解剖变异，WBCT 的双侧对比能力就显得尤为重要[26-28]。下胫腓联合不稳定是一个三维问题，有冠状面、矢状面和或旋转平面的多种组合表现，且因人而异，因此为了进行充分诊断，也应该对其进行三维评估。最近的一项研究发现，在双侧踝关节 WBCT 上进行下胫腓联合韧带的容积测量可以有效地诊断下胫腓联合不稳定，并得到关节镜检的证实[32]。现有数据认为，测量边界应从胫骨胫距关节面延伸至关节线近端 5cm 处。WBCT 被广泛应用于下胫腓联合不稳定的评估得益于人工智能算法的结合，这使得容积测量在临床实践中真实可见。尽管如此，目前仍需要进一步研究来确定用于鉴别下胫腓复位不良和（或）

不稳定的放射学参数。2021年发表的最新研究表明,轻度的原发解剖不对称和下胫腓联合复位不良之间的特定放射学区别仍然没有确定,目前的放射学参数还不足以进行鉴别。一项既往研究分析了213例双下肢健康踝关节的CT结果,并在胫距关节面上方1cm处的轴位图像上进行多种测量,包括前、后和中央胫腓联合的距离、腓骨旋转和腓骨矢状位移位。以前研究的复位不良标准是在双侧CT上评估的,包括前、后及中央胫腓联合距离的差异、平均联合距离、腓骨旋转、矢状面位移及下胫腓联合区域,而单侧CT用于比较前、后胫腓联合的距离。结果表明,35%的未受伤关节在双侧CT上被归类为复位不良,89%的踝关节在单侧CT上显示出不对称的胫腓切迹[33]。

## MRI

MRI是评估特定韧带急、慢性损伤的重要影像学手段,它具有高敏感性和特异性,能够显示踝关节内的损伤,如跟骨滑车的骨髓水肿、软骨缺损、骨损伤、胫腓骨不协调或慢性损伤的退行性变。但MRI仍然是一种静态检查,不能为下胫腓联合不稳定提供明确的识别。为了克服这个问题,骨科医生通常会进行功能测试。测试一般在麻醉下进行,以避免患者疼痛。其中重力试验应用最为广泛,拍摄时踝关节伸出放射床板外,并在小腿外旋90°位自由活动,水平于踝关节进行投射,之后进行双侧对比[22]。

## 术中功能测试

如果怀疑下胫腓联合不稳定,但影像结果无法确定,可以进行术中评估。改良Cotton试验和外旋应力试验是主要的术中透视试验。改良Cotton试验也称为骨钩应力试验:在踝关节近端外侧5cm处做一个5mm的小切口,用骨钩牵拉外踝以分离下胫腓关节,同时进行踝穴位透视。如果下胫腓间隙在冠状面>3mm,或在矢状面移位>2mm[34],则提示下胫腓联合不稳定。外旋应力试验特别适用于评估三角韧带损伤。如前所述,术中固定腓骨外侧后进行该试验。如果内侧间隙≥5mm,则该试验阳性。这两种术中测试均具有观察者内高安全性,但敏感度低。

## 关节镜检查

对于轻微或慢性下胫腓联合不稳定,踝关节镜曾被认为是一种侵入性诊断工具,但由于能够直接显示下胫腓联合,目前已成为诊断轻微不稳定的金标准[35]。直接关节内检查可以评估下胫腓联合韧带损伤及相关的下胫腓联合不稳定。前内和前外入路均可用来显示AITFL和PITFL,胫腓移位超过2mm则提示不稳定。Stoffel等建议,改良Cotton试验应在踝关节上方5cm处施加100N的力下进行[36]。此外,为了最佳地评估关节不稳定,关节镜检查应在不牵拉踝关节的情况下进行[37]。

## 损伤分型

时至今日,还不存在全球通用的下胫腓联合损伤分型,目前的模型使用几个不同的参数来进行细分,下面将描述最常用的分型系统。

按时间(从受伤到临床表现或确定诊断)将下胫腓联合损伤分为三类。①急性损伤,3周;②亚急性损伤:3周至3个月;③慢性损伤:超过3个月。

根据韧带损伤程度分级。①Ⅰ级:稳定的下胫腓联合损伤,没有分离;②Ⅱ级:隐匿性不稳定,在标准平片上踝关节力线正常;③Ⅲ级:包括腓骨近端骨折相关的韧带损伤,临床检查表现为明显的不稳定,标准X线片显示下胫腓联合分离。

West Point 踝关节分级系统[16]是最常用的分型之一，它根据临床表现将下胫腓联合损伤严重性分为三个等级。① Ⅰ级：存在损伤，但不会导致踝关节不稳定；② Ⅱ级损伤是指外旋引起的轻微不稳定，挤压试验阳性而 X 线片表现阴性；③ Ⅲ级是指踝关节明显不稳定的损伤。

根据影像学表现，现已提出了各种其他分型，其中最常见的是根据平片将下胫腓联合损伤分为三个等级：稳定的踝关节扭伤、潜在分离和明显分离[38]。对于潜在分离，只有通过应力 X 线片才能观察到不稳定；直接分离的不稳定征象可在标准平片上直接显现。直接分离可进一步分为四型：① Ⅰ型，腓骨外侧半脱位而无塑性变形；② Ⅱ型，存在塑性变形；③ Ⅲ型，腓骨后侧半脱位；④ Ⅳ型，无骨折情况下出现距骨楔入下胫腓联合。最后，也有提议使用基于 MRI 的分型，但其应用依然有限。

# 治疗

## 保守治疗

下胫腓联合损伤的治疗取决于其稳定程度，稳定损伤可采用保守治疗，包括 PRICEM 方案（保护、休息、冰敷、加压、评估和药物治疗）、踝关节免负重、严格限制体力活动（约 6 周）、肢体抬高、制动（使用矫形器限制足部外旋）和早期康复[39]。在康复期间，允许患者部分负重，同时活动踝关节以最大限度地减少长期僵硬。随后进行抗阻和本体感觉训练。如果诊断明确，稳定损伤经过保守治疗后临床结果令人满意。Calder 等研究发现，保守治疗后恢复运动的平均时间为 45 天[40]。

## 手术治疗

不稳定损伤需要手术治疗，以避免长期病态和踝关节退行性变[17]。手术固定的目的包括：①将腓骨远端复位到下胫腓切迹；②稳定下胫腓联合，以便韧带愈合并恢复功能和强度。急、慢性下胫腓联合不稳定均需要手术治疗[41]，具体手术技术和固定方法超出本章的讨论范围。

# 结论

对于任何踝关节创伤，下胫腓联合的潜在隐匿损伤或明显损伤都应充分考虑。踝关节下胫腓联合损伤需要进行准确的临床和影像学评估，并根据稳定或不稳定进行具体处理。获得良好临床效果的主要因素是下胫腓联合的解剖复位、下胫腓联合韧带解剖结构的重建及踝关节骨折的解剖固定。对于不稳定的下胫腓联合损伤，则需要进行手术干预，后续章节将对具体手术方法进行介绍。

## 参考文献

1. Fritschy D. An unusual ankle injury in top skiers. Am J Sports Med. 1989;17(2):282–5; discussion 285-6
2. Wright RW, et al. Ankle syndesmosis sprains in national hockey league players. Am J Sports Med. 2004;32(8):1941–5.
3. Kaplan LD, et al. Incidence and variance of foot and ankle injuries in elite college football players. Am J Orthop (Belle Mead NJ). 2011;40(1):40–4.
4. Błasiak A, Sadlik B, Brzóska R. Injuries of the distal tibio-fibular syndesmosis. Pol Orthop Traumatol. 2013;78:139–50.
5. Lin CF, Gross ML, Weinhold P. Ankle syndesmosis injuries: anatomy, biomechanics, mechanism of injury, and clinical guidelines for diagnosis and intervention. J Orthop Sports Phys Ther. 2006;36(6):372–84.
6. Ogilvie-Harris DJ, Reed SC, Hedman TP. Disruption of the ankle syndesmosis: biomechanical study of the ligamentous restraints. Arthroscopy. 1994;10(5):558–60.
7. Clanton TO, et al. Biomechanical analysis of the individual ligament contributions to syndesmotic stability. Foot Ankle Int. 2017;38(1):66–75.
8. Massri-Pugin J, et al. Role of the deltoid ligament in syndesmotic instability. Foot Ankle Int. 2018;39(5):598–603.
9. Fort NM, et al. Management of acute injuries of the tibiofibular syndesmosis. Eur J Orthop Surg Traumatol. 2017;27(4):449–59.
10. van Dijk CN, et al. Conservative and surgical management of acute isolated syndesmotic injuries: ESSKA-AFAS consensus and guidelines. Knee Surg Sports Traumatol Arthrosc. 2016;24(4):1217–27.

11. Espinosa N, Smerek JP, Myerson MS. Acute and chronic syndesmosis injuries: pathomechanisms, diagnosis and management. Foot Ankle Clin. 2006;11(3):639–57.
12. Jones MH, Amendola A. Syndesmosis sprains of the ankle: a systematic review. Clin Orthop Relat Res. 2007;455:173–5.
13. Merrill KD. The Maisonneuve fracture of the fibula. Clin Orthop Relat Res. 1993;287:218–23.
14. Gerber JP, et al. Persistent disability associated with ankle sprains: a prospective examination of an athletic population. Foot Ankle Int. 1998;19(10):653–60.
15. Lubberts B, et al. The arthroscopic syndesmotic assessment tool can differentiate between stable and unstable ankle syndesmoses. Knee Surg Sports Traumatol Arthrosc. 2018;28(1):193–201.
16. Del Buono A, et al. Syndesmosis injuries of the ankle. Curr Rev Musculoskelet Med. 2013;6(4):313–9.
17. Longo UG, et al. Deep deltoid ligament injury is related to rotational instability of the ankle joint: a biomechanical study. Knee Surg Sports Traumatol Arthrosc. 2021;29(5):1577–83.
18. Beumer A, Swierstra BA, Mulder PG. Clinical diagnosis of syndesmotic ankle instability: evaluation of stress tests behind the curtains. Acta Orthop Scand. 2002;73(6):667–9.
19. Alonso A, Khoury L, Adams R. Clinical tests for ankle syndesmosis injury: reliability and prediction of return to function. J Orthop Sports Phys Ther. 1998;27(4):276–84.
20. Beumer A, et al. Radiographic measurement of the distal tibiofibular syndesmosis has limited use. Clin Orthop Relat Res. 2004;423:227–34.
21. Jiang KN, et al. Comparison of radiographic stress tests for syndesmotic instability of supination-external rotation ankle fractures: a cadaveric study. J Orthop Trauma. 2014;28(6):e123–7.
22. Pneumaticos SG, et al. The effects of rotation on radiographic evaluation of the tibiofibular syndesmosis. Foot Ankle Int. 2002;23(2):107–11.
23. Shah AS, et al. Radiographic evaluation of the normal distal tibiofibular syndesmosis. Foot Ankle Int. 2012;33(10):870–6.
24. Hagemeijer NC, et al. Diagnosing syndesmotic instability with dynamic ultrasound - establishing the natural variations in normal motion. Injury. 2020;51(11):2703–9.
25. Burssens A, et al. Templating of syndesmotic ankle lesions by use of 3D analysis in Weightbearing and classical CT. Foot Ankle Orthop. 2018;3(3):2473011418S00173.
26. Dikos GD, et al. Normal tibiofibular relationships at the syndesmosis on axial CT imaging. J Orthop Trauma. 2012;26(7):433–8.
27. Hagemeijer NC, et al. Range of Normal and abnormal syndesmotic measurements using Weightbearing CT. Foot Ankle Int. 2019;40(12):1430–7.
28. Lepojärvi S, et al. Rotational dynamics of the normal distal tibiofibular joint with weight-bearing computed tomography. Foot Ankle Int. 2016;37(6):627–35.
29. Malhotra G, Cameron J, Toolan BC. Diagnosing chronic diastasis of the syndesmosis: a novel measurement using computed tomography. Foot Ankle Int. 2014;35(5):483–8.
30. Warner SJ, et al. The measurement and clinical importance of syndesmotic reduction after operative fixation of rotational ankle fractures. JBJS. 2015;97(23):1935–44.
31. Abdelaziz ME, et al. Evaluation of syndesmosis reduction on CT scan. Foot Ankle Int. 2019;40(9):1087–93. https://doi.org/10.1177/1071100719849850.
32. Bhimani R, et al. Utility of volumetric measurement via weight-bearing computed tomography scan to diagnose syndesmotic instability. Foot Ankle Int. 2020;41(7):859–65.
33. Kubik JF, et al. Assessment of malreduction standards for the syndesmosis in bilateral CT scans of uninjured ankles. Bone Joint J. 2021;103-B(1):178–83.
34. Lubberts B, et al. The arthroscopic syndesmotic assessment tool can differentiate between stable and unstable ankle syndesmoses. Knee Surg Sports Traumatol Arthrosc. 2020;28(1):193–201.
35. Mei-Dan O, et al. A dynamic ultrasound examination for the diagnosis of ankle syndesmotic injury in professional athletes: a preliminary study. Am J Sports Med. 2009;37(5):1009–16.
36. Stoffel K, et al. Comparison of two intraoperative assessment methods for injuries to the ankle syndesmosis. A cadaveric study. J Bone Joint Surg Am. 2009;91(11):2646–52.
37. Lubberts B, et al. The effect of ankle distraction on arthroscopic evaluation of syndesmotic instability: a cadaveric study. Clin Biomech (Bristol, Avon). 2017;50:16–20.
38. van Dijk CN, et al. Classification and diagnosis of acute isolated syndesmotic injuries: ESSKA-AFAS consensus and guidelines. Knee Surg Sports Traumatol Arthrosc. 2016;24(4):1200–16.
39. Hunt KJ. Syndesmosis injuries. Curr Rev Musculoskelet Med. 2013;6(4):304–12.
40. Calder JD, et al. Stable versus unstable grade II high ankle sprains: a prospective study predicting the need for surgical stabilization and time to return to sports. Arthroscopy. 2016;32(4):634–42.
41. Lemmers DHL, et al. Factors associated with adverse events after distal tibiofibular syndesmosis fixation. Injury. 2020;51(2):542–7.

第 14 章

# 下胫腓联合损伤：手术适应证、技术和结果

Kenneth J. Hunt，Stephen Blake Wallace

## 引言

在过去的 20 年里，踝关节下胫腓联合损伤在所有级别运动员中的发生率均有所增加。足球、滑雪、橄榄球、冰球、摔跤和英式橄榄球等冲撞运动的损伤发生率最高[1]。众所周知，与其他踝关节韧带损伤相比，下胫腓联合韧带损伤会导致更长时间的运动缺席，更有可能需要手术进行稳定，并与更长久的功能性后遗症息息相关。近年来，随着发病率的增加，以及对疾病认识的加深，骨科和运动医学界越来越关注下胫腓联合损伤的诊断、手术方式和术后处理。

大多数下胫腓联合韧带完全断裂的运动员还会合并腓骨和（或）内踝骨折，因此，现有大多数手术结果数据都与伴有下胫腓联合韧带损伤的骨折有关。由于本书的重点是韧带损伤，所以我们将重点讨论单纯下胫腓联合韧带损伤的手术指征和处理方法。同时，绝大多数原则也同样适用于骨折修复过程中的下胫腓联合韧带固定。

## 手术治疗的适应证

踝关节下胫腓联合损伤通常被称为“高位踝关节扭伤”，因为它们发生在较常见的外侧内翻扭伤（如 ATFL、CFL）近端的韧带（如 AITFL、PITFL、IOL）。严重的（即完全断裂）韧带损伤通常需要手术固定[2]，但这种情况大多合并相关骨折。高位踝关节扭伤比内翻踝关节扭伤少见，占所有踝关节扭伤的12%[3]，但在美式足球等冲撞运动中占比达到 25%[2,3]。为了避免其潜在的长期后遗症，应谨慎做出诊断和治疗决策。

第 13 章总结了已有损伤分型，以帮助指导治疗和预后。简而言之，若运动员出现不稳定的韧带损伤，应考虑手术稳定下胫腓联合。我们认定Ⅲ级为不稳定损伤，而Ⅰ级为稳定损伤，前者应选择手术治疗，而后者应保守治疗。因此，最近文献主要是研究如何区分Ⅱa 级（稳定）和Ⅱb 级（不稳定）损伤，这些损伤很难在普通 X 线片上被发现，而应力 X 线片、MRI、WBCT 和关节镜检查可以帮助确定损伤类型和不稳定的表现，但这些发现并不包括在现行所有分型方案

中。运动员下胫腓联合的功能运动学包括腓骨和距骨的大幅度旋转及腓骨后移，这在应力X线片上也很难评估[4]。当Ⅱ级损伤患者的常规和应力X线片正常时，则需要进行系列的体格检查、高级影像学检查和关节镜评估，以确定是否存在关节不稳定。

根据作者的经验，运动员不稳定的下胫腓联合韧带损伤需要手术治疗，包括所有的Ⅲ级损伤、应力位片提示下胫腓联合增宽或内侧间隙增大的Ⅱ级损伤，以及MRI提示的PITFL、三角韧带和骨间韧带断裂（图14.1）。VanDijk等最近提出了一种新的分型[5]，强调了MRI相对于二维X线片的诊断优势，这一方案根据MRI结果将韧带损伤分为四组：①Ⅰ级损伤为孤立性AITFL损伤；②Ⅱ级损伤包含了进一步的IOL/ IOM损伤；③Ⅲ级损伤，增加了PITFL损伤；④Ⅳ级损伤为所有韧带损伤及三角韧带断裂[5]。虽然该分型仍不完美，我们还是认为MRI是诊断中度不稳定下胫腓联合韧带损伤的重要辅助手段，因为它可以确定特定韧带结构的损伤程度，具有良好的观察者间一致性，还能识别重要的继发性MRI表现，如骨挫伤、骨软骨病变和关节不协调（图14.1）[5]。此外，所有的下胫腓联合修复都使用了关节镜，以确认解剖复位并识别一些可在术中处理的问题，如游离体或骨软骨损伤，这些问题在MRI中通常很难看到（图14.2）。如下文所述，在进行骨折固定和下胫腓联合稳定后，还应仔细评估是否存在不稳定（我们使用关节镜进行确认）。

## 手术技术

手术治疗的目的是下胫腓联合的解剖复位和稳定固定以恢复其运动力学。有多种技术可以实现上述目标，我们将分别讨论并详细介绍作者的首选方法，各种替代技

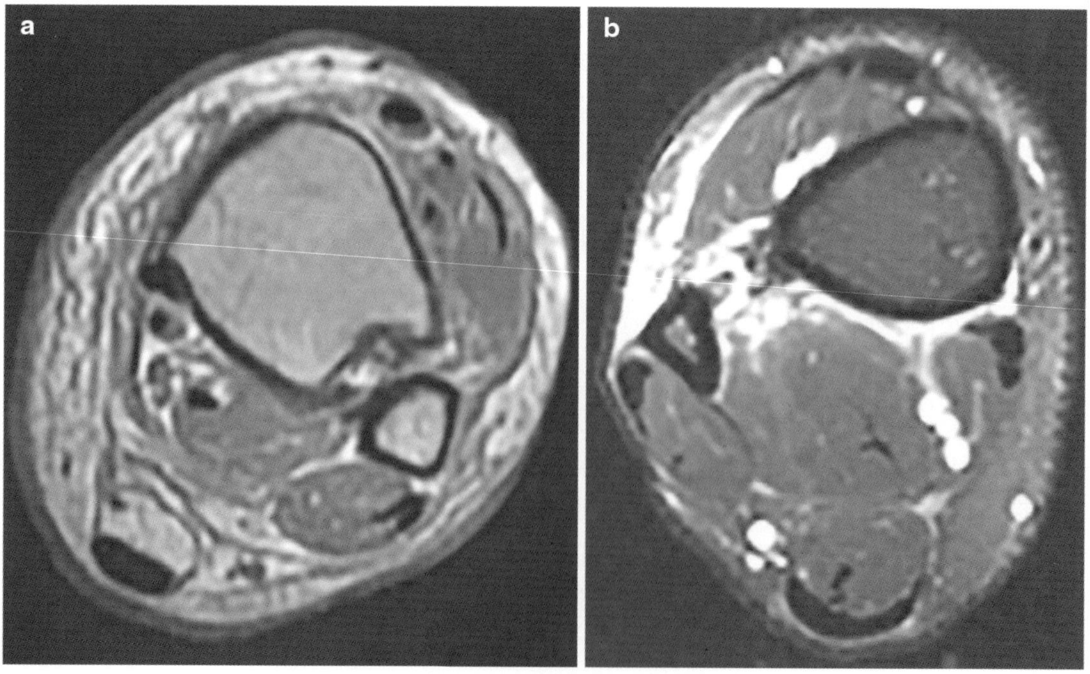


**图14.1** MRI所见。(a)下胫腓联合水平T1加权轴位MRI：不连续的AITFL和PITFL纤维。(b)下胫腓联合近端T2加权轴位MRI：不连续的IOM及周围水肿。

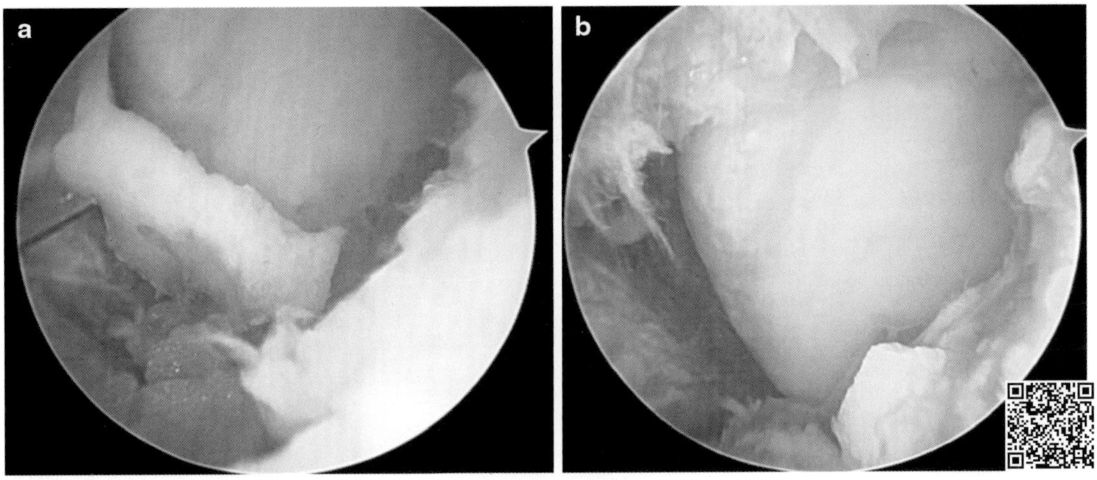


图 14.2　关节镜下固定下胫腓联合损伤的术中图像。(a)左踝前外入路下的内侧沟可见松动的骨软骨损伤碎片。(b)松动碎片取出后的软骨缺损。(扫码看彩图)

术的结果研究也将在下一节中进行讨论。

## 复位技术

将腓骨解剖复位于下胫腓切迹内是确保术后踝关节能达到最佳功能的关键。作者的首选方法是在踝关节线水平或其正上方使用一个大的点式复位钳，从腓骨后外侧到胫骨前内侧进行钳夹复位(图 14.3)。仔细分析术前轴位横断面图像上的切迹，如果分离可使用该方法进行复位。应选择足够大小的复位钳，以避免复位时压伤邻近的软组织。由于距骨的后部更为狭窄，当钳子收紧复位时，助手应将足踝保持在中立位，以避免过度挤压，但这种可能性一直受到质疑[6]。术中可以通过一个开放的外侧切口在直视下确认复位情况，也可通过正侧位和踝穴位透视进行确认。值得注意的是，正位片及踝穴位片上的下胫腓间隙，以及侧位片上腓骨相对于胫骨矢状排列存在较大的个体差异。因此，术前需要常规拍摄健侧 X 线片以进行比较，特别是严重分离或合并腓骨骨折，或者是计划经皮复位和固定的患者。

固定完成后，应在踝穴位透视下进行 Cotton 试验和外旋应力试验(图 14.4)。注意下胫腓间隙和内侧沟间隙。如果检查发现内踝不稳定持续存在，还需要对三角韧带进行常规修复，这将在其他章中详细说明。术中可利用关节镜对复位情况进行直视确认。

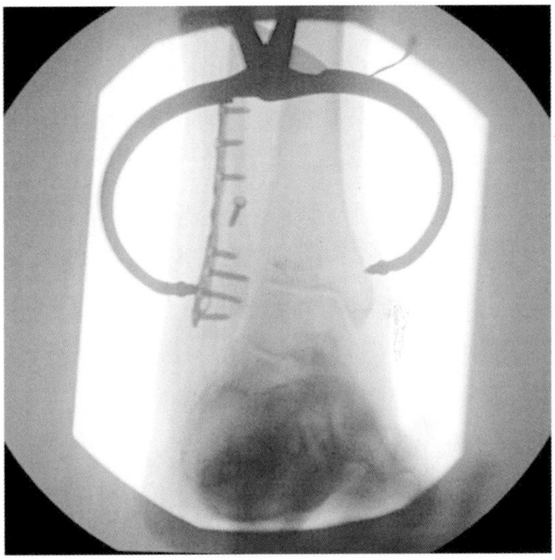

图 14.3　术中透视显示使用点式复位钳减小下胫腓联合间隙。

通过手法加压进行腓骨复位，一些学者认为这种方法可以防止过度挤压，并能使腓骨在切迹内达到“稳定”[7]。作者认为，在整个固定过程中，可能无法做到一直保持复位状

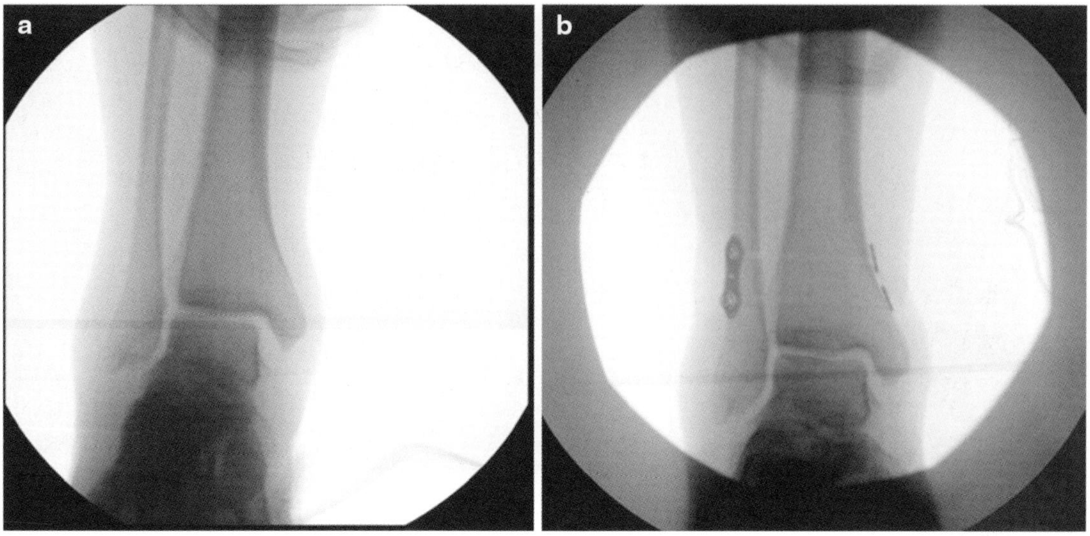

图 14.4 应力位术中透视。(a)外旋应力作用下下胫腓联合间隙及内侧间隙增宽。(b)弹性固定后进行外翻/外移应力试验，下胫腓联合间隙及内侧间隙恢复其解剖关系。

态，所以手法复位的方法并不可靠。虽然弹性包裹可以对全腿施加均匀压力[8,9]，但这项技术还没有很好的临床研究。

如果复位不充分，则应考虑以下问题。如果合并腓骨骨折，必须恢复其适当的长度、旋转和力线。骨骼发育不全的患者还可能出现腓骨塑性变形。这一点应该充分认识，必要时可以通过截骨来实现下胫腓联合复位[10]。此外，还应评估胫腓切迹、外侧沟和内侧沟内是否有软组织阻挡复位。作者常规进行踝关节镜检查，在进行复位/固定前清除踝关节和切迹内的碎屑。

## 固定技术

### 弹性固定

作者治疗大多数下胫腓联合损伤的首选方法是在发散平面上用两个无结的缝合纽扣进行弹性固定(图 14.5)。缝线的柔韧性允许下胫腓关节微动，对愈合和康复极其有益。下胫腓联合复位后，在踝关节上方 2cm 从腓骨后外向胫骨前内钻孔，更远位置钻孔有损伤关节表面和腓动脉穿支的风险[11]。从骨道穿过缝线纽扣并收紧，确认关节复位。根据患者的解剖形态，在第一颗纽扣近端 1~2cm 处，靠前或靠后放置第二颗纽扣。如果合并腓骨远端骨折，可以尝试通过固定腓骨的钢板放置缝线纽扣；如果不合并骨折，则通常通过腓骨上的两孔钢板放置。对于体型较大或希望迅速恢复活动的患者，可以使用远近端螺钉固定的四孔钢板来降低钻孔发生骨折的风险(图 14.5)。

### 螺钉固定

对于纵向不稳定骨折或糖尿病患者，应选择更坚固的螺钉固定(图 14.6)。固定位置仍然在踝关节上方 2~5cm 处，方向从腓骨后外侧向胫骨前内侧。我们建议使用 3.5mm 或 4.5mm 螺钉固定 4 个皮质，即使出现断钉，也可以方便取出。如果计划在几个月后取出下胫腓螺钉，则需要使用一个远近端双皮质固定的四孔桥接钢板，以在螺钉取出后对骨孔进行保护。为了避免刚性螺钉固定可能出现的复位不良，可以使用混合型装置(图 14.7)。先使用缝线纽扣将腓骨固定在胫腓切迹内，然后在更近端使用螺钉提供更

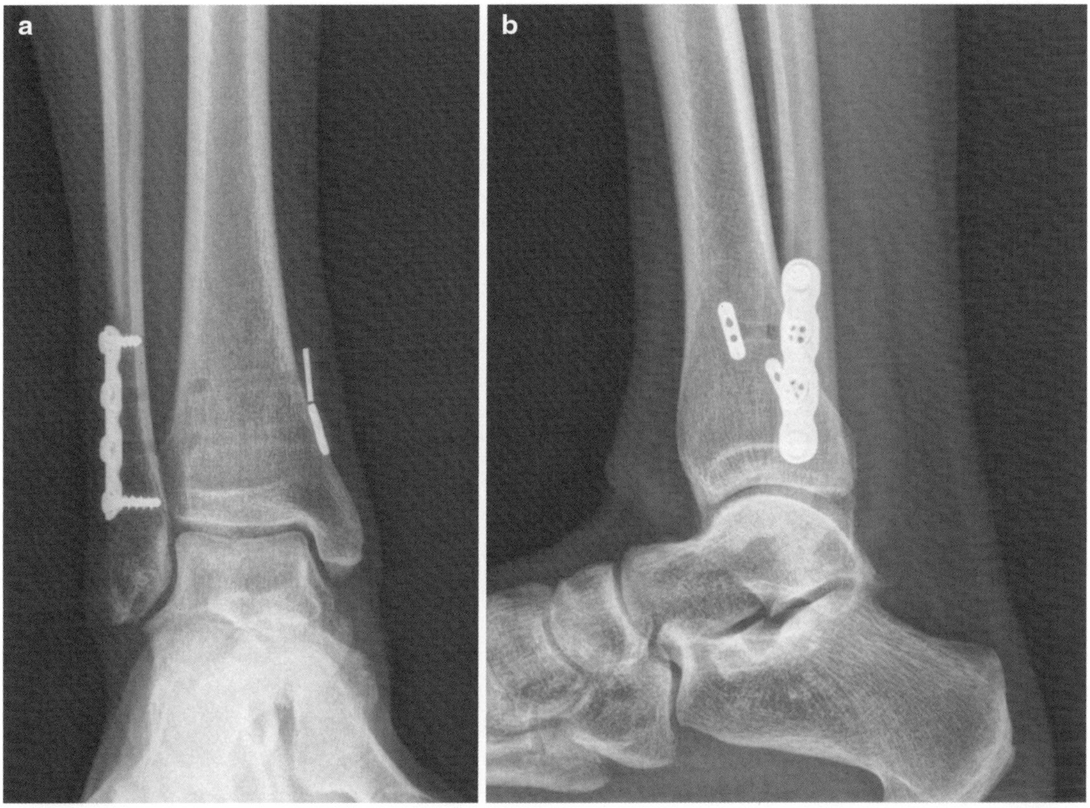


图 14.5　专业足球运动员弹性固定装置的术中负重踝穴位（a）和侧位片（b）。远近端双皮质螺钉的四孔钢板及发散的缝线纽扣固定方向，最大限度地提高了稳定性，并允许快速康复，同时降低了弹性固定钻孔带来的骨折风险。

坚强的固定。

### 解剖重建

特定情况下需要进行 AITFL 和（或）PITFL 的解剖重建，但其与经下胫腓联合固定的适应证尚未区分。如果存在韧带附着点的骨性撕脱，可以进行切开复位螺钉或缝合锚钉固定术。如果软组织条件不足（复发性韧带损伤或系统性韧带松弛），可用同种异体移植和（或）缝合带进行 AITFL 和（或）PITFL 重建[12,13]。

### 下胫腓联合融合

如果下胫腓联合有明显的关节炎改变，且疼痛剧烈（如慢性损伤和关节不稳后），可以进行关节融合。通过开放入路，清除胫腓切迹中所有残余软骨，用多枚螺钉穿过下胫腓联合进行加压。术中必须注意保持腓骨远端的复位位置，以保证踝关节的最佳生物力学。

## 手术结果

关于下胫腓联合损伤已经得到深入的研究，2010—2020 年，在 PubMed 上发表了 1100 多项研究，但大多数文献主要报道了与腓骨骨折相关的下胫腓联合韧带损伤，缺乏单独下胫腓联合韧带损伤的高质量结果研究。近期的高质量文献重点介绍以下几个主题：复位、固定、术后并发症的处理及重返活动 / 运动。

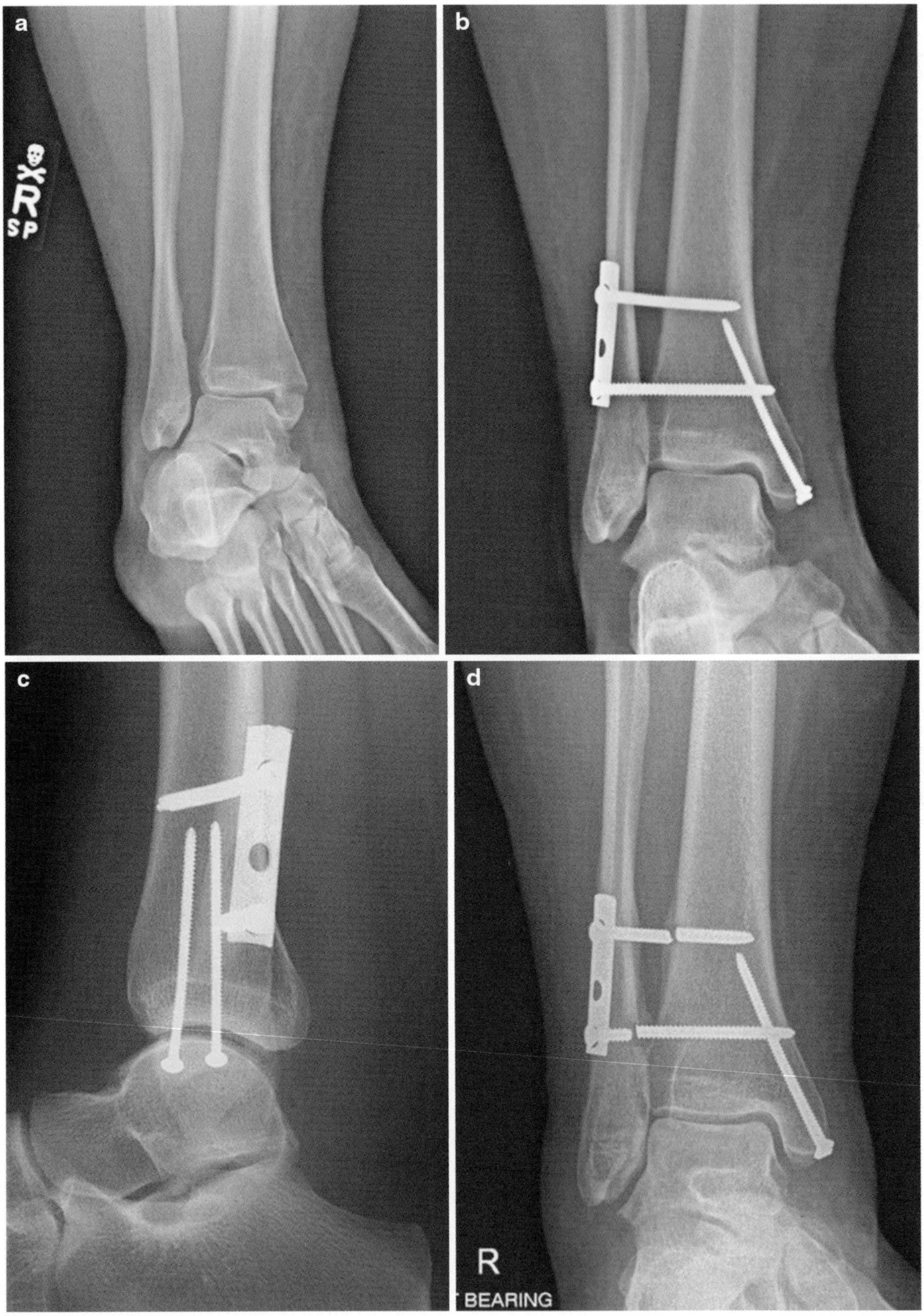


图 14.6 (a)Maisonneuve 骨折合并下胫腓联合断裂的踝穴位片。术后正位片(b)和侧位片(c)显示了内踝骨折切开复位内固定及用双发散四皮质螺钉固定钢板固定下胫腓联合。术后 6 个月 X 线片(d)显示螺钉断裂。患者恢复了完全无痛的活动，且螺钉无须取出。(Radiographs courtesy of Daniel Moon, MD.)

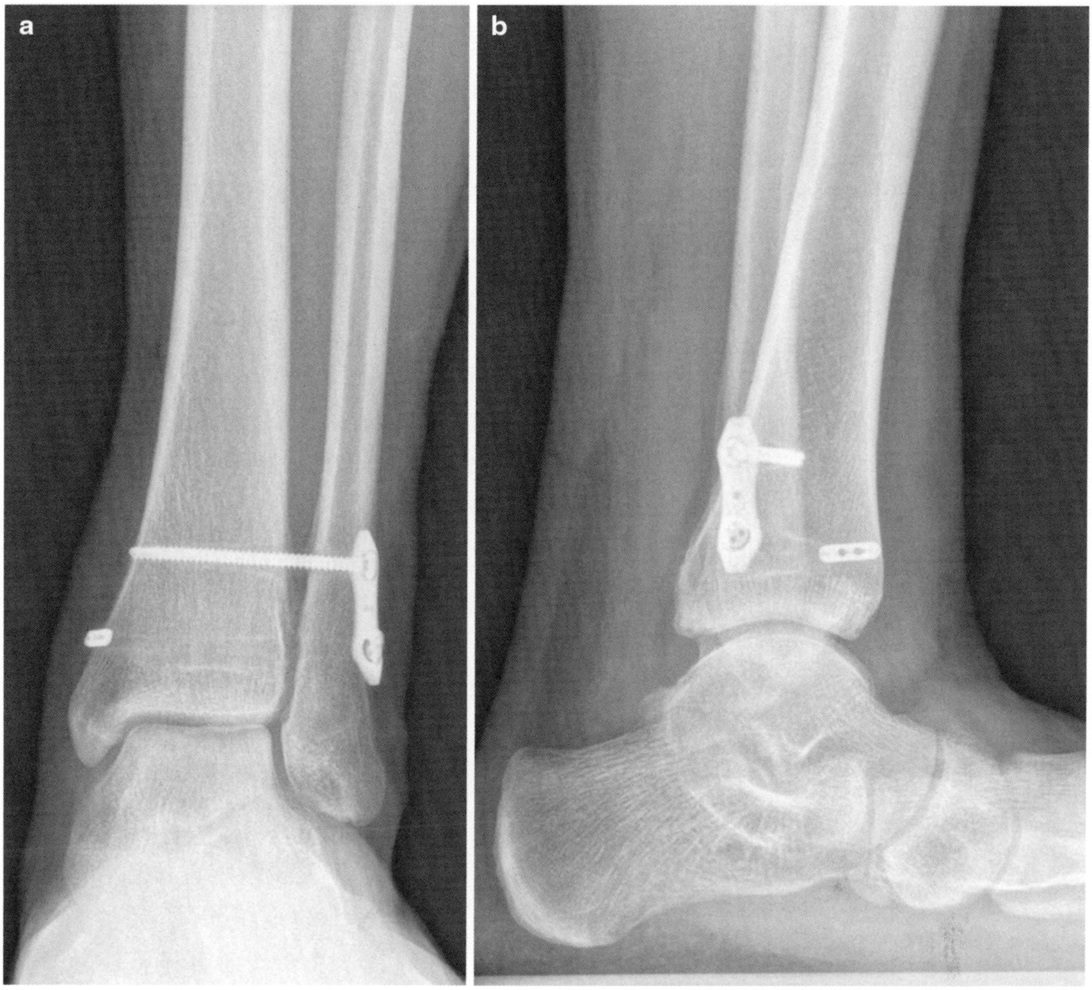


**图 14.7**　混合装置固定下胫腓联合的正位片(a)和侧位片(b)。

## 复位技术

临床结果不佳的主要原因就是复位不良[14-16]。钳夹复位和手法挤压复位的报道结果模棱两可[7]。胫腓切迹的解剖、深度和倾斜度变化较大，这与复位不良密切相关[17]。使用钳夹复位时，将其放置在中立的踝间轴线上有助于避免腓骨前移或后移[18]。关于固定过程中过度挤压的可能性及固定过程中踝关节应保持的位置，目前还没有共识，甚至有相互矛盾的文献报道[6,19,20]。作者倾向于在踝关节中立位使用一个大的复位钳进行复位。用力进行适当加压，但在固定之前或固定过程中，不能过度牵拉关节。弹性包裹技术提供了环向压力，可用于经皮复位和固定。其尸体研究[8,9]的结果良好，但临床使用结果还需进一步证实。

术中确认复位的最佳方法尚未确定。Miller 等通过 CT 扫描发现切开直视复位比术中透视下闭合复位的术后复位不良率更低（16%比 52%）[21]。Summers 等报道了与正常踝关节对比的透视法，通过术中 CT 证实 18 例患者中有 17 例获得了解剖复位[22]。目前越来越流行的术中断层成像也是确定复位的新选择，但必须考虑到辐射暴露的增加、设备的可用性和成本的增加。作者倾向于使用关节镜来确认复位效果，因为该技术可以同时清除关节内碎屑、处理撞击损伤和评估骨软骨损伤[23]。

术后复位丢失也会导致不良的术后结果。Mendelsohn 等研究发现，肥胖患者术后更有可能复位丢失，但糖尿病、吸烟及固定类型与术后复位丢失无关[24]。

## 固定技术：结果

关于螺钉固定，对于所需的螺钉尺寸[25]、材料、数量（1 或 2 枚）或固定的皮质层数（3 或 4 层）[26]尚无共识。缝线纽扣弹性固定允许了胫骨远端和腓骨之间的微动，这更符合正常的生理关系[27,28]。多项研究对单纯的下胫腓联合损伤及合并旋转性踝关节骨折患者使用缝线纽扣进行弹性固定，并报道了良好的结果[15,29–31]。Naqvi 等发现，使用缝线纽扣比使用螺钉的复位不良率更低，分别为 0%和 21.7%[32]。

Shimozono 等对 5 个随机对照试验进行了荟萃分析，比较了下胫腓联合损伤使用缝线纽扣与螺钉治疗的固定效果[33]。在纳入的 285 例患者中，平均随访 20.8 个月，使用缝线纽扣和螺钉治疗的患者 AOFAS 评分改善（95.3 比 86.7，$P<0.001$），使用缝线纽扣的患者有更低的植入物取出率（6.0%比22.4%，$P=0.01$）、植入物断裂率（0%比25.4%，$P<0.001$）及关节复位不良率（0.8%比11.5%）。

据报道，下胫腓联合韧带的解剖重建具有与螺钉或缝线纽扣固定类似的生物力学强度[13]。Jan 等报道了一项随机对照试验，研究对象为 53 例外旋骨折合并后踝骨折的患者，随机分为螺钉固定组、AITFL 重建组和缝线纽扣固定组[12]。结果发现，螺钉组的并发症发生率更高（26.9%比 3.7%），重返工作的时间更长（7.2 个月比 5.3 个月）。

## 并发症的处理

螺钉断裂是螺钉固定最常见的并发症（图 14.6d），但螺钉断裂并不一定意味着必须取出。Schepers 等对 7 项研究进行了系统性回顾，发现螺钉保留与取出并不影响临床结果[34]。他们还发现，螺钉断裂和螺钉完整的患者之间的临床结果类似。如果出现背伸受限或金属激惹，建议在 4~6 个月后取出完整的螺钉；如果有扁平外翻畸形，可在取出螺钉时放置缝线纽扣，因为这种畸形会对下胫腓联合产生额外的压力。作者建议初次手术时应告知患者螺钉折断的可能性，若患者希望避免螺钉折断，可在术后至少 12 周内取出折断的螺钉。作者倾向于在螺钉取出前 16 周重新评估稳定性，如有必要，可在取出过程中放置弹性固定装置。

早期版本的缝线纽扣固定装置经常会有一个突出的线结，据报道并发症发生率为 8%[35]。新版本为无线结装置，降低了软组织激惹的发生率。缝线纽扣固定的失败率未知，因为缝线不能在放射下显影，因此很难通过放射学来评估成功或失败。

# 术后康复

## 术后康复方案

在过去的 15 年中，固定模式的变化与快速康复的趋势并驾齐驱。对于弹性固定的没有旋转性踝关节骨折的单纯韧带损伤，作者倾向于不负重夹板固定 5~7 天，然后在 CAM 助行靴保护下部分负重，并开始活动关节和处理消肿。术后 3~4 周开始使用系带支具，5~6 周跑步，术后 8 周恢复运动。康复方案可以根据运动员的需要进行调整，因为不同体育运动、不同赛场位置及不同赛季阶段会对功能提出不同的要求。指导恢复运动的具体指标可参见第 24 章。

## 恢复运动

对于Ⅱb 级或Ⅲ级下胫腓联合损伤，运动员在手术修复后重返运动的预期时间和方案，目前还没有达成共识。Anderson 等报道了 14 名职业美式橄榄球运动员使用缝线纽扣弹性固定和三角韧带切开修复治疗旋前－外旋踝关节损伤，其中 86%的球员在 6 个月后重返赛场[36]。D'Hooghe 等最近报道了一个大型职业足球运动员损伤数据库中Ⅱb 级和Ⅲ级损伤的数据[37]，平均开始上场 / 运动康复的时间为 37 ± 12 天，平均 103 ± 28 天参加下胫腓联合稳定术后的第一场比赛；在 110 名严重下胫腓联合损伤的职业足球运动员中，没有人在术后 4 周时参加过正式比赛，只有 4%的运动员在术后 8 周内恢复了正式比赛[38]。一些美式橄榄球项目已经为下胫腓联合损伤运动员提供了快速运动恢复方案[39]，考虑到下胫腓联合伴随损伤的异质性，这些方案必须因人而异。

Hunt 等[40]最近报道了主要的骨科运动医学协会对全球 742 名专门从事足踝损伤的骨科医生的调查结果。他们发现，弹性固定是首选的固定方法（48%），其余分别是螺钉固定（27%）、混合式固定（19%）和其他固定方式（6%）。接受过运动医学培训者（58%）比未接受培训者（44%）更倾向于使用弹性固定；63.7%的受访者指出，对于体型较大的运动员或包括三角韧带断裂在内的较严重的损伤，其康复方案不会改变，但预期的完全恢复运动时间却存在巨大差异，从受伤后即刻到术后 6 个月不等。这显示了目前下胫腓联合损伤重返运动方案的差异，并应仔细做好结果追踪，以确定最佳和最安全的重返运动方案。

# 结论

下胫腓联合损伤在田径和场地运动的运动员中越来越常见，近年来，我们对其病理力学及最佳治疗方法的理解有了很大的进展。治疗趋势是进行弹性固定和快速康复，以便安全重返运动。韧带解剖重建技术的发展促进了关节力学的恢复，比现有固定方式更接近正常解剖。

## 参考文献

1. Lubberts B, D'Hooghe P, Bengtsson H, DiGiovanni CW, Calder J, Ekstrand J. Epidemiology and return to play following isolated syndesmotic injuries of the ankle: a prospective cohort study of 3677 male professional footballers in the UEFA elite Club injury study. Br J Sports Med. 2019;53(15):959–64.
2. Hunt KJ, George E, Harris AH, Dragoo JL. Epidemiology of syndesmosis injuries in intercollegiate football: incidence and risk factors from National Collegiate Athletic Association injury surveillance system data from 2004-2005 to 2008-2009. Clin J Sport Med. 2013;23(4):278–82.
3. Waterman BR, Belmont PJ Jr, Cameron KL, Svoboda SJ, Alitz CJ, Owens BD. Risk factors for syndesmotic and medial ankle sprain: role of sex, sport, and level of competition. Am J Sports Med. 2011;39(5):992–8.
4. Hogg-Cornejo VHK, Bartolomei J, Rullkoetter PJ, Myers C, Shelburne KB. Normal kinematics of the syndesmosis and ankle mortise during dynamic movements. Foot Ankle Orthop. 2020;5(3):2473011420933007. https://doi.org/10.1177/2473011420933007.
5. van Dijk CN, Longo UG, Loppini M, et al. Classification and diagnosis of acute isolated syndesmotic injuries: ESSKA-AFAS consensus and guidelines. Knee Surg Sports Traumatol Arthrosc. 2016;24(4):1200–16.
6. Tornetta P 3rd, Spoo JE, Reynolds FA, Lee C. Overtightening of the ankle syndesmosis: is it really possible? J Bone Joint Surg Am. 2001;83(4):489–92.
7. Park YH, Ahn JH, Choi GW, Kim HJ. Comparison of clamp reduction and manual reduction of syndesmosis in rotational ankle fractures: a prospective randomized trial. J Foot Ankle Surg. 2018;57(1):19–22.
8. Schlatterer D, Ramirez M, Deshpande C. Eliminating syndesmotic reduction variability: a novel elastic wrap reduction tool. Orthopedic Trauma Association Meeting 2018; Scientific Poster #17; 2018.
9. Schlatterer D, Despande C, Morgenstein A. A novel elastic wrap for syndesmotic reduction with post-

operative CT scan analysis. Foot Ankle Orthop. 2019;4:2473011419S2473010037.
10. Edwards GS Jr, DeLee JC. Ankle diastasis without fracture. Foot Ankle. 1984;4(6):305–12.
11. McKeon KE, Wright RW, Johnson JE, McCormick JJ, Klein SE. Vascular anatomy of the tibiofibular syndesmosis. J Bone Joint Surg Am. 2012;94(10):931–8.
12. Zhan Y, Yan X, Xia R, Cheng T, Luo C. Anterior-inferior tibiofibular ligament anatomical repair and augmentation versus trans-syndesmosis screw fixation for the syndesmotic instability in external-rotation type ankle fracture with posterior malleolus involvement: a prospective and comparative study. Injury. 2016;47(7):1574–80.
13. Akoh CC, Phisitkul P. Anatomic ligament repairs of syndesmotic injuries. Orthop Clin North Am. 2019;50(3):401–14.
14. Sagi HC, Shah AR, Sanders RW. The functional consequence of syndesmotic joint malreduction at a minimum 2-year follow-up. J Orthop Trauma. 2012;26(7):439–43.
15. Naqvi GA, Shafqat A, Awan N. Tightrope fixation of ankle syndesmosis injuries: clinical outcome, complications and technique modification. Injury. 2012;43(6):838–42.
16. Weening B, Bhandari M. Predictors of functional outcome following transsyndesmotic screw fixation of ankle fractures. J Orthop Trauma. 2005;19(2):102–8.
17. Boszczyk A, Kwapisz S, Krummel M, Grass R, Rammelt S. Correlation of incisura anatomy with syndesmotic malreduction. Foot Ankle Int. 2018;39(3):369–75.
18. Phisitkul P, Ebinger T, Goetz J, Vaseenon T, Marsh JL. Forceps reduction of the syndesmosis in rotational ankle fractures: a cadaveric study. J Bone Joint Surg Am. 2012;94(24):2256–61.
19. Darwish HH, Glisson RR, DeOrio JK. Compression screw fixation of the syndesmosis. Foot Ankle Int. 2012;33(10):893–9.
20. Michelson JD. Ankle fractures resulting from rotational injuries. J Am Acad Orthop Surg. 2003;11(6):403–12.
21. Miller AN, Carroll EA, Parker RJ, Boraiah S, Helfet DL, Lorich DG. Direct visualization for syndesmotic stabilization of ankle fractures. Foot Ankle Int. 2009;30(5):419–26.
22. Summers HD, Sinclair MK, Stover MD. A reliable method for intraoperative evaluation of syndesmotic reduction. J Orthop Trauma. 2013;27(4): 196–200.
23. Wake J, Martin KD. Syndesmosis injury from diagnosis to repair: physical examination, diagnosis, and arthroscopic-assisted reduction. J Am Acad Orthop Surg. 2020;28(13):517–27.
24. Mendelsohn ES, Hoshino CM, Harris TG, Zinar DM. The effect of obesity on early failure after operative syndesmosis injuries. J Orthop Trauma. 2013;27(4):201–6.
25. Thompson MC, Gesink DS. Biomechanical comparison of syndesmosis fixation with 3.5- and 4.5-millimeter stainless steel screws. Foot Ankle Int. 2000;21(9):736–41.
26. Moore JA Jr, Shank JR, Morgan SJ, Smith WR. Syndesmosis fixation: a comparison of three and four cortices of screw fixation without hardware removal. Foot Ankle Int. 2006;27(8):567–72.
27. Forsythe K, Freedman KB, Stover MD, Patwardhan AG. Comparison of a novel FiberWire-button construct versus metallic screw fixation in a syndesmotic injury model. Foot Ankle Int. 2008;29(1):49–54.
28. Klitzman R, Zhao H, Zhang LQ, Strohmeyer G, Vora A. Suture-button versus screw fixation of the syndesmosis: a biomechanical analysis. Foot Ankle Int. 2010;31(1):69–75.
29. Qamar F, Kadakia A, Venkateswaran B. An anatomical way of treating ankle syndesmotic injuries. J Foot Ankle Surg. 2011;50(6):762–5.
30. Degroot H, Al-Omari AA, El Ghazaly SA. Outcomes of suture button repair of the distal tibiofibular syndesmosis. Foot Ankle Int. 2011;32(3):250–6.
31. Willmott HJ, Singh B, David LA. Outcome and complications of treatment of ankle diastasis with tightrope fixation. Injury. 2009;40(11):1204–6.
32. Naqvi GA, Cunningham P, Lynch B, Galvin R, Awan N. Fixation of ankle syndesmotic injuries: comparison of tightrope fixation and syndesmotic screw fixation for accuracy of syndesmotic reduction. Am J Sports Med. 2012;40(12):2828–35.
33. Shimozono Y, Hurley ET, Myerson CL, Murawski CD, Kennedy JG. Suture button versus syndesmotic screw for syndesmosis injuries: a meta-analysis of randomized controlled trials. Am J Sports Med. 2019;47(11):2764–71.
34. Schepers T. To retain or remove the syndesmotic screw: a review of literature. Arch Orthop Trauma Surg. 2011;131(7):879–83.
35. Storey P, Gadd RJ, Blundell C, Davies MB. Complications of suture button ankle syndesmosis stabilization with modifications of surgical technique. Foot Ankle Int. 2012;33(9):717–21.
36. Hsu AR, Lareau CR, Anderson RB. Repair of acute superficial deltoid complex avulsion during ankle fracture fixation in National Football League players. Foot Ankle Int. 2015;36(11):1272–8.
37. D'Hooghe P, Grassi A, Alkhelaifi K, et al. Return to play after surgery for isolated unstable syndesmotic ankle injuries (west point grade IIB and III) in 110 male professional football players: a retrospective cohort study. Br J Sports Med. 2020;54(19):1168–73.
38. D'Hooghe P, Grassi A, Alkhelaifi K, et al. Return to play after surgery for isolated unstable syndesmotic ankle injuries (west point grade IIB and III) in 110 male professional football players: a retrospective cohort study. Br J Sports Med. 2020;54(19):1168–73. https://doi.org/10.1136/bjsports-2018-100298.
39. Dellenger R. Tua Tagovailoa's ankle injury pins Alabama in familiar territory. https://www.si.com/college/2019/10/20/tua-tagovailoa-ankle-injury-alabama-lsu-outlook. Published 2019. Accessed 7 Dec 2020.
40. Hunt KJ, Bartolomei J, Challa S, Tuffiash M, Annunziato A, ISAKOS LAF. Significant variations in surgical construct and return to sport protocols with syndesmotic injuries: an ISAKOS global perspective. J ISAKOS. 2022;7(1):13–8.

# 第 15 章

# 运动员下胫腓联合损伤：重返运动与康复

Pieter D'Hooghe, Frederique Neys, Jonathan Bartolomei-Aguillar, Kenneth J. Hunt

## 引言

在所有级别的运动员中，踝关节下胫腓联合损伤的发病率均有所增加。据估计，运动员每 1000 小时的暴露就会有 0.05 例损伤出现[1]。冲撞运动（如足球、滑雪、橄榄球、冰球、摔跤和英式橄榄球等）表现出较高的损伤发病率[1]。众所周知，与其他踝关节韧带损伤相比，下胫腓联合韧带损伤会导致更长时间的运动缺席，更有可能需要手术进行稳定（图 15.1），并且伴随更长期的功能性后遗症。近年来，高发病率引起了运动医学界和运动训练界对下胫腓联合损伤诊断及治疗的关注[2-5]。

本章的目标是为下胫腓联合损伤后重返运动方案及康复标准提供有意义的进展和创新的专家建议。

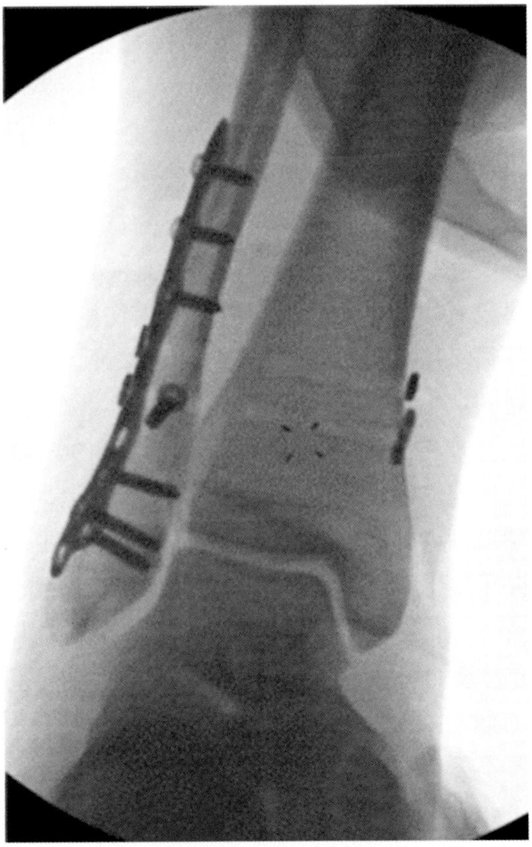

图 15.1 用弹性固定装置固定腓骨骨折后进行下胫腓联合应力试验的术中透视图像。踝穴及距骨已复位。应力下的正位透视显示使用弹性固定装置后，下胫腓联合达到稳定。

## 重返运动方案 / 调查结果

### 重返运动

目前对于运动员下胫腓联合损伤后重返运动的方案还没有达成共识，D' Hooghe

等对一个大型职业足球数据库中患有Ⅱb级和Ⅲ级下胫腓联合损伤的球员进行了调查，并收集了关于康复、恢复运动专项康复时间及伤后首次正式比赛时间等信息[6]。他们发现，在登记的110名职业足球运动员中，没有人在术后1个月参加正式比赛[6]，只有4%的运动员在手术后2个月内重返正式比赛。他们的调查数据还显示，开始上场/运动专项康复的平均时间为37±12天，稳定术后首次比赛的平均时间为103±28天[6]。

## 全球观点

国际关节镜下膝关节外科和骨科运动医学会（ISAKOS）的腿踝足（LAF）委员会最近通过ISAKOS和所有主要的骨科运动医学会对全球742名踝关节损伤专业骨科医生进行了调查，调查参与者回答的问题集中于他们治疗下胫腓联合损伤的适应证及做出治疗决策过程中的参考信息。还询问了受访者在治疗下胫腓联合损伤时的首选技术：缝线纽扣、下胫腓联合螺钉，还是混合方式。研究者构建了6个假设的运动损伤模型，以评估每种损伤的首选康复时间和恢复活动的时间。弹性固定是首选的固定方式（48%），其次是螺钉固定（27%）、混合式固定（19%）和其他固定方式（6%）（图15.2）。接受过运动医学培训者（58%）比未接受培训者（44%）更倾向于使用弹性固定。总体而言，63.7%的受访者指出，他们的康复方案不会因每个运动损伤模型而改变，但预期的完全恢复运动时间却存在巨大差异，从受伤后即刻到术后6个月不等。由此可见，无论下胫腓联合损伤的严重程度如何，固定方式的选择和重返运动的方案在国际上并不一致。因此，对下胫腓联合损伤的治疗还没有达成共识。

最近，NCAA对运动员下胫腓联合损伤后进行固定提出了质疑，这引发了关于加速康复的全新讨论，并使人们对弹性固定技术有了更多的认识。ISAKOS的腿踝足委员会的调查表明，尽管平均值与D'Hooghe等2019年的研究结果惊人类似，但重返运动的时间仍存在较大的差异。

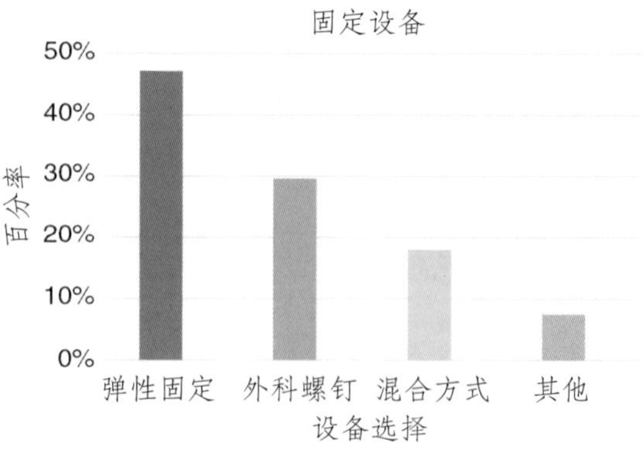


**图15.2** 受访外科医生选择4种固定技术的百分率。

# 康复

## 指导方案的背景

尽管踝关节外侧韧带损伤与下胫腓联合损伤在病因、损伤机制、治疗选择和重返运动方面有明显差异，但大多数下胫腓联合损伤仍采用"经典"的踝关节扭伤康复方案。为了提高我们对下胫腓联合损伤康复的认识，有必要制订有效的康复方案和损伤后的出院标准。

本章中提出一个新的康复计划，其重点是快速和灵活的损伤后康复方法，尤其在康复早期，能更加模拟关节功能，并特别关注足内在屈肌和胫骨前/后肌的作用。

该计划还结合了整个下肢力线和运动链，实施了最新的可用技术（力线实时反馈、额叶整合以促进新的运动模式、虚拟现实），特别是在康复后期整合了速度、方向和节奏方面的必要变化。

目前提出的标准的康复计划是基于临床经验的专家意见，它强调了下胫腓联合损伤中需要处理的一些特定的生物力学特性。

## 第 1 阶段（0~2 周）（图 15.3）

- 支具 / 步行靴：在疼痛和肿胀条件下，逐步增加负重。
- 轻柔的手法活动（矢状面）。
- 保持踝关节活动度。
- 非负重训练。
- 近端整体运动链的激活和促进。
- 改善髋关节活动能力：髋关节伸展和外旋。
- 正确的运动方式和步态恢复。
- 脑部训练：激活额叶。
- 小腿（深层）肌肉和足部固有肌肉的等长激活。

金标准：以疼痛作为指导。

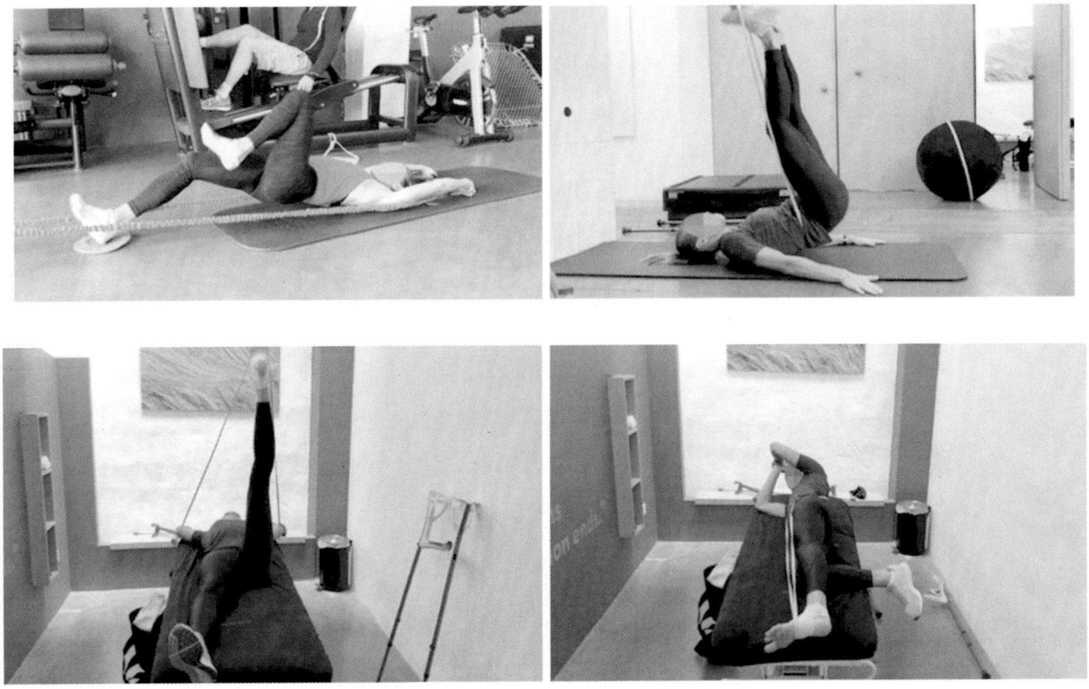

图 15.3　第 1 阶段康复锻炼。

## 第 2 阶段（2~3 周）（图 15.4）

- 全负重。
- 主动活动＋踝关节被动活动。
- 通过自重训练改善近端控制。
- 通过负重激活足内肌和小腿肌肉。
- 通过视频反馈纠正运动模式和步态（图 15.5）：肩－髋－膝－踝的力线矫正。
- 矫正的正前方和矢状面的负重重心转移练习。
- 大脑反馈：额叶激活（朝向目标运动）。
- 最终从运动皮质的神经刺激开始，尽管在体育领域还没有提出确凿的证据（可选）。

金标准：无下胫腓联合应力的负重训练。

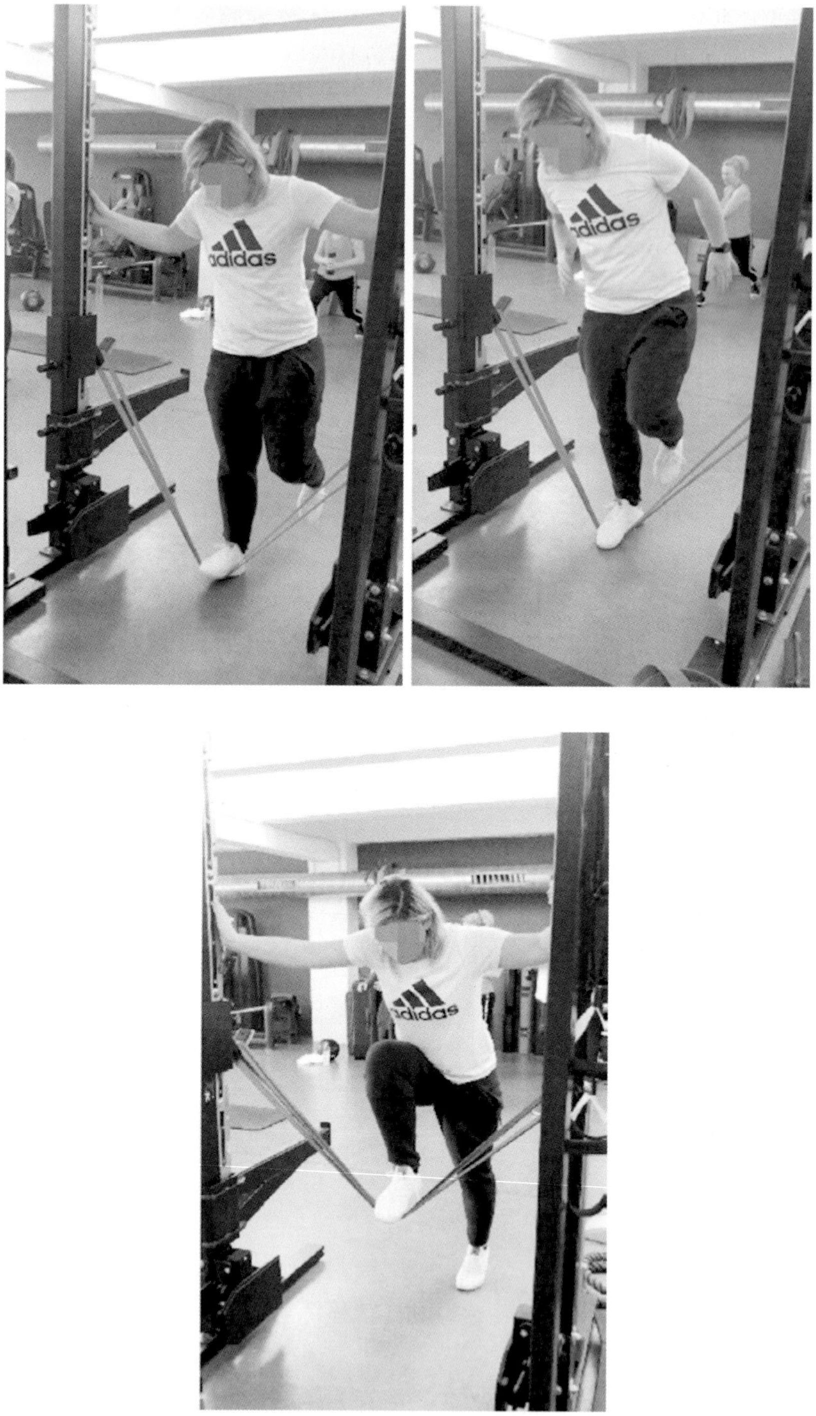


图 15.4 第 2 阶段康复锻炼。（待续）

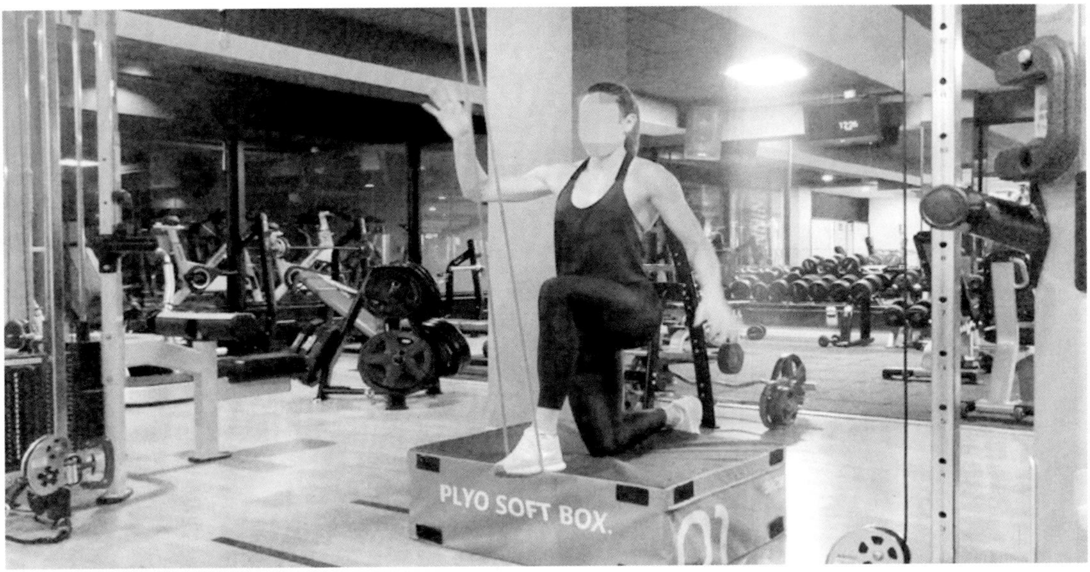


图 15.4（续）

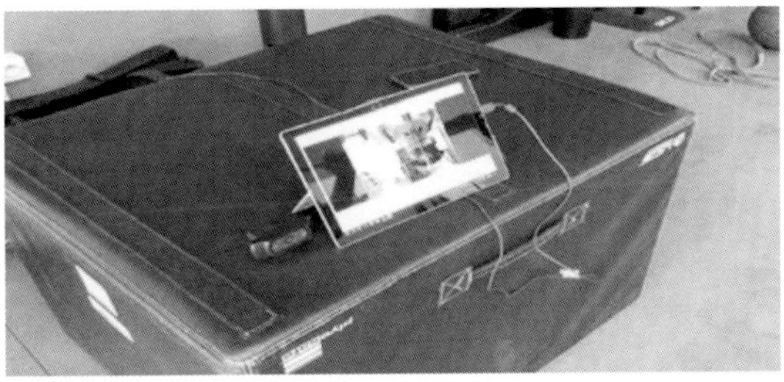

图 15.5　通过视频反馈纠正运动模式和步态。

## 第 3 阶段（3~5 周）（图 15.6 至图 15.7）

• 距骨固定状态下的旋转和变化整合：前足到中足。

• 如果有一个好的运动模式和活动度：开始跑步训练，并包括逐渐的冲刺，同时关注正确的力线和踝关节背伸度（左至右）。

• 激活训练和踝关节内外翻与渐进性抗阻训练相结合。

• 运动下的被动活动度进展为全踝活动度。

• 在对抗的情况下改善近端控制。

• 通过离心运动（如后退行走 / 跳跃 / 奔跑）激活内在肌肉。

• 大脑的训练：额叶激活（如虚拟现实、认知技能）。

金标准：在更强冲击下进行正确的前向、矢状和旋转的重心转移。

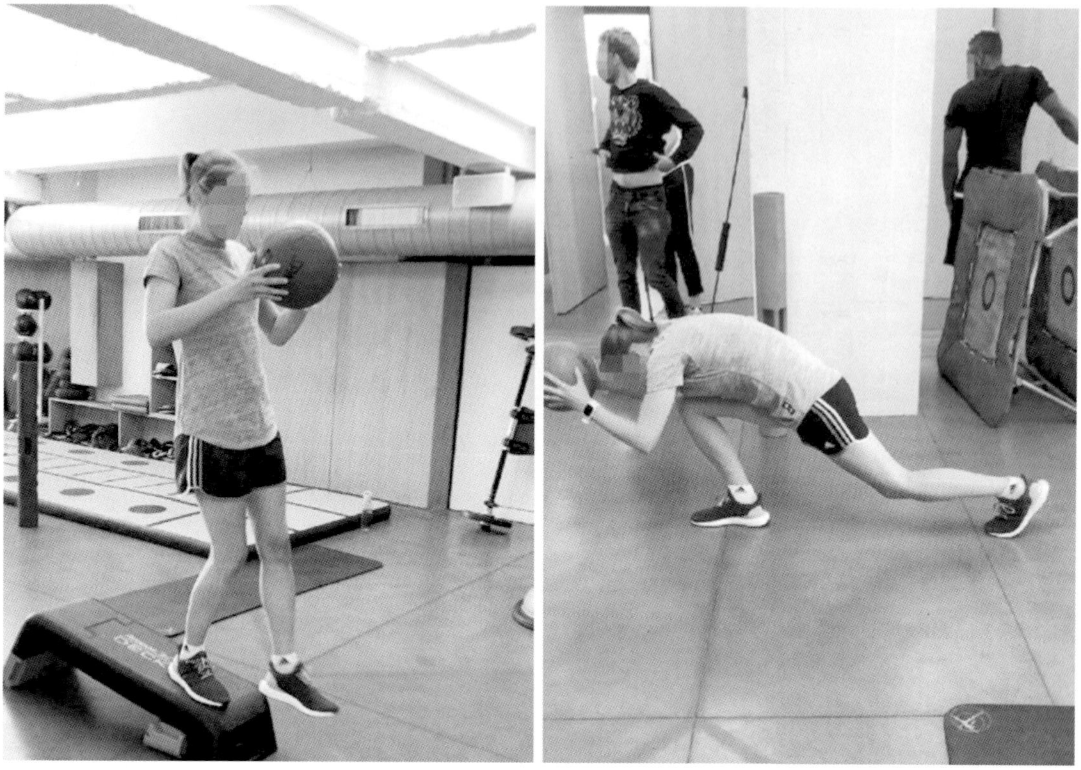

图 15.6　第 3 阶段康复锻炼。

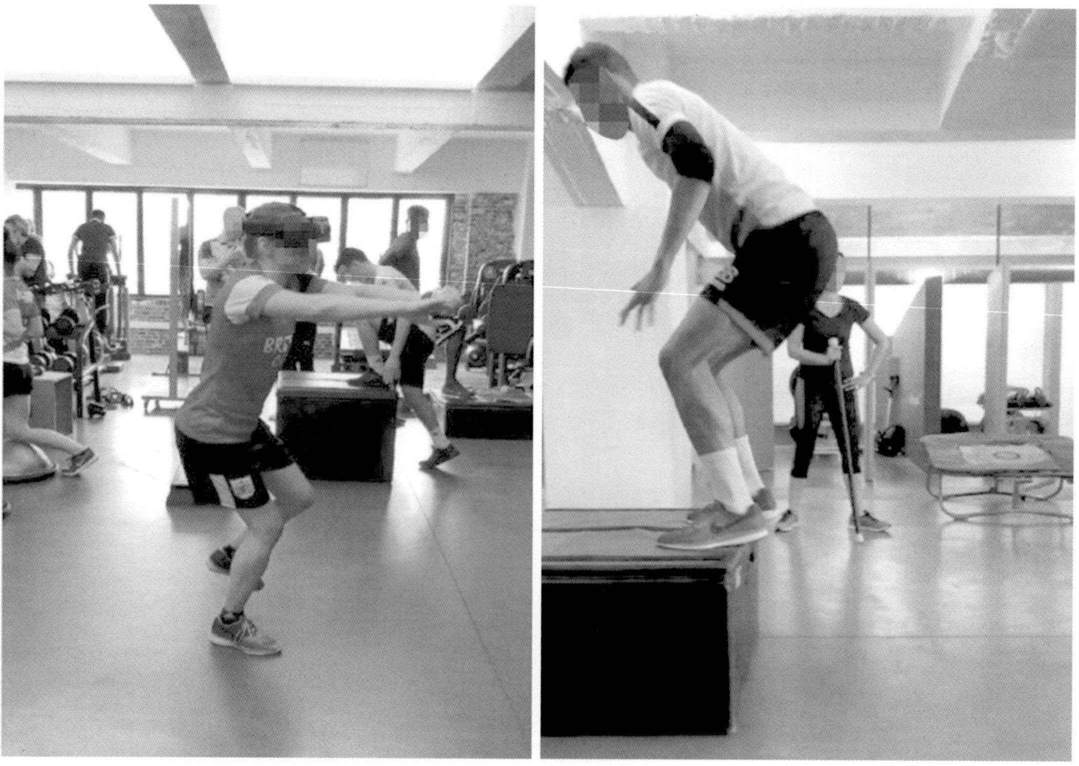

图 15.7　第 3 阶段康复锻炼。

## 最后阶段(5 周以上)(图 15.8 和图 15.9)

• 关注重返运动，以及鞋子和地面的变化。

• 高冲击性运动(多平面)。

• 有阻力的旋转练习。

• 从足外翻位开始，进行施加压力的旋转训练。

• 缓慢增加负荷(韧带适应负荷和冲击)。

• 实施减速练习(有冲击和无冲击)。

• 实施全冲击力量训练。

• 实施多点协同训练。

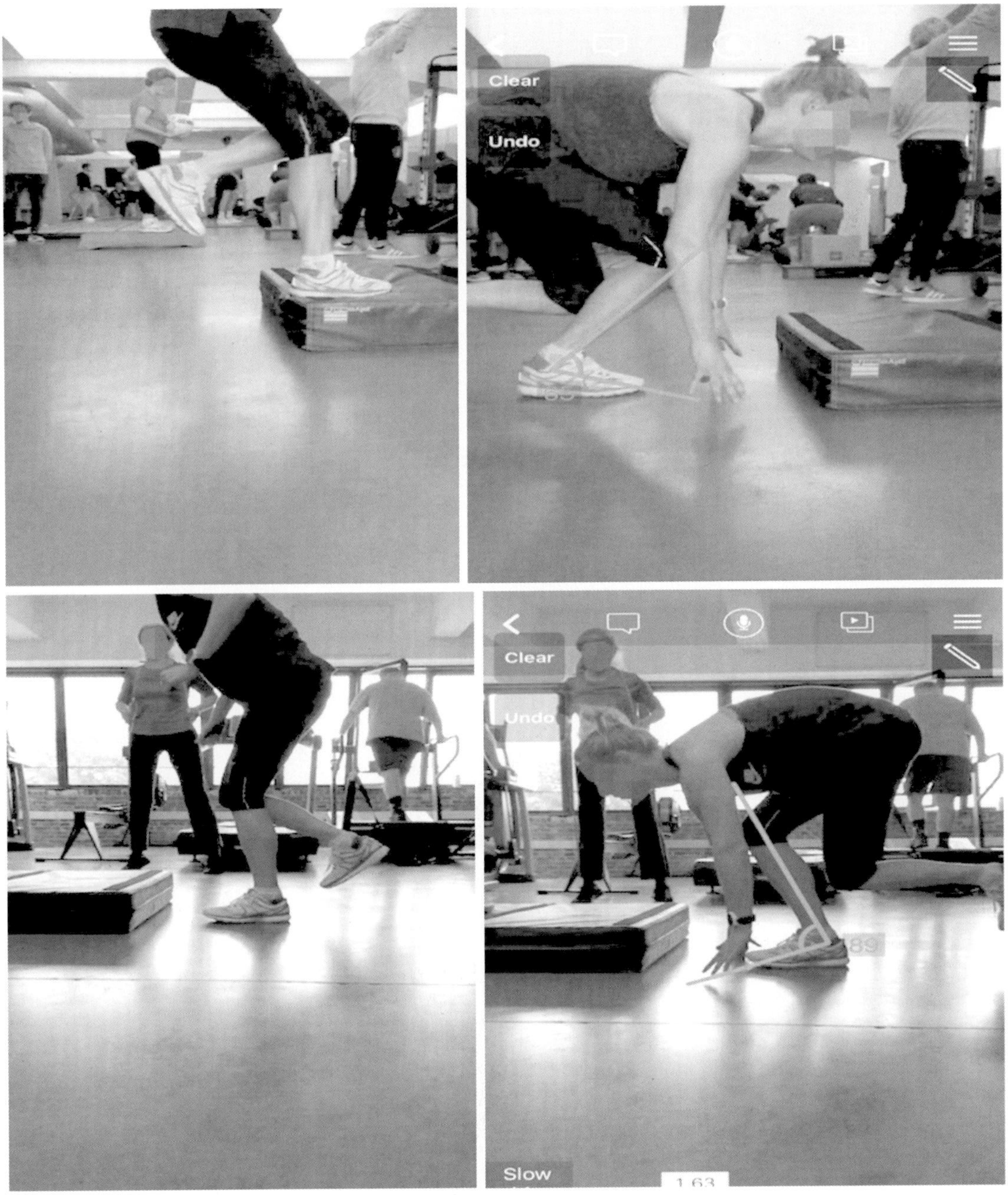


图 15.8　最后阶段康复锻炼。

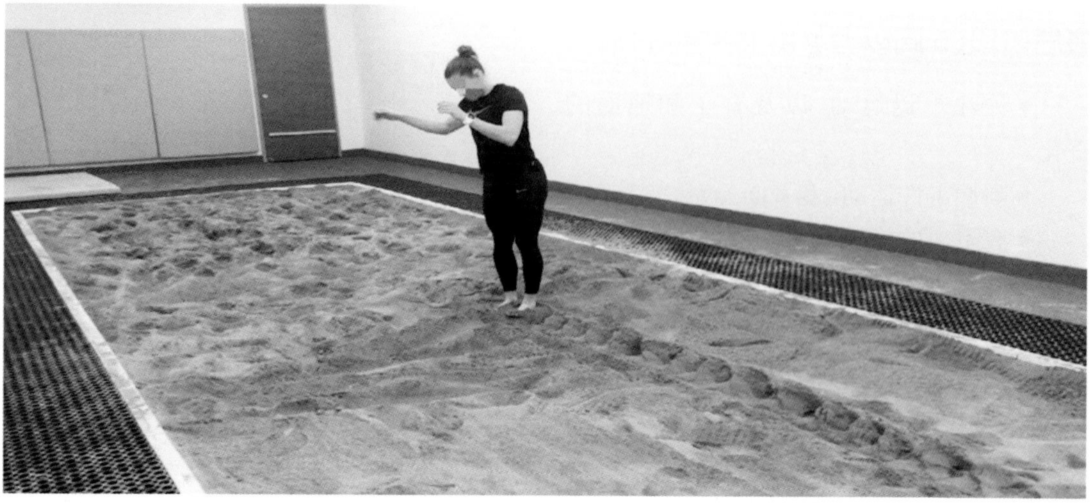

图 15.9 最后阶段康复锻炼。

## 重返运动前的测试

• 体重:身体质量指数(BMI)增加有更高的风险(Waterman 等,2011)。

• 活动度测试:

– 髋关节外旋不足 / 足踝过度外旋:这种足部位置在(再)损伤机制中起关键作用。

– 髋关节伸展不足。

– 背伸:左右差异测试。

– 踇趾末端伸展活动(主动 + 被动)。

• 单腿下蹲(图 15.10):

– 在矢状面上屈髋 / 屈膝 / 背伸踝关节。

– 调整力线,重点放在额状面上。

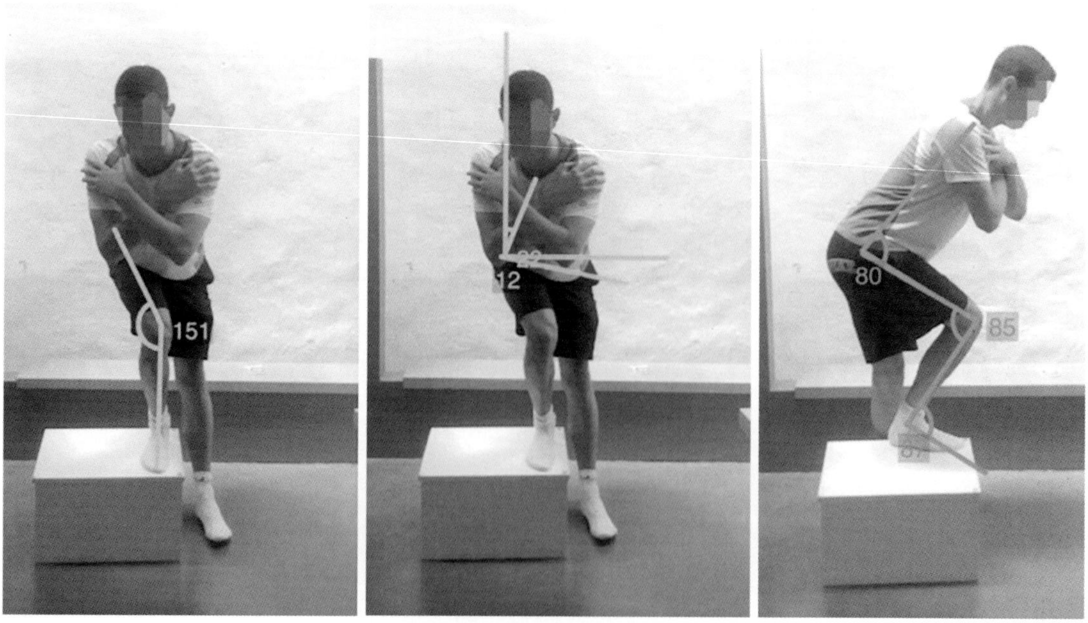


图 15.10 单腿下蹲。

- 跳跃落地模式：
  - 在矢状面上屈髋 / 屈膝 / 背伸踝关节。
  - 调整力线，重点放在额状面上。
- 单跳测试：
  - 排除潜在的膝关节僵硬。
  - 左右差异测量与调整。
  - 落地时足踝背伸角度分析：左右对比。
- 测力台（图 15.11）：
  - 跳跃高度。
  - 反应时间。
- T–Running 测试：转向时间分析，左右对比。
- 旋转应力训练：
  - 膝关节平稳屈曲。
  - 旋转应力下踝 / 膝关节无痛。
  - 左右对称的踝关节背伸。

## 结论

在田径和场地运动中，下胫腓联合损伤越来越常见，损伤的严重性、漏诊和长期的功能风险导致了诊断和治疗方案的重大进步。事实上，在过去的 10 年里，对这些运动员的诊疗也发生了很大的变化，虽然还需要更多的科学证据来支持新的手术稳定装置和加速重返运动的方案，但目前的治疗理念已经朝着这方面发展。

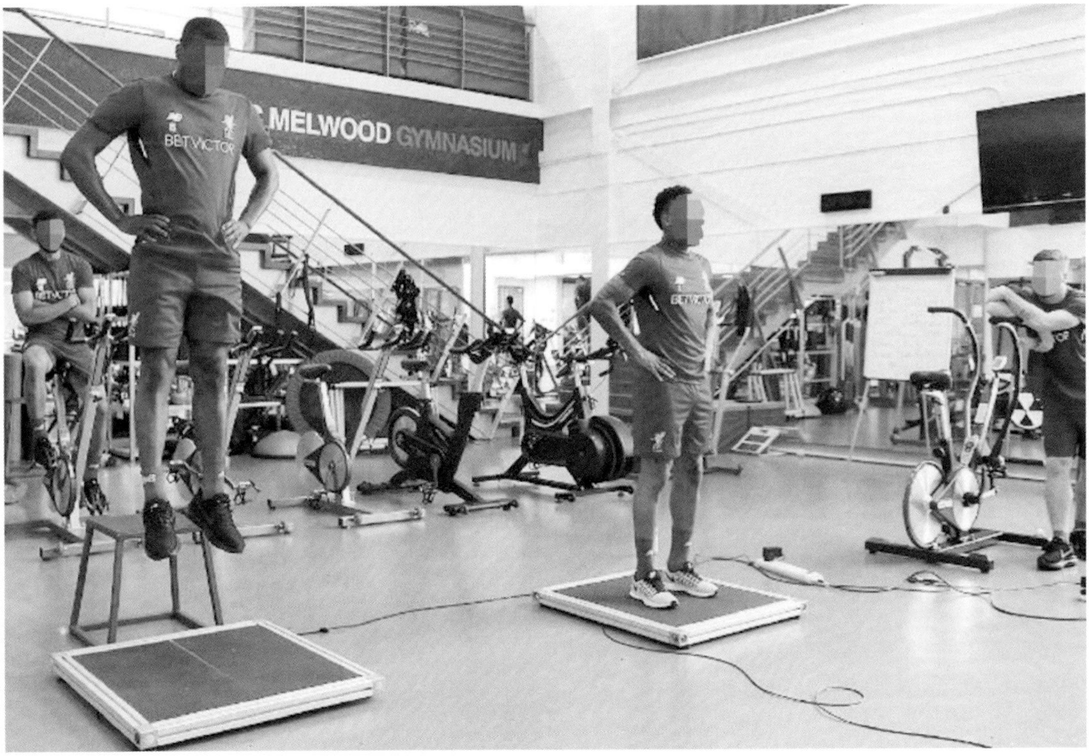


图 15.11 测力平台。

## 参考文献


1. Lubberts B, D'Hooghe P, Bengtsson H, DiGiovanni CW, Calder J, Ekstrand J. Epidemiology and return to play following isolated syndesmotic injuries of the ankle: a prospective cohort study of 3677 male professional footballers in the UEFA elite Club injury study. Br J Sports Med. 2019;53(15):959–64.
2. van Dijk CN, Longo UG, Loppini M, et al. Classification and diagnosis of acute isolated syndesmotic injuries: ESSKA-AFAS consensus and guidelines. Knee Surg Sports Traumatol Arthrosc. 2016;24(4):1200–16.
3. Soin SP, Knight TA, Dinah AF, Mears SC, Swierstra BA, Belkoff SM. Suture-button versus screw fixation in a syndesmosis rupture model: a biomechanical comparison. Foot Ankle Int. 2009;30(4):346–52.
4. Shimozono Y, Hurley ET, Myerson CL, Murawski CD, Kennedy JG. Suture button versus syndesmotic screw for syndesmosis injuries: a meta-analysis of randomized controlled trials. Am J Sports Med. 2018;47(11):2764–71.
5. Grassi A, Samuelsson K, D'Hooghe P, Romagnoli M, Mosca M, Zaffagnini S, Amendola A. Dynamic stabilization of syndesmosis injuries reduces complications and reoperations as compared with screw fixation. Am J Sports Med. 2020;48(4):1000–13.
6. D'Hooghe P, Grassi A, Alkhelaifi K, et al. Return to play after surgery for isolated unstable syndesmotic ankle injuries (west point grade IIB and III) in 110 male professional football players: a retrospective cohort study. Br J Sports Med. 2019;54(19):1168–73. https://doi.org/10.1136/bjsports-2018-100298.

# 第 16 章

# 三角韧带损伤：何时修复、重建或自行愈合

Matteo Guelfi, Jordi Vega

## 引言

三角韧带（DL）可能受到不同病理状态的影响，急性或慢性 DL 损伤通常是踝关节扭伤或慢性超负荷的结果，如长期胫后肌功能障碍[1]。DL 损伤可导致踝关节内侧不稳定（MAI）或踝关节旋转不稳定（RAI）。

MAI 被定义为行走或运动时的内侧松弛，通常在放松体位下负重时，可以观察到后足外翻不对称。与之相对，RAI 被定义为下胫腓联合内距骨发生异常旋转。RAI 通常与外侧副韧带慢性损伤有关，随后距骨内旋转增大，这可能会牵拉三角韧带（DL）前束，出现 DL 过载[2]。

急性 DL 损伤通常由旋前外旋扭伤引起，较少由旋后外旋扭伤引起[3]。根据损伤机制，扭伤可导致外踝和（或）内踝骨折、下胫腓联合损伤、DL 损伤，或兼而有之。然而，孤立性 DL 韧带损伤并不常见[4,5]。急性 DL 损伤后的手术修复存在争议，通常建议保守治疗[6,7]。当保守治疗失败时，患者可能出现 MAI[8,9]。

踝关节内翻是最常见的损伤机制[10]，可以发现继发外侧韧带损伤。在急性踝关节内翻扭伤后，15%~20%的患者出现典型的慢性踝关节不稳定（CAI）[11]。在 CAI 中，距腓前韧带（ATFL）功能不全会导致距骨从踝关节前外侧突出、距骨内旋和上移[12]。这些生物力学变化可能导致几种关节内病理改变和退行性关节炎。在多达 40%的 CAI 患者中观察到 DL 损伤[13,14]。据估计，10%~15%的 CAI 患者将进展为 RAI，尽管根据作者的经验，这个百分比可能被低估了[2,15]。

## 临床表现

同时患有 MAI 和 RAI 的患者可能存在踝关节扭伤史。MAI 和 RAI 导致 DL 的基础病理机制是不同的，因此将在本章中分别进行讨论。

MAI 患者可能表现为踝关节内侧和外侧的疼痛、肿胀、压痛的症状，或者兼而有之。已经提出了几种体格检查试验，包括距骨倾斜试验、外翻试验或外旋转试验，以评估 DL 的力学性能[8,16,17]。但在大多数患者中通常没有观察到任何体征，据报道这些体格检查试验并不能有效评估 MAI[18]。不对称的后足外翻和旋前畸形通常可以在负重的情况下发现，而患者通常能够在胫后肌腱收缩

时纠正畸形。

报道显示,RAI 患者存在诸如踝关节外侧不稳定、内踝疼痛、内踝前缘压痛等慢性症状。通常在外踝症状出现多年后才出现内踝症状。但约 25%的患者从未出现过内踝症状,因此 MAI 仍然被忽视[2]。随着 DL 前方约束限制作用的丢失,距骨可以在踝穴内前移和外旋,这可能导致 RAI。

没有 DL 中间束的损伤,就不会出现外翻和旋前畸形。

## DL 损伤与踝关节镜检查

在过去的 20 年里,踝关节镜技术取得了显著的进展[19],关节镜对于急性和慢性DL 损伤的有效性得到证实[2]。当影像学检查无法发现韧带撕裂时,关节镜下评估 DL 损伤是有帮助的[19]。

当怀疑 DL 损伤时,应通过前外侧入路引入镜头,通过前内侧入路引入探针,完成关节镜检查。关节内脂肪组织通常占据踝关节前间隙的中央和内侧,可以用刨削刀将其切除,以便在全关节镜下完全显示踝关节前间室和关节间隙。

内侧关节间隙镜检可涵盖内踝和 DL。内踝上覆盖着一层薄薄的软骨,该软骨与距骨的内侧壁相接触。然后,从外侧到内侧依次可以观察到皮质骨中央条纹和 DL 深层束的止点部分。(踝关节)背屈时,内侧间隙底部可见 DL 深层束,是距骨内侧壁与内踝之间的悬吊连接装置。DL 前束、胫距前韧带、胫舟韧带附着于内踝前丘的前侧,而胫弹簧韧带和胫跟韧带附着于内踝前丘的顶端。前入路关节镜下无法看到由胫距后韧带组成的 DL 后束。

这些解剖特点对于认识 DL 损伤是非常重要的。任何关节镜视野下发现与内侧间隙正常解剖描述不相符时,均应怀疑 DL 撕裂。

根据开放手术中的观察,Hintermann 等提出了内侧不稳定的具体分类[8],将内侧不稳定分为 DL 的近端、中端和远端损伤。

最近提出了踝关节内侧不稳定的关节镜下分类[19]。根据关节镜手术中观察到的DL 损伤位置,DL 损伤可分为累及前束(胫距韧带和胫舟韧带)或中间束(胫弹簧韧带和胫跟韧带)的损伤。

累及前束的损伤被描述为很清晰明确的损伤,可导致 RAI[13]。只有当距骨内旋或通过器械向内侧推动韧带时,才可以看到清晰、明确的损伤情况。然后观察到 DL 前束与内踝分离(图 16.1)。根据通过内踝和 DL 前束间隙的器械,可将这种清晰明确的损伤分为两种类型。

在 MAI 患者中可以观察到影响 DL 中间束的损伤,由于 DL 深层束比浅层束短,所以深层束在踝关节外翻损伤后更容易损伤。虽然 DL 深层束可能在沿其长度方向受到损伤,但关节镜下观察到韧带损伤总是发生在内踝附着点(在其前丘),而不是在中段或距骨附着点(图 16.2)。DL 中间束损伤可以是部分的或完全的[19]。

## DL 损伤的治疗

### 保守治疗

DL 急性损伤通常采用非手术治疗,通过功能性治疗方式来减轻疼痛、肿胀和血肿,防止进一步损伤,以达到提供最佳愈合环境的目的。

对于慢性 DL 损伤的患者,应在手术治疗前尝试保守治疗以提高踝关节稳定性[8],这可能包括神经肌肉协调训练和肌肉强化,特别是胫后肌和腓肠肌。此外,可以使用带有内侧支持或支撑的矫形器来提供机械支持。

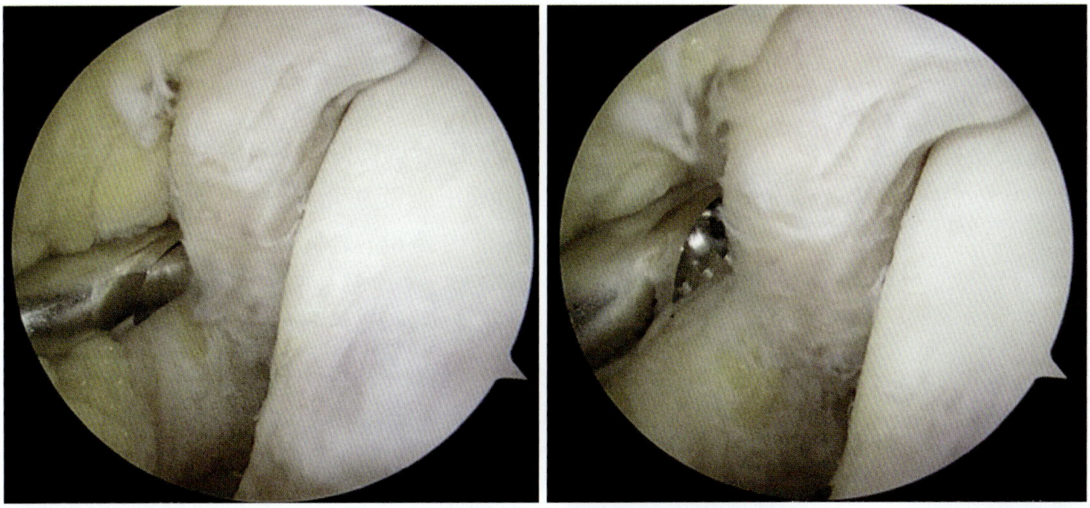

图 16.1 关节镜下所见,踝关节旋转不稳定(左踝关节)中三角韧带“明确的”损伤。通过器械可在前缘平面分离三角韧带和内踝。

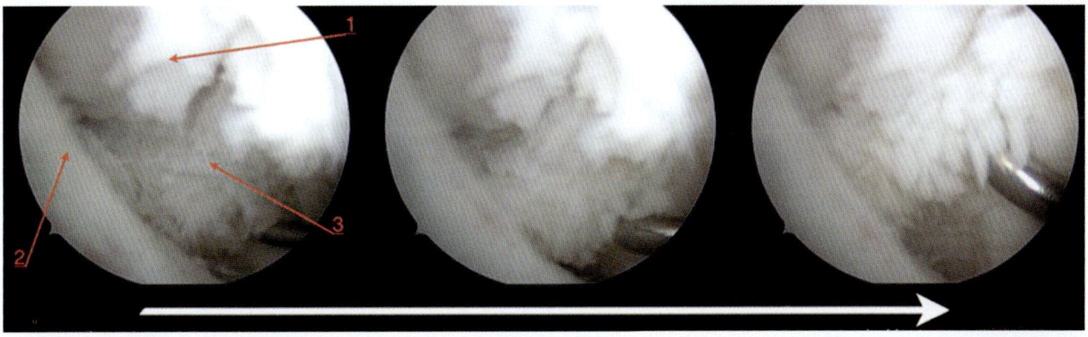


图 16.2 关节镜下观察踝关节内侧不稳定(右踝关节)中的三角韧带损伤(1)、内踝(前丘)(2)、距骨内侧壁(3)、三角韧带与内踝分离。在探针帮助下,三角韧带可以与踝关节相连接。

当保守治疗失败时,建议采用手术方式来治疗韧带损伤。

## 开放手术治疗

开放性 DL 修补术是目前外科治疗的金标准。它通常是经一个略弯曲的皮肤切口进行的,该切口从内踝尖端近端 2cm 开始,朝向舟骨(图 16.3)。钝性分离后,DL 和胫后肌腱均显露,仔细探查胫后肌腱、DL 和弹簧韧带。在大多数情况下,DL 近端部分受伤,残端的质量情况决定是否允许进行解剖修复。在这些情况下,DL 的胫骨足迹显露并变得粗糙。然后,在踝关节处于中立位时,用 3.5mm 或 4mm 的缝合锚钉将韧带重新连接到内踝,锚钉应放置在内踝前缘,距踝尖 0.5cm 处(图 16.4)。

对于韧带残端质量较差的患者,直接修复韧带是不可能的。在这种情况下,应考虑通过肌腱移植重建韧带。

## 关节镜修复

在过去的几年里,关节镜在治疗踝关节不稳定中的作用有所增加。鉴于关节镜下成功修复或重建踝关节外侧韧带[20-22],一些作

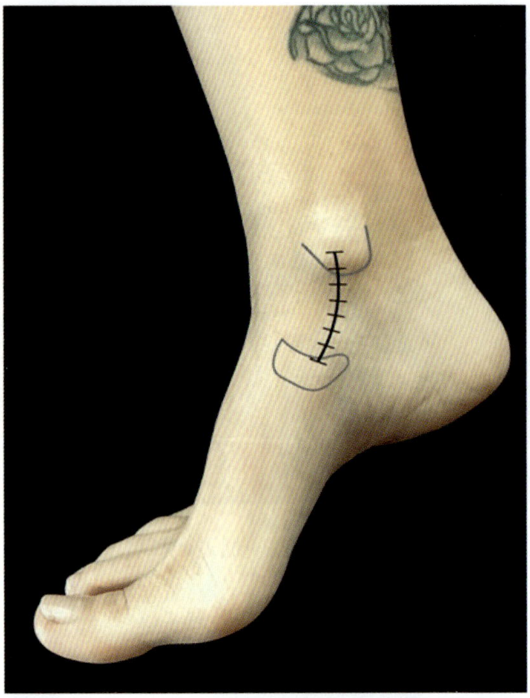

图 16.3 踝关节内侧视图，显示接近三角韧带的皮肤切口，突出显示内踝和舟骨。

者已经开发出通过关节镜途径修复 DL 的技术，旨在缩短术后恢复时间，并促进更早地恢复全部功能[2,23,24]。

患者取仰卧位进行踝关节镜检查。建议捆紧止血带并充气，在标明皮肤标志后，使用前内侧和前外侧两处入路。首先创建前内侧入路，并将其放置在踝关节间隙胫前肌腱内侧，前外侧入路置于第 3 腓骨肌腱外侧缘，注意不要损伤中间的背侧皮神经，这是腓浅神经的一个分支(图 16.5)。

首先通过前内侧入路引入关节镜，建议对踝关节进行常规关节镜检查，以发现所有可能的关节内病变。当需要检查关节间隙内时，推荐使用非牵引和足踝背屈关节镜技术[25]。非牵引和踝关节背屈技术下前踝关节间室关节镜检查包括 7 个检查要点[25]：AITFL 远端束、ATFL 的上束（外侧间隙）、距骨颈外侧、距骨颈内侧、DL 深层和内踝尖端(内侧间隙)、胫骨内侧角(Henry 的切

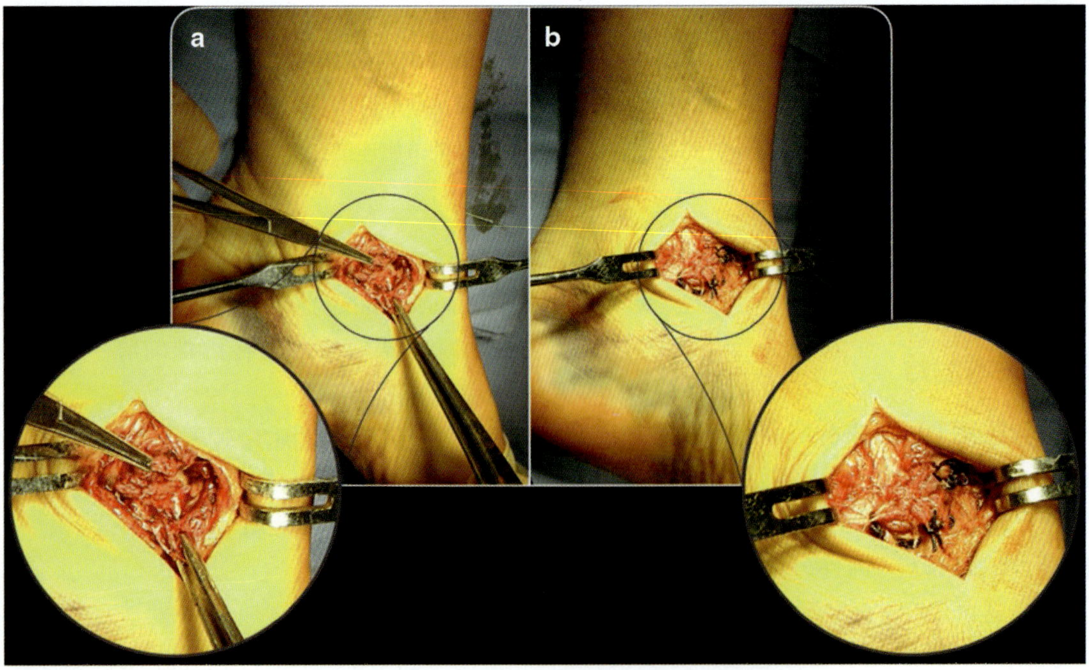


图 16.4 开放入路修复三角韧带损伤。用蚊式夹钳抓取三角韧带损伤(a)，用带线锚钉重新附着在内踝上(b)。

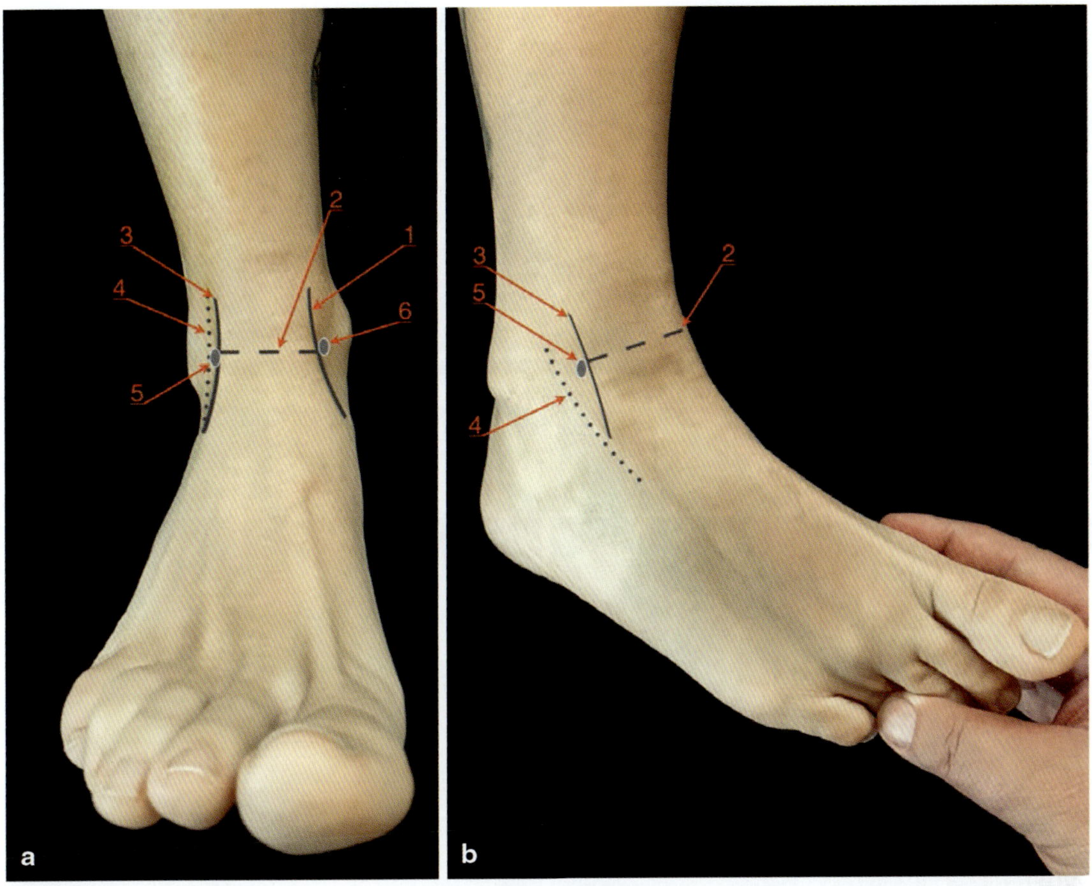


图 16.5　踝关节的前(a)和前外侧(b)视图，显示治疗三角韧带损伤的关节镜方法。突出显示皮肤标志：(1)胫前肌腱、(2)关节间隙、(3)第 3 腓骨肌腱、(4)腓浅神经(虚线所示)、(5)前外侧入路、(6)前内侧入路。(b)前外侧入路(5)置于第 3 腓骨肌(3)和腓浅神经(4)之间。

迹)及胫骨前缘。

在关节镜检查后，同时处理关节内病变；接下来，需要治疗 DL 损伤。

已经描述了一种关节镜辅助技术治疗 DL 损伤[23,22]。在关节镜下，将带线锚钉插入内踝，然后用缝线经皮缝合韧带，它已经被证实是一种安全的手术[23]。

关节镜下通过无线结锚定技术进行全内 DL 修补术是治疗 DL 损伤的第 1 种全关节镜治疗方法[2]。这种手术方式不需要任何经皮操作步骤，可在关节镜直视下进行 DL 修复。作者更倾向采用踝关节背屈技术且无须牵引，通过前内侧及前外侧入路实施关节镜手术。在全关节镜下对继发性关节内损伤进行检查和治疗，在关节镜下修复三角韧带。通过前外侧入路引入关节镜，并朝向内侧关节间隙。通过前内侧入路进入刨削刀，清理内踝足印区域的三角韧带附着点。在关节镜直视下，通过抓线器穿透韧带断裂分离区域，然后用缝线缝合固定韧带(图 16.6)。下一步，通过前内侧入路放置电钻导向器，并位于内踝中心(图 16.7)。钻孔后，带线骨锚拧入压紧。作为一种无结缝合锚定技术，在引入锚钉前调整缝合的张力。DL 重新缝合连接，维持踝关节处于背屈、中立旋转和内翻 – 外翻(图 16.8)。虽然已经报道了治疗 RAI 的初步效果极佳，并且轻微并发症的发生率较低[2]，但它也可用于治疗 MAI。根据

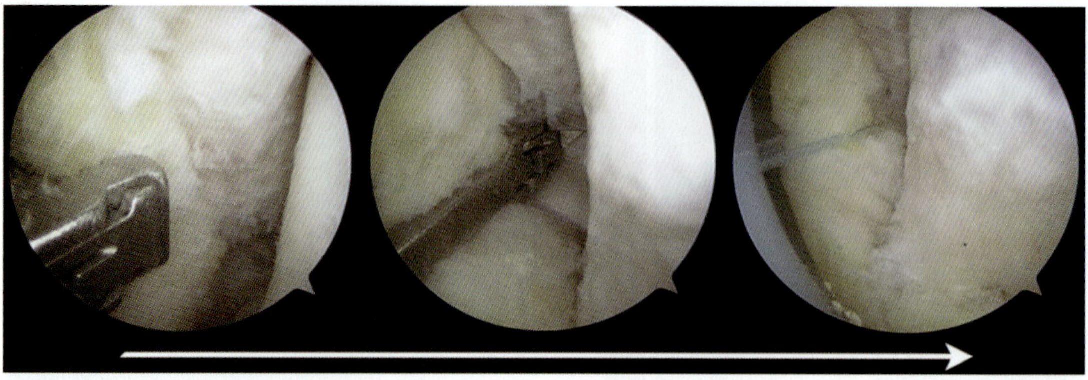

图 16.6 关节镜下三角韧带修复。借助抓线器抓住三角韧带损伤部位。

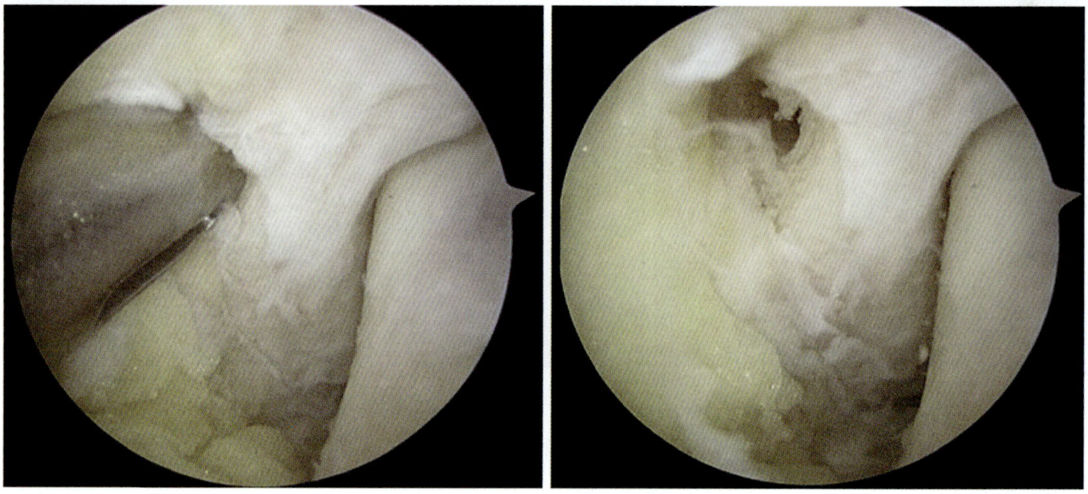

图 16.7 一旦抓住三角韧带，在内踝前部钻取骨锚钉的隧道。

作者的经验，关节镜下全内 DL 修补术治疗 RAI 和 MAI 均取得了良好的效果。

如果合并外侧副韧带损伤，应在完成 DL 修复后加以处理。先前报道的关节镜下全内修复技术是作者选择的技术[26-28]。

作为一般的术后康复方案，建议在术后 3~4 周内始终穿可拆卸的步行靴。RAI 时鼓励使用拐杖进行负重；然而，如果治疗 MAI，则在术后 3 周后允许负重。在软骨或骨软骨损伤的情况下，4~6 周内不允许负重。抗血栓预防适用于至少术后前 15 天。一旦脱下步行靴，鼓励进行主动和被动运动度和步态训练。2 周后可开始进行踝关节背屈、跖屈、外翻、内翻的强化训练和负重本体感觉训练。术后 2 个月允许进行非接触性运动（游泳或骑自行车），3 个月时可以根据肌肉条件反射预期进行非限制性运动，包括接触性运动。

据作者所知，关于关节镜下治疗 DL 损伤的文献报道很少[2,23]。在一组 87 例患者的研究中，关节镜辅助下经皮下 DL 修补术的满意率达到了 90%[23]。然而，只有 30 例患者出现了与踝关节骨折无关的 MAI，这 30 例患者中仅 6 例在最后一次随访时报道了持续性踝关节疼痛。

最近发表了一项对 13 例诊断为 RAI 的患者进行联合关节镜下内、外侧副韧带全内

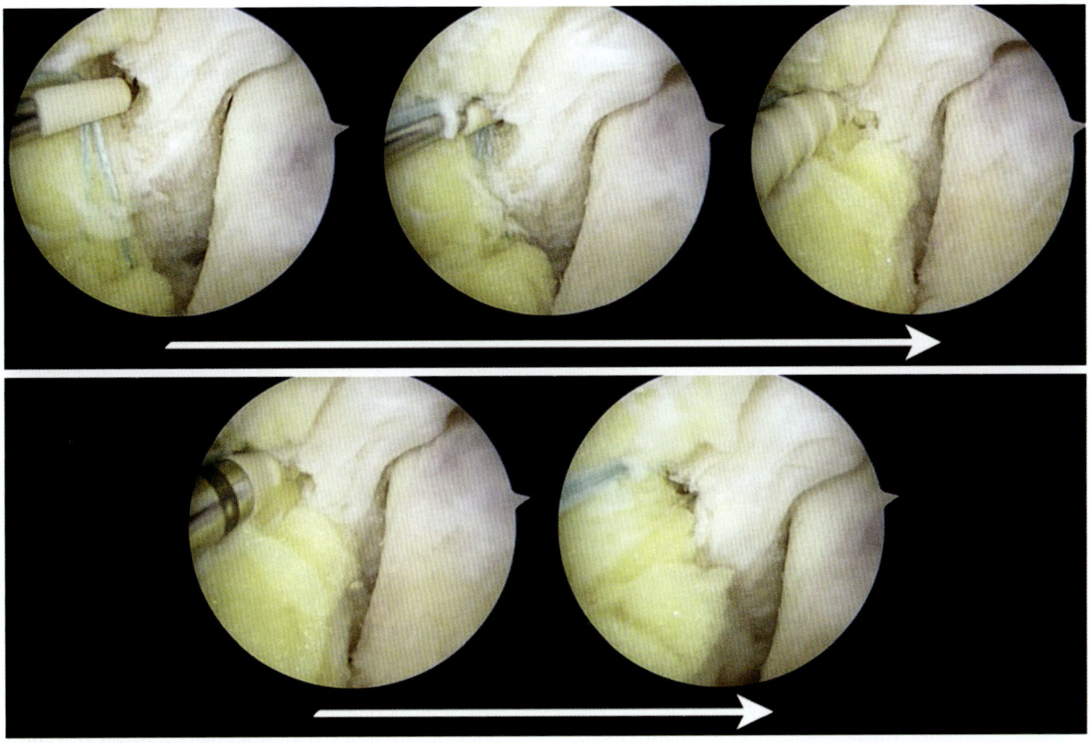

**图 16.8** 引入带线无结骨锚钉后修复三角韧带。压紧拧入骨锚钉。

修复术的研究[2],除 1 例患者继续出现踝关节内侧疼痛外,所有患者均报道踝关节稳定性的主观改善,并恢复了日常活动。参加过体育运动的患者可以不受限制地恢复伤前的活动。AOFAS 评分中位数从术前的 70 分(44~77 分)增加到最后一次随访时的 100 分(77~100 分)。所有患者临床检查前抽屉试验和距骨倾斜试验均为阴性。与对侧相比,5 例(38.5%)患者出现踝关节跖屈功能障碍,所有患者的屈曲能力均小于 10°;2 例(15.4%)踝关节背屈不足 5°,下蹲或下跪时有轻度不适。活动范围不足不被视为并发症,而是关节镜下踝关节稳定的结果。没有重大并发症的报道。

## 结论

根据损伤部位的不同,DL 可导致 MAI 或 RAI。MAI 是继发于踝关节外翻的 DL 中束损伤的结果;而 RAI 是慢性踝关节外侧不稳定造成的,这是距骨内旋增加导致的明确的 DL 损伤。

当保守治疗失败时,应通过开放或关节镜手术进行 DL 损伤的外科治疗。开放治疗允许根据残余韧带的质量用缝合锚钉进行 DL 修复或通过肌腱移植进行重建。在过去的几年里,由于关节镜成功治疗踝关节外侧不稳定,人们提出了新的关节镜技术来处理 DL 损伤,目的是缩短术后恢复时间,促进早期完全恢复功能。尽管关于关节镜下治疗 DL 损伤的文献很少,但初步结果已显示良好的临床效果。然而,还需要进一步的临床研究来评估关节镜下治疗 DL 损伤的结果。

## 参考文献

1. Deland JT, de Asla RJ, Sung IH, et al. Posterior tibial tendon insufficiency: which ligaments are involved? Foot Ankle Int. 2005;26(6):427–35.

2. Vega J, Allmendinger J, Malagelada F, et al. Combined arthroscopic all-inside repair of lateral and medial ankle ligaments is an effective treatment for rotational ankle instability. Knee Surg Sports Traumatol Arthrosc. 2020;28(1):132–40.
3. Lauge-Hansen N. Fractures of the ankle. III. Genetic roentgenologic diagnosis of fractures of the ankle. Am J Roentgenol Radium Ther Nucl Med. 1954;71(3):456–71.
4. Ribbans WJ, Garde A. Tibialis posterior tendon and deltoid and spring ligament injuries in the elite athlete. Foot Ankle Clin. 2013;18(2):255–91.
5. Gerber JP, Williams GN, Scoville CR, et al. Persistent disability associated with ankle sprains: a prospective examination of an athletic population. Foot Ankle Int. 1998;19(10):653–60.
6. Lee TH, Jang KS, Choi GW, et al. The contribution of anterior deltoid ligament to ankle stability in isolated lateral malleolar fractures. Injury. 2016;47(7):1581–5.
7. Strömsöe K, Höqevold HE, Skjeldal S, et al. The repair of a ruptured deltoid ligament is not necessary in ankle fractures. J Bone Joint Surg Br. 1995;77(6):920–1.
8. Hintermann B. Medial ankle instability. Foot Ankle Clin. 2003;8(4):723–38.
9. Knupp M, Horn Lang T, Zwicky L, et al. Chronic ankle instability (medial and lateral). Clin Sports Med. 2015;34(4):679–88.
10. Ferran NA, Maffulli N. Epidemiology of sprains of the lateral ankle ligament complex. Foot Ankle Clin. 2006;11:659–62.
11. DiGiovanni BF, Partal G, Baumhauer JF. Acute ankle injury and chronic lateral instability in the athlete. Clin Sports Med. 2004;23(1):1–19.
12. Caputo AM, Lee JY, Spritzer CE, et al. In vivo kinematics of the tibiotalar joint after lateral ankle instability. Am J Sports Med. 2009;37(11):2241–8.
13. Hintermann B, Boss A, Schäfer D. Arthroscopic findings in patients with chronic ankle instability. Am J Sports Med. 2002;30(3):402–9.
14. Schäfer D, Hintermann B. Arthroscopic assessment of the chronic unstable ankle joint. Knee Surg Sports Traumatol Arthrosc. 1996;4(1):48–52.
15. Buchhorn T, Sabeti-Aschraf M, Dlaska CE, et al. Combined medial and lateral anatomic ligament reconstruction for chronic rotational instability of the ankle. Foot Ankle Int. 2011;32(12):1122–6.
16. Richardson DR. Ankle injuries. In: Canale ST, Beaty JH, editors. Campbell's operative orthopaedics. 11th ed. Philadelphia: Mosby Elsevier; 2007. p. 2353–89.
17. Beals TC, Crim J, Nickisch F. Deltoid ligament injuries in athletes: techniques of repair and reconstruction. Oper Tech Sports Med. 2010;18(1):11–7.
18. Van den Bekerom MP, Mutsaerts EL, Van Dijk CN. Evaluation of the integrity of the deltoid ligament in supination external rotation ankle fractures: a systematic review of the literature. Arch Orthop Trauma Surg. 2009;129(2):227–35.
19. Vega J, Guelfi M. Arthroscopic assessment and treatment of medial collateral ligament complex. Foot Ankle Clin. 2021;26(2):305–13. https://doi.org/10.1016/j.fcl.2021.03.005.
20. Vega J, Dalmau-Pastor M, Malagelada F, et al. Ankle arthroscopy: an update. J Bone Joint Surg Am. 2017;99(16):1395–407.
21. Acevedo JI, Palmer RC, Mangone PG. Arthroscopic treatment of ankle instability: Brostrom. Foot Ankle Clin. 2018;23(4):555–70.
22. Glazebrook M, Eid M, Alhadhoud M, et al. Percutaneous ankle reconstruction of lateral ligaments. Foot Ankle Clin. 2018;23(4):581–92.
23. Acevedo JI, Kreulen C, Cedeno AA, et al. Technique for arthroscopic deltoid ligament repair with description of safe zones. Foot Ankle Int. 2020;41(5):605–11.
24. Kim JG, Gwak HC, Lee MJ, et al. Arthroscopic deltoid repair: a technical tip. J Foot Ankle Surg. 2017;56(6):1253–6.
25. Dalmau-Pastor M, Malagelada F, Kerkhoffs GMMJ, et al. Redefining anterior ankle arthroscopic anatomy: medial and lateral ankle collateral ligaments are visible through dorsiflexion and non-distraction anterior ankle arthroscopy. Knee Surg Sports Traumatol Arthrosc. 2020;28(1):18–23.
26. Vega J, Guelfi M, Heyrani N, et al. Ankle microinstability. Tech Foot Ankle Surg. 2019;18(2):73–9.
27. Vega J, Golanó P, Pellegrino A, et al. All-inside arthroscopic lateral collateral ligament repair for ankle instability with a knotless suture anchor technique. Foot Ankle Int. 2013;34(12):1701–9.
28. Vega J, Guelfi M, Malagelada F, et al. Arthroscopic all-inside anterior talofibular ligament repair through a three-portal and no-ankle-distraction technique. JBJS Essent Surg Tech. 2018;8(3):1–11.

第 17 章

# 弹簧韧带损伤和不稳定：修复/重建的适应证和技术

Gordon Mackay，William Ribbans

## 引言

弹簧韧带（跟舟韧带）是维持足内侧柱静态稳定的重要结构。在过去的几十年里，它在损伤导致的足部畸形病程中的作用一直广受讨论。

弹簧韧带准确的解剖结构一直存在争议，在 MRI 问世之后，其结构（病理）才得到清晰地显现。弹簧韧带损伤后的特征性临床表现并不多见，并且尚未得到验证。弹簧韧带与邻近损伤结构界限不清晰，导致我们无法理解其在患者症状和体征中的作用。即使在手术过程中，对整个韧带复合体的检查也受到限制。

但是，临床医生越来越认识到，功能正常的弹簧韧带（或其替代结构）可以促进正常足部姿势的恢复和对患者预后进行预测。

## 弹簧韧带的解剖结构

足部 Chopart 平面包含两个关节。它连接后足和中足。其外侧柱（包含跟距关节）相对坚固且稳定。内侧柱较灵活，包含距跟舟关节。

## 距跟舟关节复合体（图 17.1）

距跟舟关节包括：

- 距骨头。
- 距跟舟关节是 Sarrafan[1]首次进行描述的，包括以下组合：
  - 跟骨前、中关节面。
  - 舟骨距骨关节面。
  - 弹簧韧带（跖侧跟舟韧带）。

距跟舟关节灵活性需要以下部位韧带的充分支撑：

- 距舟韧带。
- 弹簧韧带。
- 三角韧带表面的胫舟部分。

## 弹簧韧带的组成部分

在不同的文献中，弹簧韧带的组成部分在范围和数量方面存在差异，但都描述了四个要素[2-8]。

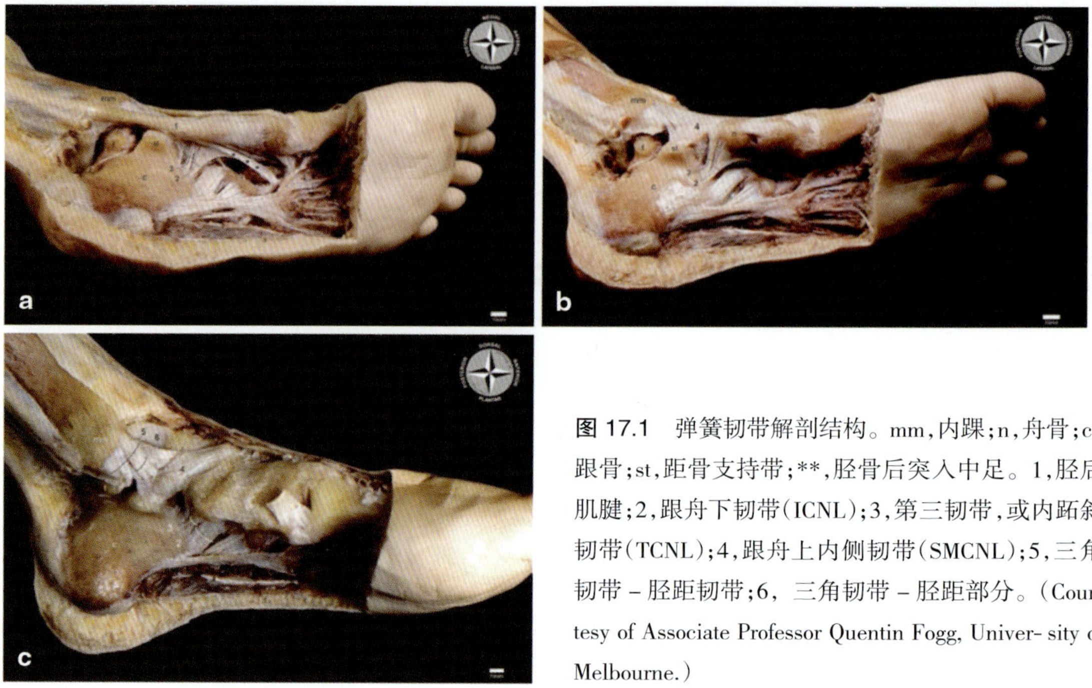

图 17.1 弹簧韧带解剖结构。mm,内踝;n,舟骨;c,跟骨;st,距骨支持带;**,胫骨后突入中足。1,胫后肌腱;2,跟舟下韧带(ICNL);3,第三韧带,或内跖斜韧带(TCNL);4,跟舟上内侧韧带(SMCNL);5,三角韧带 - 胫距韧带;6,三角韧带 - 胫距部分。(Courtesy of Associate Professor Quentin Fogg, Univer- sity of Melbourne.)

• 跟舟上内侧韧带(SMCNL)。

• SMCNL 是弹簧韧带部件中最内侧和最大的。同时,其强度是跟舟下纵韧带(ICNL)的 2 倍[4]。它被描述为三角形、四边形和吊床形。

它起源于距下关节中关节突(载距突)的整个前缘,并插入舟骨关节缘内侧的上、内侧和下缘。其最内侧和表面的纤维与走行于其下方的胫骨后肌肌腱(TPT)远端部分紧密相连。在 TPT 中,它作为距骨头的承重吊索。

SMCNL 的部分深面被关节纤维软骨覆盖,与距骨内侧下方形成关节。这被称为弹簧韧带纤维软骨复合体,被认为是其长期承受负重而形成的。

• ICNL。

ICNL 是弹簧韧带的最外侧结构,其短而宽,被描述为具有两个不同束的梯形[9]。其起自距下关节前、中关节面之间的凹面(冠状窝),并通向舟骨外侧缘。ICNL 在组织学上表现为沿其主要承受的拉伸力线排列的纵向纤维组织[4]。ICNL 通过靠近其各自舟骨止点的脂肪与 TCNL 和 SMCNL 分离。

• 第三(足底内侧斜)跟舟韧带(TCNL)。

第三韧带位于 SMCNL 和 ICNL 之间,于 2003 年首次被提出[7]。它呈条状,起源于 ICNL 内侧跟骨前、中关节面,附着于舟骨粗隆。

• 胫弹簧韧带。

胫弹簧韧带是踝关节三角(内侧)韧带浅表部的四部分之一[10]。起自胫舟韧带后方、胫跟韧带前方的内踝前丘。

其远端没有附着于骨面,而是连接到 SMCNL 的近端纤维。它在踝关节外翻和跖屈时变得紧绷,并影响 SMCNL 内的张力。该功能强调三角肌和弹簧韧带的联合活动(与 TPT 结合),以稳定踝关节及后足和中足的内侧结构。

弹簧韧带的血液供应来自其不同部位的骨内源,以及内侧足底动脉和跟骨动脉[4]的穿透分支。韧带中部血管结构相对较少。

## 弹簧韧带的功能

TPT 是内侧纵弓最重要的动态稳定结构，但研究已经证明，单纯的 TPT 不足不一定会导致 AAFD[11,12]。

弹簧韧带有助于维持足弓高度和稳定性，并对抗前足外展。它可以抵抗距骨头向内侧和下方移位的趋势，正如在 AAFD 中常见的那样。

有几根韧带在维持足弓高度中起到重要作用[13]：

- 足底筋膜。
- 长、短足底韧带。
- 弹簧韧带。
- 距跟内侧韧带。
- 距跟骨间韧带。
- 三角韧带的胫舟部。

据报道，弹簧韧带在维持足弓高度方面不如其他结构重要，尤其是与足底筋膜相比。一个计算模型显示，弹簧韧带对足弓稳定性的贡献比重仅占所有韧带总和的 8%，而足底筋膜占 79.5%[14]。在尸体标本上进行完整韧带解剖研究，结果发现足底筋膜是导致内侧足弓僵硬的最重要因素[15]。

与之相反的是，其他人认为弹簧韧带在维持内侧弓稳定性和悬吊牵引距骨头方面同样重要[4,16]。SMCNL 具有提示显著承重功能的特性，而 ICNL 具有更多单纯的拉伸载荷功能。

Pasapula[17]报道，在对足部施加侧向力量时，弹簧韧带水平移位增加。手术修复韧带或用趾长屈肌（FDL）肌腱重建 TPT 并不能阻止这种常见于 AAFD 的畸形。然而，使用纤维条带进行内部支撑（Arthrex，Naples，Florida）的弹簧韧带强化手术可以恢复正常的生物力学。Jennings[12]在尸体解剖中发现，切除弹簧韧带会导致不稳定，而这种不稳定性无法通过胫后肌收缩进行代偿。他们认为，弹簧韧带是中间站立阶段足弓的主要稳定结构。

相反，Deland[18]在尸体解剖时发现，单独切除弹簧韧带并不会立即导致严重畸形。然而，切除完整的弹簧韧带后，随着足部反复负重，将会出现逐渐加重的足部畸形。

## 弹簧韧带损伤

大多数弹簧韧带损伤与 TPT 功能障碍同时发生。据报道，这种联合损伤出现在 70%~92%接受手术和 MRI 检查的患者中[19-21]。弹簧韧带损伤最常见的是 SMCNL[18,20]，而 ICNL 损伤比较罕见[18]。

传统上认为，单独的弹簧韧带断裂不能产生 AAFD 中观察到的扁平外翻畸形。相反，TPT 减弱会逐渐增加弹簧韧带张力，导致后者的作用逐渐失效[18,22]。这一概念受到了最近一些研究人员的质疑，他们强调了弹簧韧带疾病在 AAFD 初始发展中的重要性[12,17,23-25]。

文献中偶尔报道了弹簧韧带的单独损伤，但数量不多[18,26-33]。然而，SMCNL 最常见于孤立性损伤，而弹簧韧带复合体的完全断裂可发生在创伤性距舟关节脱位，但创伤性距舟关节脱位可能发生弹簧韧带复合体完全断裂[34]。

高强度的体育赛事[26]给韧带带来显著的张力。反复比赛会出现微小损伤和退行性变，罕见情况下可发生突发性灾难性断裂。

大部分弹簧韧带撕裂发生于 SMCNL[22]远端。弹簧韧带撕裂的方向和位置不同。在 MRI[35,36]和手术中[18,37]发现大多数表现为 SMCNL 横向撕裂。Hintermann[37]指出，手术时的韧带撕裂通常比预期要大，通常位于远端，包括纵向 L 形撕裂等几种类型。Hintermann 记录了弹簧韧带与三角胫舟韧带联合损伤，以及与 TPT 延长相关的损伤。

## 弹簧韧带不稳定的临床特征

在孤立性损伤中，患者经常需要识别损伤机制。急性损伤通常是由旋前力量导致的，会产生早期内侧肿胀和瘀伤体征。足部内侧和足底持续压痛，与 SMCNL 一致。

当受到高应力时，弹簧韧带更易出现慢性、孤立性逐渐变弱，这通常与 BMI 过高有关[29]。此外，在重复的高强度运动（如三级跳远）过程中，韧带复合体受到高负荷可能会导致类似的损伤。

在孤立性损伤的情况下，患者保持正常的 TPT 强度。Hintermann 阐释了在患者站立状态时，TPT 收缩如何纠正内侧弓高度（图 17.2）。Pasapula 描述了“中立足跟侧推试验”，患者取坐位，在前足施加外展力，足跟保持中立。弹簧韧带的缺陷会导致足部过度外移[38]。但该测试还有待验证。

未被认识的弹簧韧带广泛撕裂能够导致渐进性内侧弓塌陷、后足外翻畸形和前足外展。

Borton 报道的病例[26]无法重复进行单足跟抬高或主动翻转足跟。Tryfonidis[29]描述了 9 例孤立性弹簧韧带损伤患者，这些患者保留了单足尖站立和矫正其内侧足弓高度的能力，但无法矫正足跟外翻移位或任何持续性前足外展。

如果与 TPT 功能障碍相关，弹簧韧带功能的个体评估更困难，通常依赖于影像学和术中所见。

## 弹簧韧带损伤的分类

Gazdag[20]根据在合并弹簧韧带损伤的 TPT 重建术中的探查结果，对弹簧韧带损伤进行分类（表 17.1）。

Pasapula 对 AAFD 的传统分期方式进行了重新界定，纳入了弹簧韧带是该疾病的主要病理的理论[17,25]（表 17.2）。

Hintermann[37]在其踝关节内侧不稳定分类中将弹簧韧带损伤合并三角胫舟韧带损伤列为 Ⅲ 型（远端）病变。

## 弹簧韧带的影像学表现

### X 线片

无论是孤立性损伤还是与 TPT 病变相关的弹簧韧带损伤，X 线检查均应作为疑似弹簧韧带损伤的初始影像学检查。常

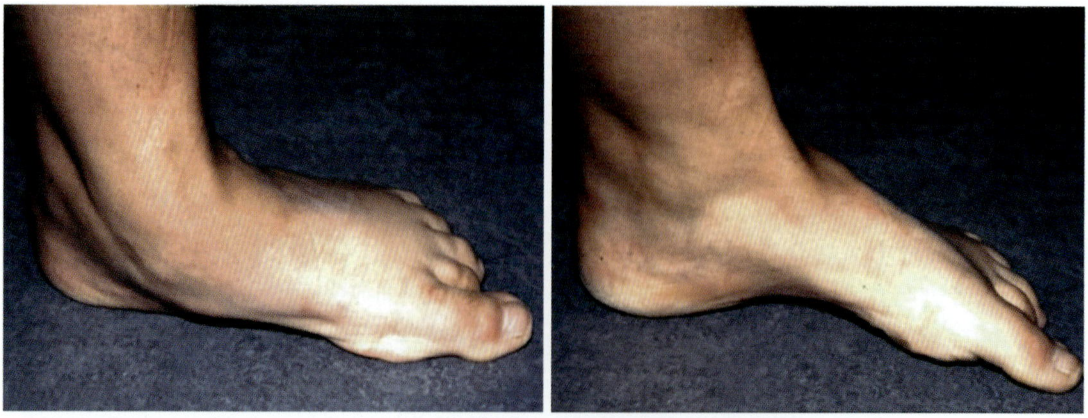

**图 17.2** TPT 收缩矫正平足畸形。（Courtesy Professor Hintermann）

表 17.1 弹簧韧带损伤的 Gazdag 分类

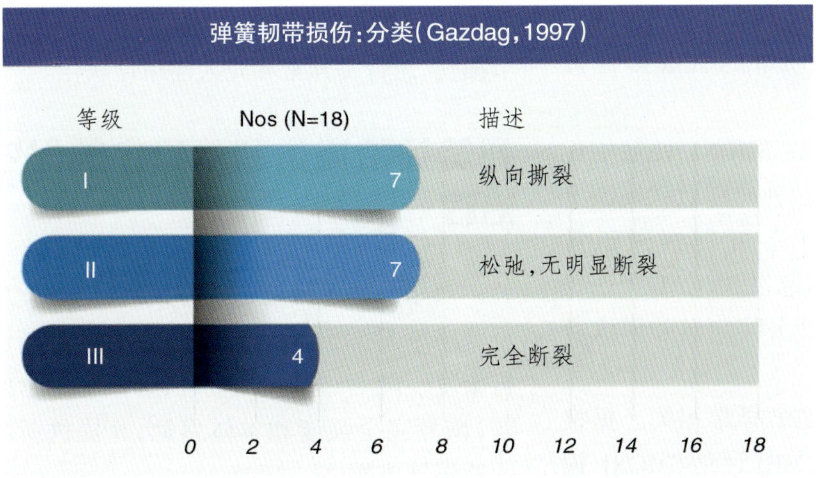


表 17.2 Pasapula 结合弹簧韧带失效的 AAFD 生物力学分期方式

| 分期 | 病理改变 | 试验 |
|---|---|---|
| 0 期 | 弹簧韧带失效 | 侧方应力试验阳性 |
| 1 期 | 弹簧韧带失效和胫骨滑膜炎 | 侧方应力试验阳性<br>后踝疼痛 |
| 2 期 | 第 1 跗跖关节足底韧带失效，导致并加速后足外翻，进而导致全足外翻 | 动态 Hicks 试验阳性<br>Klaue 试验阳性 |
| 2b 期 | 第 1 跗跖关节失效，第 1 足列松弛，第 1 跖列背屈或后足旋转畸形 | Hintermann 跖骨抬高征阳性 |
| 3 期 | 后足外翻 | 后足不可逆僵硬 |
| 3b 期 | 后足外翻并退变 | 后足僵硬、压痛无法缓解 |
| 4 期 | 三角韧带损伤 | 极度外翻 |

规进行足及踝关节的负重前后位和侧位结合斜足影像学检查。后足力线的额外 Saltzmann 影像[39]可以全面评估对位、畸形和退变情况。

在慢性损伤情况下，X 线片尤其是与 TPT 功能障碍相关的 X 线片，可能显示中足下垂、后足外翻和中足外展。在负重前后位和侧位 X 线片上第 1 跖骨 - 距骨角 >5°（Meary 角；图 17.3）和在负重前后位 X 线片上暴露 30% 以上的距骨头与弹簧韧带疾病密切相关[23]。

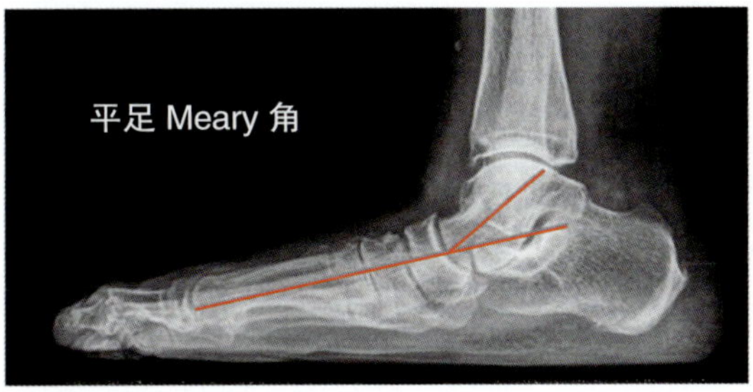


图 17.3 足部负重侧位 X 线片显示平足 Meary 角。（Image Library）

弹簧韧带的进一步成像需要 MRI 和（或）超声。

## 超声

超声在弹簧韧带病理学评估中的作用有限，尤其是在 ICNL 的可视化中。然而，SMCNL 更容易识别，弹簧韧带损伤中超声和 MRI 的一致性为 94%[40,41]。

超声可同时检查 TPT 的任何病理表现。

## MRI

MRI 是检查弹簧韧带的首选影像方法[35,36,42–44]。

与超声一样,MRI 在 SMCNL 评估中比其他方式更可靠,并且在轴向和冠状视图上可视化良好。在 MRI 上可观察到正常 SMCNL 厚度为 2~4mm。急性 SMCNL 损伤与韧带间隙和软组织及骨水肿伴血肿形成有关(图 17.4)。

慢性损伤最常与 TPT 异常相关。据报道,在甄别病理改变上,MRI 评估 SMCNL 损伤的敏感性为 54%~77%,特异性为 100%[35]。SMCNL 可因疾病而变薄(<2mm)或增厚(>5mm)[35,36]。MRI 除了证明部分或完全撕裂外,还可发现胫弹簧韧带和 SMCNL 之间的损伤。“正常”患者在 MRI 上可能显示明显的弹簧韧带异常(17%~28%)[35,36]。

ICNL 较小,厚度为 2~6mm,在 MRI 上不太容易观察到,但可通过特定序列来检查该组分[45]。近端 ICNL 在 MRI 上可能缺乏均匀性,这不应解释为必然的病理现象[36]。TCNL 的厚度为 1~5mm,脂肪组织将它与 ICNL 分开[36,43]。

MRI 在显示相关的 TPT 病理和三角韧带病理方面效果显著。据报道,在 AAFD 病例中,MRI 显示 TPT 病变为 100%,弹簧韧带异常为 87%,三角韧带损伤为 33%[46]。此外,它还揭示了邻近结构的问题,包括退行性关节损伤、跗骨窦异常和先天性跗骨联合。

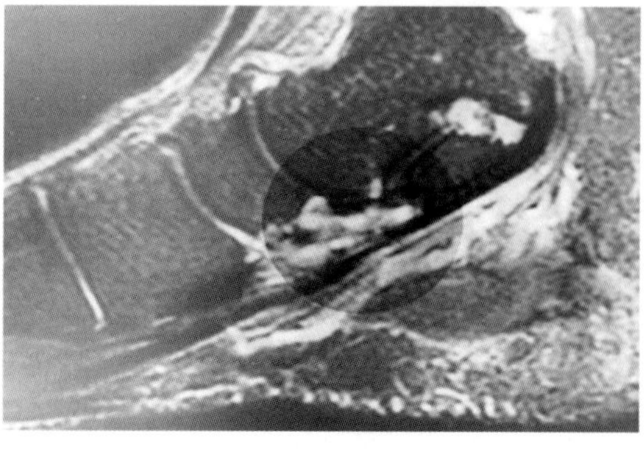

图 17.4 MRI 显示弹簧韧带部分撕裂。(Courtesy Mackay Clinic)

## 弹簧韧带损伤和不稳定的保守治疗

对于急性弹簧韧带部分损伤,应在非负重状态下足部石膏固定休息 6 周,再逐渐进行康复。随后,进一步解决所有生物力学问题,恢复完全强度和本体感觉,并提供所需的矫形器支撑。

Tryfonidis[29]使用矫形器治疗了 9 例急性 SMCNL 部分撕裂患者中的 6 例。这些患者有周围软组织水肿和出血的表现,但没有临床症状或平片检查异常。

对于急性完全撕裂或慢性损伤伴进行性畸形的年轻患者,保守治疗的可能很小。年长的久坐患者和伴有严重并发症的患者可采用与急性部分弹簧韧带病变类似的方式进行治疗。

## 弹簧韧带损伤和不稳定的外科治疗

弹簧韧带损伤是否选择手术治疗取决于损伤累及的范围。是作为更广泛手术的一部分进行修复或重建弹簧韧带,以矫正弯曲(Ⅱ B 期)平足畸形(继发于 TPT 功能障碍),还是按孤立性损伤来进行修复或重建?

对于合并 TPT 功能障碍的弹簧韧带损伤,已积累了大量手术经验。然而,在这种情况下,特定弹簧韧带修复的价值一直存在争议。

Mann[47]报道,49 例在 TPT 重建期间未接受弹簧韧带修复的患者和 26 例接受修复的患者结果并无差异。Zanolli 报道,在传统手术(尸体模型中的 FDL 转位和各种跟骨切开术）的基础上增加弹簧韧带重建，畸形矫正没有改善[48]。

其他研究者报道，在 ⅡB 弹性 AAFD 中进行弹簧韧带重建可能会保留更多的骨头（如截骨术）或关节手术（融合）[49]。2002 年的外科手术显示，作为 AAFD 常规重建的一部分，53%的美国骨科医生修复 SMCNL[50]。

在计划弹簧韧带手术时，外科医生应该解决几个问题（图 17.5）。

通过用于暴露胫骨后肌肌腱、舟骨内侧和 FDL 肌腱的经典内侧切口进入韧带。将踝关节完全内翻并将 TPT 向下牵开可扩大手术视野[14]。

## 弹簧韧带修复

如果损伤是相对近期的，并且没有慢性退变和（或）变薄，则可以直接修复。

在病例报告和各类文章中描述了不同的技术：

- 直接修复 ± 切除病变末端[20,29,37,51,52]。
- “背带裤”修复[26]。
- 韧带推进和折叠 ± 经骨舟骨钻孔[32,53]。
- 使用 TPT 内镜入路进行内镜下修复[54]。

然而，上述大多数技术都有额外的加固或保护手术，包括 FDL 转位[20,26,29]、跟骨内侧截骨术[29]，以及使用肌腱移植物重建功能不全的 PTT[53]、Cobb 修复（劈开胫前肌腱）[20]进行加固，或使用 TPT 的远端残端[20]。

Gazdag[20]报道，联合使用弹簧韧带修复和 FDL 转位，在 24~40 个月的随访中，78%的患者结果极佳。

## 弹簧韧带重建

在许多情况下，由于受损韧带的质量较差，无法进行直接修复。因此，已经描述了使用自体移植物、同种异体移植物或合成材料进行重建的各种技术。

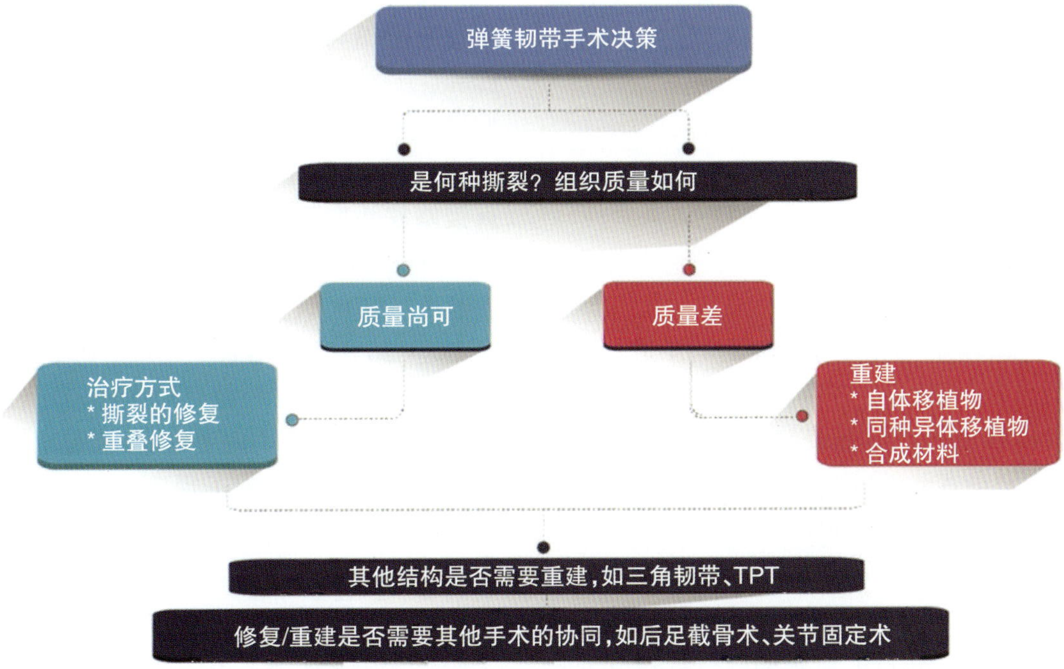


图 17.5　弹簧韧带修复手术的注意事项。

### 尸体研究

多年来已使用尸体对不同组织类型进行了实验测试，但要么没有通过最初的生物力学测试，要么无法转化为患者的可行选择。这些包括三角韧带前纤维[55]跟腱转位[56]和胫前肌肌腱转位[56]。

已描述了各种使用腓骨长肌腱（PLT）的技术，包括在尸体和患者中进行不同的收集、入路和固定技术[18,49,56–58]。Baxter 比较了使用 PLT 进行内侧韧带重建的不同方法，发现解剖重建的弹簧韧带对其矫正的作用最小。相反，SMCNL 和三角韧带前端浅表部分的联合重建提供了 2~4 倍的后足和距舟畸形矫正强度[58]。

Choi[57]和 Thordarson[56]报道了在尸体中使用 PLT 进行弹簧韧带重建。Choi 在外踝近端分离 PLT，并通过内侧切口，保留其与第 1 跖骨基底的附着。通过采集 PLT，它失去了第 1 足列跖屈功能，但被 PLT 所丢失的外翻和外展功能所平衡。

Tan 使用劈开的胫前肌肌腱从距骨颈跨越至内侧楔骨，报道这种方法提升了 AAFD 影像学检查上的关键参数[59]。

## 临床研究

### 自体移植物移植

Deland[18]报道了 1 例使用 PLT 进行重建的患者，Williams[49]报道了一系列使用 PLT 自体移植物进行弹簧韧带重建的 14 只足（13 例患者）。该技术用于后足截骨术后出现前足持续外展或距舟下垂的患者，包括外侧柱延长。在 Williams 的系列研究中，11 例患者（79%）获得满意或极佳结果[49]。

Lee 使用 FHL 肌腱同时替代病变的弹簧韧带和 TPT。在 23 例患者中，他们在远端切断 FHL，并在将其锚定在载距突之前，通过内侧楔骨和舟骨将其改道。这为弹簧韧带提供了静态替代物，为 TPT 提供了动态替代物。随访时临床和影像学参数均有所改善[60]。

病变的 TPT 通常在术中切除并丢弃，以矫正 AAFD。然而，一些研究员提倡使用其远端部分重建弹簧韧带[3,61]。

## 合成材料

使用自体移植物进行 TPT 重建手术时，通常会额外增加手术时间和肌腱移植后潜在供区的并发症及无力。人们开始关注使用合成材料重建/增强弹簧韧带。

其中一名研究员（WJR）使用了基于聚己内酯的聚氨酯支架（Artelon，Lavender Medical），以允许宿主组织长入，重建撕裂或功能不全的弹簧韧带，并将其与 TPT 的远端部分重叠[62]。

在与其中一名作者（GM）联合开发后，将纤维带作为内支撑结构（Arthrex，Naples，Florida）广泛用于骨科领域，并适用于弹簧韧带重建。

Acevedo 报道了可联合 SMCNL 和 ICNL 直接修复并加固韧带。在近端纤维带锚定后，一根穿过背侧，另一根穿过舟骨下方。两者通过与 FDL 肌腱转位相同的隧道并锚定在一起。26 例患者均额外行 FDL 肌腱转位，25 例行跟骨内侧移位截骨术（MDCO）。使用增强纤维带后，除 1 例手术外，所有手术均获得成功，畸形经矫正得到改善[63]。Palmanovich[64]使用具有不同远端锚定位置的纤维带来强化弹簧韧带的直接修复。在 5 例孤立性弹簧韧带损伤中，作者报道其功能长期改善效果极佳[33]（图 17.6）。

## 弹簧韧带和三角韧带联合修复术

由于弹簧 - 三角韧带复合体的作用是一致的,在影像学上经常观察到两种结构的伴随损伤,并且在尸体模型中,PL 肌腱[58]联合重建后有更好的矫正效果,最近的作者提倡增加手术范围,包括加强三角韧带。

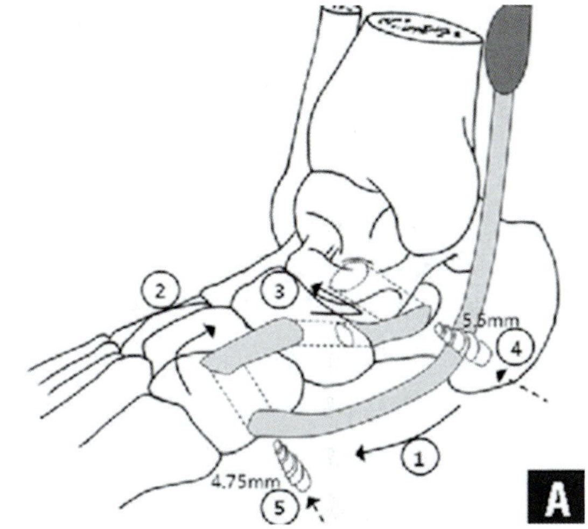


图 17.6 显示 FHL 肌腱转位移植物插入序列的示意图。首先,踇长屈肌腱经内侧楔骨由足底向背侧穿出。接下来,移植物从背侧到足底通过舟骨。其次是通过距骨支持带由内到外,用 5.5mm 生物可吸收界面螺钉将移植物固定在距骨支持带上。可对内侧楔骨和舟骨进行额外固定,以确保移植物的稳定性。[From:Lee WC, Yi Y. Spring ligament reconstruction using the autogenous flexor hallucis longus tendon. Orthopedics 2014;37(7):467–71.]

Brodell[65]使用同种异体移植物重建胫跟舟韧带(TCNL)(联合三角韧带前段浅表部分和 SMCNL)联合骨组织重建。在存在 AAFD 的 14 例距骨周围不稳定病例中,作者报道在临床和影像学检查参数方面获得显著提高。

Nery[46]和 Bastias[9]报道使用纤维带加固弹簧和三角韧带。Nery 报道 10 例取得成功(图 17.7 和图 17.8)。

## 附加手术

大多数涉及弹簧韧带手术的尸体和临床操作都有附加的手术。

这些手术包括用于 TPT 病理的肌腱转位(如 FDL)和其他骨骼手术(MDCO、外侧柱延长术、内侧楔骨截骨术),以保护软组织,并促进畸形矫正。Otis[66]提供了尸体证据,证明 MDCO 可以切除弹簧韧带。外侧柱延长可减少距舟外展和 SMCNL 张力[49]。

## 术后康复

通过各种手术方式来稳定失效的内侧

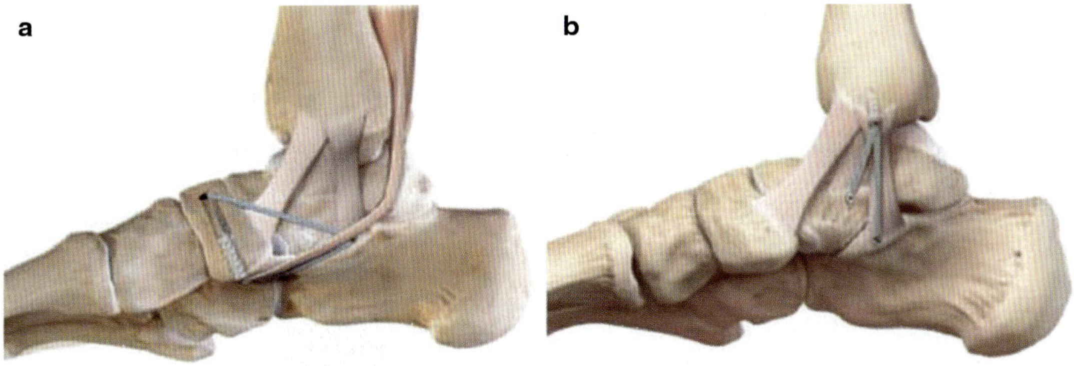


图 17.7 (a)使用内支撑进行弹簧韧带增强。(b)使用内支撑进行三角韧带增强。(Courtesy Arthrex Inc., Naples, Florida.)

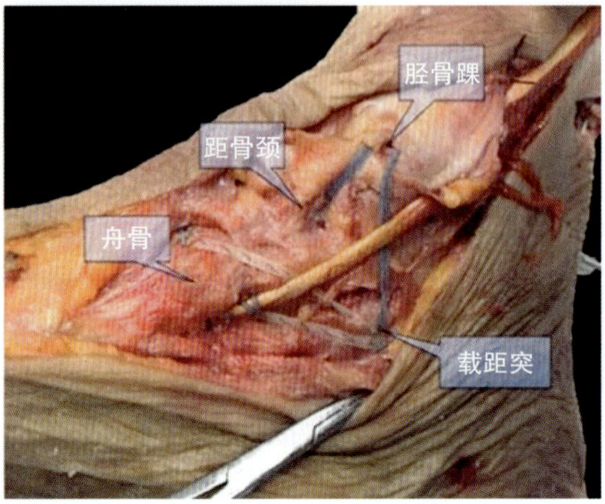


**图 17.8** 弹簧韧带的内支撑部分(图 17.7a)并联合三角韧带部分(图 17.7b)。(Courtesy of Dr. Caio Nery, Sao Paulo, Brazil.)

柱结构是促使患者恢复的主要方式。关于患者在术后恢复每个阶段应花费的时间尚未达成共识。

在完全融合之前，必须给予充足的额外骨科手术时间来促进恢复，肌腱转位和韧带重建不应处于过度张力之下，尤其是在锚定点。

作者首选的方案包括保护接受手术的患足 6 周。开始逐渐负重的时间取决于所进行手术的程度和患肢组织的质量。可能需要更长时间的其他方式的保护，最多再持续 6 周。应结合伤口愈合的情况、总体足部外观和满意的 X 线片判断进展。物理治疗应至少在 6 周后开始。应以逐步维持并提高力量和本体感觉为目标。一些矫形器的使用可以帮助进一步提供保护。应告知患者 1 年内可能无法恢复至正常功能水平。

## 结论

自 20 世纪 90 年代以来，我们对弹簧韧带病理的理解和认识有了巨大的发展。比较罕见的是，它在 AAFD 发生中的重要性作为一种独立的损伤因素被承认。

在急性部分损伤中，保守治疗足以达到治疗目的。在急性完全断裂中，应鼓励运动量大的患者进行手术。单纯修复韧带是不够的，通常需要进行加固。

在 AAFD 病理中更常见的是弹簧韧带。需要结合其他手术稳定韧带以重建 TPT 并进行骨矫形。然而，通过合并手术，很难区分出每个手术对总体结果的贡献。

科学知识是通过尸体研究来发展的，这些研究包括对弹簧韧带及其邻近结构进行切片，并检查使用不同肌腱和固定点进行不同重建的效果。

然而，临床结果仍停留在Ⅳ级(小队列研究)和Ⅴ级(专家意见)阶段。目前的手术包括使用自体移植物和异体移植物(小范围)来进行肌腱加固。最近，纤维带的使用越来越受欢迎。迄今为止，尚无明确认可的良好手术方法。未来需要精心设计大型长期的研究，其结果结合了临床结局评分、影像学参数和患者随访结果的指标。

## 参考文献


1. Sarrafian SK. Anatomy of the foot and ankle: descriptive, topographic, functional. Philadelphia: Lippincott; 1983. p. 159–282.
2. Patil V, Ebraheim NA, Frogameni A, Liu J. Morphometric dimensions of the calcaneonavicular (spring) ligament. Foot Ankle Int. 2007;28(8):927–32.
3. Mousavian A, Orapin J, Chinanuvathana A, et al. Anatomic spring ligament and posterior tibial tendon reconstruction: new concept of double bundle PTT and a novel technique for spring ligament. Arch Bone Jt Surg. 2017;5(3):201–5.
4. Davis WH, Sobel M, DiCarlo EF, et al. Gross, histological, and microvascular anatomy and biomechanical testing of the spring ligament complex. Foot Ankle Int. 1996;17(2):95–102.
5. Steginsky B, Vora A. What to do with the spring ligament. Foot Ankle Clin. 2017;22(3):515–27.
6. Cromeens BP, Kirchhoff CA, Patterson RM, et al. An attachment-based description of the medial collateral and spring ligament complexes. Foot Ankle Int. 2015;36(6):710–21.
7. Taniguchi A, Tanaka Y, Takakura Y, Kadono K, Maeda M, Yamamoto H. Anatomy of the spring ligament. J Bone Joint Surg. 2003;85:2174–8.
8. Hintermann B, Golano P. The anatomy and func-

tion of the deltoid ligament. Tech Foot Ankle Surg. 2014;13(2):67–72.
9. Bastias GF, Dalmau-Pastor M, Astudillo C, Pellegrini MJ. Spring ligament instability. Foot Ankle Clin North Am. 2018;23:659–78.
10. Milner CE, Soames RW. The medial collateral ligaments of the human ankle joint: anatomical variations. Foot Ankle Int. 1998;19:289–92.
11. Niki H, Ching RP, Kiser P, et al. The effect of posterior tibial tendon dysfunction on hindfoot kinematics. Foot Ankle Int. 2001;22(4):292–300.
12. Jennings MM, Christensen JC. The effects of sectioning the spring ligament on rearfoot stability and posterior tibial tendon efficiency. J Foot Ankle Surg. 2008;47(3):219–24.
13. Kitaoka HB, Ahn TK, Luo ZP, An KN. Stability of the arch of the foot. Foot Ankle Int. 1997;18:644–8.
14. Iaquinto JM, Wayne JS. Computational model of the lower leg and foot/ankle complex: application to arch stability. J Biomech Eng. 2010;132(2):021009.
15. Huang CK, Kitaoka HB, An KN, et al. Biomechanical evaluation of longitudinal arch stability. Foot Ankle Int. 1993;14(6):353–7.
16. Hollinshead WH. Anatomy for surgeons, vol. 3. New York: Hoeber-Harper; 1954. p. p831–81.
17. Pasapula C, Devany A, Fischer NC, et al. The resistance to failure of spring ligament reconstruction. Foot. 2017;33:29–34.
18. Deland JT. The adult acquired flatfoot and spring ligament complex: pathology and implications. Foot and Ankle Clinics North Am. 2001;6(1):129–35.
19. Deland JT. Spring ligament complex and flatfoot deformity: curse or blessing? Foot Ankle Int. 2012;33(3):239–43.
20. Gazdag AR, Cracchiolo A. Rupture of the posterior tibial tendon. Evaluation of injury of the spring ligament and clinical assessment of tendon transfer and ligament repair. J Bone Joint Surg. 1997;79(5):675–81.
21. Balen PE, Helms CA. Association of posterior tibial tendon injury with spring ligament injury, sinus tarsi abnormality and plantar fasciitis on MR imaging. AJR Am J Roentgenol. 2001;176(5):1137–43.
22. Deland JT, de Asla RJ, Sung IH, et al. Posterior tibial tendon insufficiency: which ligaments are involved? Foot Ankle Int. 2005;26(6):427–35.
23. Williams G, Widnall J, Evans P, et al. Could failure of the spring ligament complex be the driving force behind the development of the adult flatfoot deformity? J Foot Ankle Surg. 2014;53(2):152–5.
24. Pasapula C, Cutts S. Modern theory of the development of adult acquired flat foot and an updated spring ligament classification system. Clin Res Foot Ankle. 2017;5(3):1–4.
25. Pasapula C, Shariff S, Cutts S, West J, Kobezda T. Adult acquired flat foot: a new biomechanical classification for the deformity based on two point failure of the medial column. Clin Res Foot Ankle. 2018;6(2):1–7.
26. Borton DC, Saxby TS. Tear of the plantar calcaneonavicular (spring) ligament causing flatfoot. A case report. J Bone Joint Surg. 1997;79(4):641–3.
27. Chen JP, Allen AM. MR diagnosis of traumatic tear of the spring ligament in a pole vaulter. Skelet Radiol. 1997;26(5):310–2.
28. Subhas N, Sundaram M. Diagnosis: isolated spring ligament tear demonstrated on magnetic resonance imaging. Orthopedics. 2007;30(1):70–2.
29. Tryfonidis M, Jackson W, Mansour R, Cooke PH, The J, Ostlere S, Sharp RJ. Acquired adult flat foot due to isolated plantar calcaneonavicular (spring) ligament insufficiency with a normal tibialis posterior tendon. Foot Ankle Surg. 2008;14(2):89–95.
30. Shuen V, Prem H. Acquired unilateral pes planus in a child caused by a ruptured plantar calcaneonavicular (spring) ligament. J Pediatr Orthop B. 2009;18(3):129–30.
31. Orr JD, Nunley JA 2nd. Isolated spring ligament failure as a cause of adult acquired flatfoot deformity. Foot Ankle Int. 2013;34(6):818–23.
32. Masaragian HJ, Ricchetti HO, Testa C. Acute isolated rupture of the spring ligament: a case report and review of the literature. Foot Ankle Int. 2013;34(1):150–4.
33. Palmanovich E, Shabat S, Brin YS, et al. Novel reconstruction technique for an isolated plantar calcaneonavicular (SPRING) ligament tear: a 5 case series report. Foot (Edinb). 2017;30:1–4.
34. Kavanagh EC, Koulouris G, Gopez A, Zoga A, Raikin S, Morrison WB. MRI of rupture of the spring ligament complex with talo-cuboid impaction. Skelet Radiol. 2007;36(6):555–8.
35. Yao L, Gentili A, Cracchiolo A. MR imaging findings in spring ligament insufficiency. Skelet Radiol. 1999;28(5):245–50.
36. Toye LR, Helms CA, Hoffmann BD, Easley M, Nunley JA. MRI of spring ligament tears. AJR Am J Roentgenol. 2005;184(5):1475–80.
37. Hintermann B. Medial ankle instability. Foot Ankle Clinics North Am. 2003;8(4):723–38.
38. Pasapula C, Devany A, Magan A, et al. Neutral heel lateral push test: the first clinical examination of spring ligament integrity. Foot (Edinb). 2015;25(2):69–74.
39. Saltzman CL, El-Khoury GY. The hindfoot alignment view. Foot Ankle Int. 1995;16(9):572–6.
40. Harish S, Jan E, Findlay K, Petrisor B, Popowich T, Friedman L, Wainman B, Jurriaans E. Sonography of the superomedial part of the spring ligament complex of the foot: a study of cadavers and asymptomatic volunteers. Skelet Radiol. 2007;36(3):221–8.
41. Harish S, Kumbhare D, O'Neill J, Popowich T. Comparison of sonography and magnetic resonance imaging for spring ligament abnormalities: preliminary study. J Ultrasound Med. 2008;27(8):1145–53.
42. Crim J. Medial-sided ankle pain: deltoid ligament and beyond. Magn Reson Imaging Clin N Am. 2017;25(1):63–77. 22
43. Mengiardi B, Pinto C, Zanetti M. Spring ligament complex and posterior tibial tendon: MR anatomy and findings in acquired adult flatfoot deformity. Semin Musculoskelet Radiol. 2016;20(1):104–15.
44. Williams G, Widnall J, Evans P, et al. MRI features most often associated with surgically proven tears of the spring ligament complex. Skelet Radiol. 2013;42(7):969–73.
45. Rule J, Yao L, Seeger LL. Spring ligament of the ankle: normal MR anatomy. AJR Am J Roentgenol. 1993;161(6):1241–4.
46. Nery C, Lemos AVKC, Raduan F, et al. Combined spring and deltoid ligament repair in adult-acquired

flatfoot. Foot Ankle Int. 2018;39(8):903–7.
47. Mann RA. Flatfoot in adults. In: Coughlin MJ, Mann RA, editors. Surgery of the foot and ankle. St Louis: Mosby; 1999. p. 733–67.
48. Zanolli DH, Glisson RR, Nunley JA 2nd, et al. Biomechanical assessment of flexible flatfoot correction: comparison of techniques in a cadaver model. J Bone Joint Surg Am. 2014;96(6):e45.
49. Williams BR, Ellis SJ, Deyer TW, et al. Reconstruction of the spring ligament using a peroneus longus autograft tendon transfer. Foot Ankle Int. 2010;31(7):567–77.
50. Hiller L, Pinney SJ. Surgical treatment of acquired adult flatfoot deformity: what is the state of practice among academic foot and ankle surgeons in 2002? Foot Ankle Int. 2003;24(9):701–5.
51. Myerson MS, Corrigan J, Thompson F, et al. Tendon transfer combined with calcaneal osteotomy for posterior tibial tendon insufficiency: a radiological investigation. Foot Ankle Int. 1995;16:712–8.
52. Vadell AM, Peratta M. Calcaneonavicular ligament: anatomy, diagnosis, and treatment. Foot Ankle Clin. 2012;17(3):437–48.
53. Goldner JL, Keats PK, Bassett FH 3rd, Clippinger FW. Progressive talipes equinovalgus due to trauma or degeneration of the posterior tibial tendon and medial plantar ligaments. Orthop Clin North Am. 1974;5:39–51.
54. Lui TH. Endoscopic repair of the superficial deltoid ligament and spring ligament. Arthrosc Tech. 2016;5(3):e621–5.
55. Deland JT, Annoczky S, Thompson FM. Adult acquired flatfoot deformity at the talonavicular joint: reconstruction of the spring ligament in an in vitro model. Foot Ankle Int. 1992;13:327–32.
56. Thordarson DB, Schmotzer H, Chon J. Reconstruction with tenodesis in an adult flatfoot model. A biomechanical evaluation of four methods. J Bone Joint Surg Am. 2003;77:1557–64.
57. Choi K, Lee S, Otis JC, et al. Anatomical reconstruction of the spring ligament using peroneus longus tendon graft. Foot Ankle Int. 2003;24(5):430–6.
58. Baxter JR, LaMothe JM, Walls RJ, et al. Reconstruction of the medial talonavicular joint in simulated flatfoot deformity. Foot Ankle Int. 2015;36(4):424–9.
59. Tan GJ, Kadakia AR, Ruberte Thiele RA, et al. Reconstruction of the medial talonavicular joint in simulated flatfoot deformity. Foot Ankle Int. 2015;36(4):424–9.
60. Lee WC, Yi Y. Spring ligament reconstruction using the autogenous flexor hallucis longus tendon. Orthopedics. 2014;37(7):467–71.
61. Ryssman DB, Jeng CL. Reconstruction of the spring ligament with a posterior tibial tendon autograft: technique tip. Foot Ankle Int. 2017;38(4):452–6.
62. Ribbans WJ, Garde A. Tibialis posterior tendon and deltoid and spring ligament injuries in the elite athlete. Foot Ankle Clin. 2013;18:255–91.
63. Acevedo J, Vora A. Anatomical reconstruction of the spring ligament complex: "internal brace" augmentation. Foot Ankle Spec. 2013;6(6):441–5.
64. Palmanovich E, Shabat S, Brin YS, et al. Anatomic reconstruction technique for a plantar calcaneonavicular (spring) ligament tear. J Foot Ankle Surg. 2015;54(6):1124–6.
65. Brodell JD, MacDonald A, Perkins JA, Deland JT, Oh I. Deltoid-spring ligament reconstruction in adult acquired flatfoot deformity with medial Peritalar instability. Foot Ankle Int. 2019;40(7):753–61.
66. Otis JC, Deland JT, Kenneally SM, Chang V. Medial arch strain after medial displacement calcaneal osteotomy: an in vitro study. Foot Ankle Int. 1999;20(4):222–6.

第 18 章

# 后踝韧带：距腓后韧带、屈肌支持带、后距跟韧带和跟腓韧带在后踝关节撞击中的作用

Gian Luigi Canata, Valentina Casale

## 引言

后踝关节撞击(PAI)是慢性踝关节疼痛的常见原因。它是以跖屈时出现疼痛性活动受限为特征的临床疾病[1,2]，是跖屈终末时骨和软组织结构之间发生卡压造成的。

后部撞击综合征的病理因素可区分为骨性或软组织性[3]。

骨性病因包括三角骨综合征、突出的距骨外侧结节(也称为 Stieda 突)、距骨外侧结节骨折、距骨后内侧小骨、腓骨后骨[4-7]。胫骨和跟骨的解剖变异也可导致后部撞击[3]。

PAI 的软组织性病因包括关节囊和滑膜病变、肌腱病理改变(尤其是踇长屈肌腱鞘炎)和韧带病变[3]。

特别是作为 PAI 一部分的关节囊软组织，包括后关节囊及距腓后、踝间、胫腓韧带。踇长屈肌腱走行于距骨内外侧突之间，也可能参与 PAI，导致狭窄性腱鞘炎的发生[8]。

PAI 综合征在临床上表现为后踝的慢性疼痛和肿胀[9]。它通常与极度跖屈的体育活动相关，如足球、芭蕾、橄榄球、投掷标枪、体操和下坡跑。

引用最多的后方撞击机制为[2]：

- 急性足底过度屈曲损伤。
- 慢性反复性微创伤。

这两种机制导致距骨后部和跟骨之间出现继发性肥大和压迫[9]。

这种压力的增加可导致周围肌腱和韧带病变[10]。

鉴别诊断至关重要，尤其要考虑到跟腱变性、跟腱撕裂、关节病、踇长屈肌腱鞘炎、Haglund 综合征、骨软骨病变、跟后滑囊炎和急性距骨后突骨折[9]。

Giannini 等将后部软组织撞击分为后内侧和后外侧软组织撞击[1]。

后内侧撞击是踝关节跖屈时出现严重内翻损伤所致[11,12]。通常由胫距后内侧关节囊和三角韧带后纤维(尤其是距骨和内踝之间的胫距后韧带)的压迫及继发的肥大性改

变引起[13]。一旦胫距后韧带肥大，它可能会接触到胫后肌、踇长屈肌腱或趾长肌腱，并部分包围[14]。

踝关节后外侧撞击通常由副韧带即后踝间韧带（PIML）软组织撞击引起[15]。

迄今为止，尽管已经发现PIML是独特且几乎恒定的结构，具有几种形状，但该韧带被报道有显著变异率。

由Rosenberg等首次报道[17]，并称为有袋半月板，它起源于胫腓后韧带上缘，横向走行于距腓后韧带和胫腓后韧带之间的踝关节后隐窝[18]。跖屈时可突入踝关节，最终被卡压、撕裂导致PAI[1]（图18.1）。

## 后踝关节撞击的韧带性病因

几个韧带位于踝关节后间室。考虑到它们靠近胫骨，在极度跖屈时，距骨和跟骨彼此接近，因此这些韧带存在撞击风险[3]。

本节涉及其中一些结构，重点介绍它们在PAI的病理机制或管理中的作用（图18.2）。

### 距腓后韧带

距骨后突的外侧结节是部分距腓后韧带（PTFL）、距跟后韧带（PTCL）和距跟韧带

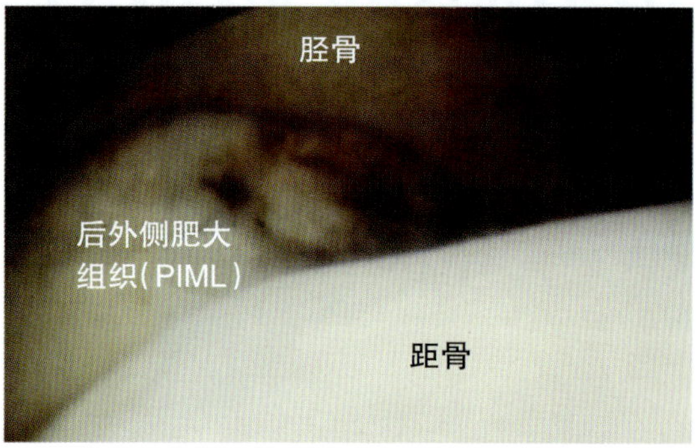


图18.1 后外侧踝关节撞击的关节镜检查视图。

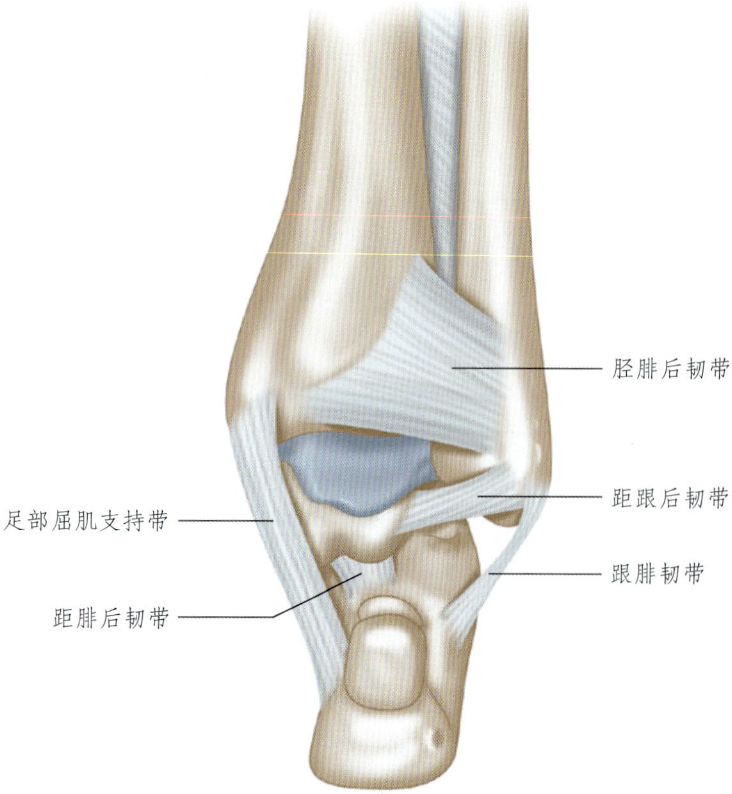


图18.2 踝关节后视图。

内上束(FTCL)附着的部位[19]。

当发生后踝关节撞击时，由于 PTFL 在踝关节后外侧的水平位置，容易遭受压迫；因此，PTFL 是最常受累的韧带之一[8,15]。

众所周知，三角骨是后踝关节撞击的主要原因之一。它的存在会引起进行性骨撞击，使后部软组织周围间隙变窄[20,21]。

如果手术切除三角骨，尤其是在内镜下，建议在 PTFL 部分松解之前，先分别松解屈肌支持带和 PTCL[22]。

## 屈肌支持带

足的屈肌支持带也被称为分裂状韧带或内环状韧带，是由小腿浅、深腱膜融合而成的纤维带。其特征为三角形：浅表顶端纤维延伸到内踝前内侧面处皮下组织，而基底部连接于跟骨的内侧缘[23]。

固定支持带形成跗骨隧道的顶、上缘和下缘，将该区域存在的骨槽转化为 4 个管道。因此，它从内侧界定了胫后肌腱、趾长屈肌腱、胫后动脉、静脉和胫后神经的通道，以及踇长屈肌腱[23]。

关于后踝关节撞击，屈肌支持带起着重要作用，可能是踇长屈肌腱鞘炎的病因[9]。

如上所述，三角骨的常见后果是损伤局部肌腱和韧带，包括踇长屈肌腱，然后发生三角骨综合征[10,20,21]。

因此，尤其是在骨撞击并发神经血管束或 FHL 肌腱病损的情况下，建议在三角骨综合征手术期间识别并松解屈肌支持带。在后内侧开放手术和关节镜手术入路中均有描述[22,24]。

## PTCL

PTCL 是踝关节的一种短而扁平的四边形韧带。它起源于距骨后突上的外侧结节，止于跟骨的上缘[25]。

它可以在距骨起始处与 PTFL 相移行[23]，而在其交叉处，它与胫距跟韧带的内上束连接[26]。

当存在三角骨时，有报道 PTCL 可以起源于三角韧带，然后形成三角跟韧带[23]。

因此，PTCL 在手术切除三角骨手术中具有重要作用。在实际手术过程中，正确的操作是必须要同时松解 PTFL 和屈肌支持带[22]。

## Rouvière 韧带或跟腓韧带

1924 年，Dujarier 首先描述了起自外踝后侧并止于跟骨后上缘外侧的跟腓后韧带[27]。他将其定性为异常，但在 1932 年，Henri Rouvière 和 Miguel Canela Lùzaro 进行了深入研究，并描述了 FTCL，现在也称为 Rouvière 韧带[28]。有人将其描述为占据踝关节后外侧角和距下后关节的外源性鞘状韧带，与相邻关节的关节囊和韧带无关[23,29](图 18.3)。与 PTFL 一样，FTCL 起源于外踝后方的腓骨沟内侧缘，并经常延伸到跟腓韧带起点[23]。它与小腿后深间室处于共同的组织界面[30]。

然后，主干分为两个纤维束：内上束或距骨束(连接到距骨后外侧结节)和外下束或跟腓束（是韧带主干的主要组成成分，连接至跟骨几乎全部的上表面)[23]。

FTCL 的内上束延伸至内侧结节，限制了 FHL 的骨纤维性隧道，最终与屈肌支持带相移行[26]。

内上束也可以被认为是通过 PTFL 与踝关节外侧相连[25]。

FTCL 是足部过度背屈的重要约束，有助于保证所有足部位置的踝关节和距下关节稳定性[31]。

在后足关节镜检查治疗三角骨综合征过程中，Rouvière 韧带可被认为是后足外侧小腿深筋膜的增厚部分。从该韧带上游离的距骨后突头侧部分可更好地识别 FHL 肌

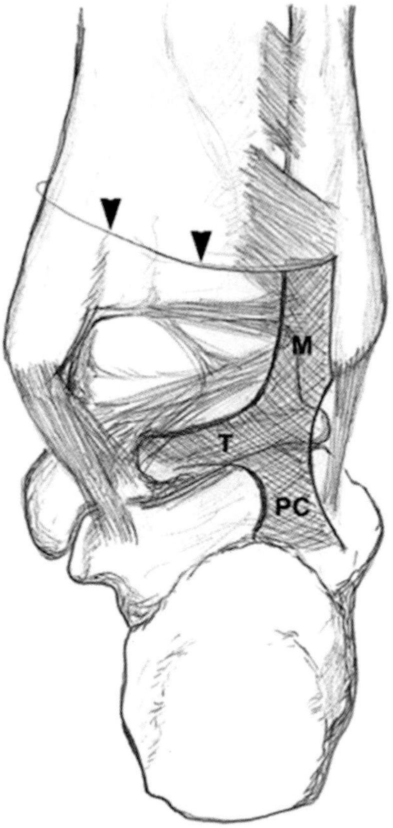


图 18.3 踝关节后部图示。FTCL 对应区域：主干（M）、距骨束（T）和跟腓束（PC）。FTCL 与小腿后深间室相延续（箭头所示）。（Reproduced with permission from Peduto AJ, Numkarunarunrote N, Trudell DJ, Resnick DL. Fibulotalocalcaneal Ligament: Magnetic resonance imaging findings with cadaver correlation. J Comput Assist Tomogr. 2009;33:444–8. Wolters Kluwer Health, Inc. https://journals.lww.com/jcat/Abstract/2009/05000/Fibulotalocalcaneal_Ligament__Magnetic_Resonance.21.aspx）

腱，从而切除三角骨[22]。

## 结论

除了后踝关节撞击的最常见原因，如存在三角骨或 Stieda 突外，踝关节后韧带也可能起作用。其中一些导致 PAI 的发生，而在手术过程中需要考虑其他因素。必须全面了解其解剖学特征及在足部动力学中的作用。

## 参考文献

1. Giannini S, Buda R, Mosca M, Parma A, Di Caprio F. Posterior ankle impingement. Foot Ankle Int. 2013;34:459–65.
2. Hayashi D, Roemer FW, D'Hooghe P, Guermazi A. Posterior ankle impingement in athletes: pathogenesis, imaging features and differential diagnoses. Eur J Radiol. 2015;84:2231–41.
3. Russell JA, Kruse DW, Koutedakis Y, McEwan IM, Wyon MA. Pathoanatomy of posterior ankle impingement in ballet dancers. Clin Anat. 2010;23:613–21.
4. Brodsky AE, Khalil MA. Talar compression syndrome. Am J Sports Med. 1986;14:472–6.
5. Callanan I, Williams L, Stephens M. "Os post peronei" and the posterolateral nutcracker impingement syndrome. Foot Ankle Int. 1998;19:475–8.
6. Henderson I, La Valette D. Ankle impingement: combined anterior and posterior impingement syndrome of the ankle. Foot Ankle Int. 2004;25:632–8.
7. Ramsey K, Davies M, Healy J, Peckett W. Isolated ossicle causing posteromedial ankle impingement—a new diagnosis? Foot Ankle Surg. 2004;10:201–5.
8. Hamilton WG, Geppert MJ, Thompson FM. Pain in the posterior aspect of the ankle in dancers. Differential diagnosis and operative treatment. J Bone Joint Surg Am. 1996;78:1491–500.
9. Berman Z, Tafur M, Ahmed SS, Huang BK, Chang EY. Ankle impingement syndromes: an imaging review. Br J Radiol. 2020;16:90. Available from: https://www.ncbi.nlm.nih.gov/pmc/articles/PMC5685116/
10. Hedrick MR, McBryde AM. Posterior ankle impingement. Foot Ankle Int. 1994;15:2–8.
11. Liu SH, Mirzayan R. Posteromedial ankle impingement. Arthroscopy. 1993;9:709–11.
12. van Dijk CN, Bossuyt PM, Marti RK. Medial ankle pain after lateral ligament rupture. J Bone Joint Surg Br. 1996;78:562–7.
13. Donovan A, Rosenberg ZS. MRI of ankle and lateral hindfoot impingement syndromes. AJR Am J Roentgenol. 2010;195:595–604.
14. Koulouris G, Connell D, Schneider T, Edwards W. Posterior tibiotalar ligament injury resulting in posteromedial impingement. Foot Ankle Int. 2003;24:575–83.
15. Golanó P, Vega J, Pérez-Carro L, Götzens V. Ankle anatomy for the arthroscopist. Part II: role of the ankle ligaments in soft tissue impingement. Foot Ankle Clin. 2006;11:275–96, v–vi
16. Oh C-S, Won H-S, Hur M-S, Chung I-H, Kim S, Suh J-S, et al. Anatomic variations and MRI of the intermalleolar ligament. AJR Am J Roentgenol. 2006;186:943–7.
17. Rosenberg ZS, Cheung YY, Beltran J, Sheskier S, Leong M, Jahss M. Posterior intermalleolar ligament of the ankle: normal anatomy and MR imaging fea-

tures. AJR Am J Roentgenol. 1995;165:387–90.
18. Chen Y. Arthroscopy of the ankle joint. Arthroscopy. 1985:104–27.
19. Bureau NJ, Cardinal E, Hobden R, Aubin B. Posterior ankle impingement syndrome: MR imaging findings in seven patients. Radiology. 2000;215:497–503.
20. Grogan DP, Walling AK, Ogden JA. Anatomy of the os trigonum. J Pediatr Orthop. 1990;10:618–22.
21. McDOUGALL A. The os trigonum. J Bone Joint Surg Br. 1955;37-B:257–65.
22. van Dijk CN, de Leeuw P, a. J, Scholten PE. Hindfoot endoscopy for posterior ankle impingement. Surgical technique. J Bone Joint Surg Am. 2009;91(Suppl 2):287–98.
23. Sarrafian SK. Anatomy of the foot and ankle: descriptive, topographic, functional. 2nd ed. Philadelphia, Pennsylvania: Lippincott; 1993.
24. Rungprai C, Tennant JN, Phisitkul P. Disorders of the flexor hallucis longus and Os trigonum. Clin Sports Med. 2015;34:741–59.
25. Pastore D, Cerri GG, Haghighi P, Trudell DJ, Resnick DL. Ligaments of the posterior and lateral talar processes: MRI and MR arthrography of the ankle and posterior subtalar joint with anatomic and histologic correlation. AJR Am J Roentgenol. 2009;192:967–73.
26. Szaro P, Polaczek M, Ciszek B. The Kager's fat pad radiological anatomy revised. Surg Radiol Anat. 2020;43(1):79–86.
27. Dujarier C. Anatomie des Membres: Dissection - Anatomie Topographique. Anat Memb. 2nd ed. Paris: Elsevier Masson; 1924. p. 403–7.
28. Rouvière H, Canela LM. Le ligament Péroneo-Astragalo-Calcanéen. Ann Anat Pathol Anat Norm Méd-Chir. 1932;9:745–50.
29. Wiegerinck JI, Somford MP, Hoornenborg D, van Dijk CN. Eponyms of the Kager triangle. J Bone Joint Surg Am. 2012;94:e67.
30. Peduto AJ, Numkarunarunrote N, Trudell DJ, Resnick DL. Fibulotalocalcaneal ligament: magnetic resonance imaging findings with cadaver correlation. J Comput Assist Tomogr. 2009;33:444–8.
31. Stephens MM, Sammarco GJ. The stabilizing role of the lateral ligament complex around the ankle and subtalar joints. Foot Ankle. 1992;13:130–6.

# 第 19 章

# Lisfranc 损伤的诊断和治疗指征

Jeremy J. McCormick, Brian M. Fisher

Lisfranc 损伤是指跗跖(TMT)骨关节、楔骨间(IC)和(或)舟楔(NC)关节的骨或韧带结构损伤，范围包括中足部位从稳定的韧带损伤到严重的骨折移位和关节不稳定。该病是一种罕见的损伤，在美国每年的发病率约为 1/55 000[1-4]。Lisfranc 损伤常被误诊为简单的足部扭伤，20%的损伤在初步评估中没有被识别，其中大多数是单纯的韧带损伤[5]。如果错误评估、诊断和治疗这类损伤，可能会导致患者残疾，出现中足骨关节炎、足部塌陷，从而造成前足外展、后足外翻等体位[6,7]。随着体育运动中的 Lisfranc 损伤报道越来越多[8-13]，临床医生在治疗这类损伤的运动员时，熟悉解剖结构、正确进行临床评估和有效的影像学检查显得极其重要。

## 解剖

Lisfranc 关节复合体是指跗骨远端和跖骨基底部之间的关节。可细分为内侧柱(第 1 跖跗关节)、中间柱(第 2、3 跖跗关节)和外侧柱(第 4、5 跖跗关节)(图 19.1)。内侧柱和中间柱十分稳定，活动度最小；而外侧柱保留灵活度，有助于足部适应不平整路面，保持足部正常力学步态。第 2、3 跖跗

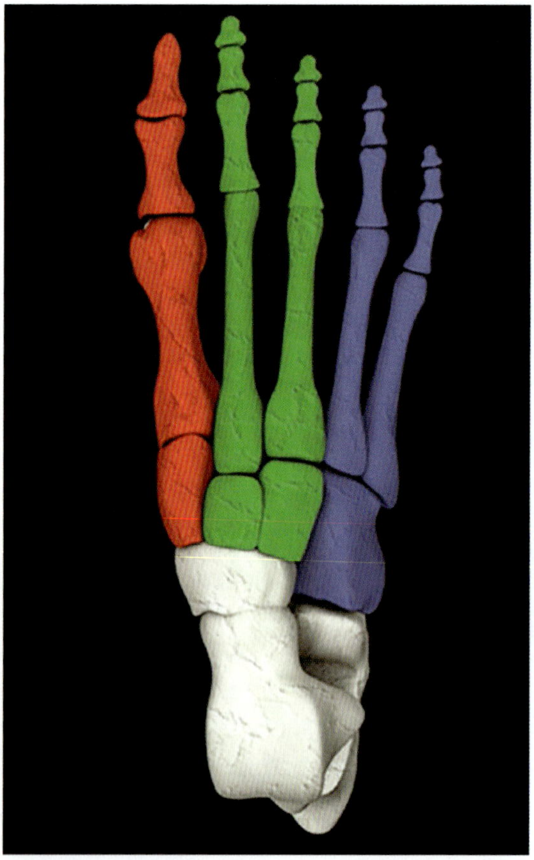

图 19.1 中足三柱分别为内侧柱(红色所示)、中间柱(绿色所示)和外侧柱(蓝色所示)。[With permission from Llopis E, Carrascoso J, Iriarte I, de Prado Serrano M, Cerezal M. Lisfranc Injury Imaging and Surgical Management. Semin Musculoskeletal Radiol. 2016;20(2):139-153.]

关节最为稳定，矢状面最大活动度分别为 0.6mm 和 1.6mm。与第 2、3 跖跗关节的扁平结构相比，第 1 跖跗关节呈椭圆形，其活动度增加，矢状面活动度达到 3.5mm。第 4、5 跖跗关节矢状面活动度最大，分别为 9.6mm、10.2mm[14]。

Lisfranc 复合体的固有稳定性来源于其罗马拱柱构型的骨性结构。在跖跗关节中，第 2 跖骨基底部起着基石作用。中间楔骨低于内侧楔骨约 8mm，比外侧楔骨低约 4mm[15]。跗骨间韧带连接着第 2~5 跖骨基底部，不仅将跖骨与楔骨、骰骨连接在一起，也将三个楔骨连为一体。

所谓的 Lisfranc 韧带连接着中间楔骨和第 2 跖骨基底部，从而连接了内侧柱与中间柱。由于第 1、2 跖骨之间没有横向的骨间韧带连接，因此 Lisfranc 韧带的完整性非常重要。在整个中足，跖侧韧带比背侧韧带更为粗壮，Lisfranc 韧带同样如此。Lisfranc 韧带由背侧、骨间及跖侧三部分结构组成（图 19.2）[15–17]，但在一些解剖学研究中，仅描述了跖侧及背侧韧带[18,19]。在一项关于跖底和足背侧韧带平均强度的生物力学研究中，跖侧韧带的平均强度为 189.7N/mm，而背侧韧带则为 66.3N/mm。能导致跖侧韧带失效的平均负荷是 368.8N，而背侧韧带则是 150.7N[18]。一项解剖研究发现，所有研究对象的 Lisfranc 韧带均由三部分构成。骨间韧带最厚，为 7.68mm，其次是跖底侧韧带（3.25mm），背侧韧带仅为 2.62mm。一些研究已经证实，在足以外的其他部位，韧带的厚度与韧带的强度有关[20]，由此类推，骨间韧带的强度最大，对 Lisfranc 关节复合体的稳定性起着重要作用。

## 损伤机制

Lisfranc 损伤包含了 TMT 关节间韧带

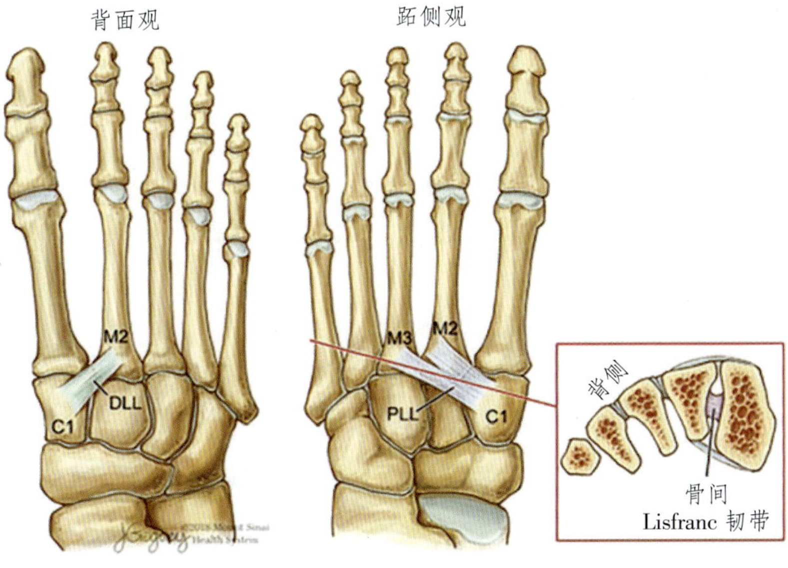


**图 19.2** 足背面观显示 Lisfranc 背侧韧带（DLL）连接内侧楔骨（C1）及第 2 跖骨。足底面观显示 Lisfranc 跖侧韧带（PLL）连接 C1 及第 2、3 跖骨。在横断面上，Lisfranc 骨间韧带在 C1 和第 2 跖骨之间呈较厚的条索状。[With permission from Gunio DA, Vulcano E, Benitez C. Dynamic stress MRI of Midfoot Injuries: Measurable Morphology and Laxity of the Sprained Lisfranc Ligament During Mechanical Loading: A Case Report. JBJS Case connect. July–Sep 2019; 9(3): e0228.]

稳定性破坏、跗骨和(或)跖骨骨性损伤，根据损伤方式的不同，也可能包含跗骨间关节的损伤。高能量性损伤(包括机动车碰撞、从高处坠落等)常导致正常的TMT解剖结构发生破坏。与高能量损伤不同，在体育运动导致的Lisfranc损伤中，韧带损伤导致近端结构不稳定更为常见，反而骨折比较少见。因此，这类运动损伤在初始评估中更难识别。

运动员的Lisfranc损伤是由直接或间接机制导致的。直接机制是指在足跖屈情况下出现轴向负荷，从而导致TMT跖屈(图19.3a)。这种损伤机制首先导致强度较弱的背侧韧带出现失效，其次是强度较高的跖侧韧带出现断裂，最终出现跖骨相对于楔骨向背侧移位的损伤。间接损伤是由足部旋转机制造成的。

在大学橄榄球运动员中，间接损伤占所有Lisfranc损伤的50%以上[21]。当运动员承重脚的中足关节受到持续旋转暴力时，就会出现这种损伤(图19.3b)。在职业橄榄球运动员中，90%的Lisfranc损伤发生于球员间的相撞，极少数是足部直接轴向负荷引起[21]。损伤的程度和发生部位取决于致伤暴力的方向和强度。致伤能量首先从NC和(或)IC关节的近端开始传导，并通过TMT和跖骨间关节向远端传出。因此，多关节可能出现损伤及不稳定，每个涉及关节均应仔细评估，以避免中足不稳定导致的晚期后遗症，如抓地力不足或关节炎改变。

一些运动员可能容易出现Lisfranc损伤，这和他们选择的运动项目及足部的解剖结构有关。已经证实，与对照组相比，Lisfranc损伤患者的第2跖跗关节结合部的

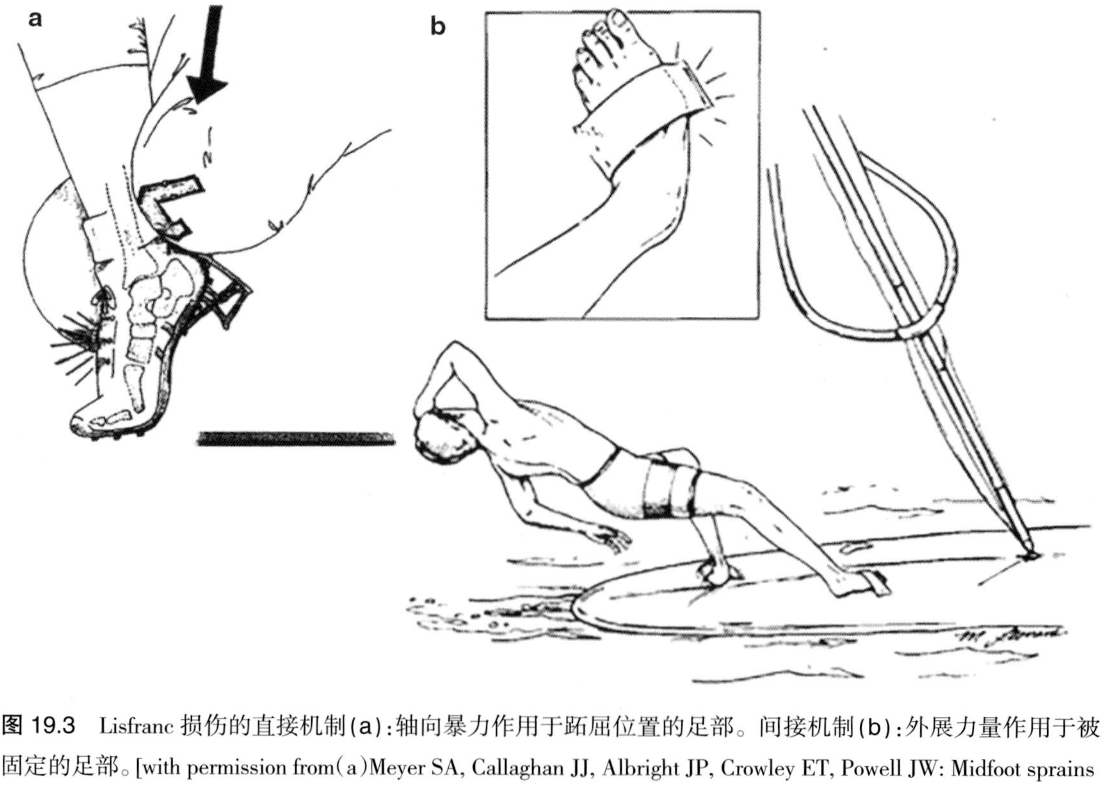


**图19.3** Lisfranc损伤的直接机制(a)：轴向暴力作用于跖屈位置的足部。间接机制(b)：外展力量作用于被固定的足部。[with permission from(a)Meyer SA, Callaghan JJ, Albright JP, Crowley ET, Powell JW: Midfoot sprains in collegiate football players. Am J Sports Med 1994;22:392–40 and(b)Curtis MJ, Myerson M, Szura B: Tarsometatarsal joint injuries in the athlete. Am J Sports Med 1993;21:497–502.]

深度更浅[22]。在受伤对照组患者中，关节平均深度减少超过 2.5mm。杵臼关节凹过浅可能无法传递同等程度的稳定性，也间接减少了 Lisfranc 韧带增大、增粗的空间。另一个导致运动员容易受伤的风险因素是第 2 跖骨相对于足部总长度较短[23]。随着跖骨长度的缩短，Lisfranc 损伤的概率增加。相关研究推测，第 2 足列缩短会对中足产生更大的压力，并被前足所吸收。

所有运动员，特别是专业的体育机构应优先考虑如何预防 Lisfranc 损伤。在大学和职业橄榄球比赛中，它是第二常见的足部损伤，也是降低球员工作效率及收入的主要原因[12]。更柔韧及轻质的鞋钉减少了鞋对中足的支持作用，更长的鞋钉增加了鞋对球场的抓地力。进一步加强对致伤因素的研究，有助于鞋类厂家及支具厂家开发更舒适的保护性鞋具。

## 分型

Quenu 和 Kuss 最先将 Lisfranc 损伤分为三型：同向性、孤立性、分散性[24]。Myerson 对其进行了改良，用于阐释近端不稳定问题[7]。A 型描述了完全移位的 TMT 关节复合体，伴前足内侧柱或外侧柱脱位。B 型为部分移位性损伤，可分为 B1 和 B2 两种亚型，分别描述了第 1 跖骨的内侧脱位和第 2~5 跖骨的外侧脱位。分散性损伤被归类为 C 型损伤，分为 C1（部分移位）及 C2（完全移位）两种亚型（图 19.4）。上述分型更适用于高能量损伤机制，但不足以对运动员中更为常见的轻微损伤进行分类。

Nunley 和 Vertullo[25]提出了韧带性 Lisfranc 损伤的分类（图 19.5）。Ⅰ期是不伴有不稳定的韧带扭伤，但骨扫描显示吸收增加。Ⅱ期是第 1、2 跖骨基底部间隙分离增宽到 2~5mm，但内侧柱没有向下移位。Ⅲ期是第 1、2 跖骨基底部间隙增宽超过 5mm，并伴有内侧柱向下移位。在他们研究的 15 名运动员中并没有Ⅲ期损伤，且损伤程度与预后结果间也没有相关性。

Porter[26]也描述了隐匿性 Lisfranc 损伤的三种不同类型。传统性（TRAD）影响连接内侧楔骨和第 1 骨跖、内侧楔骨和第 2 骨跖、中间楔骨和第 2 骨跖间的韧带。内侧柱脱位性（MCD）损伤影响连接内侧楔骨与第 2 骨跖之间韧带及第 1 楔骨关节。近端外展性（PE）损伤是 TRAD 和 MCD 的组合类型。在有关 82 例患者的研究队列中，TRAD、PE 及 MCD 这三种损伤模式分别占 49%、28% 和 21%，但在恢复时间、患者报告结果或临床治疗方面并没有统计学差异；但是，对所有不稳定关节损伤的诊断及治疗意义重大。

虽然目前的分型系统对描述 Lisfranc 损伤的一般模式具有重要意义，并且有助于医生识别中足受损关节，但关于预测治疗或者临床和功能方面的影响仍缺乏证据。

## 临床表现

运动员出现 Lisfranc 损伤时的典型表现为伤后中足疼痛。运动员并不总是能够详细描述损伤的机制及受伤时足所处的体位。他们经常会被诊断为“足扭伤”。常见症状是足部肿胀，主要是中足部分。跖底淤青的出现可能取决于损伤的严重程度，但常常在伤后几天才会发生（图 19.6），这不是 Lisfranc 损伤的专有体征，但可以提示可能存在中足损伤。

严格的足部检查对于明确诊断及避免漏诊其他损伤意义重大。足踝部肌腱的运动功能检查对评估运动神经功能及明确是否存在肌腱损伤非常重要。主要通过检查踝部背屈、跖屈、内翻、外翻分别评估胫前肌、腓肠肌 – 比目鱼肌、胫后肌及腓骨长短肌。由

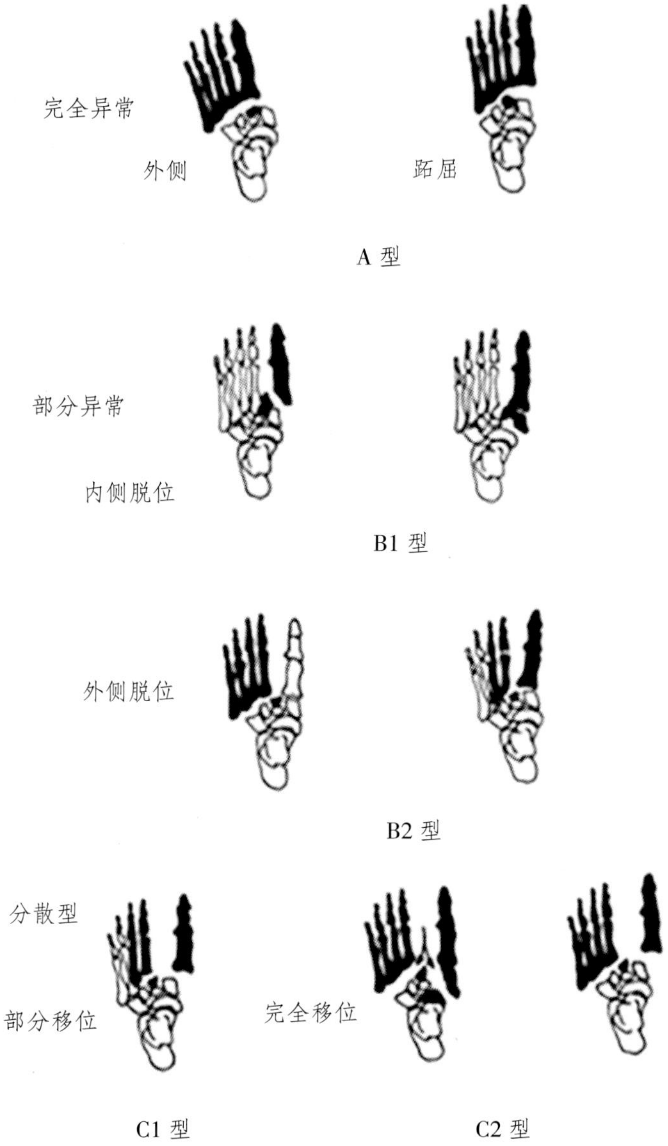


**图 19.4** Lisfranc 损伤的 Myerson 分型：A 型，完全移位性；B 型，部分移位性，B1 表示第 1 跖骨内侧脱位，B2 表示第 2~5 跖骨外侧脱位；C 型，分散移位性，C1 为部分移位，C2 为完全移位。[With permissions from Myerson MS, Fisher RT, Burgess AR, Kenzora JE. Fracture dislocations of the tarsometatarsal joints: end results correlated with pathology and treatment. Foot Ankle. 1986 Apr; 6(5):225–242.]

于胫前肌、胫后肌附着在楔骨，因此它们的收缩运动会引起受损关节的疼痛。

详细的感觉功能检查是必要的。有 5 支神经支配足部感觉，在以下区域均应进行评估：支配足跟内侧的隐神经、支配足跟外侧及足部外缘的腓肠神经、支配中足背侧的腓浅神经、支配第 1、2 足趾间趾蹼的腓深神经，以及支配足底感觉的胫神经。虽然初始损伤导致的显著肿胀也可能表现为异常，并且不能因此确定神经损伤，但需要记录并追踪症状变化情况。通过对足背的足背动脉及踝管内胫后动脉进行触诊来评估足部血管情况。对于足部肿胀明显的患者，动脉触诊不清晰时可通过多普勒检查进行评估。此外，还可通过足趾毛细血管充盈时间来评估足趾血运，正常充盈时间通常<2 秒。

中足触诊对于定位足部疼痛的来源是非常重要的。检查时活动 TMT 可以出现明显疼痛，对第 1、2 跖列进行琴键试验可检查关节不稳定。由于韧带损伤和可能存在的关节不稳定，按压跖骨同样可能会导致疼痛。

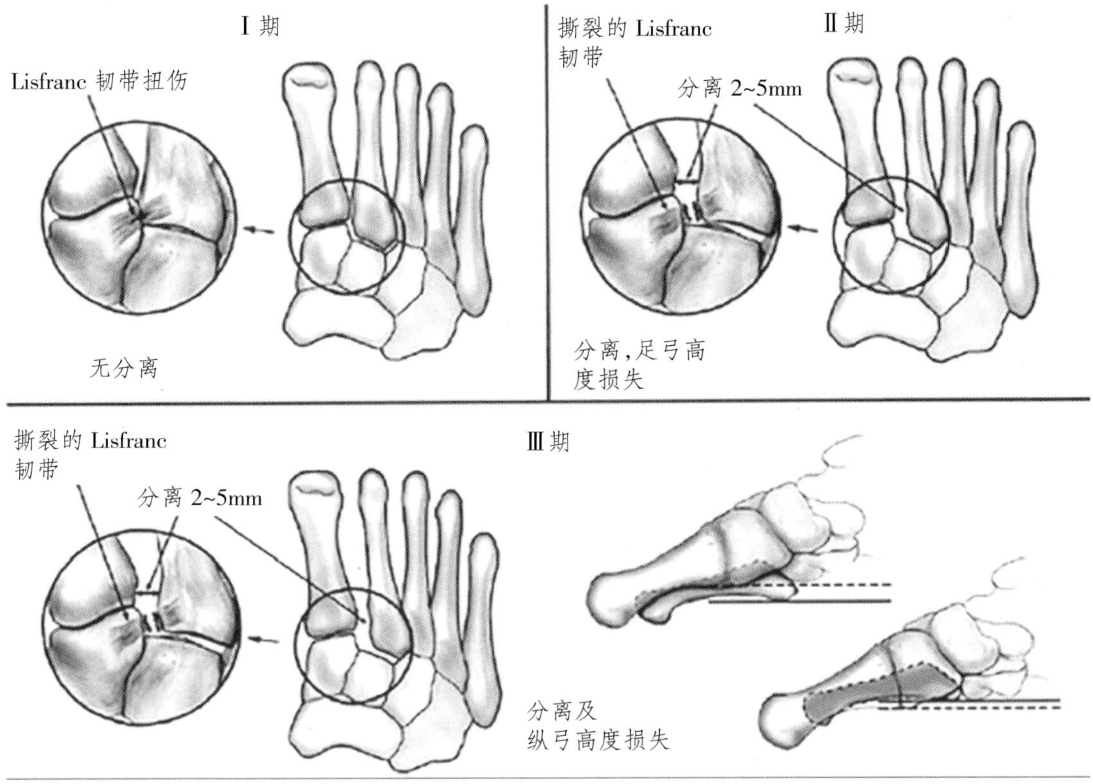


**图 19.5** Nunley 和 Vertullo 对隐匿性 Lisfranc 损伤的分类。Ⅰ型:韧带扭伤,无关节不稳定,但骨扫描核素摄取量增加。Ⅱ型:第 1、2 跖骨基底部之间有 2~5mm 的分离移位。Ⅲ型:第 1、2 跖骨基底部之间增宽 > 5mm,伴有内侧柱向下移位。(With permissions from Nunley JA, Vertullo CJ. Classification, investigation, and management of midfoot sprains: Lisfranc injuries in the athlete. Am J Sports Med. 2002;30:871–878.)

患者通常不愿或不能通过患肢负重。患者可部分负重,但优先通过足外侧承重来保护受伤的中足及前足。如患肢可以进行负重及站立时，可以鼓励患者进行单腿站立训练,此时如果并无不适,可进一步进行单腿提踵训练。如患者可以完成上述步骤,即可减少对关节不稳定的怀疑。但与之相反,如果患者无法进行患肢负重,且中足疼痛,那么我们应该高度怀疑 Lisfranc 损伤。

## 影像学

### X 线片

对于存在以上症状的患者,应该完善患肢足部负重位 X 线片检查。足部视图包括标准正位片、斜位片及侧位片。在足部正位片上,第 2 跖骨内侧缘与中间楔骨内侧缘位于同一直线上。在斜位片上,第 4 跖骨内侧缘与骰骨内侧缘在一条直线上。在侧位片上,第 1、2 跖骨基底部背侧缘与内侧、中间楔骨背侧缘远端位于同一直线(图 19.7)。在正位片上,第 1、2 跖骨基底部之间宽度应<2mm[27]。骰骨在中足外展位时表现出的压缩性征象,可能提示轻微的撕脱骨折或者细微骨折[7]。应严格阅片并仔细分析,警惕正常解剖关系缺失所提示的关节不稳定。

非负重(NWB)位 X 线片可用于诊断明显的骨折或不稳性损伤;但无法有效排除隐匿性 Lisfranc 损伤,尤其是韧带性损伤。

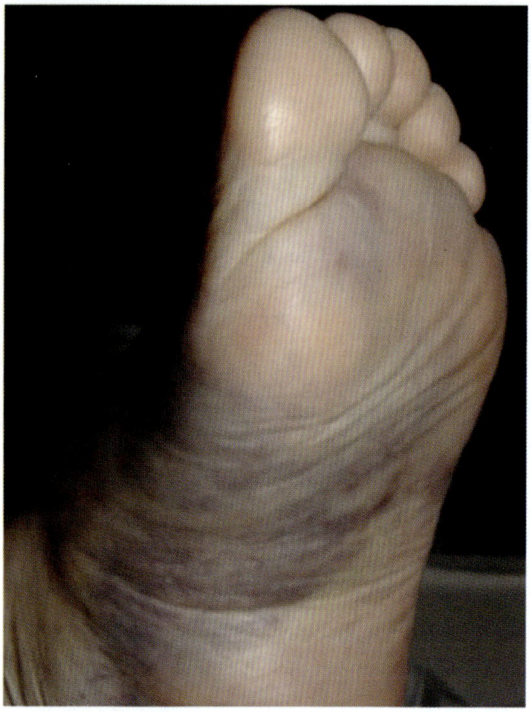

**图 19.6** 跖底淤青症状提示严重的足部损伤。(With permissions from Court-Brown CM, Heckman JD. Rockwood and Green's: Fractures in Adults eighth ed. Philadelphia: Wolters Kluwer Health;2015.)

尽管患者在急性损伤后存在疼痛和负重困难,但负重位片在明确中足不稳定方面仍然意义重大。如果患者患肢可以进行负重,必须要完善负重位 X 线片以全面评估损伤情况。如果患肢无法负重,那么需要予以患者相应的初始治疗以获得舒适,并在 7~10 天疼痛症状消退后返院重新完善 WB 位 X 线片检查。此外,如果条件允许,应该完善患肢单腿站立、足部负重位 X 线片检查(图19.8)。这种视图检查通过足部负重应力,可以更一致地观察到 Lisfranc 关节是否存在轻微的韧带损伤。未损伤的对侧足部负重位 X 线片在对比每例患者的正常解剖结构方面非常重要。中足关节的对线结构可能存在一些变异,对于此类患者,判断 Lisfranc 关节间隙增宽实际上不是正常解剖变异,在明确诊断中极其重要。

如果在平片上存在隐匿性 Lisfranc 损伤的表现,即第 1、2 跖骨间隙增宽或者第 2 跖骨相对于中间楔骨出现向外侧移位,那么就可以明确诊断。临床上高度怀疑 Lisfranc 损伤但诊断依据不充足时,应进一步进行影像学检查。此外,对于那些已经明确 Lisfranc 损伤但需要更多微骨折或者损伤程度信息的患者,高级影像学检查手段是有用的。一般来说,如果高级影像学检查结果能够影响伤后治疗及康复方案的制订,那么应进行这类检查。

## 应力 X 线片

在临床高度怀疑并且负重位 X 线片正常或者模棱两可的情况下,推荐在透视下对足部进行检查评估。检查时需要固定后足,将前足进行旋前、外展活动。通过局部麻醉或者麻醉镇静对踝关节进行阻滞,对于评估患者耐受性是非常必要的。在一项尸体研究中,对 4 具尸体单独切除 Lisfranc 韧带,其中 3 具出现内侧柱破坏。完全切除 TMT 韧带的背侧和跖侧部分及 Lisfranc 韧带会导致内侧柱破坏,在应力 X 线下出现阳性结果[28]。在模拟负重位 X 线片上,未发现内侧楔骨与第 2 跖骨间距增宽或者内侧柱破坏结果。然而,在评估韧带损伤情况方面,应力 X 线片的应用存在着争议,大部分已经被 MRI 检查所取代。对作者而言,透视下进行人工应力检查并不是诊断隐匿性 Lisfranc 损伤的标准要素。

## CT

与 X 线片相比,CT 能够更清晰显示中足的结构,而没有重叠部位。当初始 X 线片上存在骨折征象或者考虑关节间隙轻度增宽时,CT 是评估骨折情况、判断隐匿性骨折或者 TMT 和楔骨间关节增宽的一种有用的检查方式。CT 是一种典型的静态检查,当早

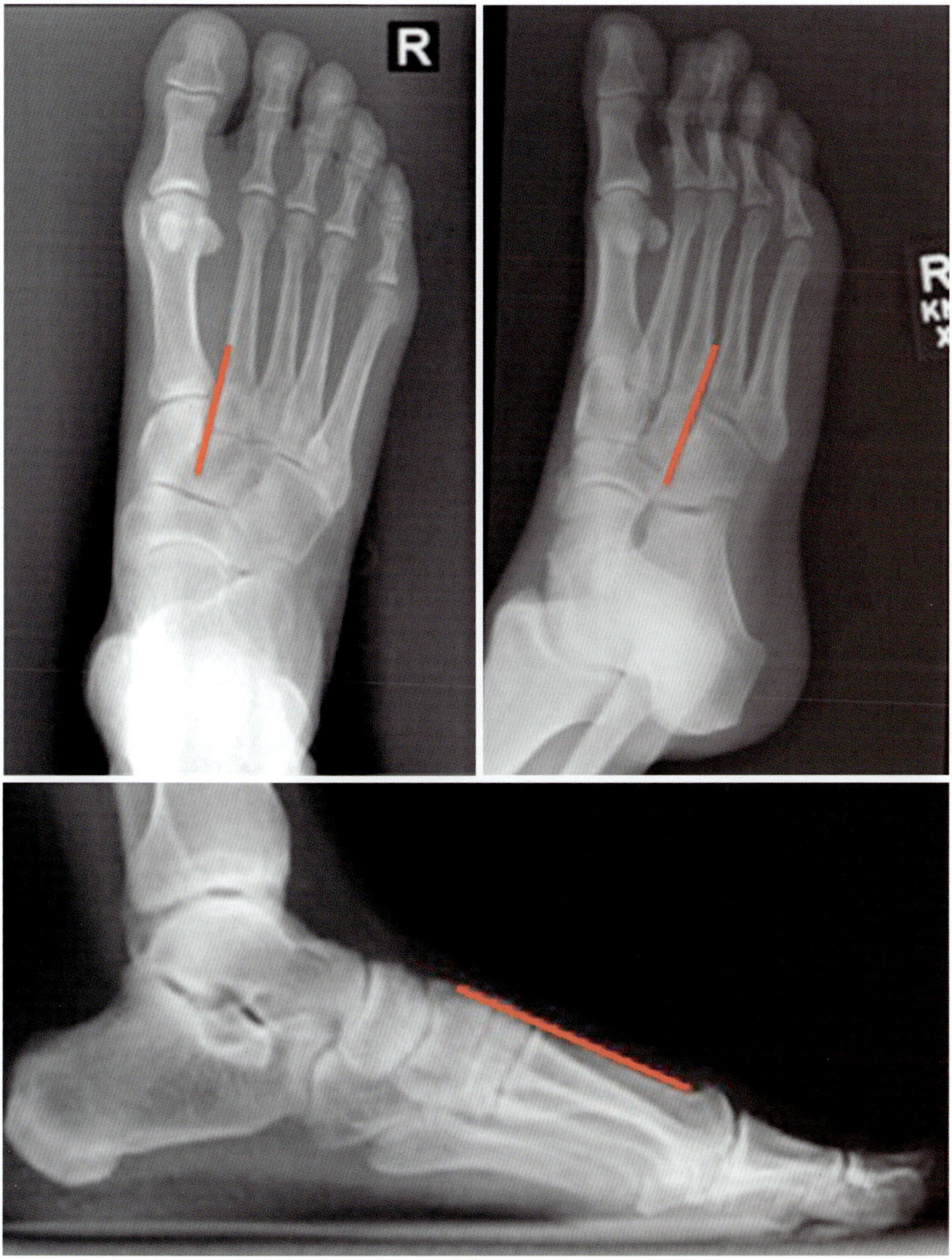


**图 19.7**　在正常足部的正位、斜位和侧位片中，以上描述的相关骨骼位于同一直线上。

期 X 线片无严重关节不稳定或者骨折征象时，它在 Lisfranc 复合体稳定性评估中的作用尚不明确。

对于负重位 X 线片检查未能发现的细微不稳定，负重位 CT（WBCT）扫描作为附加评估方式是非常有趣的。截至目前，我们仍

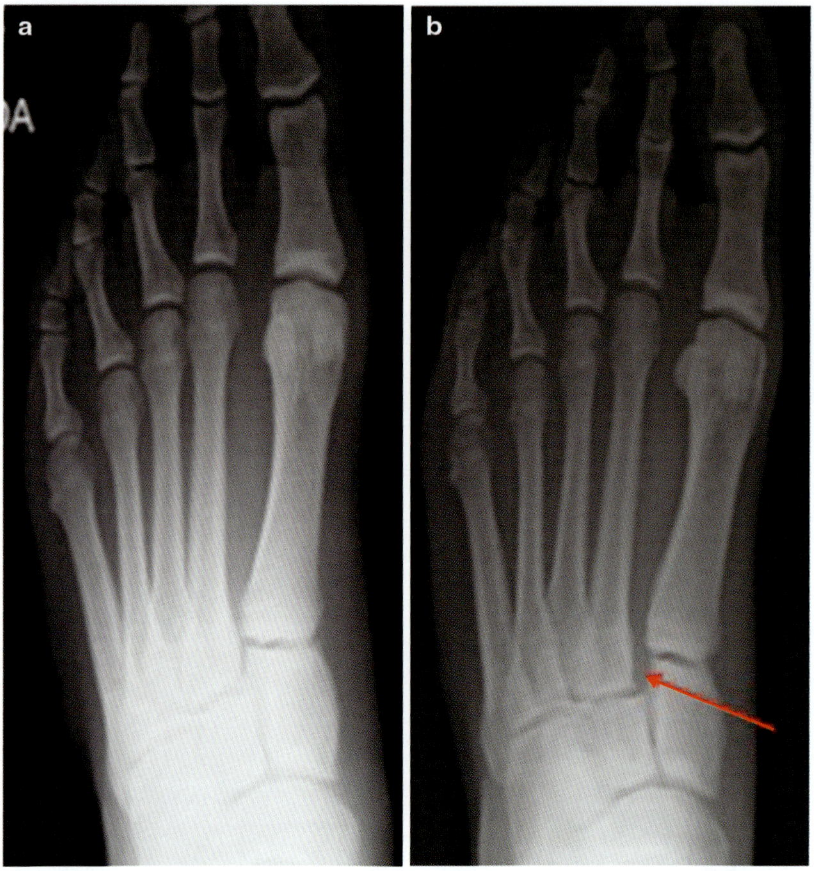


**图 19.8** (a)非负重正位X线片显示足部外观正常,没有不稳定表现。(b)同一患者的单腿负重正位X线片显示内侧楔骨和第2跖骨之间的间隔变宽(红色箭头所示)。

然不清楚 WBCT 检查的应用研究评估,相同的影像学检查在提示不稳定方面是否存在不同。最近,在 Sripanich 等的尸体研究中[29],在部分负重(40kg)与完全负重(80kg)两种情况下,通过连续扫描测量了 Lisfranc 韧带足背部分、跖底部分、骨间部分分别在 WBCT 矢状位和冠状位上的增宽量。然后对不同尸体的肢体进行分类处理,分别对第1和第2跗跖关节、内侧至中间楔骨的韧带进行断层扫描。对 Lisfranc 韧带三部分进行断层扫描,在矢状位图片上第1楔骨与第2跖骨间距离增宽>2mm。该研究证明了 WBCT 可作为一种动态检查来评估隐匿性 Lisfranc 关节不稳定。但目前尚不清楚WBCT 在评估 Lisfranc 损伤方面是否更加敏感。

无论是负重位或者非负重位,如果 CT 扫描能显示 Lisfranc 关节力线异常,那么该损伤就应被认定为不稳定性。我们也可以对健侧进行扫描,作为患侧的参照。在单独使用 CT 作为决定治疗方案的关键性数据时,我们应保持谨慎,因为虽然 WBCT 显示了其优势,但目前尚无数据支持这种使用方式。CT 最好与体格检查、负重位 X 线片或者 MRI 检查相结合使用。

## MRI

除了一些负重位 X 线片结果阴性或疑似且保守治疗无法改善症状,但临床高度怀疑 Lisfranc 损伤的患者外,MRI 并不作为 Lisfranc 损伤的常规检查。MRI 的优势在于能够良好地反映 Lisfranc 韧带的损伤情况,并且能够明确是单纯扭伤还是完全断裂。此外,单纯的 Lisfranc 韧带损伤无法预测关节不稳定的程度。Raikin 等的一项回顾性研究总结分析了 MRI 中能提示 Lisfranc 关节不稳定的影像学特征[27]。他们发现,连接内侧楔骨与第 2 跖骨的跖底韧带出现 2 度损伤是预测 Lisfranc 关节不稳定的最强指征,其敏感性、特异性及阳性值分别为 94%、75%和 94%。

与 CT 检查类似,MRI 作为一种非负重性检查,限制了它在 Lisfranc 损伤诊疗流程中的应用。尽管 MRI 能识别细微的中足损伤,但其无法评估中足关节的稳定性。对于疑似关节不稳定且负重位 X 线片未见异常的患者,MRI 作为一种极其有用的检查方法可以帮助诊断。在评估中足扭伤方面,也许 MRI 最大的作用就是识别 Lisfranc 韧带潜在的损伤。如果 MRI 上 Lisfranc 韧带完全正常,医生就能更确定地采用非手术治疗方案。

## 作者推荐的诊疗流程(图 19.9)

当患者出现伤后中足疼痛时,临床医生应考虑 Lisfranc 损伤的可能性。可以通过了解患者的病史来确定损伤机制。也可通过患肢能否负重站立来判断损伤的严重程度。此外,体格检查,尤其是 Lisfranc 关节的局部检查,有助于进一步明确诊断。坚持"疑病从有",避免漏诊。

X 线片是体格检查后首选的辅助检查,如果条件允许,应首选负重位 X 线片。对于无法负重的患者,平片可以帮助排除明显的骨折、脱位及不稳定。如果非负重位 X 线片上存在明显的骨折和不稳定征象,应进一步完善 CT 检查,以明确骨折类型及其他更加细微的不稳定情况,从而协助医生制订手术方案。

若在非负重位 X 线片上未发现明显的骨性损伤或者关节不稳定,可以通过双足负重位 X 线片来对比中足关节的应力改变,与对侧相比,可以发现患足第 2 跖骨基底部与内侧楔骨间细微的增宽。如果发现相关不稳定征象,可明确诊断并推荐手术干预来稳定损伤。尽管平片已能确诊,但如果担心合并其他骨折或者为了对损伤做出更全面的评估,

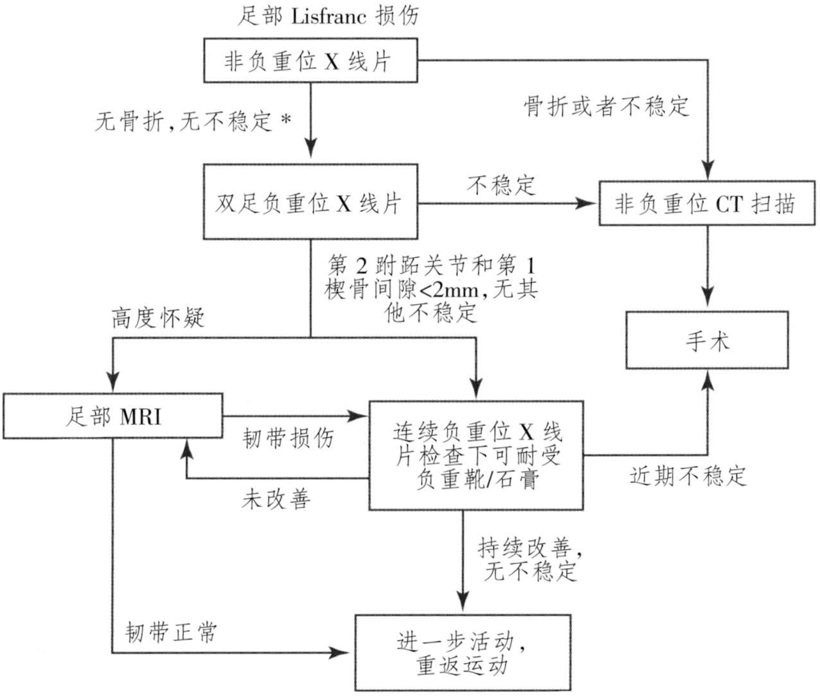


图 19.9 足部疑似 Lisfranc 损伤影像学检查流程。*Lisfranc 关节不稳定是指第 2 跖骨基底部与内侧楔骨之间的宽度 >2mm,第 1 跗跖关节力线不良,或者失去正常的影像学标志,如图 19.6 所示。

可以进一步完善CT检查。CT检查有助于制订手术方案及发现其他部位轻微的移位。

如果患者能够负重,并且负重位X线片未见不稳定征象,应根据患者足部症状和肿胀情况,继续予以患肢靴型支具或者石膏固定。如果患者能耐受,可以进行负重,但应每1~2周复查一次负重位X线片,以确保在恢复过程中有潜在不稳定的影像学表现。如果患者可以进一步活动,通常应先行保护下全负重行走,然后非保护下佩戴足弓支撑矫形器全负重行走,接着双足脚尖站立、单足脚尖站立、骑单车、椭圆机锻炼、适应性慢跑、跑步,直至完全恢复体育运动。本书其他部分将会讨论Lisfranc损伤保守治疗的康复方案。关键在于患者在后续的随访过程中获得临床恢复,负重位X线片显示关节一直稳定,虽然有时恢复进展比较缓慢。如果X平片上可以看到潜在的Lisfranc关节不稳定表现,或者无法通过保守治疗获得康复,则应进一步完善检查并制订手术方案。

如果运动员因为疼痛而无法负重,医生则无法确定损伤是否稳定。患者需要佩戴支具固定1周,可耐受负重(WBAT),然后再返回诊所完善负重位X线片检查及进行临床评估。如果随诊时患者症状没有好转,仍然无法完成负重位X线片、单足负重X线片,则需要通过MRI来排除Lisfranc损伤。对于存在严重损伤却因疼痛而无法完成负重位X线片,或者非负重位X线片无明显征象但根据临床病史却高度怀疑Lisfranc损伤的患者,应在损伤急性期完善MRI检查。为了尽量缩短重返赛场时间,这类运动员的治疗选择至关重要,此时可以予以MRI检查。如果MRI结果未显示Lisfranc韧带存在损伤情况,可以让患者规律进行复诊,通过支具固定来进行负重活动。如果MRI结果提示Lisfranc韧带完全断裂或者第2跖骨或内侧楔骨出现撕脱骨块,强烈建议进行切开复位及稳定手术。对于MRI上出现韧带严重损伤的患者,仍可选择保守治疗,但这种可能性很小。这类患者需要密切随诊,以防出现迟发性关节不稳定。

## 治疗方案

Lisfranc损伤的治疗目的是矫正/维持中足的力线,使足部能无痛、负重。对于稳定性Lisfranc损伤,可以通过保守治疗获得康复,患者需要保护性负重,并且在症状允许的情况下逐步恢复活动。对于不稳定性Lisfranc损伤,应该通过手术解剖复位及内固定来恢复正确的力线。手术方式有螺钉固定、桥接板固定、锚定装置。此外,对于不稳定性Lisfranc损伤患者,还可以选择一期关节融合。对于手术方案的制订及手术固定技术的应用,本章不做叙述。

## 参考文献


1. Hardcastle PH, Reschauer R, Kutscha-Lissberg E, Schoffmann W. Injuries to the tarsometatarsal joint. Incidence, classification and treatment. J Bone Joint Surg Br. 1982;64:349–56.
2. Faciszewski T, Burks RT, Manaster BJ. Subtle injuries of the Lisfranc joint. J Bone Joint Surg. 1990;72A:1519–22.
3. Lee CA, Birkedal JP, Dickerson EA, Vieta PA, Webb LX, Teasdall RD. Stabilization of Lisfranc joint injuries: a biomechanical study. Foot Ankle Int. 2004;25:365–70.
4. Anderson RB, Ardoin GT. Subtle Lisfranc injury. Tech Foot Ankle. 2010;9:100–6.
5. Perron AD, Brady WJ, Keats TE. Orthopedic pitfalls in the ED: Lisfranc fracture-dislocation. Am J Emerg Med. 2001;19:71–5.
6. Arntz CT, Veith RG, Hansen ST Jr. Fractures and fracture-dislocations of the tarsometatarsal joint. J Bone Joint Surg. 1988;70(2):173–81.
7. Myerson MS, Fisher RT, Burgess AR, Kenzora JE. Fracture dislocations of the tarsometatarsal joints: end results correlated with pathology and treatment. Foot Ankle. 1986;6(5):225–42.
8. Chilvers M, Donahue M, Nassar L, Manoli A. Foot and ankle injuries in elite female gymnasts. Foot Ankle Int. 2007;28(2):214–8.
9. Curtis MJ, Myerson M, Szura B. Tarsometatarsal joint injuries in the athlete. Am J Sports Med. 1993;21(4):497–502.

10. Clanton TO, Porter DA. Primary care of foot and ankle injuries in the athlete. Clin Sports Med. 1997;16(3):435–66.
11. DeOrio M, Erickson M, Giuseppe F, Easley M. Lisfranc injuries in sport. Foot Ankle Clin. 2009;14(2):169–86.
12. Meyer SA, Callaghan JJ, Albright JP, Crowley ET, Powell JW. Midfoot sprains in collegiate football players. Am J Sports Med. 1994;22(3):392–401.
13. Myerson MS, Cerrato RA. Current management of tarsometatarsal injuries in the athlete. J Bone Joint Surg. 2008;90(11):2522–33.
14. Hansen JST. Functional reconstruction of the foot and ankle. 1st ed. Philadelphia: Lippincott Williams & Wilkins; 2000.
15. Sarrafian SK. Anatomy of the foot and ankle: descriptive, topographic, functional. 2nd ed. Philadelphia: Lippincott Williams & Wilkins; 1993.
16. Trevino S, Kodros S. Controversies in tarsometatarsal injuries. Orthop Clin North Am. 1995;26:229–38.
17. De Palma L, Santucci A, Sabeta S, Rapali S. Anatomy of the Lisfranc joint complex. Foot Ankle Int. 1997;18:356–64.
18. Kura H, Luo Z, Kitaoka H, Smutz W, An K. Mechanical behavior of the Lisfranc and dorsal cuneometatarsal ligaments: in vitro biomechanical study. J Orthop Trauma. 2001;15(2):107–10.
19. Johnson A, Hill K, Ward J, Ficke J. Anatomy of the Lisfranc ligament. Foot Ankle Spec. 2008;1(1):19–23.
20. Sung P, Kwan M, Maldonado F, Akeson W. Adhesion strength of human ligament fibroblasts. J Biomech Eng. 1994;116:237–42.
21. Kent RW, Lievers WB, Riley PO, Frimenko RE, Crandall JR. Etiology and biomechanics of tarsometatarsal injuries in professional football players: a video analysis. Orthop J Sports Med. 2014;2(3):2325967114525347.
22. Peicha G, Lobovitz J, Seibert FJ, Grechenig W, Weiglein A, Preidler KW, et al. The anatomy of the joint as a risk factor for Lisfranc dislocation and fracture-dislocation. An anatomical and radiological case control study. J Bone Joint Surg Br. 2002;84(7):981–5.
23. Gallagher SM, Rodriguez NA, Andersen CR, Granberry WM. PAnchbhavi VK. Anatomic predisposition to ligamentous Lisfranc injury: a matched case-control study. J Bone Joint Surg Am. 2014;95(22):2043–7.
24. Quenu E, Kuss G. Etude sur les luxations du metatarse. Rev Chir Paris. 1909;39:281.
25. Nunley JA, Vertullo CJ. Classification, investigation, and management of midfoot sprains: Lisfranc injuries in the athlete. Am J Sports Med. 2002;30:871–8.
26. Porter DA, Barnes AF, Rund A, Walrod MT. Injury pattern in ligamentous Lisfranc injuries in competitive athletes. Foot Ankle Int. 2019;40(2):185–94.
27. Raikin SM, Elias I, Dheer S, Besser MP, Morrison WB, Zoga AC. Prediction of midfoot instability in the subtle Lisfranc injury: comparison of magnetic resonance imaging with intraoperative findings. J Bone Joint Surg Am. 2009;91(4):892–9.
28. Coss HS, Manos RE, Buoncristiani A, Mills WJ. Abduction stress and AP weight-bearing radiography of purely ligamentous injury in the tarsometatarsal joint. Foot Ankle Int. 1998;19(8):537–41.
29. Sripanich Y, Weinberg M, Krahenbuhl K, Rungprai C, Saltzman CL, Barg A. Change in the first cuneiform-second metatarsal distance after simulated ligamentous Lisfranc injury evaluated by weightbearing CT scans. Foot Ankle Int. 2020;41(11):1432–41.

第 20 章

# 运动员的 Lisfranc 损伤：手术治疗技术

David A. Porter, Gregory J. Schmidt

## 引言

Lisfranc 关节是跗骨与跖骨之间重要的中足关节。这些关节维持着整个中足结构的稳定。Lisfranc 韧带的运动性损伤威胁着运动员的职业生涯，历史上经常导致运动员职业终结。随着时代进步，Lisfranc 损伤的手术治疗方式发生巨大的变化，更多的运动员更快地重返赛场。中足的稳定性对运动员的表现至关重要。手术固定已经成为提供中足稳定的标准治疗方式，而稳定的中足能确保最佳的表现。固定技术的发展是主要的进步，可以更好地预测竞技型或娱乐型运动员重返赛场后的表现[1-3]。解剖恢复是所有患者治疗的主要目标[7]，若中足未解剖复位、无痛，运动员不可能重返赛场。通过螺钉及钢板固定达到解剖复位，直至 Lisfranc 韧带愈合，已成为竞技运动的治疗标准。初次关节融合手术治疗在一些娱乐型或者非竞技型运动员中较为普遍。在本章中，我们主要讨论治疗方式的进展，让读者熟悉既往的治疗方式、生物力学及生理学机制，以及这个重要领域未来的发展方向。我们也将详细阐述最优手术方式及最先进的康复方式。

## 关于治疗/手术的历史观点

历史上，Lisfranc 损伤由 Jacques Lisfranc de St. Martin 推广，在 1815 年第六次反法联盟战争期间，一名士兵的脚被马镫卡住，导致他从马背上摔下受伤；由于合并血管损伤，接受中足跗跖(TMT)关节截肢手术[4]。

随着对损伤及解剖认识的加深，闭合复位与非手术治疗方式成为主流。损伤的闭合治疗逐渐演变成“骨针和石膏”治疗方式，损伤的闭合复位通过骨针进行辅助固定，再辅以石膏固定并覆盖骨针[5-7]。

由于闭合治疗难以获得并维持良好的复位效果，此类损伤的开放性治疗变得更加普遍。最初的治疗方法包括克氏针或者跨关节螺钉固定[3]。由于新型、有效并且坚强的固定装置和技术的进展和应用，这项技术后来进行了改良。特别是随着螺钉的发展，可以通过使用“Lisfranc”螺钉(后来称为“homerun”螺钉)进行固定，该螺钉固定路径映射出 Lisfranc 韧带的走行，即由内侧楔骨延伸到第 2 跖骨。近来，足背桥接钢板作为治疗骨性或者单纯韧带性 Lisfranc 损伤的一种选择，已经逐渐普及推广，尤其适用于跨第 1

跗跖关节固定[1,8-11]。一般来说，关节融合适用于长期重建治疗或者严重关节面破坏。然而，最近建议对于娱乐型或者非竞技型运动员发生的单纯韧带性 Lisfranc 损伤进行中足融合治疗。

## 流行病学和损伤方式

Lisfranc 关节损伤比较罕见，之前报道的发病率为每年 1/55 000 人[12]。这些损伤的严重程度情况不一，约 1/3 的损伤可以归类为低能量损伤（多数运动型损伤属于此类），其余部分归类为高能量损伤，如车祸事故[13]。在制订治疗策略时，重要的是要注意韧带性 Lisfranc 损伤可以发生在不同类型和严重程度的损伤情况下。Lisfranc 损伤的范围包括任何能损害跗跖关节间韧带完整性的韧带损伤或者骨损伤。这种韧带损伤引起的中足不稳定可导致力线不良，表现为中足塌陷和疼痛。

由于韧带损伤的种类繁多，准确确定损伤的类型和范围至关重要。我们坚信 Porter 的分类方式可以最准确地描述运动损伤，最好地指导治疗及手术制订。Porter 等[10]对 80 名韧带损伤运动员进行了评估，提出韧带性损伤的分型方式，重点阐述韧带损伤的程度及详情。在该队列研究中，仅 50% 的患者出现“传统”损伤情况，即累及第 1 跗跖关节和内侧楔骨与第 2 跖骨（图 20.1a）。但在 Porter 的研究中，50% 的患者出现韧带断裂导致的近端分离移位至楔骨间关节（内侧楔骨及中间楔骨）[10]。80 名近端分离移位的运动员中，初始队列研究的 17 名运动员出现中柱脱位（MCD），即韧带损伤引起楔骨间移位和近端分离，导致舟骨 – 中间楔骨韧带稳定性受损，但第 1 跗跖关节稳定性得以保存（图 20.1c 和图 20.6）。80 名运动员中有 23 名出现近端分离（图 20.1b）。Porter 等[10]提出楔骨间不稳定的高发生率，提高了术前和术中影像及临床评估的重要性，以确保所有损伤部分均得到合适的处理及稳定。对楔骨间移位的认识不足和治疗局限已经明确会导致不良预后[1]。

## 临床评估

### 表现 / 体格检查

韧带性 Lisfranc 损伤患者的典型表现是急性损伤后出现中足疼痛。这种情况典型表

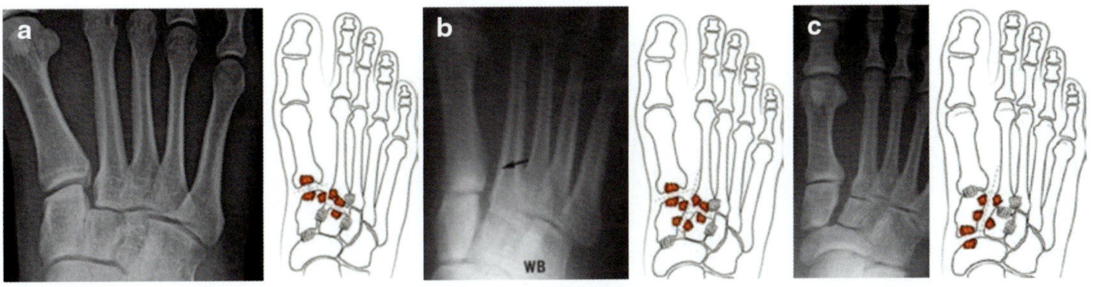


图 20.1　Porter[10]描述的运动员韧带损伤情况。(a)传统的 Lisfranc 断裂（TRAD）与第 1 跗跖（TMT）关节和第 2 跗跖关节移位。(b)Lisfranc 损伤的近端分离类型（PE），包括第 1 跗跖关节和第 2 跗跖关节及楔骨间分离（内侧和中间楔骨间关节分离）。(c)内侧柱脱位（MCD），累及舟状骨 – 内侧楔骨、内侧和中间楔骨及内侧楔骨 – 第2 跖骨。[Reproduced with permission from Porter DA, Barnes AF, Rund A, Walrod MT. Injury Pattern in Ligamentous Lisfranc Injuries in Competitive Athletes. Foot Ankle Int. 2019;40（2）:185–194. © 2019（American Orthopaedic Foot & Ankle Society）. DOI: https://doi. org/10.1177/1071100718802264.]

现为跗跖关节肿胀及疼痛。尽管跖底淤青是隐匿性 Lisfranc 损伤的一个典型体征（图 20.2a），但并不常见。我们还发现小趾轻微的淤青也是一种细微的体征（图 20.2b）。韧带性 Lisfranc 损伤通常与体育运动有关，据报道，在 154 例韧带性 Lisfranc 损伤修复中，62%发生在体育运动期间[10]。前面的章节更详细地阐述了这些体征表现。我们并没有发现任何特殊体格检查可以描述损伤的情况。

## 影像学

影像学评估有助于治疗策略，特别是手术方式的制订。足部负重位 X 线片（XR）可作为初始检查。推荐足部三个位面影像，以进行全面评估。标准前后位（AP）X 线片可以对 Lisfranc 关节、楔骨间关节、足内侧柱进行直观评估。斜位 X 线片可以对足外侧柱进行更细致评估。在 AP 位 X 线片上，如发现第 2 跖骨与内侧楔骨间隙增宽，可以诊断 Lisfranc 损伤（图 20.1a、图 20.4a 和图20.25）。对比前后位影像有助于鉴别细微的力线不良（图 20.4a 和图 20.25）。就隐匿性 Lisfranc 损伤来说，与单独负重位 X 线片相比，应力 X 线片对中足不稳定评估更加敏感（图 20.4b 和图 20.6）[14]。Porter 等[10]报道的内侧柱脱位在 AP 位影像上显示最为清晰（图20.3）。运动员慢性 Lisfranc 损伤可以表现为背侧面上跖骨与楔骨的半脱位，这在负重侧位片上显示最为清晰。我们建议对所有疑似存在 Lisfranc 损伤的运动员拍摄单腿站立位 AP 位片及健侧对比 AP 位片。有时局部浸润麻醉有助于保持全负重状态。

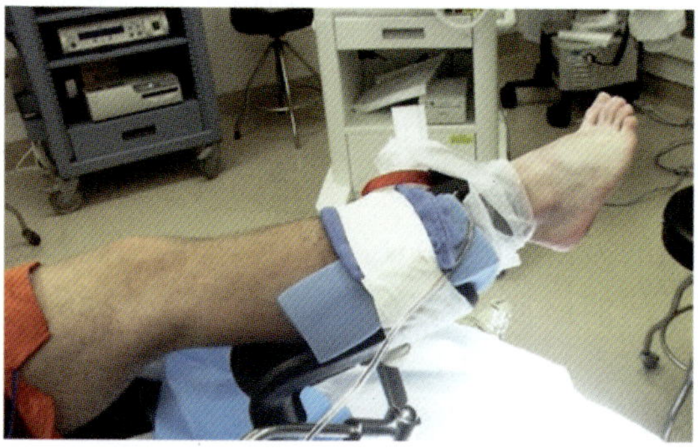

**图 20.3** 右下肢小腿支架装置，能够由医生控制的微型 C 臂环绕足部，非手术的左下肢轻度屈曲，以便能使 C 臂更顺畅地环绕足部。

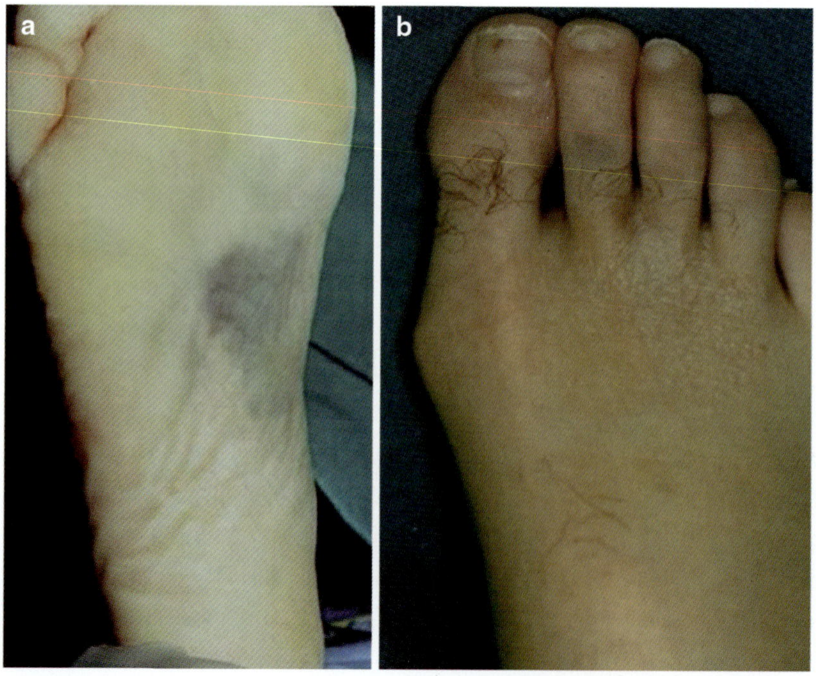


**图 20.2** 低能量运动性 Lisfranc 损伤的临床症状。(a) 右足足弓处的瘀斑，在低能量运动损伤中较常见的。(b)临床足部照片显示 2~3 足趾淤青是运动性 Lisfranc 损伤的微小体征。

计算机断层扫描（CT）通常用于评估 Lisfranc 损伤。负重位 CT 检查可以仔细评估 Lisfranc 关节增宽或者背侧半脱位，并能对骨性损伤程度提供额外细节。如果患者因疼痛患肢无法耐受负重位检查，或者 X 线片显示 Lisfranc 关节或楔骨间关节增宽不清晰，CT 可用于检查韧带性 Lisfranc 损伤。非负重（NWB）CT 检查可以显示细小的撕脱骨折和更重要的关节内骨折，但无法显示细微不稳定改变。

MRI 是另一种评估 Lisfranc 损伤的影像学选择，可为制订合适的治疗方案提供额外的信息。和 CT 一样，在评估 Lisfranc 损伤时，它可以更清晰显示跗跖关节排列结构以评估细微半脱位。由于 MRI 可以清晰显示足部韧带，因此它可以用于评估损伤的范围，并设计手术固定范围，也就是哪些关节存在不稳定。此外，我们可以通过 MRI 来评估骨水肿情况，尤其是在计划对稳定性损伤实施非手术治疗时。内侧楔骨与第 2、3 跖骨间跖底韧带断裂的证据，已经被证明对那些需要手术干预的中足不稳定具有较高的预测敏感性[15]。此外，MRI 显示韧带结构正常提示中足稳定，与麻醉下应力位片检查评估相比，这可能是一种较安全的评估方式。如果常规或者应力位片明确了不稳定，我们认为进行 MRI 检查不是必要的。对于慢性损伤情况，MRI 检查可以明确是否存在早期关节炎表现，这将排除 Lisfranc 韧带重建，并支持进行二期关节融合。

## 治疗原则

目前，韧带不稳定性 Lisfranc 损伤通常采取手术治疗。虽然稳定性损伤采用非手术治疗，但大多数运动性损伤包括那些轻微不稳定损伤，都可以从手术固定中获益。对于不稳定性 Lisfranc 损伤，保守治疗会导致持续的足部疼痛、中足塌陷及严重的中足关节炎[3,16,17]。以前的临床研究已经证明了中足解剖复位和恢复中足稳定对临床预后的重要性[3,9,18]。轻微的生物力学紊乱即可导致关节接触应力增加，这进一步支持了上述结论[19]。手术技术必须能够可靠地复位并维持解剖稳定。理想的手术技术可以重建完整的韧带，从而恢复稳定性。虽然闭合复位和经皮内固定有可能恢复解剖复位，但严谨验证解剖复位、对切开复位和力线验证降低门槛也很重要。

Lisfranc 损伤固定的原则包括足部软组织和足关节面的平衡，以及最大限度地恢复稳定性。稳定的重要性体现在两方面。首先，在愈合期间及之后的恢复过程中，它增加了维持解剖复位的可能性。其次，对于术后患者，它可以确保早期进行非负重活动更加安全，进而预防前足僵硬。

除了置入器械来增强稳定性外，还可以对损伤韧带进行修复。不推荐仅单独进行韧带修复而不使用内置物／器械来进行固定。

对非体育运动员发生的单纯韧带损伤进行直接关节融合术，这种方式越来越普遍，主要的原因是损伤韧带愈合时间延长和内侧跗跖关节制动[20]。据报道，接受切开复位内固定的韧带性 Lisfranc 损伤引起的创伤性关节炎的发病率高达 40%[21]。但并不是所有存在影像学表现的关节炎都会出现临床症状[22]。Ly 和 Coetzee[20]对直接关节融合和复位内固定两组进行随机对照研究，结果显示关节融合组 AOFAS 中足评分更高，恢复到术前活动水平率更高（92%比 65%）。切开复位内固定组的再手术率也较高，在平均 42.5 周的随访中，20 例患者中 5 例需要再次进行关节融合术。Henning 等[24]对直接关节融合和切开复位内固定（ORIF）进行了一项类似的随机对照试验，以研究两组同等体格检查功能、36 简表评分（SF-36）及选择运动功能评分（SMFA）。该研究表明，与关节融合组相比，ORIF 组的再手术率的确更高。但是，DeGiovanni 团队的研究[29]表明，与直接关节融合相比，如果将 ORIF 后续的内置物既定拆除因素纳入考量，ORIF 组的再手术率并不会更高。

运动员直接关节融合后出现一个问题：如果继续保持高强度运动，第 1 跖骨会出现应力性骨折。推测这可能与关节融合后第 1 跗跖关节正常活动消失且第 1 足列的应力增加有关。此外，关节融合将会增加第 1 足列 25%~30%的总力臂。这导致一些作者倾向于对韧带性 Lisfranc 损伤采用联合手术方式治疗，而对第 1 跗跖关节采用背侧桥接钢板来进行 ORIF，其他损伤关节进行融合处理。Stødle 等[25]开展了一项随机试验，在韧带性 Lisfranc 损伤患者中，比较第 1 跗跖关节短期桥接钢板固定和直接关节融合，结果显示两组 2 年的预后评分相同。该研究表明，在桥接钢板组，第 1 跗跖关节力线获得改善；但在背侧钢板桥接组中，46%的患者影像学检查存在关节炎改变。

## 对运动员进行固定或融合的争议

许多专家仍然推荐对运动员发生的韧带性 Lisfranc 损伤进行 ORIF，并反对直接融合。MacMahon 等[26]对接受部分直接关节融合治疗的韧带性损伤患者进行了回顾，结果显示 25%的患者无法恢复伤前的运动水平。然而，Porter[10]和 McHale[2]均报道在接受 ORIF 后，有超过 90%的患者可以继续参加竞技型运动，甚至可以达到精英级水准。在实施关节融合前，考虑运动员损伤严重程度同样很重要。例如，在运动过程中，Lisfranc 关节出现外展和跖屈损伤（轴向负荷）时，会出现背侧韧带断裂，但跖底韧带保存完整。完整的跖底韧带可以防止中足多向不稳定，这些损伤可以通过 ORIF 获得良好的治疗[27]。我们亲身见证了一些运动员在接受直接关节融合术后发生第 1 跖骨应力性骨折。优秀运动员在接受直接关节融合术后极少能恢复到伤前水平。

与直接关节融合相比，ORIF 术后再手术率的增加一直是一个争论焦点。但是，如前所述，Buda 等[28]深入研究后发现，这主要是由固定对照组中取出内置物这类计划手术的比例导致的。当他们纳入所有计划和非计划手术后，发现固定组的再手术率为 75.5%，而关节融合组为 31.5%。当排除计划再手术后，他们发现 ORIF 组（29.5%）和直接关节融合组（29.6%）无显著差异。许多接受关节融合的患者愿意永久保留内置物，然而，根据一些高年资专家及其他人的经验，一旦通过非关节融合性固定方式获得稳定，则可以去除内置物。有趣的是，ORIF 术后去除内置物，可以减少手术固定区域周围的疼痛，患者对此反应良好。我们认为，相对于将足部恢复得更“正常”来重返赛场而言，这种低风险 ROH 仅是一个瑕疵。

# 治疗方式选择：急性期

## 切开复位并使用坚固内置物进行固定的原则和技术

### 首选手术技术：ORIF

对韧带性 Lisfranc 损伤实施切开复位并使用坚固内置物进行固定，已经是主流的治疗方案。它可以在直视下观察损伤情况，确定解剖复位。对损伤部分进行内固定可以通过不同种类的坚固内置物来完成，但在控制关节和软组织损伤程度的同时，恢复足部内侧柱（第 1、2 跗跖关节和内侧楔骨关节）结构显得极其重要。最常见的坚固内置物是跨关节固定螺钉，推荐内置物固定 3~4 个月，以使韧带能够愈合。在运动员患者中使用桥接钢板固定第 1 跗跖关节比较普遍。上述手术技术是我们治疗大部分运动员患者的主流手术方法[10]（图 20.4）。

## 手术技术

选择恰当的麻醉方式。我们在镇静状态下使用踝部阻滞麻醉。患者取仰卧位，并通过单腿支架支撑患侧小腿，以便进行全范围观察（见图 20.3）。使用踝关节止血带并进行踝部及足背区域阻滞以获得良好麻醉效果。其他人可能选择全身麻醉或者区域阻滞麻醉，并使用大腿或小腿止血带。健肢可以使用梯度加压装置（SCD）来预防血栓。患肢同侧臀部下方放置一个垫枕。手术床底座保持折屈，以方便医生控制微型 C 臂进行环形旋转（见图 20.3）。

已经报道了多种不同的切开手术方式。我们在足背直接做弧形切口，起自第 1 跖骨干上方，向近端背侧延伸至第 1 跗跖关节外侧，以显露第 2 跗跖关节，并继续向近端稍偏内侧显露楔骨间关节（内侧和中间楔骨）。在需要软组织损伤控制时，为了显示并暴露外侧足部（如果需要的话），可通过第 2 处足背切口进行固定。此外，在足内侧通过小切口可以经皮置入螺钉来固定内侧与外侧楔骨（如需要），以及内侧楔骨 – 第 2 跖骨。对于运动员患者，如果内侧关节复位后第 3~5 跗跖关节恢复力线结构，则不需要对其进行切开显露。𧿹长短伸肌腱间隙可以作为第 1 跗跖关节的手术入路（图 20.15）。一旦通过这条手术入路完成显露，就能够看到中足背侧结构，并充分评估韧带损伤的严重程度。当内侧柱出现脱位情况时，我们可以确定第 1 跗跖关节是否损伤（常规型和近端分散型）或者是否稳定。由于内侧楔骨与中间楔骨间韧带在术前平片影像中无法获得良好评估，因此该手术入路对于评估韧带非常重要。术中在透视下使用钝头双头剥离器进行应力试验，可以评估并确定损伤的严重程度，证明韧带的损伤（见图 20.1 和图 20.5b）。

## 楔骨间 ORIF

我们更倾向于由近向远、由内向外实施

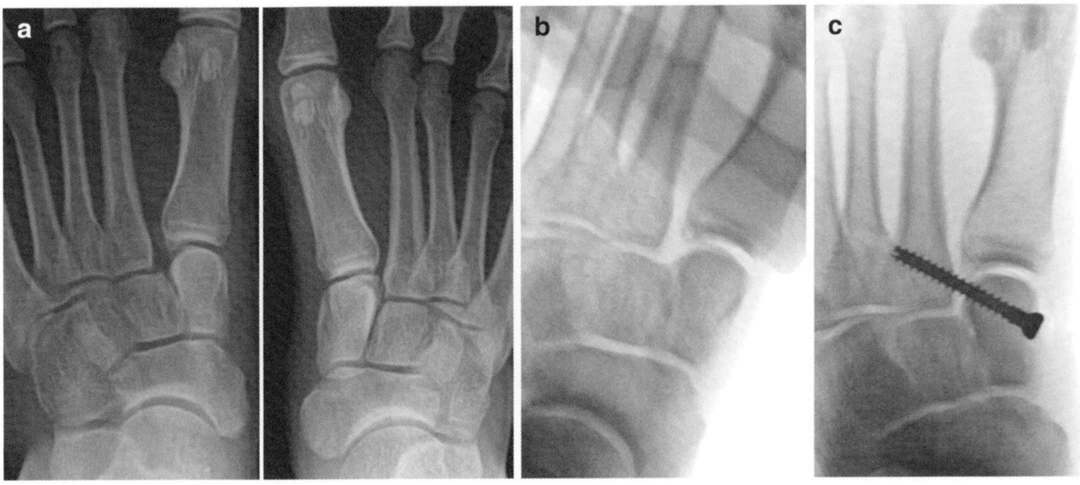


**图 20.4**　评估典型 Lisfranc 损伤不稳定性及其固定顺序的技术。（a）足正位影像学对比图。右侧是正常的，左侧是不稳定中足。图示第 2 跖骨相对中间楔骨向外侧移位，第 1 跖骨相对内侧楔骨出现轻微内移。（b）术中外展应力位正位片显示第 1、2 跗跖关节倾斜和不稳定。（c）正位片显示 4.5mm 全螺纹“homerun”螺钉经内侧楔骨向第 2 跖骨基底部固定，第 2 跗跖关节恢复解剖力线结构。

手术（楔骨间、第 2 跗跖关节、第 1 跗跖关节，然后决定是否固定第 3~5 跗跖关节）。如果楔骨间关节损伤（近端增宽、内侧柱脱位），需要优先固定该关节。复位和（或）确定舟楔关节（Nav-cun）已复位。如有必要，可予舟楔关节固定。我们一般不需要进行固定，但如有需要可以使用螺钉（4.0mm）进行固定。上述的第 2 处小切口可以置于胫前肌腱（ATT）背侧边缘。由内侧向外侧置入半螺纹螺钉，以复位楔骨间关节。需要避免过度加压螺钉和压缩软骨。根据运动员体型，我们使用 4.0mm 或者 4.5mm 螺钉。如果患者体型巨大或者内侧柱脱位，我们常用两枚楔骨间螺钉固定（图 20.5c，d）。

## 第 2 跗跖关节 ORIF

接下来探讨第 2 跗跖关节。我们在第 2 跖骨基底部外侧进行解剖，并在内侧楔骨与第 2 跖骨基底部外侧之间使用持钩复位钳（也可使用 Lisfranc 专用复位钳，但有点笨重）以在中间楔骨外侧缘上轻柔复位第 2 跖骨。这种方法纠正足部外展畸形，术者应知道矫正足部旋前和外展体位，并重建足弓与中足轻微内收形态。随后将导针经内侧楔骨置入，并到达第 2 跗跖关节基底部。仔细设计和评估导针置入轨迹，以确保导针精确、居中放置，这是极其重要的。尸体研究显示，当需要两枚骨针贯穿时，关节面损伤程度显著加重。此外，在螺钉固定之前，导针贯穿两次的样本中，有 40%的样本出现关节面骨裂[8]。通过空心钻头为螺钉预先钻孔，然后拧入实心或者空心螺钉。我们初始使用半螺纹螺钉，但现在更倾向全螺纹螺钉，以获得长期稳定性（图 20.4c）。影像学检查应在正位片（图 20.4c）和侧位片上证实螺钉置入位置理想。侧位片对明确置入的螺钉位置居中极其重要，即位于第 2 跖骨跖背侧中央位置。太靠背侧或者太靠跖侧均会导致骨骼把持力差及稳定性不足。

## 第 1 跗跖关节 ORIF

在内侧柱未脱位的情况下，可以通过一

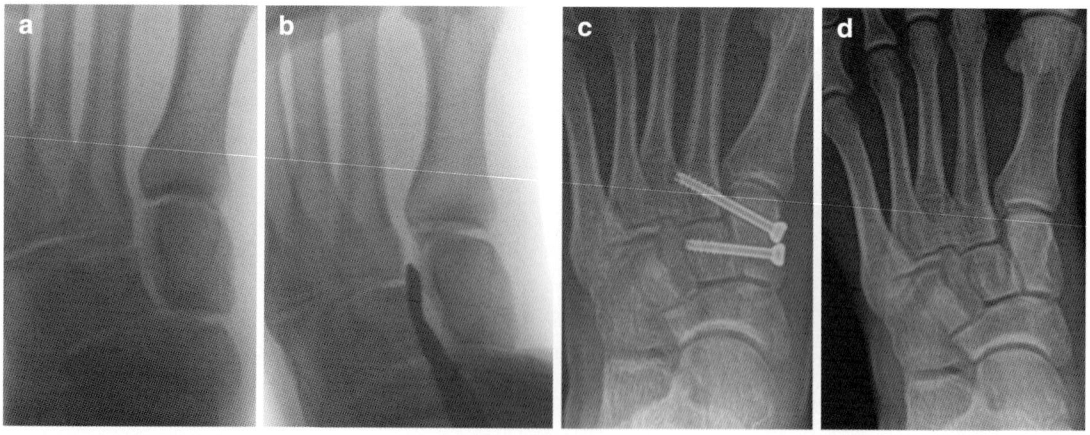


图 20.5 评估和实施内侧柱脱位（MCD）切开复位内固定的技术。(a) 术前左足正位片显示第 1、2 跗跖（TMT）关节对位对线良好，但内侧楔骨 - 第 2 跖骨和楔骨间关节增宽，舟楔关节半脱位。(b)术中内侧柱应力正位片显示中间楔骨与第 2 跖骨基底部间阶梯表现，表明 MCD 不稳定。(c)正位片显示中足解剖复位，两枚螺钉固定 MCD。(d)术后 1 年正位片显示足中解剖结构排列，无关节炎或并发症表现。

枚由远向近放置的跨关节螺钉或者 4 孔(或 5 孔）背侧桥接钢板来固定第 1 跗跖关节。当第 2 跗跖关节(和近侧楔骨间关节，如有需要)复位固定后，第 1 跗跖关节一般可以良好复位。不稳定主要出现在矢状面上。通常可以利用由远向近置入的 4.0mm 或者 4.5mm 跨关节螺钉固定第 1 跗跖关节。在钻孔后，对远端置钉点进行埋头处理，为维持钉头与骨皮质齐平应预留空间，并减少螺钉背侧穿出风险。术者必须谨慎，避免过度加压关节，导致早期骨关节炎(OA)。

或者，作为一种维持第 1 跗跖关节稳定的方式，背侧桥接钢板(尤其是在第 1 跗跖关节)保留了关节面，获得了广泛认可。这避免了置入的螺钉贯穿软骨面，并降低关节内螺钉断裂的风险。而且，尸体生物力学测试表明，背侧桥接钢板在承载负荷状态下维持解剖复位的能力与跨关节螺钉相同[29]。我们倾向于 2.7mm 有限接触动态加压(LCDC)背侧桥接钢板，该钢板使用 2.7mm 螺钉来塑形和固定(图 20.6a，b)。我们发现，两枚螺钉一般就足够了（一个位于第 1 跗跖关节远端，一个位于近端)。如果术前影像学检查发现背侧半脱位或者是慢性病例，可以使用 3~4 枚螺钉，偶尔使用 5 孔钢板来增加矢状面稳定性。在至少 2 年的随访后，Hu 发现关节力线改善，关节炎表现减少，但患者并非运动员，而且实际上大多数属于高能量损伤[11]。背侧桥接钢板和跨关节螺钉在运动员预后方面的差异性还无相关报道。

## PRIF(经皮)固定手术的原理

### 技术 2：经皮 Lisfranc 固定术

经皮固定手术具有更微创的优势，可减少皮肤和伤口并发症。经皮治疗相对简单，是治疗这些损伤的合理选择。荟萃分析显示，只要恢复并能维持解剖结构，该手术安全有效[31]。荟萃分析并未专门关注运动员结果。闭合复位和经皮固定尚无确切的、一致的适应证，但恢复并证实解剖复位是至关重要的。如果术者无法实现解剖复位，那么有

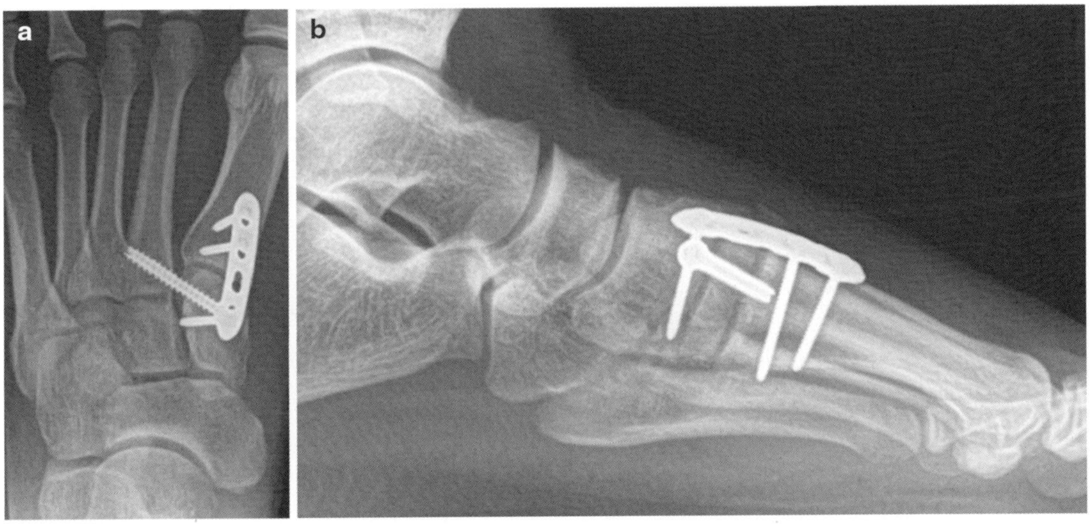


图 20.6　术后影像学检查显示，典型 Lisfranc 损伤切开复位内固定后恢复稳定。(a)正位片显示第 1 跗跖(TMT)关节切开复位内固定，使用 2.7mm 的 5 孔桥接钢板由背侧向足底打入 2.7mm 螺钉。此外，还显示经内侧楔骨向第 2 跖骨置入 4.5mm 全螺纹“homerum”螺钉。((b)同一患者同一部位的足部侧位片。

必要设定中转切开手术的最低指标。可选择平卧位下全身麻醉或者区域麻醉。患肢膝关节以上区域做好手术准备及铺单，方便膝关节进行屈伸活动，以获得合适的手术透视照射的微小区域（图 20.7）。

在实施经皮手术治疗时，首先需要透视确定跗跖关节不稳定。通过由内向外的方式进行闭合复位。我们倾向于从近端开始，钳夹内侧和中间楔骨，以便由内向外置入空心螺钉（图 20.8）。通过施加内收和跖屈力量，第 1 足列可以首先获得复位。一旦确认第 1 足列复位，可使用经皮克氏针将其临时固定。在第 1 足列固定之后，需要关注第 2 跖骨。在第 2 跖骨基底部和中间楔骨部位经皮置入点式复位钳，第 2 跖骨可以获得复位，并能重建 Lisfranc 韧带的走行（图 20.9a,b 和 20.7a）。然后在透视下验证复位情况，使用螺钉可以固定第 2 跖骨（图 20.10a~d）。如果内侧跗跖关节稳定后，外侧柱仍存在不稳定，可以通过克氏针固定来稳定外侧跗跖关节

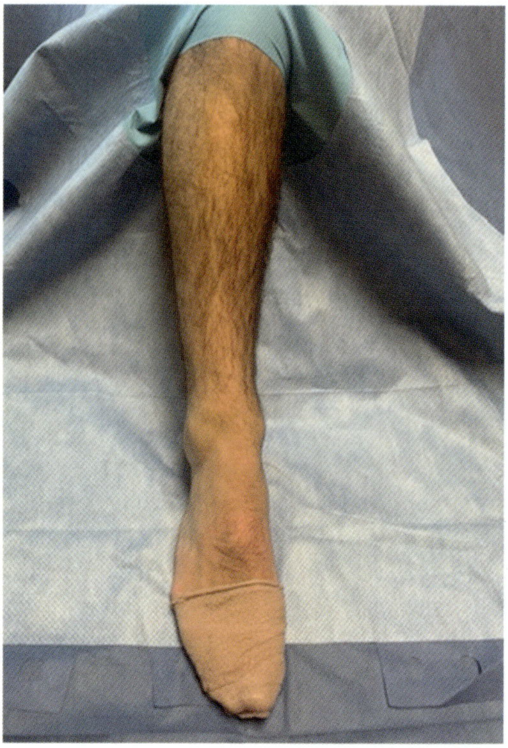

**图 20.7** Lisfranc 经皮固定术中使用的装置和悬吊技术。

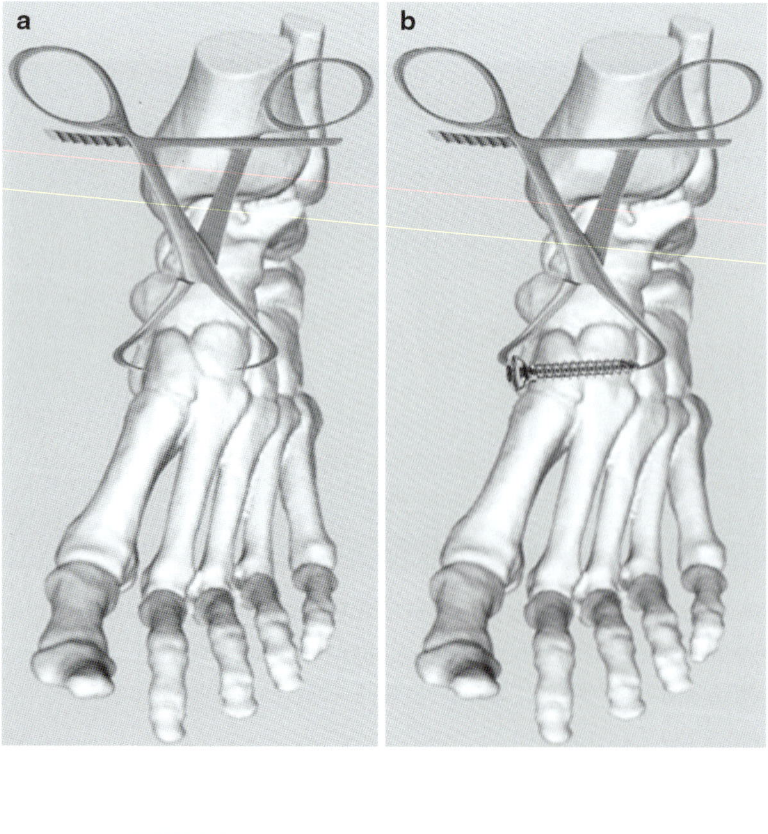


**图 20.8** Sharma 描述的楔间关节经皮固定。[Reproduced with permission from Sharma S, Dhillon MS, Arora C, Patel S. Percutaneous fixation of Lisfranc injuries. J Clin Orthop Trauma. 2020;11（3）:487-491. © 2020（Delhi Orthopedic Association）. DOI:https://doi.org/10.1016/j.jcot.2020.03.018]

（图 20.9c，d）。损伤关节经复位钳和临时用克氏针固定稳定后，可以使用螺钉进固定（图 20.10c~d）。通过置入导针引导并拧入空心螺钉来实现固定。首先在内侧楔骨和第 2 跖骨间置入“homerun”螺钉，然后在不稳定的跗跖关节处置入跨关节螺钉（图 20.11）[30]。

## 使用缝合扣弹性固定方式修复单纯性 Lisfranc 韧带损伤的原理和技术

### 技术 3：使用缝合扣直接切开弹性固定

患者取仰卧位，影像增强检查明确存在关节分离。通过使用该技术可以证实单纯的 MC1-MT2 不稳定（图 20.12a）。做两个纵向小切口，一个在内侧楔骨内侧缘上，另一个在第 2 跖骨基底部背外侧底部（图 20.14a~b）。

可通过闭合方式尝试进行复位，但通常需要在第 2 跖骨基底外侧缘底部和内侧楔骨内侧皮质之间使用大型持钩复位钳（图 20.13a，b）。第 2 跖骨基底部内侧缘与内侧楔骨之间的解剖复位是必要的（图 20.13b）。缝合扣自身无法进一步复位分离移位，只能用于维持复位（与半螺纹跨关节螺钉不同，半螺纹钉可用于“打通”最后的复位环节，尽管作者并不推荐）。如果初始阶段未获得满意复位，可以通过背侧切口取出嵌顿的软组织或小的骨软骨碎屑。

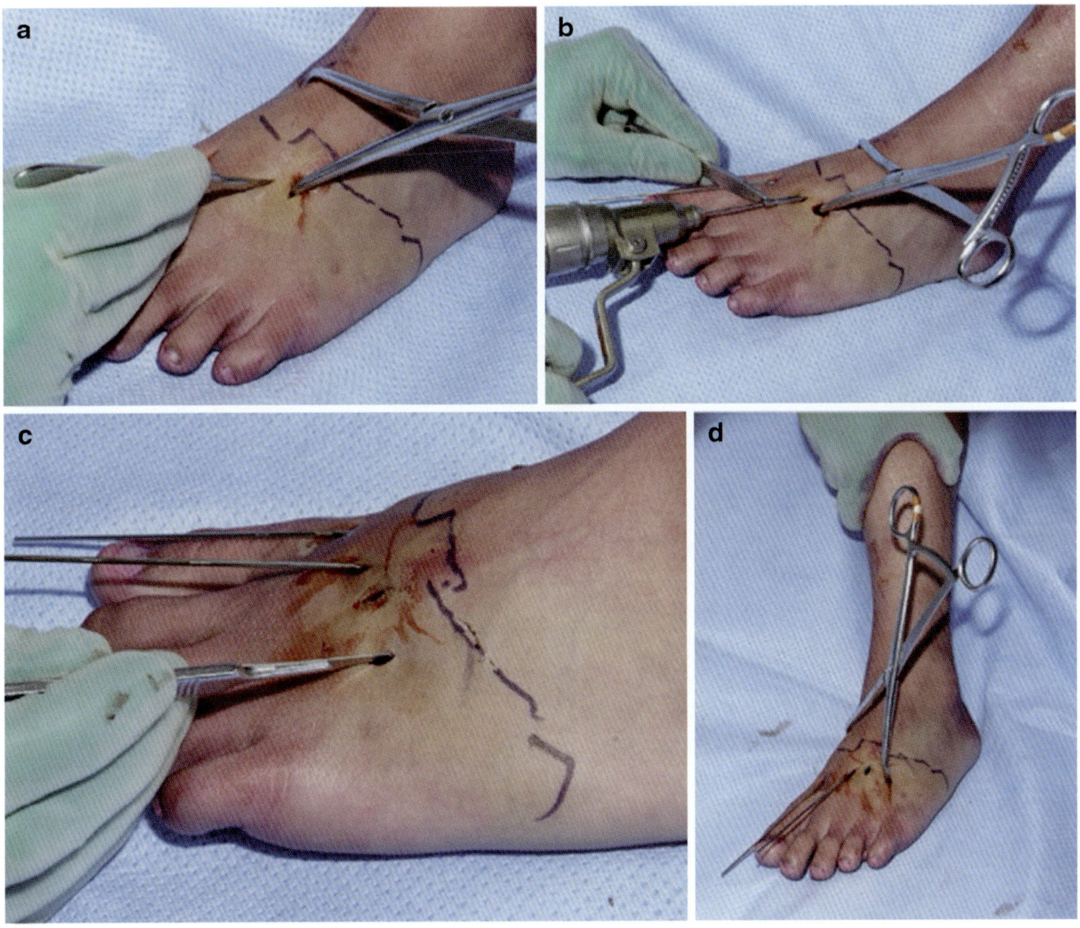


图 20.9　贯序置入钢针至第 2（a，b）和第 3 跖骨基底。如 Sharma[30]所述，复位钳可以向更外侧移动，以缩小第 3 跖骨基底（c，d）。

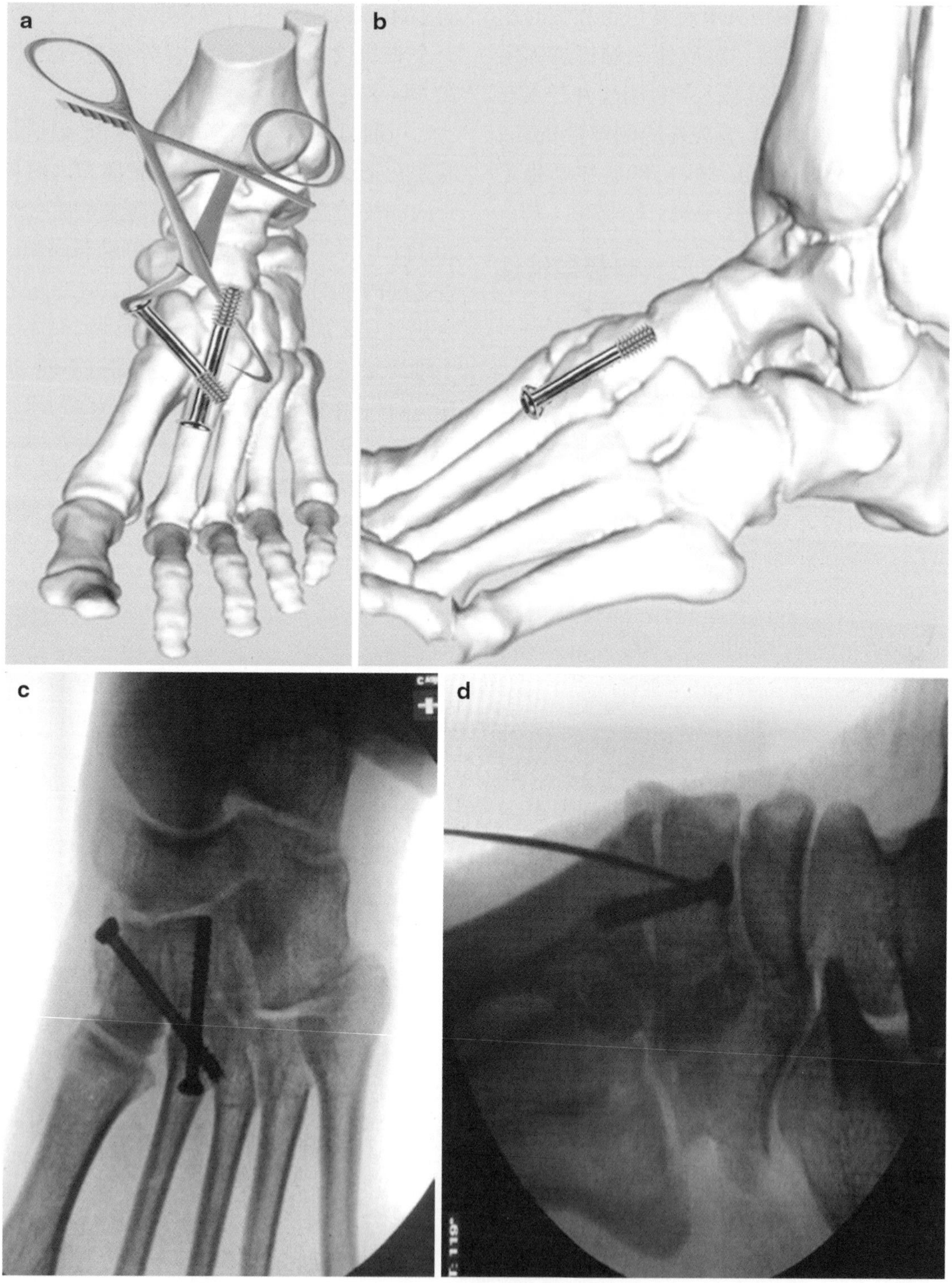


图 20.10 如 Sharma[30]所述，经皮固定第 2 跖骨，复位第 2 跖骨与内侧楔骨，稳定第 2 跗跖关节。[Reproduced with permission from Sharma S, Dhillon MS, Arora C, Patel S. Percutaneous fixation of Lisfranc injuries. J Clin Orthop Trauma. 2020;11（3):487–491. ⓒ 2020（Delhi Orthopedic Association）. DOI:https://doi.org/10.1016/j.jcot.2020.03.018]

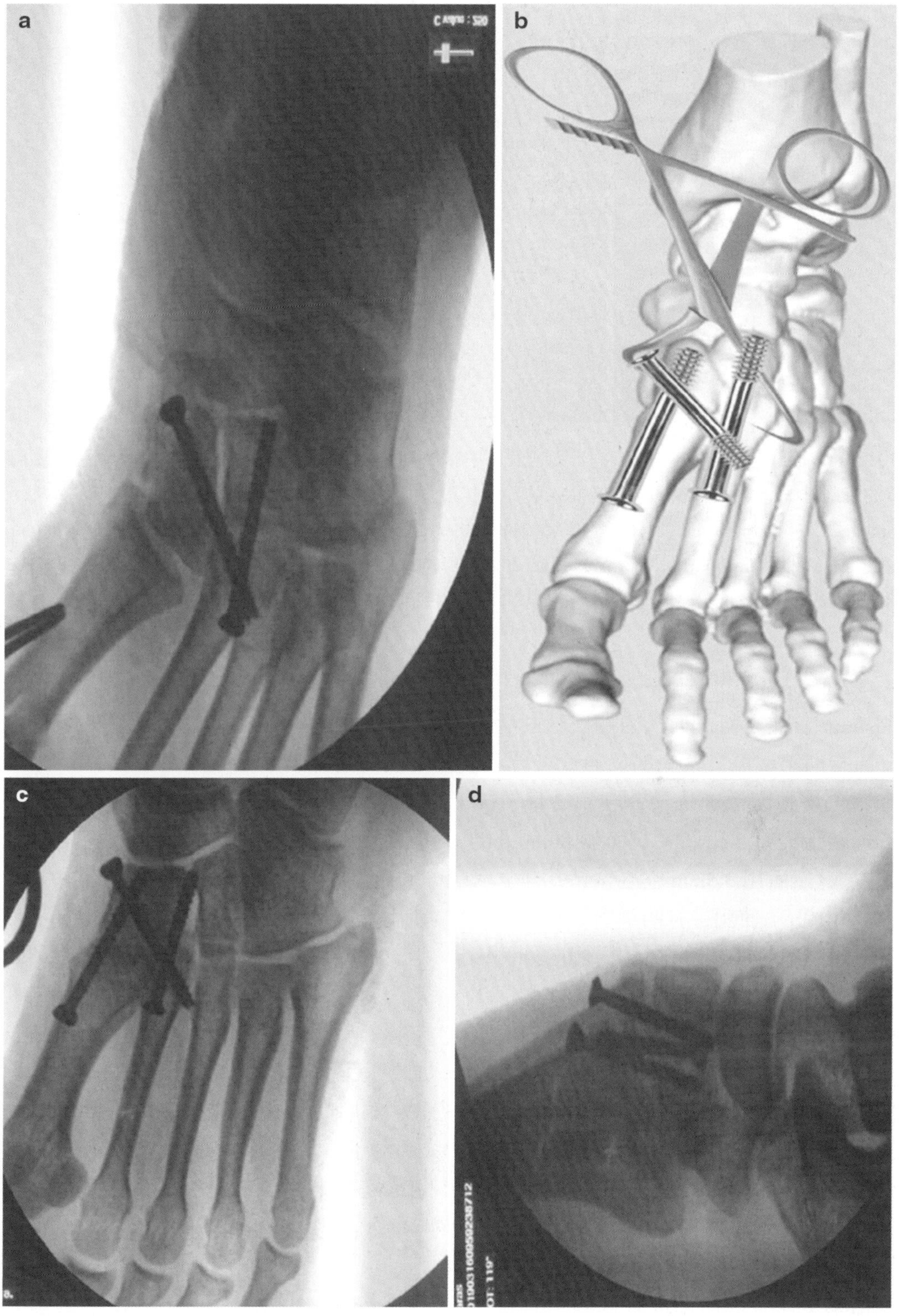


图 20.11　如 Sharma[30]所述，经皮固定第 1 跗跖关节，切开复位内固定。[Reproduced with permission from Sharma S, Dhillon MS, Arora C, Patel S. Percutaneous fixation of Lisfranc injuries. J Clin Orthop Trauma. 2020;11(3): 487–491. ⓒ 2020(Delhi Orthopedic Association). DOI:https://doi.org/10.1016/j.jcot.2020.03.018]

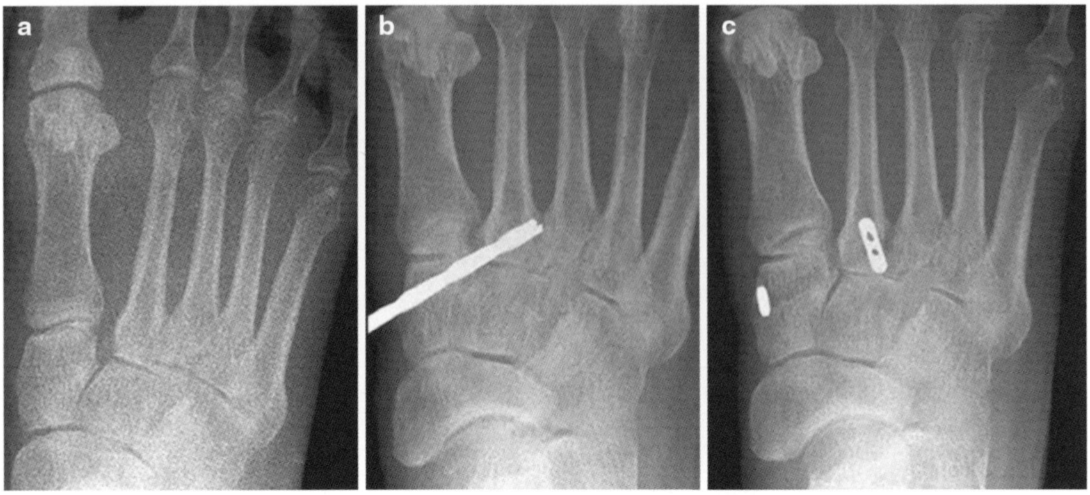


图 20.12 使用缝合扣进行 Lisfranc 韧带固定的术中影像。(a)Lisfranc 关节分离的术前评估。注意第 1 跗跖关节的解剖对线。(b)沿 Lisfranc 关节插入的导针扩髓。(c)用缝合扣固定后分离减少。如 Cho 等所示[32]。[Reproduced with permission from Cho J, Kim J, Min TH, et al. Suture Button vs Conventional Screw Fixation for Isolated Lisfranc Ligament Injuries. Foot Ankle Int. 2021;42 (5):598–608. © 2021 (American Orthopaedic Foot & Ankle Society). DOI: https://doi. org/10.1177/1071100720976074]

TightRope(Arthrex,Naples,LF)导针沿着 Lisfranc 韧带走行方向从内侧楔骨的后内侧皮质指向第 2 跖骨基底部。通过正位、侧位和斜位增强影像确认导针在第 2 跖骨基底部远端距离第 2 跗跖关节面 4~8mm 处的中心置入。然后用 3.5mm 空心钻钻孔建立骨道(图 20.12b)。使用带有两根引导线的导针通过隧道将大号 TightRope 从内侧向外侧引出,在背侧切口从第 2 跖骨基底部外侧穿出(图 20.14c)。在两个引导线中,只有白色缝线可以收紧,而另一根缝线松弛,引导线牵引使椭圆形的带袢钛板与隧道平行放置。当椭圆形带袢钢板的前端穿过第 2 跖骨基底部外侧骨皮质时,交替收紧绿色和白色引导线,使椭圆形袢钢板固定在该处外侧骨皮质上,同时在内侧缝线上保持一定张力。作者建议沿第 2 跖骨纵向面放置椭圆形带袢钢板,以减少应力梯度和背侧应力刺激。利用影像增强技术证实带袢钢板直接位于内侧楔骨和第 2 跖骨皮质上,无软组织嵌顿(图 20.12c)。如有需要,术者应清除皮质,以便在每个骨皮质面上可以平稳放置袢钢板。软组织嵌顿可导致软组织坏死和关节微动。将纤维线的活动端系在垫片之上,切断处留 1cm 长度,埋于内侧楔骨骨膜下(图 20.14d)。然后逐层闭合软组织。

术后方案包括非负重 6 周,其中前 3 周使用夹板固定, 后 3 周使用可拆卸石膏固定。拆线后开始泳池治疗和活动度锻炼,通常为术后 2 周。术后 6~12 周在“可拆卸足弓支撑石膏”固定下开始部分负重,并逐渐增加到完全负重。许多作者报道了 “患者在 12~16 周内恢复常规运动活动”[32]。他们指出,对于单纯性 Lisfranc 韧带损伤,与传统螺钉固定相比,第 1 跖骨头足底侧压力更正常。

## 原发性关节病的固定原理和技术

### 技术 4:Coetzee 和 Ly[27]直接关节融合原则和 Kuhn 技术[33]

患者通常取仰卧位,并使用止血带。术前有必要确定韧带不稳定的范围(图 20.4a、

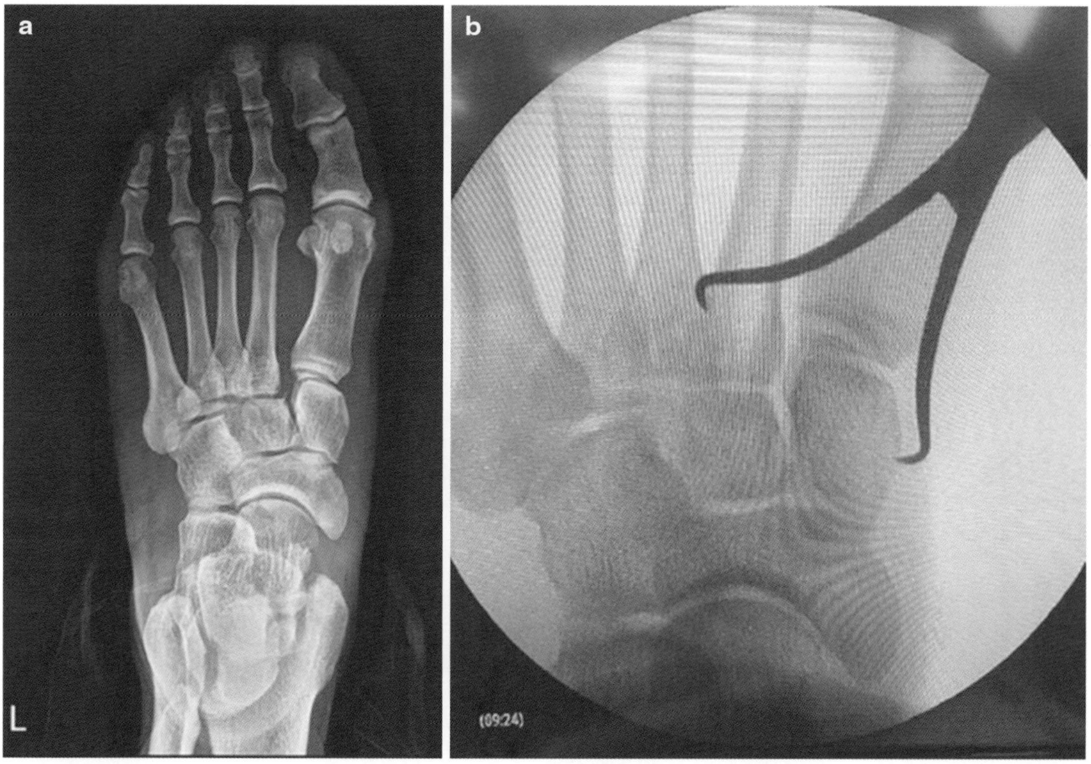


**图 20.13** (a)术前足部正位片显示 Lisfranc 关节增宽。(b)手法复位不充分后，在第 2 跖骨基底和内侧楔骨内侧面之间使用大型复位钳进行辅助复位。

图 20.6a 和图 20.12a)。在低能量损伤中，不稳定通常限于内侧柱，可通过第 1、2 跗跖关节和楔骨间(IC)关节的融合来解决，通常仅需要一处背内侧切口。在中足不稳定较严重的高能量损伤情况下，需要在背侧切开两处切口(图 20.15)。

内侧切口通常在第 1 足列和第 2 足列之间，切口内有踇长伸肌腱通过。需要注意，由腓深神经与足背动脉构成的神经血管束走行于踇长伸肌腱深处。腓浅神经分支跨过内侧切口远端，应仔细保护(图 20.16)。

一旦获得良好的显露并明确关节不稳定(图 20.17)，对受累关节进行细致的复位前准备至关重要。应使用刮匙和小骨凿清除整个关节表面的软骨碎屑。使用骨锯或骨钻进行关节准备可能导致骨量丢失增加，这是不可取的。由于第 1 跗跖关节的深度，需要特别注意关节的跖侧，以确保复位前准备完善，并避免背伸畸形。可使用 Hintermann 撑开器或椎板撑开器帮助观察足底关节表面(图 20.18)。

一旦关节面软骨剥脱，应穿透软骨下骨面，以增加表面积并促进融合。该步骤可使用 2.0mm 钻头，我们喜欢在钻孔的同时进行冲洗，以降低骨质温度。我们还在表面使用 4mm 骨凿进行"层叠"技术，以显露更多的松质骨。微创关节镜下"微骨折"钻针可以用于替代 2.0 钻孔(图 20.19)。

如有必要，可在第 4 足列表面做外侧切口，以显露第 3 跗跖关节和第 2 跗跖关节外侧面。然后按照类似于第 1、2 跗跖关节的准备方式，对第 3 跗跖关节进行准备。

在关节准备好后可进行骨移植。推荐采用自体骨进行移植，可从多个部位获得，包

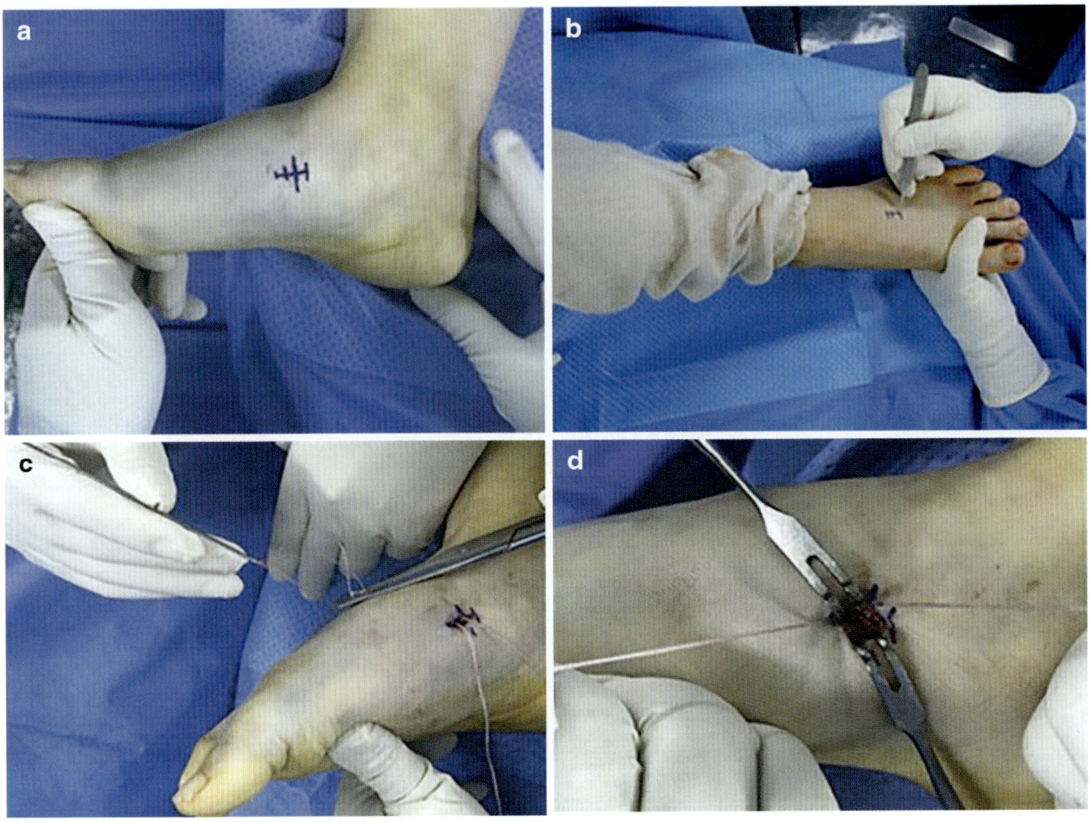


图 20.14 使用缝合扣固定 Lisfranc 关节的术中照片。(a)内侧楔骨内侧缘行内侧切口。(b)第 2 跖骨基部外背侧切口。(c)缝合扣收紧。(d)缝合扣打结，如 Cho 等所示[32]。[Reproduced with permission from Cho J, Kim J, Min TH, et al. Suture Button vs Conventional Screw Fixation for Isolated Lisfranc Ligament Injuries. Foot Ankle Int. 2021;42 (5):598-608. © 2021 (American Orthopaedic Foot & Ankle Society). DOI: https://doi. org/10. 1177/1071100720976074]

括跟骨、胫骨远端或近端、髂嵴。然后在对已准备好的关节进行植骨后进行复位（图 20.20）。足趾背屈可用于激活“绞盘”机制，有助于避免跗跖关节背屈畸形。在 Lisfranc 关节上使用复位钳有助于减少 Lisfranc 损伤后的外侧半脱位。一旦达到复位并在透视下证实，可用克氏针临时固定关节(图 20.20)。

已经描述了用于中足融合的多种固定装置，但它们通常是实心或空心拉力螺钉和背侧加压接骨板的组合。可置入“Lisfranc 螺钉”来重建 Lisfranc 关节的稳定性。如果存在楔骨间关节不稳定，应在关节准备和植骨后通过拉力螺钉固定来达到稳定。通常，第 1 跗跖关节用逆向拉力螺钉固定，该螺钉可以通过临时固定用克氏针来引导置入。这提供了加压作用，同时确保第 1 跗跖关节复位获得维持。一些术者倾向于选择背侧钢板固定或联合拉力螺钉和背侧钢板进行固定。从内侧向外侧手术，第 2 跗跖关节可以用背侧加压接骨板固定。固定前应预先塑型接骨板，使其轻微屈曲，以避免背伸畸形。此外，可经第 2 跗跖关节置入拉力螺钉，以防止钢板放置而导致的背伸(图 20.21)。

如有必要，第 3 跗跖关节可按理类似第 2 跗跖关节的方式用螺钉或钢板固定来实现稳定。牢固固定后进一步骨移植(图 20.21

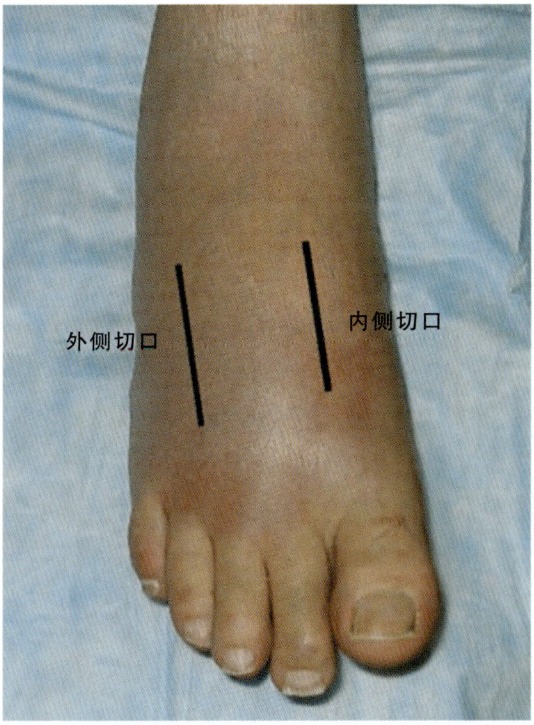


图 20.15 Lisfranc 关节一期融合治疗单纯的韧带损伤的背侧切口入路[27]。[Reproduced with permission from Coetzee, J. Chris MD, FRCSC1; Ly, Thuan V. MD2 Treatment of Primarily Ligamentous Lisfranc Joint Injuries: Primary Arthrodesis Compared with Open Reduction and Internal Fixation, J Bone Joint Surg Am. 2007;89 (2):122–127. © 2007 (The Journal of Bone and Joint Surgery, Incorporated). DOI:https://doi.org/10.2106/JBJS.F.01004]

和图 20.22）。

固定完成后，在透视下证实复位（图 20.23）。然后闭合伤口，患者需要使用夹板或者石膏靴进行固定。

## 一期联合关节融合术的其他注意事项

### 技术 4：一期联合关节融合术（Stødle 技术[25]）

体位和麻醉方式和一期关节融合类似。采用双切口技术，切口间距为 4cm，以减少伤口并发症（图 20.15）。显露并探查内侧三

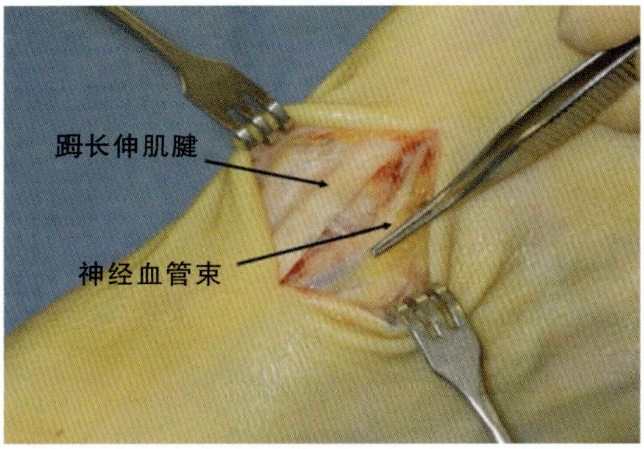


图 20.16 左足特写：踇（趾）长伸肌腱位于内侧，向外显露可以看到足背动脉和腓深神经。腓浅神经的分支通常从外向内穿过切口远端。术中应识别并保护上述结构[27]。[Reproduced with permission from Coetzee, J. Chris MD, FRCSC1; Ly, Thuan V. MD2 Treatment of Primarily Ligamentous Lisfranc Joint Injuries: Primary Arthrodesis Compared with Open Reduction and Internal Fixation, J Bone Joint Surg Am. 2007;89 (2):122–127. © 2007 (The Journal of Bone and Joint Surgery, Incorporated). DOI:https://doi.org/10.2106/JBJS.F.01004]

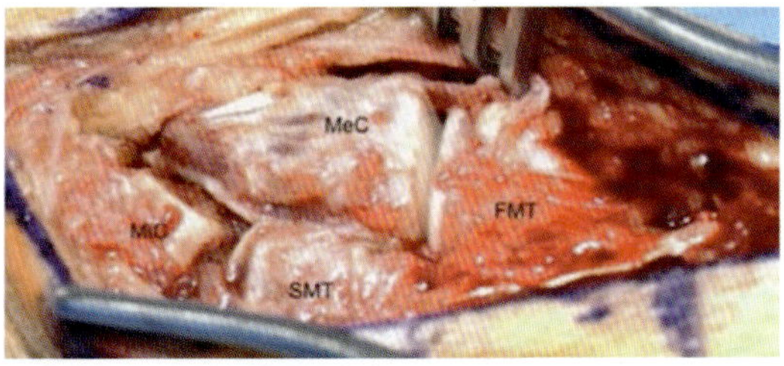


图 20.17 右足韧带性 Lisfranc 损伤的术中照片显示背侧关节囊破裂，严重不稳定，第 1、2 跗跖关节脱位。FMT，第 1 跖骨；MeC，内侧楔骨；MiC，中间楔骨；SMT，第 2 跖骨[33]。[Reproduced with permission from Kuhn K, Renninger C, Cochran G, Bellamy J. Acute Arthrodesis of Lisfranc Injuries. Techniques in Foot & Ankle Surgery. 2019;18 (1):8–15. © 2018 (Wolters Kluwer Health, Inc.). DOI: https://doi.org/10.1097/BTF.0000000000000200]

个跗跖关节。对第 2、3 跗跖关节进行准备和固定（图 20.23a，b），方法类似一期关节融合手术。Stødle[28]使用 2.7mm 或 3.5mm 的拉力

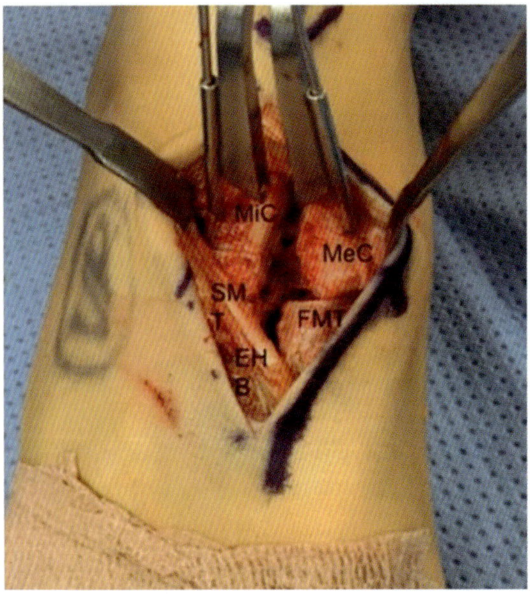


图 20.18 术中照片：背侧显露及使用 Hintermann 牵开器显露楔骨间关节。EHB，踇趾短伸肌；FMT，第1跖骨；MeC，内侧楔形；MiC，中间楔骨；SMT，第2跖骨[33]。[Reproduced with permission from Kuhn K, Renninger C, Cochran G, Bellamy J. Acute Arthrodesis of Lisfranc Injuries. Techniques in Foot & Ankle Surgery. 2019;18(1):8–15. © 2018(Wolters Kluwer Health, Inc.).DOI: https://doi.org/10.1097/BTF.0000000000000200]

螺钉贯穿固定第2、3跗跖关节，但不进行骨移植。对于严重粉碎的关节，可使用2.7mm的锁定板固；而对第1跗跖关节采取类似切开复位内固定技术，即保留完整软骨，在解剖复位后应用背侧桥接钢板固定（图20.23b）。Stødle[28]采用2.7mm的锁定钢板来稳定第1跗跖关节（LCP Compact Foot 2.4/2.7，DePuy Synthes，Oberdorf，Switzerland）（图20.23b）。"贯穿螺钉"也被用来"牢固连接Lisfranc关节"。Stødle[28]还建议，如果第1、2跗跖关节固定后，第4、5跗跖关节仍不稳定，可以用克氏针临时固定。

术后护理与一期关节融合类似，需要非负重6~8周。所有临时固定第4、5跗跖关节的克氏针都应在12周后拆除。在4.5个月时拆除背侧桥接钢板（图20.18c）。第1跗跖关节的对位情况优于PA组，但X线片上第1跗跖关节却有早期骨关节炎表现。

## 治疗选项：慢性

### 慢性 Lisfranc 关节脱位（伤后超过4周）

对于高需求患者或精英运动员这类并

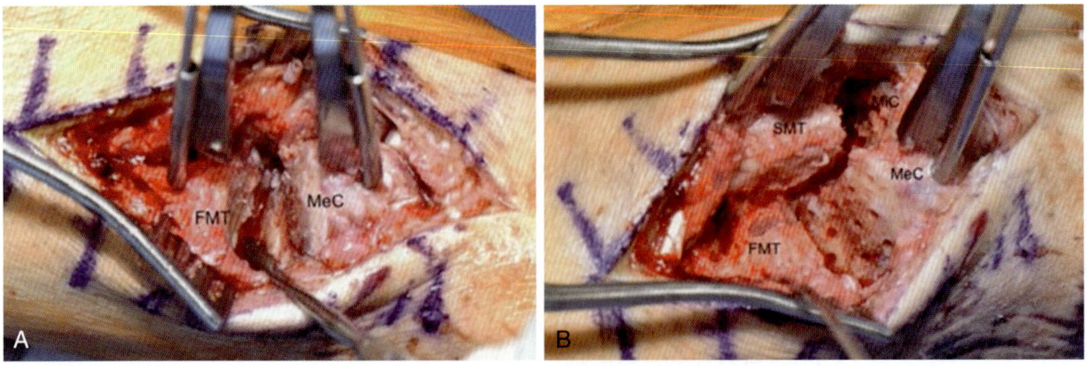


图 20.19 （A）术中照片：牵开第1跗跖关节。插入双头剥离器来显示关节的跖侧范围。（B）图片展示了用2mm钻头钻孔并去除软骨后内侧楔骨关节面。FMT，第1跖骨；MeC，内侧楔骨；MiC，中间楔骨；SMT，第2跖骨[33]。[Reproduced with permission from Kuhn K, Renninger C, Cochran G, Bellamy J. Acute Arthrodesis of Lisfranc Injuries. Techniques in Foot & Ankle Surgery. 2019;18(1):8–15. © 2018(Wolters Kluwer Health, Inc.).DOI: https://doi.org/10.1097/BTF.0000000000000200]

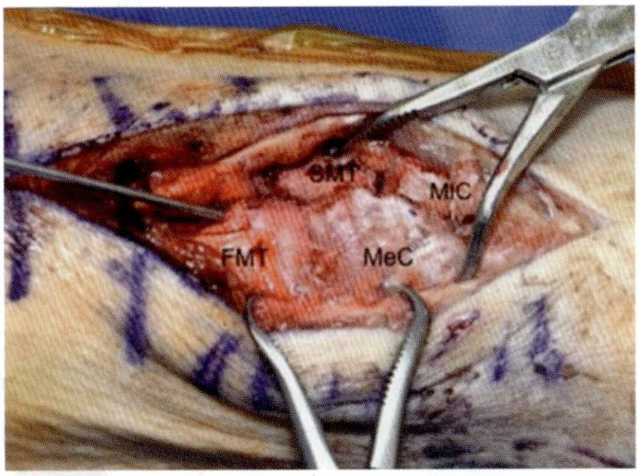


图 20.20 术中照片显示使用点式复位钳和克氏针对第 1 跗跖关节进行复位、加压及临时固定。FMT，第 1 跖骨；MeC，内侧楔骨；MiC，中间楔骨；SMT，第 2 跖骨[33]。（Reproduced with permission from Kuhn K, Renninger C, Cochran G, Bellamy J. Acute Arthrodesis of Lisfranc Injuries. Techniques in Foot & Ankle Surgery. 2019;18（1）:8–15. © 2018（Wolters Kluwer Health, Inc.）.DOI: https://doi.org/10.1097/BTF.0000000000000200）

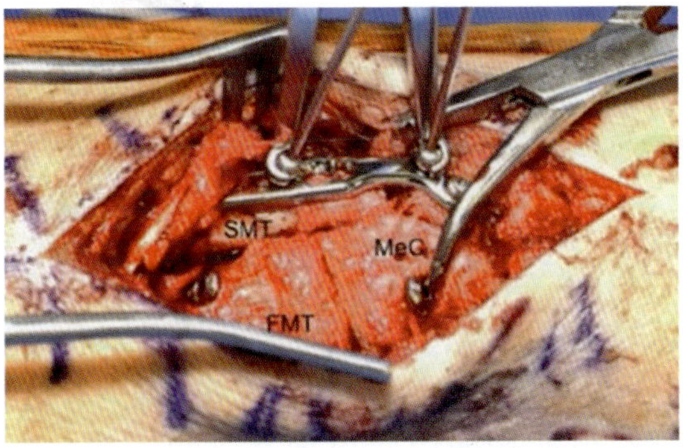


图 20.21 术中照片显示对第 2 跗跖关节的加压和固定。FMT，第 1 跖骨；MeC，内侧楔骨；SMT，第 2 跖骨[33]。[Reproduced with permission from Kuhn K, Renninger C, Cochran G, Bellamy J. Acute Arthrodesis of Lisfranc Injuries. Techniques in Foot & Ankle Surgery. 2019;18（1）:8–15. © 2018（Wolters Kluwer Health, Inc.）.DOI: https://doi.org/10.1097/BTF.0000000000000200]

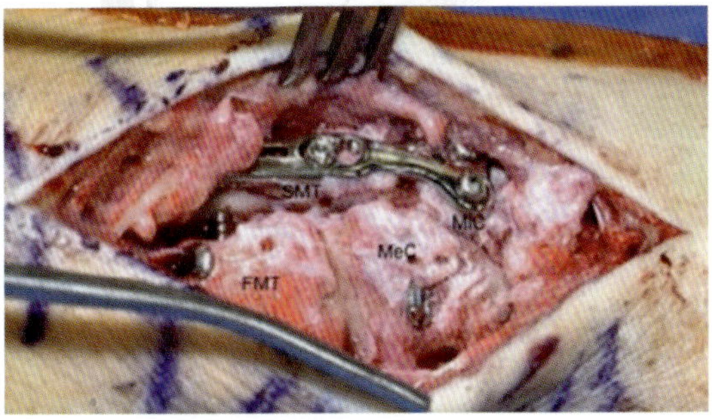


图 20.22 术中照片显示最终的固定结构。FMT，第 1 跖骨；MeC，内侧楔骨；MiC，中间楔骨；SMT，第 2 跖骨[33]。[Reproduced with permission from Kuhn K, Renninger C, Cochran G, Bellamy J. Acute Arthrodesis of Lisfranc Injuries. Techniques in Foot & Ankle Surgery. 2019;18（1）:8–15. © 2018（Wolters Kluwer Health, Inc.）.DOI: https://doi.org/10.1097/BTF.0000000000000200]

不适合关节融合术的对象，提倡韧带重建手术而非关节融合[34]。考虑到原有韧带的愈合能力，重建 Lisfranc 韧带为永久恢复 Lisfranc 关节的稳定性提供了可能。已报道了多种韧带重建的方法和种类，一些作者主张缝合扣固定，而另一些作者则倾向于游离肌腱移植重建技术[34-37]。

从生物力学上看，缝合扣固定与螺钉固定对 Lisfranc 关节移位有相似的固定作用[38]。与螺钉固定不同，缝合扣固定保留了关节活动度，且不需要拆除内固定物。Charlton 等[34]报道了患有慢性 Lisfranc 损伤的 7 名高水平运动员（5 名专业舞者和 2 名甲级足球运动员），他们均接受了缝合扣固定治疗，且所有患者在术后 6 个月内恢复到伤前的活动水平。然而，这些运动员均是在损伤的急性期而不是在慢性期接受治疗。

游离肌腱重建 Lisfranc 韧带也被提倡用于治疗慢性 Lisfranc 损伤，并有多种不同的技术报道。De los Santos-Real 等[35]提出了采用股薄肌移植的重建技术，并报道 3 例患者在 2 年随访中均有良好结果。与此类似，Miyamoto 等[36]使用股薄肌移植重建技术治疗 5 名运动员，结果显示所有患者的 AOFAS 评分均有显著改善，并恢复了伤前运动。

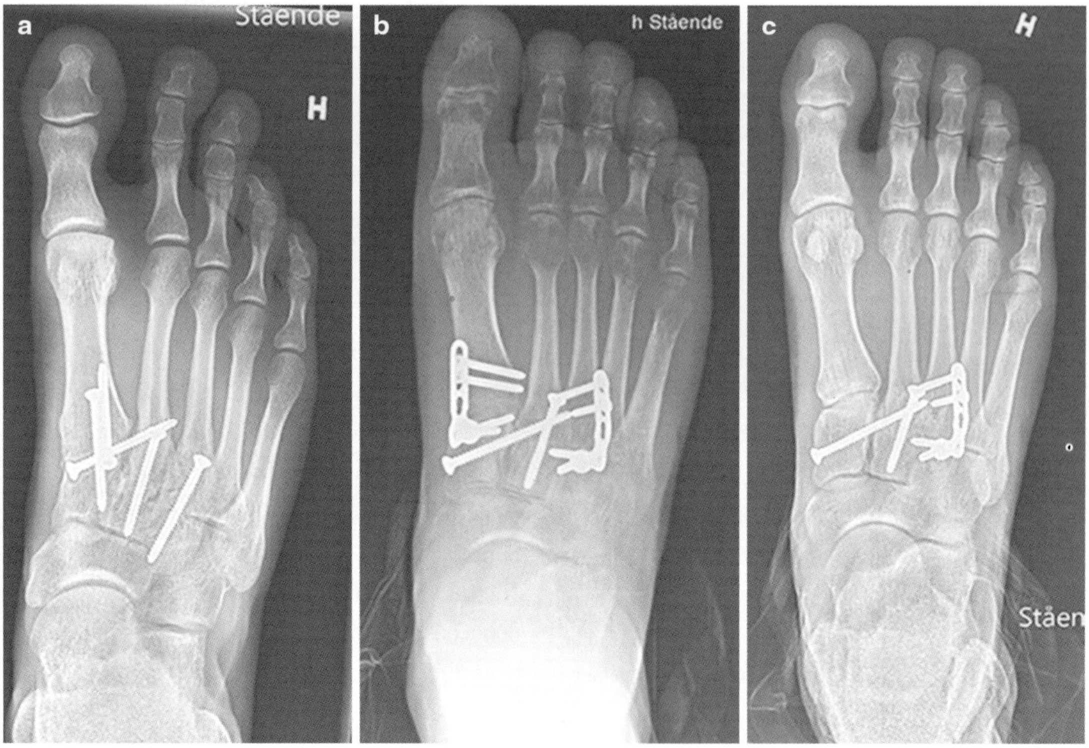


图 20.23 (a)三个内侧跗跖关节的一期融合。(b)使用锁定钢板对第 1 跗跖关节进行临时桥接固定，并对第 2、3 跗跖关节进行关节融合。(c)与 b 组相同患者，已拆除第 1 跗跖关节的临时桥接钢板[25]。[Reproduced with permission from Stødle AH, Hvaal KH, Brøgger HM, Madsen JE, Husebye EE. Temporary Bridge Plating vs Primary Arthrodesis of the First Tarsometatarsal Joint in Lisfranc Injuries: Randomized Controlled Trial. Foot Ankle Int. 2020;41(9):901–910. © 2020(American Orthopaedic Foot & Ankle Society). DOI: https://doi.org/10.1177/1071100720925815]

Zwipp 和 Rammelt[37]使用踇短伸肌腱为 4 例患者重建 Lisfranc 韧带，其中包括一名优秀的体操运动员，结果所有患者关节稳定并重返赛场(图 20.24 和图 20.25)。

## 没有塌陷的慢性 Lisfranc 损伤(伤后 4~12 周)

### 技术 1：固定(用缝合扣加强的 ORIF)

慢性损伤的术前准备和手术入路与上述的急性损伤类似(技术 1：ORIF)。然而，我们可以利用踇长伸肌和 EHB 之间的间隔对瘢痕化的韧带进行评估。真正的“Lisfranc”韧带通常被包裹在内侧楔骨和第 2 跖骨基底部之间的间隙内，导致关节僵硬、强直的错位。对比正位片可以清楚地显示对位不良，且在慢性病例中常出现严重的外侧移位(图 20.24)。为了获得良好的复位，必须花时间将内侧楔骨和第 2 跖骨基底部之间的瘢痕韧带去除。如果不能移除这个瘢痕化的韧带，将会影响第 2 跖骨基底部与楔骨间的完全复位。精准的复位通常会使第 2 跗跖关节对位良好，从而使第 1 跗跖关节更容易复位。此外，我们相信将韧带放回原位可以提高韧带的愈合潜力。

此时，必须作出决定：瘢痕化的韧带是否还是可利用的重建组织，是否必须通过在此位置植入新鲜组织来重建背侧韧带[25–27]。

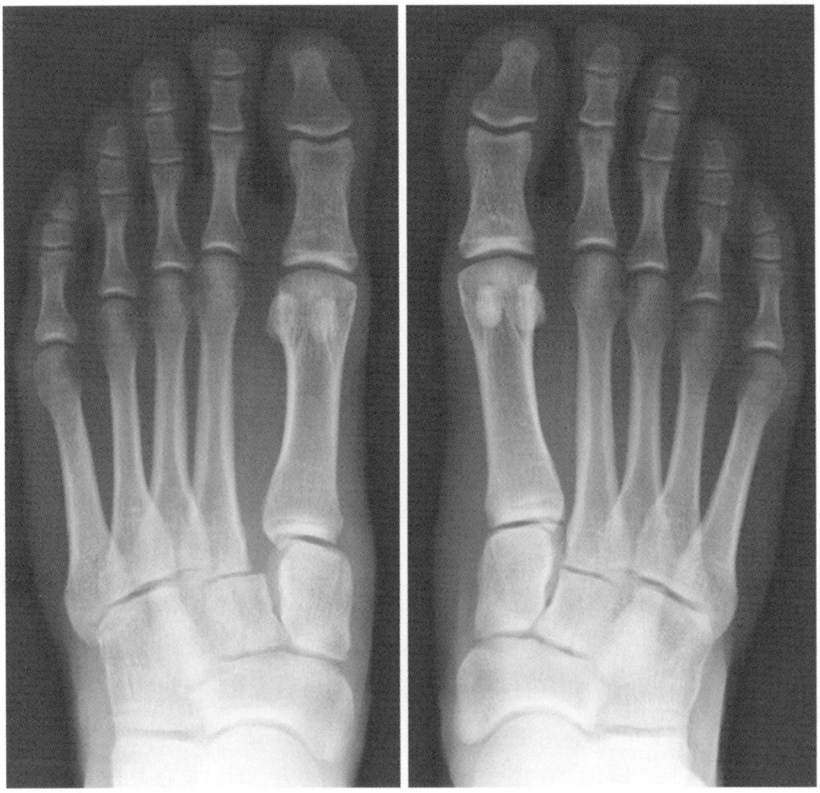

图 20.24 患有慢性 Lisfranc 损伤的精英高中跑卫的双足正位片：左足提示严重的慢性外侧移位和不稳定，右足显示中足 Lisfranc 关节对位正常。

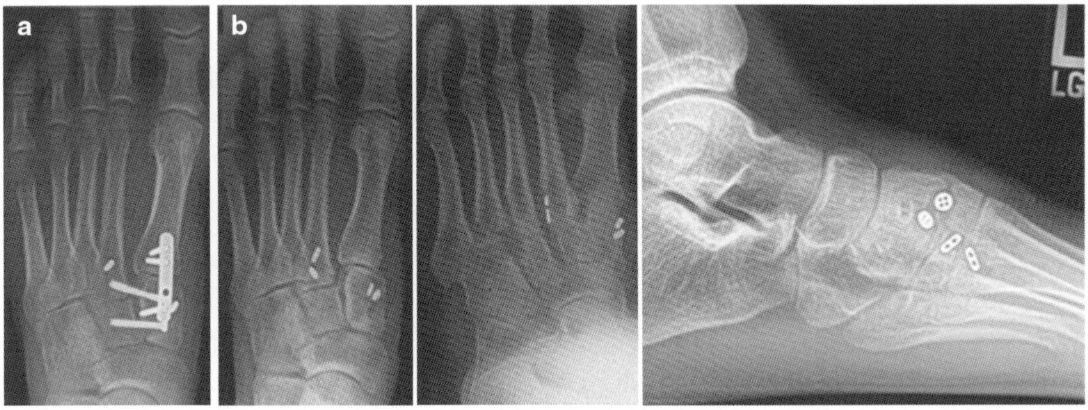


图 20.25 高中跑卫左侧慢性 Lisfranc 损伤重建术。(a)使用刚性螺钉对第 2 跗跖关节及楔骨间关节进行经关节固定，缝合扣增强第 2 跗跖关节后 3.5 个月的正位片。第 1 跗跖关节使用跨关节桥接钢板固定。(b)同一患者在初次重建术后 6 个月、坚强内固定物拆除术后 3 个月的正位、斜位和侧位片，拆除内固定物时添加了第二组从内侧楔骨到第 2 跗跖关节基底部的缝合扣。注意，尽管外侧扣（带袢钢板）在正位片上看起来有所下沉，但在斜位片上仍处于第 2 跖骨基底部的合适位置。侧位片显示两个缝合扣从背侧向跖侧成叠排列。

我们发现，通常情况下，只要能从第 2 跖骨和内侧楔骨之间的间隙将此韧带清除出来，韧带就足够进行重建。通常该韧带与第 2 跖骨基底部附着良好，我们需要从两骨之间的间隙拉出撕裂并瘢痕化的韧带，并把它放置在内侧楔骨上方。然后我们用 4.0 的磨钻把内侧楔骨的这个位置粗糙化，为韧带重建一个新的附着点。

我们根据复位的难易和术前移位的程度来决定是否使用更偏向跖侧的缝合扣以加强内侧楔骨与第 2 跖骨之间的固定。如果复位比较困难和（或）术前第 2 跖骨向外侧位移 >4mm，首先从内侧楔骨到第 2 跖骨基底部放置缝合扣，并将带袢钢板固定于第 2 跖骨基底部外侧。这需要在第 2 跖骨基底部外侧背面再开一个切口。我们使用常规尺寸的缝合扣，而不是迷你型。与前文急性 ORIF（图 20.9a，20.10a、b，20.13b）所述一样，我们使用持钩复位钳从内侧楔骨置入第 2 跖骨基底部，向中间收紧无结紧缩绳以保持位置并充分复位（图 20.25a）。然后在更靠背侧的位置插入 4.5mm 的半螺纹螺钉。半螺纹螺钉可为内侧楔骨的复位提供额外“加压”。然而，与急性损伤固定一样，不能过度拧紧此螺钉，以免造成软骨压力性坏死。

如果在上述的侧位片上发现中足有轻度塌陷，除了从内侧楔骨到第 2 跖骨基底部使用紧缩绳索，还可使用背侧 2.7mm 四孔 LCDC 钢板和 4 枚 2.7mm 螺钉固定第 2 跗跖关节。同时在第 1 跗跖关节使用五孔 2.7mm LCDC 钢板和 4 枚螺钉来帮助恢复中足足弓和第 1 跗跖关节的自然斜度。如果第 3 跗跖关节受累，我们通常也会在该位置使用类似的背侧钢板。

我们通过术中迷你 C 臂拍摄三个体位的影像以确认复位效果、每个跗跖关节的解剖位置及足弓的恢复情况（图 20.25a）。

术后处理与急性损伤方案类似，仅有轻微改动。特别是如果术前有足弓高度丢失的情况，可在第 2~6 周使用良好塑形的短腿石膏来帮助支撑足弓。在术后即刻，仍可在过膝长腿支具内使用冷敷压迫疗法来帮助控制疼痛、水肿和神经过敏。术后 6 周仍需不负重，但 4 周而不是 2 周后才能弃拐，并且需要佩戴足弓塑形良好的定制矫形器来帮助支撑中足。我们在术后至少 3 个月内使用支具，拆除支具需要 4 周时间，而不是 2 周。术后 1 周、6 周、3 个月和 4.5~5 个月复查 X 线片，以确保没有复位丢失。一旦 X 线片上螺钉周围表现透亮且术后超过 4 个月，则建议去除所有钢板和螺钉内固定物。然而，我们会将缝合扣收紧绳留在原位，内侧楔骨 - 第 2 跖骨基底部之间的螺钉由常规尺寸的 TightRope 缝合扣替代，以长期维持复位和加强内侧楔骨 - 第 2 跖骨间韧带（图 20.25b）。我们没有发现将缝合扣留在原位会导致骨折或疼痛的风险增加。

### 技术 2：固定（使用 Charlton 缝合扣对慢性 Lisfranc 损伤进行 ORIF[34]）

Charlton[33]描述了他们治疗精英舞者[5]和足球运动员[2]使用的缝合扣固定技术。这一技术用于保守治疗 6 个月失败、Lisfranc 韧带有致残性压痛点且第 2 跖骨基底部没有提示有关节炎的信号变化的运动员。手术采用仰卧位并使用踝部止血带。做背侧 2cm 切口（图 20.26），以显露背侧皮神经。沿趾长伸肌腱（EDL）和踇趾短伸肌腱（EHB）间隙进入，将神经血管束牵向外侧。然后可以用一个双头剥离器来评估 Lisfranc 韧带。如果能够轻易插入内侧楔骨和第 2 跖骨基底部间隙，则证实该韧带不稳定。

在透视引导下，使用一枚 1.6mm 克氏针从内侧楔骨钻入，贯穿 Lisfranc 关节，并进入第 2 跖骨基底部（图 20.27）。拍摄正位和侧位片以确定位置是否合适。作者指出，由内向外进针可以更容易地定位，且不会被第 3 跖骨阻挡。要注意进针点的选择，不要损伤胫骨前肌腱（ATT），同时不要太靠近第 1 跗跖关节，否则可能导致局部骨折。再用 2.7mm 空心钻头套在克氏针上由内向外钻入。

缝合扣索通过钻孔由内向外侧穿出，并显露于第 2、3 跖骨基底部之间（图 20.28）。将缝合扣由外侧向内侧推入，即从第 2 跖骨向内侧楔骨置入。在内侧做一个小切口，以方便操作并确认带袢钢板与内侧楔骨面平齐，并且没有激惹胫骨前肌腱。然后将缝合扣绑在第 2 跖骨基底部外侧缘的垫圈上（图 20.29）。作者采用由外向内置入的原因是避免在内侧楔骨面打结，这样的结会和舞鞋相摩擦（无结缝合锚钉可以消除这种担忧，非舞蹈运动员可以耐受任何方向的缝合扣装置）。拍摄正位片（图 20.30）和侧位片（图 20.31）来确认复位和缝合扣装置的位置。作者提到不可吸收缝线可用于增强背侧韧带，但在他们的病例中并没有使用。

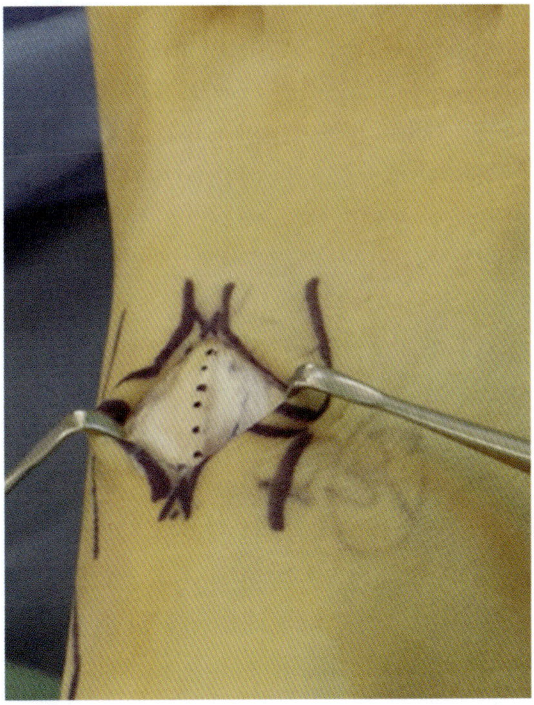

图 20.26　切口内可见足背侧皮神经，应避免损伤。牵开 EHL 和 EHB 肌腱显示腓深神经[34]。[Reproduced with permission from Charlton T, Boe C, Thordarson DB. Suture Button Fixation Treatment of Chronic Lisfranc Injury in Professional Dancers and High-Level Athletes. J Dance Med Sci. 2015;19 (4):135–139. Copyright © 2015 J. Michael Ryan Publishing, Inc.]

## 技术 3：游离肌腱移植在慢性 Lisfranc 韧带重建中的应用

### Miyamoto 技术[36]

采用全身麻醉，从膝内侧 3cm 的切口切取自体股薄肌移植物。准备股薄肌移植物。移植物的切取需要在大腿捆绑止血带（图 20.32）。在第 1、2 跖骨基底部之间做一个纵向（或弧形）皮肤切口，并在胫骨前肌腱背侧做一个内侧切口。使用一个大的复位钳来获得并保持移植物植入后的复位（图20.33）。

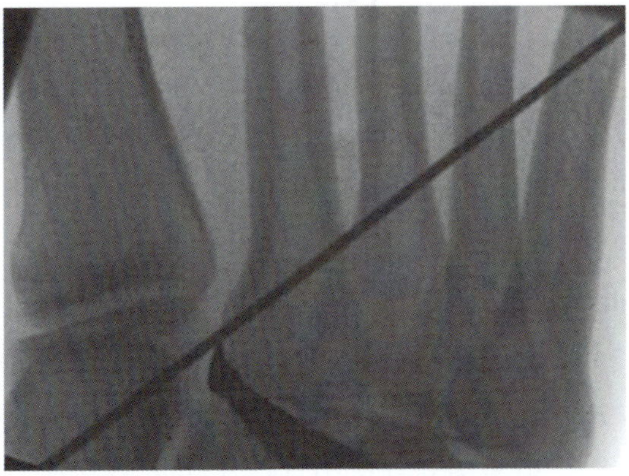

图 20.27　术中影像显示从内侧楔骨到第 2 跖骨基底部的引导位置。引导针的放置有三个要素：避开胫骨前肌腱，将内侧楔骨和第 1 跖骨间关节的关节面一分为二，以及避免干扰第 2、3 跖骨间关节，将针头停止在第 2、3 跖骨间隙[34]。[Reproduced with permis- sion from Charlton T, Boe C, Thordarson DB. Suture Button Fixation Treatment of Chronic Lisfranc Injury in Professional Dancers and High-Level Athletes. J Dance Med Sci. 2015;19 (4):135–139. Copyright © 2015 J. Michael Ryan Publishing, Inc.]

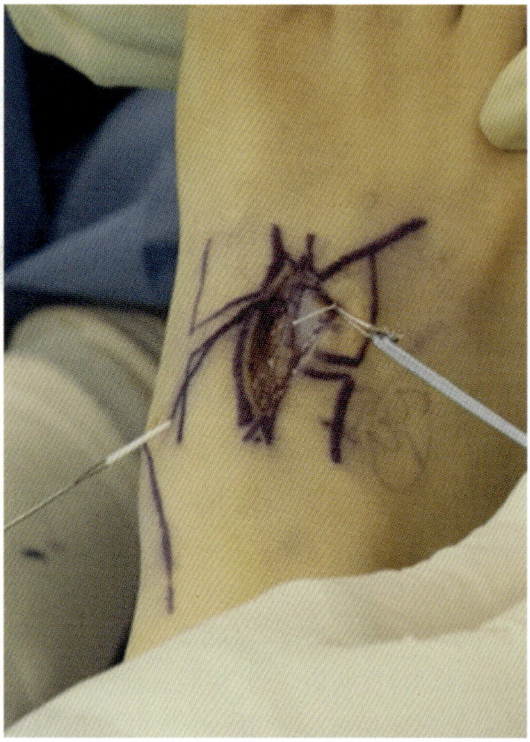

图 20.28 在隧道建立完成后放置一个可通过的绳环[34]。[Reproduced with permission from Charlton T, Boe C, Thordarson DB. Suture Button Fixation Treatment of Chronic Lisfranc Injury in Professional Dancers and High-Level Athletes. J Dance Med Sci. 2015;19(4): 135–139. Copyright © 2015 J. Michael Ryan Publishing, Inc.]

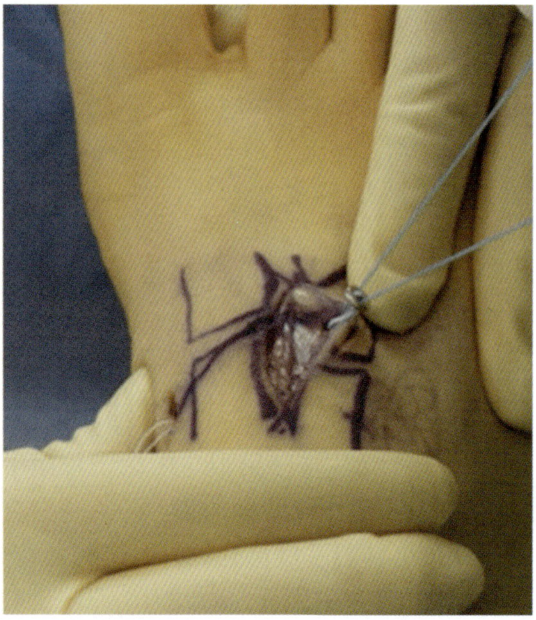

图 20.29 缝合扣固定时要注意在第 2 跖骨侧打结，以免与舞蹈尖头鞋产生刺激。在内侧做一个小切口，以确认缝合扣没有干扰胫前肌腱[34]。[Reproduced with permission from Charlton T, Boe C, Thordarson DB. Suture Button Fixation Treatment of Chronic Lisfranc Injury in Professional Dancers and High-Level Athletes. J Dance Med Sci. 2015;19 (4):135–139. Copyright © 2015 J. Michael Ryan Publishing, Inc.]

与前文所述的技术（急性技术 3 和慢性技术 2）类似，沿内侧楔骨和第 2 跖骨基底部之间 Lisfranc 韧带走行方向由内向外放置引导针。“沿着引导针使用直径 4.2mm 的松质骨采骨钻（Meira Co., Ltd., Nagoya, Japan）进行钻孔，形成骨隧道”（图 20.33）。将 2–0 尼龙缝线穿引器通过已完成的隧道从外侧引入内侧，然后将准备好的股薄肌移植物从内侧导向外侧，并用 4–0 实心界面螺钉（Meira Co., Ltd）将其居中固定在内侧楔骨上（图20.33）。将移植物末端从第 1、2 跖骨基底部之间的切口牵出（图 20.33）。作者根据需要使用空心螺钉穿过楔骨间关节进行固定，这与急性技术 1 中所述的方法类似。移植物末端被拉紧后用缝合锚钉固定在第 2 跖骨基底部（图 20.34）。用 3–0 可吸收缝线（也可以使用不可吸收缝线）将股薄肌移植物内、外侧自由松散的残端拉紧并绑在一起（图 20.32 和图 20.34）。作者为 5名运动员（3 名英式橄榄球运动员，1 名美式橄榄球运动员，1 名柔道运动员）实施该技术。所有运动员术前接受了 5~24 个月保守治疗，但均无效，此次术后平均 4.1 个月恢复伤前运动。

### De los Santos–Real 技术[35]

De los Santos–Real[35]描述了游离股薄肌腱自体移植重建 Lisfranc 韧带和第 1、2 跖骨基底部悬吊固定以增强重建的技术。此外，作者还用了临时螺钉固定技术作为补充。

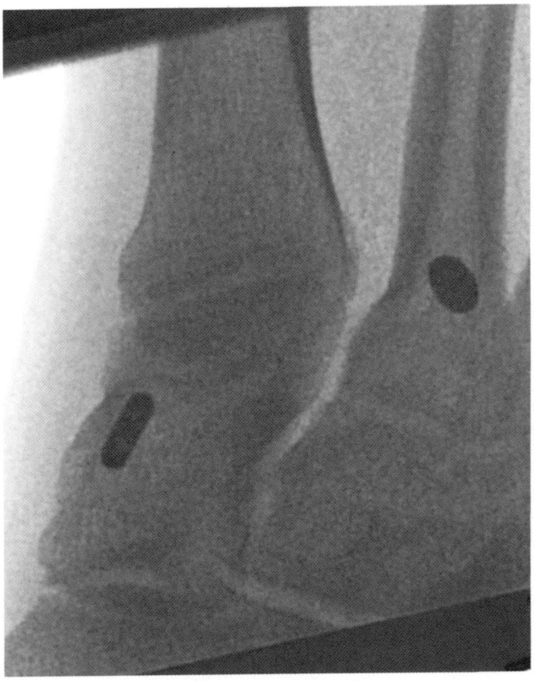

图 20.30　X 线片确认合适的放置位置[34]。[Reproduced with permission from Charlton T, Boe C, Thordarson DB. Suture Button Fixation Treatment of Chronic Lisfranc Injury in Professional Dancers and High-Level Athletes. J Dance Med Sci. 2015;19（4):135–139. Copyright © 2015 J. Michael Ryan Publishing, Inc.]

De los Santos-Real 技术包括用移植肌腱环形包绕第 1、2 跖骨基底部，以及在内侧楔骨及第 2 跖骨基底部建立骨道以穿过移植肌腱。两部分的移植肌腱实际上是连续的，肌腱两端在内侧切口处系在一起。作者仅报道了 3 个病例使用该技术，但并没有说明患者是否是运动员。

### Zwipp 技术[37]

Zwipp 技术[37]（图 20.32）与 Miyamoto 技术（图 20.32）类似，但钻孔仅穿过第 1、2 跖骨基底部背侧，而不是像 Miyamoto[36]所描述的那样完全穿过跖骨。这使我担心这样小的背侧骨连接会引起背侧骨断裂。

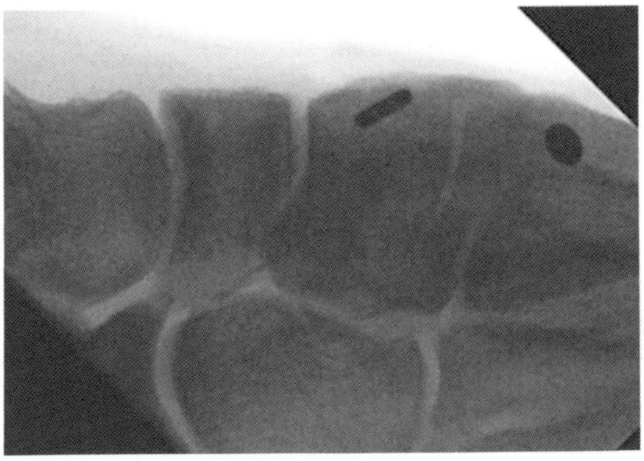

图 20.31　注意避免因高位放置缝合扣装置引起的背侧皮质破坏[34]。[Reproduced with permission from Charlton T, Boe C, Thordarson DB. Suture Button Fixation Treatment of Chronic Lisfranc Injury in Professional Dancers and High-Level Athletes. J Dance Med Sci. 2015;19（4):135–139. Copyright © 2015 J. Michael Ryan Publishing, Inc.]

## 技术 4：二次关节融合术治疗慢性 Lisfranc 损伤

治疗延误或初始 X 线片仅有细微表现而导致的漏诊常引起慢性 Lisfranc 损伤。在对跗跖韧带损伤治疗明显延迟或保守治疗失败后，有必要密切检查患者的 X 线片以了解有无关节改变。若有明显关节改变，最可靠的治疗方案就是二次关节融合术。我们也会通过 MRI 来评估辨别以严重关节周围水肿和软骨受损或变薄为特点的生理性关节炎。CT 可用于发现细微的骨刺和关节间隙狭窄，但不能发现早期 OA 引起的骨水肿 / 压力。在这种重建情况下，关节融合术类似于 PA，但复位和关节准备更冗长繁杂。关键技术是要获得没有外展的完全复位，以及恢复足弓的原有解剖（纵弓和横弓）。固定方法与上述 PA 相同。如果有明显的外展畸形，有人更倾向于使用第 1 跗跖关节钢板，并将钢

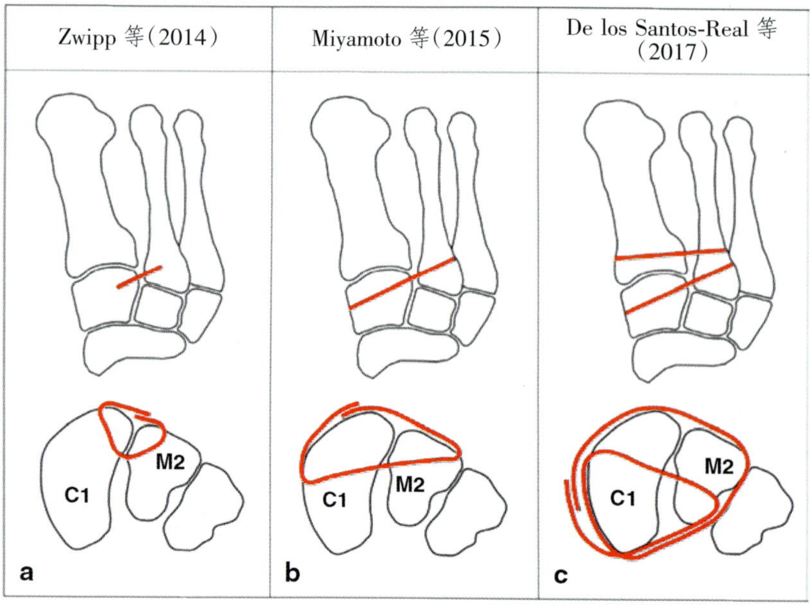


**图 20.32** 无继发性退行性关节炎的慢性 Lisfranc 损伤患者使用不同类型的自体移植物和结构的 Lisfranc 韧带重建技术[39]。(a)Zwipp 技术[37]。(b)Miyamoto 技术[36]。(c)De los Santos-Real 技术[35]。[Reproduced with permission from Sripanich, Y., Weinberg, M. W., Krähenbühl, N., Rungprai, C., Haller, J., Saltzman, C. L., Barg, A. Surgical Outcome of Chronic Lisfranc Injury without Secondary Degenerative Arthritis: A Systematic Literature Review. Injury. 2020;51(7):1258-1265. ⓒ 2020(Elsevier Ltd). DOI:https://doi.org/10.1016/j.injury.2020.04.005]

板更加内移放置，以帮助纠正足外展，并更好地固定复位。应告知运动员可能无法恢复伤前的高水平竞技状态。

## 拆除内固定物

Lisfranc 损伤手术治疗后，特别是急、慢性损伤 ORIF 手术后，通常会进行内固定物拆除。由于内固定物跨跗跖关节固定，所以在韧带愈合且运动员希望恢复活动时建议将其拆除。通常术后 6 周可拆除稳定足外侧柱的克氏针。在术后 3~4 个月和(或)螺钉周围出现清晰透亮带后，应取出钢板和螺钉。在取出剩余内固定物时，有些外科医生会留下固定楔骨间关节的螺钉。对于这种做法目前尚无报道支持或反驳。背侧桥接钢板经常在内侧楔骨处出现实心螺钉断裂，目前尚未发现将折断螺钉的远端遗留体内存在不良影响(通常在断裂位置)。如果断裂的是一个 4.0mm 或 4.5mm 的空心螺钉，我们可以使用反向螺纹“取钉器”取出断裂螺钉。如果断裂的实心螺钉残留部分对所涉及关节不产生撞击或干扰，可将其保留在原位。由于大多数外科医生将内固定物长期留在体内，所以关节融合术的内固定物拆除率较低，但资深作者通常在关节融合术后取出内固定物，以防止出现软组织激惹[23]。

## 康复

由于外科稳定手术的进步，运动员可以早期进行非负重关节活动度(NWB ROM)训练。刚硬的螺钉和钢板内固定物的使用允许进行踝关节及足趾活动、泳池疗法和肌肉刺激来对抗失用性萎缩。从术后即刻开始，建议患者保持 6 周不负重。随着进展，通常会制订一个循序渐进的术后康复方案(表 20.1)。

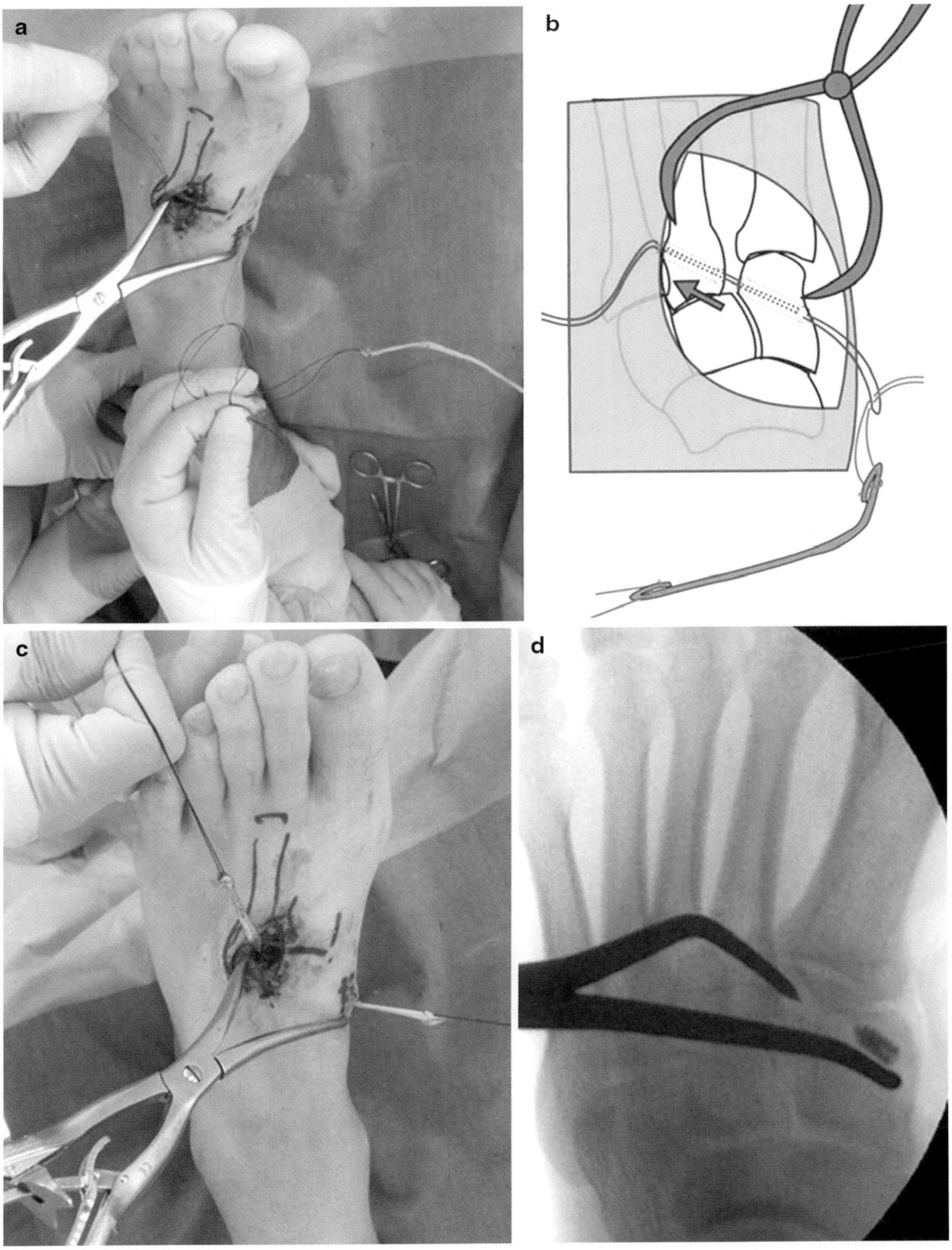


**图 20.33**　（a）术中照片显示使用 2-0 尼龙套索将自体移植物引入骨隧道。（b）术中照片 a 的示意图。（c）术中照片显示已经穿过骨隧道的移植物。（d）图像增强器视图显示在隧道近端使用 4mm 实心界面螺钉对自体移植物进行固定[36]。[Reproduced with permission from Miyamoto, W., Takao, M., Innami, K. et al. Ligament Reconstruction with Single Bone Tunnel Technique for Chronic Symptomatic Subtle Injury of the Lisfranc Joint in Athletes. Arch Orthop Trauma Surg. 2015;135(9):1063–1070. DIO: 10.1007/s00402-015-2250-6.]

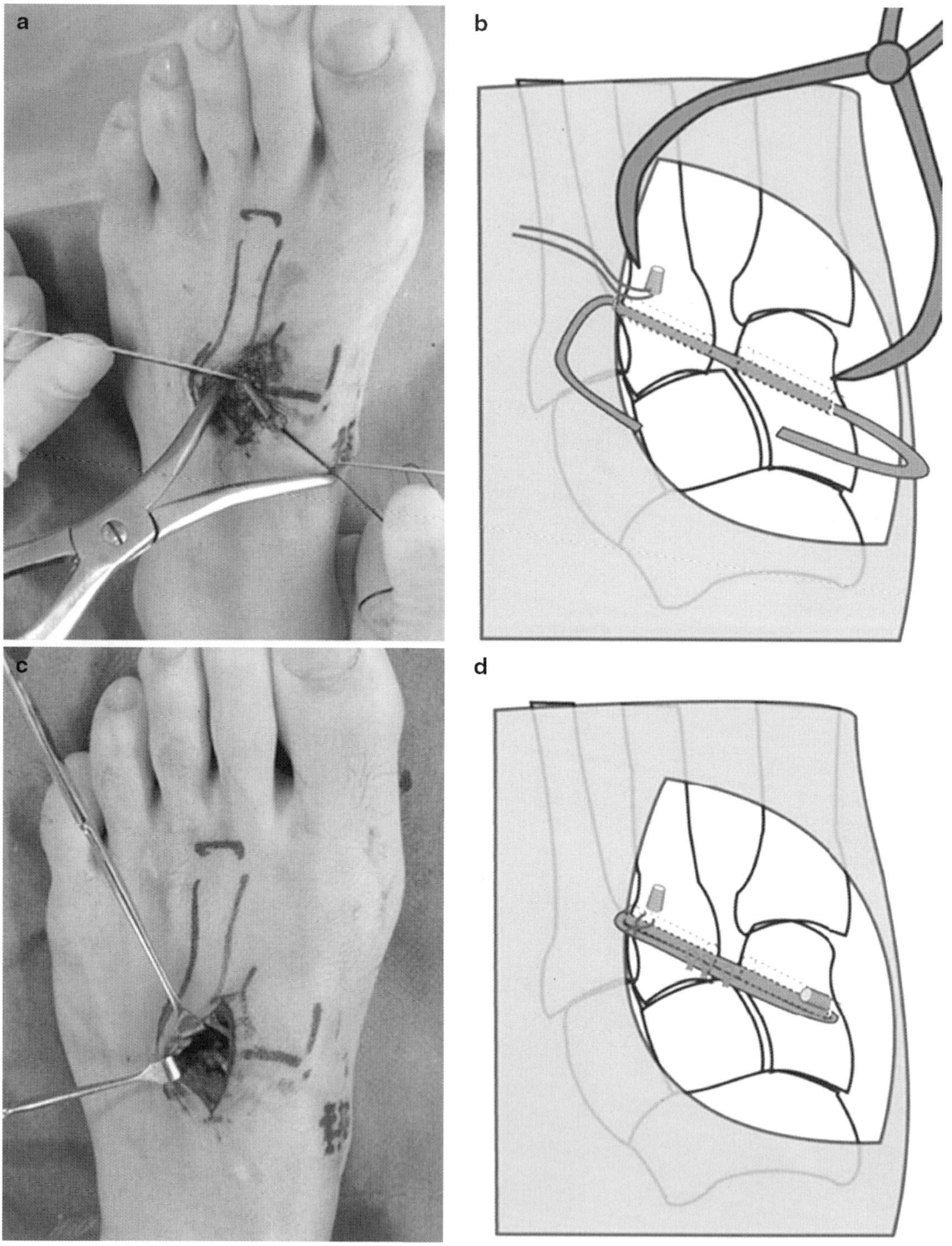


图 20.34　(a)术中照片和(b)a 的示意图显示在第 2 跖骨基底部垂直于其长轴置入缝合锚钉。(c)术中照片和(d)c 的示意图显示用缝合锚钉固定拉紧的自体移植物远端，并使用 3-0 可吸收缝线缝合拉紧的末端[36]。[Reproduced with permission from Miyamoto, W., Takao, M., Innami, K. et al. Ligament Reconstruction with Single Bone Tunnel Technique for Chronic Symptomatic Subtle Injury of the Lisfranc Joint in Athletes. Arch Orthop Trauma Surg. 2015;135(9):1063–1070. DIO: 10.1007/s00402-015-2250-6.]

表 20.1　Porter 有关运动员 Lisfranc 关节固定后的康复方案[10]

| 阶段 | 第 1 阶段(1~6 周) | 第 2 阶段(6~12 周) | 第 3 阶段(12~16 周) | 第 4 阶段(3.5~9 个月) |
|---|---|---|---|---|
| 临床目标 | 全幅度的踝关节活动(背伸、跖屈、内外翻) | 与健侧相同的力量 | 全幅度的关节活动、力量和灵活度练习 | 如有需要,通常术后 3.5~5 个月去除内固定物 |
| | 全幅度的跖趾关节及足趾活动<br>肿胀控制 | 双侧至单侧提踵 | 在休息/站立时恢复正常的本体觉 | 高中重返运动时间为 4~6 个月 |
| | 脱敏足 | 脱离支具,使用碳纤维板和矫形鞋<br>鞋内本体觉活动 | 开始跑步和运动专项训练 | 大学重返运动时间为 5~8 个月<br>专业运动员重返运动时间为 6~10 个月 |
| 练习 | 连续 6 周非负重 | 弃拐超过 10~14 天 | 高级本体觉训练 | 专项运动练习和全面运动训练 |
| | 足趾屈曲(主动和被动) | 术后 8~10 周后支具保护下固定脚踏车训练 | 从骑自行车到楼梯机/椭圆机/反重力跑步机再到跑步 | |
| | 用毛巾拉伸跟腱<br>2 周时,用弹力带进行踝关节各方向的加强训练疗 | 本体感觉训练(术后 6~10 周使用支具,8~12 周使用矫形鞋) | 进行楼梯机/椭圆机训练时,可以压腿 | |
| | 所有上肢训练 | 双侧站立,双侧至单侧提踵 | 可以跑步后进行深蹲/紧贴/弓步 | |
| | 腿部伸展及屈曲,坐位抬高小腿(不负重) | | | |



## 预后

Lisfranc 损伤手术治疗的预后已被证实与精准复位息息相关[3,9]。在解剖复位的情况下,Nunley 和 Vertullo[40]报道有 93%的手术治疗的运动员获得了极好疗效,平均重返运动的时间为 14.4 周。Deol 等[41]报道了韧带性 Lisfranc 损伤的精英足球和英式橄榄球运动员术后平均恢复比赛时间为 22.5 周。此外,也有其他作者指出,至少需要 6 个月才能恢复运动[42]。McHale 指出,职业美式橄榄球运动员平均 11.1 个月才能重返赛场,但复出率为 90%[2]。一项有关现役军人低能量 Lisfranc 损伤的分析显示,关节融合术后需要 4.5 个月患者才能完全恢复正常,而 ORIF 后需要 6.7 个月。两组在 1 年后的平均每英里时间都有所增加（关节融合术增加 9 秒；ORIF 增加 39 秒）[43]。损伤类型也会影响预后和恢复运动的时间，例如，内侧柱脱位会延长恢复运动的时间[3]（表 20.2）。

## 并发症

已报道经手术固定治疗的 Lisfranc 损伤有各种并发症。ORIF 术后最常见的并发症是创伤后影像学关节炎，报道的发生率高达 72.1%[44]，而 ORIF 术后症状性关节炎的发生率通常要低得多。Kuo 等[21]报道 25%的患者出现影像学关节炎，但只有一半伴有明显的关节炎症状，需要进行二次关节融合术。据报道，17.6%的患者腓深神经分布区域出现感觉丧失[41]。此外，有报道称，内固定物拆除术后 15%的患者会出现上述症状[45]。需要拆除内固定物和（或）静脉滴注抗生素的患者感染率 <1%。

# 作者的首选方法

1.急性单纯韧带性脱位：TRAD 或 PE 模式。

• 楔形间关节 ORIF：1~2 枚 4.0mm 或 4.5mm 螺钉（取决于运动员的骨骼尺寸）。

• 内侧楔骨至第 2 跖骨 ORIF：4.0mm 或 4.5mm“homerun”螺钉。

• 第 1 跖楔关节 ORIF：4 孔 2.7mm 背侧桥接钢板。

• 3~4 个月拆除内固定物；6~12 个月重返运动。

2.急性单纯韧带性脱位：MCD 模式。

• 楔形间关节 ORIF：1 或 2 枚 4.0mm 或 4.5mm 螺钉（取决于运动员的骨骼尺寸）。

• 内侧楔骨至第 2 跖骨 ORIF：4.0mm 或 4.5mm“homerun”螺钉。

• 4 个月拆除内固定物；7~12 个月重返运动。

**表 20.2 低能量 Lisfranc 损伤、单纯韧带性 Lisfranc 损伤的竞技型运动员 ORIF 术后的人口统计学、结果和恢复运动时间[3]**

A.传统的第 1、2 跖骨间脱位[a]

恢复运动时间：7.6 个月

年龄：27.6 岁（14~37）

男：27；女：13

运动项目：橄榄球 20，篮球 7，其他 13

AAOS 评分（$n$=5），术后>1 年

- AAOS 下肢长度：100
- AAOS 足部疼痛：99.3
- AAOS 足踝功能：96.0

B.内侧柱脱位[b]

恢复运动时间：8.4 个月

年龄：22.7 岁（16~40）

男：15；女：2

运动项目：橄榄球 9，水上滑板 3，篮球 2，啦啦队/足球/摩托赛各 1

AAOS 评分（$n$=8），术后>1 年

- AAOS 下肢长度：99.4
- AAOS 足部疼痛：92.1
- AAOS 足踝功能：95.0

C.近端延伸型脱位[c]

恢复运动时间：7.2 个月

年龄：21.1 岁（15~31）

男：21；女：2

运动项目：橄榄球 18，篮球 3，摔跤/田径各 1

AAOS 评分（$n$=8），术后 6 个月至 1 年

- AAOS 下肢长度：100
- AAOS 足部疼痛：98.3
- AAOS 足踝功能：95.8

[a] 图 20.1a Lisfranc 损伤模式。

[b] 图 20.1b Lisfranc 损伤模式。

[c] 图 20.1c Lisfranc 损伤模式。

ORIF，切开复位内复位；AAOS，美国骨科医师学会[10]。

Reproduced with permission from Porter DA, Barnes AF, Rund A, Walrod MT. Injury Pattern in Ligamentous Lisfranc Injuries in Competitive Athletes. Foot Ankle Int. 2019;40（2）:185-194. © 2019 (American Orthopaedic Foot & Ankle Society). DOI: https://doi. org/10.1177/1071100718802264

3.慢性脱位(>4 周);没有关节炎及 MRI 结果阴性。

• 楔形间关节 ORIF:2 枚 4.5mm 螺钉。

• 内侧楔骨至第 2 跖骨 ORIF:4.5mm “homerun”螺钉。

• 第 1 跖楔关节 ORIF:5 孔 2.7mm 背侧桥接钢板。

• 灵活固定:使用 TightRope 在内侧楔骨和第 2 跖骨间进行加强;并通过两者之间的螺钉孔予以拆除(图 20.27b).

• 4~6 个月拆除内固定物;8~12 个月重返运动。

4.慢性脱位(>4 周或创伤后):关节炎和(或)MRI 表现。

• 融合:首先,第 2 跗跖关节使用两枚 3.5mm 皮质螺钉;其次,第 3 跗跖关节使用桥接钢板。

• 楔骨间关节融合使用 3.5mm 穿关节螺钉。

• 第 1 跗跖关节融合:如果有外展畸形,则使用背内侧钢板。

• 植骨:外科医生可选择跟骨、胫骨远端或胫骨近端。

• 无须去除内固定物:融合后重返运动的时间,仅限娱乐休闲活动!

5.未来方向和其他考虑。

• 灵活固定:不用于高水平或竞技型运动员的急性损伤。

– 现在用于增强固定和内固定物取出术后。

– 需要进一步研究来确认其适用性和有效性。

– 无须二次手术去除内固定物。

• 可吸收内固定:目前使用理由不充分且有机体反应风险。

– 如果材料合适且更加坚固,则不用去除内固定物。

• 韧带探讨:游离肌腱重建很有希望。

– 需要坚强固定来保持解剖复位。

– 作为增强用于治疗无关节炎的慢性脱位。

• 康复:目前每种术式至少需要 6 周不负重。

– 关键是获得前足关节活动度和完全的力量恢复。

– 技术不能影响解剖学上的对位。

– 我们能指出我们在固定后不需要不负重吗?

– 我们能避免创伤后关节炎吗?

## 结论

对于运动员来说,Lisfranc 损伤和脱位仍然是一种潜在的致残伤害。对 Lisfranc 损伤诊断和治疗的认知及发展已经取得了巨大的进步。在过去的 50 年里,这种损伤已经从结束职业生涯的损伤变成了可以通过适当的手术技术和精心的康复能使运动员恢复高水平的活动。这仍然是一个令人兴奋的研究和治疗领域。

本章讨论了治疗技术的历史前景和发展。解剖对位后的刚性固定已成为竞技型运动员治疗的主要方法。中足融合术在非运动员中引起了人们的兴趣,但目前仅用于运动后职业生涯中的创伤后关节炎。这种损伤对职业生涯造成威胁的可能性仍然存在,但本章所描述的技术令人鼓舞,并为进一步的发展带来了希望,可靠地恢复活动,减少了创伤后变化和退行性关节炎的风险。我们的目标仍然是开发治疗技术,以提供和保持解剖学上的对位,使运动员能全范围活动,并且没有长期损害的风险。花时间和精力去追求这个终极目标是令人兴奋的。我们尚未达到这一目标,但最近的进展轨迹给未来带来了希望。

## 参考文献


1. Lewis JS Jr, Anderson RB. Lisfranc injuries in the athlete. Foot Ankle Int. 2016;37(12):1374–80.
2. McHale KJ, Rozell JC, Milby AH, Carey JL, Sennett BJ. Outcomes of Lisfranc injuries in the National Football League. Am J Sports Med. 2016;44(7):1810–7.
3. Curtis MJ, Myerson M, Szura B. Tarsometatarsal joint injuries in the athlete. Am J Sports Med. 1993;21(4):497–502.
4. de St L, Martin J. Nouvelle méthode opératoire pour l'amputation partielle du pied dans son articulation tarso-métatarsienne: méthode précédée des nombreuses modifications qu'a subies celle de Chopart (in French). Paris: L'imprimerie de Feuguery; 1815.
5. Aitken A, Poulson D. Dislocations of the tarsometatarsal joint. J Bone Joint Surg Am. 1963;45:246–60.
6. English TA. Dislocations of the metatarsal bone and adjacent toe. J Bone Joint Surg. 1964;46-B(4):700–4.
7. Resch S, Stenström A. The treatment of tarsometatarsal injuries. Foot Ankle. 2016;11(3):117–23.
8. Gaines RJ, Wright G, Stewart J. Injury to the tarsometatarsal joint complex during fixation of Lisfranc fracture dislocations: an anatomic study. J Trauma. 2009;66(4):1125–8.
9. Lau S, Guest C, Hall M, Tacey M, Joseph S, Oppy A. Functional outcomes post Lisfranc injury-Transarticular screws, dorsal bridge plating or combination treatment? J Orthop Trauma. 2017;31(8):447–52.
10. Porter DA, Barnes AF, Rund A, Walrod MT. Injury pattern in ligamentous Lisfranc injuries in competitive athletes. Foot Ankle Int. 2019;40(2):185–94.
11. Hu SJ, Chang SM, Li XH, Yu GR. Outcome comparison of Lisfranc injuries treated through dorsal plate fixation versus screw fixation. Acta Ortop Bras. 2014;22(6):315–20.
12. Ponkilainen VT, Laine HJ, Maenpaa HM, Mattila VM, Haapasalo HH. Incidence and characteristics of midfoot injuries. Foot Ankle Int. 2019;40(1):105–12.
13. Vuori JP, Aro HT. Lisfranc joint injuries: trauma mechanisms and associated injuries. J Trauma. 1993;35(1):40–5.
14. Kaar S, Femino J, Morag Y. Lisfranc joint displacement following sequential ligament sectioning. J Bone Joint Surg Am. 2007;89(10):2225–32.
15. Raikin SM, Elias I, Dheer S, Besser MP, Morrison WB, Zoga AC. Prediction of midfoot instability in the subtle Lisfranc injury. Comparison of magnetic resonance imaging with intraoperative findings. J Bone Joint Surg Am. 2009;91(4):892–9.
16. Lattermann C, Goldstein JL, Wukich DK, Lee S, Bach BR. Practical Management of Lisfranc Injuries in athletes. Clin J Sport Med. 2007;17(4):311–5.
17. Hesp WLEM, Van Der Werken C, Goris RJA. Lisfranc dislocations: fractures and/or dislocations through the Tarso-metatarsal joints. Injury. 1984;15(4):261–6.
18. Ghate SD, Sistla VM, Nemade V, Vibhute D, Shahane SM, Samant AD. Screw and wire fixation for Lisfranc fracture dislocations. J Orthop Surg. 2012;20(2):170–5.
19. Ebraheim NA, Yang H, Lu J, Biyani A. Computer evaluation of second tarsometatarsal joint dislocation. Foot Ankle Int. 1996;17(11):685–9.
20. Clare MP. Lisfranc injuries. Curr Rev Musculoskelet Med. 2017;10(1):81–5.
21. Kuo RS, Tejwani NC, Digiovanni CW, et al. Outcome after open reduction and internal fixation of Lisfranc joint injuries. J Bone Joint Surg Am. 2000;82(11):1609–18.
22. Marin-Pena OR, Viloria Recio F, Sanz Gomez T, Larrainzar GR. Fourteen years follow up after Lisfranc fracture-dislocation: functional and radiological results. Injury. 2012;43(Suppl 2):S79–82.
23. Ly TV, Coetzee JC. Treatment of primarily ligamentous Lisfranc joint injuries: primary arthrodesis compared with open reduction and internal fixation. A prospective, randomized study. J Bone Joint Surg Am. 2006;88(3):514–20.
24. Henning JA, Jones CB, Sietsema DL, Bohay DR, Anderson JG. Open reduction internal fixation versus primary arthrodesis for lisfranc injuries: a prospective randomized study. Foot Ankle Int. 2009;30(10):913–22.
25. Stødle AH, Hvaal KH, Brogger HM, Madsen JE, Husebye EE. Temporary bridge plating vs primary arthrodesis of the first tarsometatarsal joint in Lisfranc injuries: randomized controlled trial. Foot Ankle Int. 2020;41(8):901–10.
26. MacMahon A, Kim P, Levine DS, et al. Return to sports and physical activities after primary partial arthrodesis for Lisfranc injuries in young patients. Foot Ankle Int. 2016;37(4):355–62.
27. Coetzee JC, Ly TV. Treatment of primarily ligamentous Lisfranc joint injuries: primary arthrodesis compared with open reduction and internal fixation. Surgical technique. J Bone Joint Surg Am. 2007;89(Suppl 2 Pt.1):122–7.
28. Buda M, Kink S, Stavenuiter R, et al. Reoperation rate differences between open reduction internal fixation and primary arthrodesis of Lisfranc injuries. Foot Ankle Int. 2018;39(9):1089–96.
29. Alberta FG, Aronow MS, Barrero M, Diaz-Doran V, Sullivan RJ, Adams DJ. Ligamentous Lisfranc joint injuries: a biomechanical comparison of dorsal plate and transarticular screw fixation. Foot Ankle Int. 2005;26(6):462–73.
30. Sharma S, Dhillon MS, Arora C, Patel S. Percutaneous fixation of Lisfranc injuries. J Clin Orthop Trauma. 2020;11(3):487–91.
31. Stavrakakis IM, Magarakis GE, Christoforakis Z. Percutaneous fixation of Lisfranc joint injuries: a systematic review of the literature. Acta Orthop Traumatol Turc. 2019;53(6):457–62.
32. Cho J, Kim J, Min TH, et al. Suture button vs conventional screw fixation for isolated Lisfranc ligament injuries[formula: see text]. Foot Ankle Int. 2020:1071100720976074.
33. Kuhn K, Renninger C, Cochran G, Bellamy J. Acute arthrodesis of Lisfranc injuries. Techn Foot Ankle Surgery. 2019;18(1):8–15.
34. Charlton T, Boe C, Thordarson DB. Suture button

fixation treatment of chronic Lisfranc injury in professional dancers and high-level athletes. J Dance Med Sci. 2015;19(4):135–9.

35. De Los S-RR, Canillas F, Varas-Navas J, Morales-Munoz P, Barrio-Sanz P, Medina-Santos M. Lisfranc joint ligament complex reconstruction: a promising solution for missed, delayed, or chronic Lisfranc injury without arthritis. J Foot Ankle Surg. 2017;56(6):1350–6.
36. Miyamoto W, Takao M, Innami K, Miki S, Matsushita T. Ligament reconstruction with single bone tunnel technique for chronic symptomatic subtle injury of the Lisfranc joint in athletes. Arch Orthop Trauma Surg. 2015;135(8):1063–70.
37. Zwipp H, Rammelt S. Anatomical reconstruction of chronically instable Lisfranc's ligaments. Unfallchirurg. 2014;117(9):791–7.
38. Panchbhavi VK, Vallurupalli S, Yang J, Andersen CR. Screw fixation compared with suture-button fixation of isolated Lisfranc ligament injuries. J Bone Joint Surg Am. 2009;91(5):1143–8.
39. Sripanich Y, Weinberg MW, Krähenbühl N, et al. Surgical outcome of chronic Lisfranc injury without secondary degenerative arthritis: a systematic literature review. Injury. 2020;51(6):1258–65.
40. Nunley JA, Vertullo CJ. Classification, investigation, and management of midfoot sprains: Lisfranc injuries in the athlete. Am J Sports Med. 2002;30(6):871–8.
41. Deol RS, Roche A, Calder JD. Return to training and playing after acute Lisfranc injuries in elite professional soccer and Rugby players. Am J Sports Med. 2016;44(1):166–70.
42. Myerson MS, Cerrato RA. Current management of tarsometatarsal injuries in the athlete. J Bone Joint Surg Am. 2008;90(11):2522–33.
43. Cochran G, Renninger C, Tompane T, Bellamy J, Kuhn K. Primary arthrodesis versus open reduction and internal fixation for low-energy Lisfranc injuries in a young athletic population. Foot Ankle Int. 2017;38(9):957–63.
44. Dubois-Ferriere V, Lubbeke A, Chowdhary A, Stern R, Dominguez D, Assal M. Clinical outcomes and development of symptomatic osteoarthritis 2 to 24 years after surgical treatment of tarsometatarsal joint complex injuries. J Bone Joint Surg Am. 2016;98(9):713–20.
45. Meyerkort DJ, Gurel R, Maor D, Calder JDF. Deep peroneal nerve injury following hardware removal for Lisfranc joint injury. Foot Ankle Int. 2020;41(3):320–3.

# 第 21 章

# 运动员的 Lisfranc 损伤：重返赛场和康复

Ahmed K. Attia, Pieter D'Hooghe

## Lisfranc 损伤后重返比赛

### 简介

传统意义上，Lisfranc 损伤是指连接内侧楔骨和第 2 跖骨基底部粗壮韧带的孤立性断裂，伴或不伴骨折（跖骨和楔骨骨折）。然而，随着我们对中足复杂性的深入理解，现在我们认为中足是一个功能性结构，而不仅是孤立的解剖结构，因为 Lisfranc 损伤主要是指中足稳定性的丧失。对于未受伤的中足而言，外侧柱是灵活的，可以适应不平整的地面；中间柱（最稳定）将力量传递到前足，从而允许脚尖翘起；而内侧柱在站立时承担大部分力量[1-3]。稳定和无痛的中足对于运动活动是必要的，也是伤后治疗的最终目标。

幸运的是，运动员 Lisfranc 损伤后的重返赛场（RTP）情况令人满意，许多作者报道的重返比赛场率高达 100%[4-9]，也有一些报道重返赛场率达到 80% 以上，这被认为是很高的[10-16]。然而，运动员复出后的表现、达到伤前竞技水平所需的时间、错过的比赛及损伤对其职业生涯的影响，这些都是运动员与医疗团队讨论和制订治疗方案的一部分。本章旨在总结运动员 Lisfranc 损伤，特别关注康复和重返赛场。表 21.1 列出了医疗团队应准备回答的关于 Lisfranc 损伤的一些常见问题。

**这并不罕见！**

越来越多的运动员被诊断出 Lisfranc 损伤，高达 4% 的美国大学橄榄球运动员患病；而在普通人群中，这一比例为 0.2%。进攻球员，尤其是四分卫遭受这种损伤的风险与日俱增。

表 21.1 受伤运动员关注的共同问题

| |
|---|
| Lisfranc 损伤到底是什么？ |
| 我什么时候能再上场？ |
| 我还能达到原来的水平吗？要花多长时间？ |
| 我在场上的位置起到作用了吗？ |
| 这会长期影响我的职业生涯吗？ |
| 我什么时候可以恢复训练？ |
| 我将来还会因此出现问题吗？ |

## 损伤的解剖特征及伤愈复出的影响因素

Lisfranc 损伤常用的分类有韧带性损伤与骨性损伤（图 21.1）。然而，该分类将这种复杂、多变的损伤过度简单化为单一的足部解剖结构。虽然对足部 Lisfranc 损伤的分类达成共识最为理想，但至今尚未做到。目前共用的两种分类方法已被证明在处理这些损伤方面是有效的。Nunley 和 Vertullo 在 2002 年提出了一种低能量 Lisfranc 损伤的分类系统[5]。他们对 15 名运动员进行了研究，并根据负重正位 X 线片上第 1 跖骨和第 2 跖骨基底间是否存在移位，以及侧位负重 X 线片上中足足弓是否保留对损伤进行分类。1986 年，Myerson 等根据对损伤不同节段的描述进行分类（具有良好的观察者间可靠性）[17]。

虽然有证据表明，与韧带性 Lisfranc 损伤

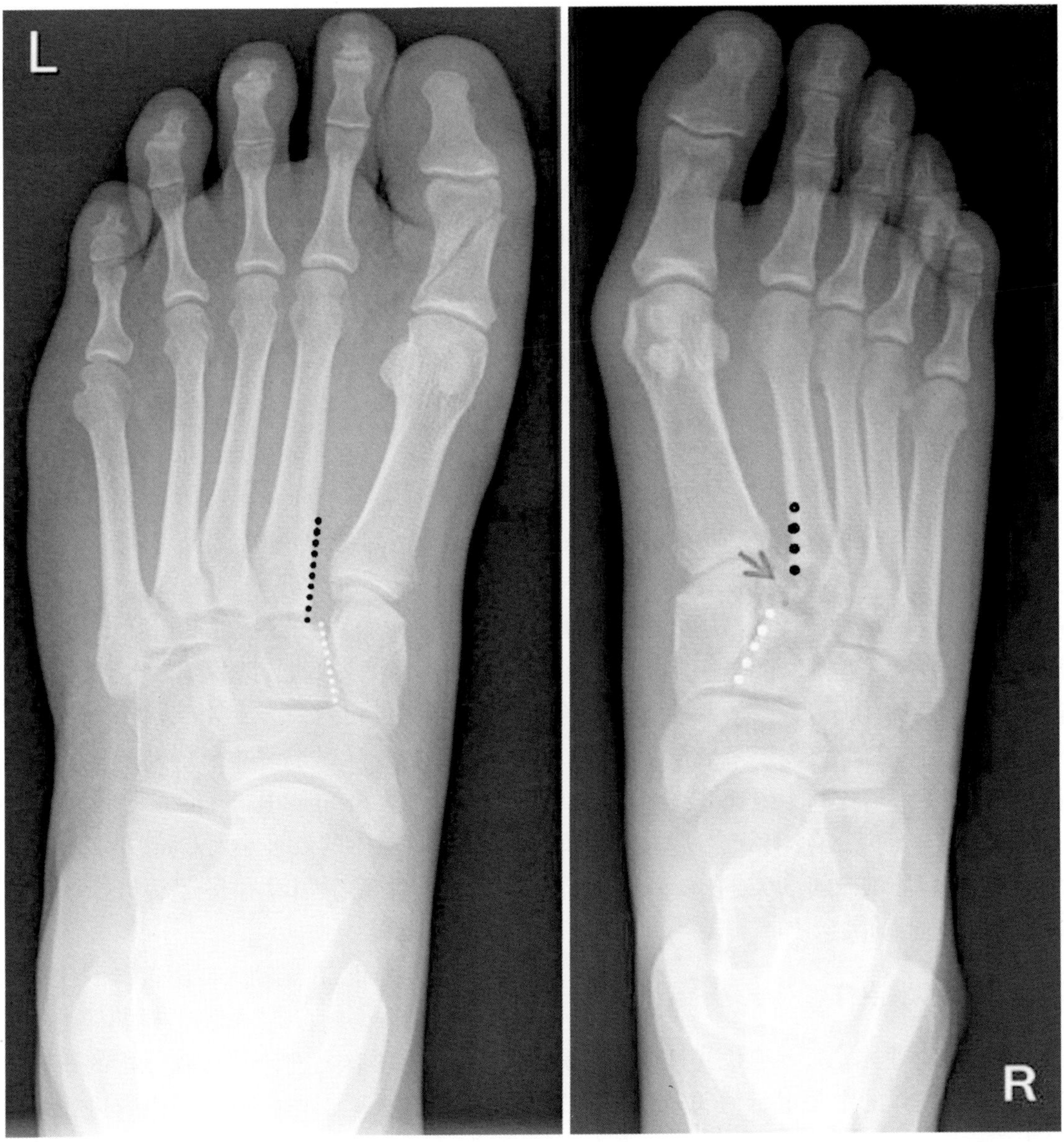


**图 21.1**　左足韧带性（左侧）和右足骨性（右侧）Lisfranc 损伤的 X 线片。黑色虚线（第 2 跖骨基底部内侧缘）与白色虚线（中间楔骨内侧缘）之间的移位提示脱位。箭头所示第 2 跖骨近端粉碎性骨折，这给治疗带来了挑战。

相比，运动员骨性损伤需要 4~8 周才能恢复比赛[10,15]，但总体重返赛场率并不受损伤类型的影响。然而，根据损伤严重程度和其他因素，韧带性或骨性损伤的恢复时间存在显著差异。一些韧带性损伤的运动员仅需要 13 天就能恢复[11]，而另一些则需要长达 9 个月的时间。骨性损伤的运动员手术后则需要至少 8 周到 11 个月的时间恢复。

骨性 Lisfranc 损伤的恢复时间相对较长，这也可以解释为与骨性损伤相比，韧带性 Lisfranc 损伤更常采用非手术治疗。

## 治疗策略是否对 RTP 参数有影响？

每例 Lisfranc 损伤治疗决策的确定都应逐项考虑其损伤的解剖特征、损伤的严重程度及运动员期望。遗憾的是，目前尚无循证治疗指南来为 Lisfranc 损伤提供统一的治疗策略。正如 Coetzee 所提出的，并不是所有的 Lisfranc 损伤都是一样的，对于这些类型的损伤永远不会只有一个单一的治疗选择。许多运动员 Lisfranc 损伤采用非手术治疗，效果良好，恢复迅速。有趣的是，与美式橄榄球运动员相比，英式橄榄球运动员更有可能接受非手术治疗。这说明不同体育运动有不同的身体要求及力学机制，且不同地域也会采用不同的治疗方案。此外，选择保守治疗可能只是反映了损伤严重程度，并不能反映治疗的结果。换而言之，与手术治疗的Ⅲ级损伤相比，非手术治疗的Ⅰ级和Ⅱ级损伤的恢复时间明显更短[11]。许多技术方法被描述，许多内植物被使用；因此，在对比解释手术和非手术治疗时较应该慎重。

## 手术和非手术治疗

手术和非手术治疗具有优异且类似的重返赛场率、类似的中足退行性关节病（DJD）发生率和再手术率[5,8,11-16]。其主要区别在于恢复运动训练和比赛所需的时间。接受手术的大学橄榄球运动员平均缺席比赛的次数几乎是非手术运动员的 8 倍。接受手术治疗的运动员在参加美国国家橄榄球联盟（NFL）选秀时有更高的落选率，即使选中，其签中的排名也较低[16]。NFL 的类似研究表明，球员术后平均需要 10 个月才能重返赛场，而保守治疗仅需要 6 个月。这可以部分解释为与初始损伤的严重程度有关。有趣的是，两组恢复到最佳状态时的表现都有相当程度的下降[10]。

值得一提的是，完全恢复和恢复训练所需的时间在文献中没有统一的报道。一些保守治疗的运动员 13 天就能恢复，而另一些则需要几个月。总的来说，文献中有一个清晰的趋势，即手术治疗所需恢复时间更长。

## 切开复位内固定（ORIF）和一期关节融合（PA）仍存在争议

这两大类要么是 ORIF 这种临时性固定，要么是 PA 这种永久性固定。2006 年，Ly 和 Coetzee[18]发表的随机临床试验是关于PA 用于高能量 Lisfranc 损伤的具有里程碑意义的研究。他们的结论是，PA 治疗单纯 Lisfranc 韧带损伤时在中短期疗效上优于 ORIF。值得注意的是，他们研究中的 ORIF 组使用了跨关节螺钉固定技术，这种固定方式损伤了相当一部分关节软骨。然而，另一项随机临床试验[19]并未得到和他们一致的结果，且 SheibaniRad[20]的系统性回顾显示这两种技术的效果并无差异。值得一提的是，这些研究中都没有将运动员作为研究对象。

迄今为止，在运动人群中进行的比较研究数量有限，并且用来检测差异的样本量非常小。一项有关统计学功效分析的研究表明，要对重返工作岗位这一内容进行统计学研究，需要 400 例患者样本才能检测到显著差异，而研究早期手术和延迟手术的影响则需要 31 000 例患者样本[21]。

但是，可以从对军事人员的研究中吸取一些经验教训。虽然不一定是运动损伤，但年轻军人的 Lisfranc 损伤与运动员有很多相似之处，均为足跖屈时受到轴向负荷所导致的低能量损伤。此外，他们也都有较高的功能需求，如跑跳及日常训练等。与职业运动员类似，他们也被激励积极重返部队服役。

有三项关于现役军人低能量 Lisfranc 损伤的研究，将 ORIF 和 PA 治疗做了比较[3,14,21]。结果显示有令人满意的重新服役率（RTD），这与运动员的结果相当。末次随访时，两种术式的疼痛评分及足踝功能量表（FAAM）所有版块评分均相似。PA 所需的 RTD 时间更短，适应性测试时跑步速度更快。与 ORIF 相比，PA 提前 2 个月重返服役，跑步每英里快 29 秒。另一方面，挽救性关节融合术的 RTD 率显著较差（仅为 29%）。

重要的是，当比较 PA 和 ORIF 的再手术率和恢复所需的时间时，要将内固定取出手术看作是 ORIF 既定治疗的一部分，而不是 ORIF 治疗并发症。取出内固定后的恢复过程会导致总体的恢复时间延长。在排除了计划中的内固定取出术后，PA 和 ORIF 的再手术率相当。在决定治疗方案时，也需要与球员和教练商讨的。

综上所述，PA 对于高需求人群是一种可行的选择，但并没有足够的证据支持 ORIF 及 PA 哪种更优。然而，Myerson 反对运动员进行 PA，他认为 PA 可能会妨碍正常足部功能的恢复[22]。此外，无论是一般人群还是运动员，都没有关于中足融合的长期随访研究。目前建议的 PA 手术指征是：主要韧带断裂伴多向不稳定、无法通过 ORIF 获得解剖复位、第 1 和第 2 跖骨关节内粉碎性骨折及治疗严重延迟，尽管其明确的界限尚有争议[18,22-24]。虽然最佳治疗方案仍有争议，但无论选择何种手术方式，都应追求达到解剖复位。

**运动员的一期关节融合（PA）**

在高能量（纯韧带）Lisfranc 损伤中，Ly 和 Coetzee 发表的 Ⅰ 级等级证据表明，PA 比 ORIF 具有更好的功能预后[18]。然而，目前的文献没有足够的证据能证明，对于顶尖运动员而言，哪种术式的优越性更令人信服。这个主题将在第 20 章中进一步探讨。

## 解剖复位和残留移位关系最大

骨科骨折治疗的一般原则是关节内损伤的解剖复位，Lisfranc 损伤也不例外。Myerson 等和 Kuo 等强调解剖复位对于获得满意疗效是至关重要的[17,25]。非解剖复位的患者发生中足创伤性关节炎的可能性更高。有趣的是，如果达到解剖复位，初始损伤的严重程度并不能预测退变性关节病的发生。然而，超过 40%的橄榄球运动员的 Lisfranc 损伤没有解剖复位。残留 2mm 以上的移位将导致赛场表现较差，包括首发场次、缺阵场次及选秀顺位[16]。

**复位的质量至关重要！**

超过 2mm 的移位将导致 NFL 训练营里的球员在接下来 2 年的职业生涯中表现显著下降。他们的首发场次更少，缺阵场次更多，选秀顺位也更差。

## 球员的位置很重要

虽然运动员在场上的位置也许不会影响重返赛场的整体进展，但却可能与 Lisfranc损伤的概率及重返赛场后的表现有关。在美式橄榄球中，与防守位置相比，司职进攻位置的球员与 Lisfranc 损伤有更显著的统计学相关性。四分卫发生 Lisfranc 损伤的风险最大(估计为 6.8%),是 NFL 训练营中所有橄榄球运动员平均风险的 3 倍多[16]。

在手术后的一个赛季中,NFL 进攻球员的赛场表现相比防守球员显著下降。进攻球员也需要更长的时间来恢复到伤前的竞技水平。有趣的是,在重返赛场率、恢复时间及职业生涯方面,进攻球员与防守球员没有差异[10]。进攻球员平均每赛季 48 场常规赛,而防守球员为 50 场,这一差异在临床及统计学上均无明显意义[26](表 21.2)。

## 什么才是重要的?

### 结论

运动性 Lisfranc 损伤具有与一般人群损伤不同的特征。虽然恢复到伤前水平是非常好的,但根据最初受伤的严重程度,重返赛场的初始时间需要几周到几个月。无论选择何种手术方式,是否达到解剖复位是预测伤后运动表现的最佳因素,但高要求运动员对超过 2mm 间隙的耐受性极差。现有文献的相对效力不足,且证据水平较低,需要采用更先进的研究方法来特别关注运动员损伤。

## Lisfranc 损伤的康复

### 简介

虽然对于前交叉韧带(ACL)等许多运动损伤患者安全重返赛场的标准已经有了详细描述,但 Lisfranc 损伤的康复却很少受到关注。大多数康复方案注重循序渐进地负重,以达到充分愈合、获得正常的踝关节活动度和加强跖屈功能的目的。然而,在康复的具体细节上并没有明确共识。为了重返赛场,物理治疗和康复团队的意见十分重要。

表 21.2 关于选择变量对运动员 Lisfranc 损伤结局的影响的文献总结

| | 重返赛场% | 康复时间 | 错过赛事 | 表现下降 | 参加赛事 | 比赛开始 | 总体选择 | 选秀顺序 | 关节退变疾病 | 再次手术 | 职业生涯长度 |
|---|---|---|---|---|---|---|---|---|---|---|---|
| 手术/非手术 | N | Y | Y | N | N | N | Y | Y | N | N | N |
| ORIF/PA | N | Y | N | Y | – | – | – | – | N | N | N |
| 进攻/防守 | N | N | N | Y | N | N | N | N | – | – | N |
| 残余移位 | Y | N | Y | Y | N | Y | Y | – | Y | Y | – |
| 骨性/韧带性 | N | Y | Y | – | – | – | – | – | – | – | – |

Y,是;N,否;–,未报道。

## 康复方案取决于治疗策略

### 保守治疗的康复

在可耐受的情况下,使用 CAM 助行器固定和保护负重,3 周后逐渐过渡到完全负重。只要无临床不适,就可以在监护下逐渐康复。

### 术后康复

术后 4~6 周不负重,紧接着 4~6 周部分负重。根据愈合情况,如果需要可在术后 8~12 周取出内固定物,并允许其逐渐完全负重。一旦无临床不适,可在监护下进行居家康复锻炼,包括活动度练习、力量训练、本体感觉训练,然后逐渐恢复运动。这些家庭康复项目包括用于加强足踝屈伸力量的弹力带训练、双侧站立提踵训练、下肢拉伸及强化训练。运动员只有达到完全的关节活动度和力量才能全面恢复训练(图 21.2)。

目前针对 Lisfranc 损伤详细的康复治疗方案鲜有报道,但也有少数康复项目已经被详细描述。

### LERC 里程碑计划[7]

结构化的康复计划,如下肢重返比赛(LERC)– 艾奥瓦州足球,由 5 个依次完成的里程碑式活动阶段组成。运动员在有监督、自信且无痛完成活动的基础上进入下一阶段。

- 第 1 阶段:开始负重,背伸足趾,骑自行车,楼梯机、踏步机和跑步机训练。
- 第 2 阶段:跳跃活动,跳绳,增强肌肉训练,慢跑,逐渐加速。
- 第 3 阶段:全速直行冲刺,后退并逐渐加速。
- 第 4 阶段:功能性活动,8 字跑和切线跑,以及有氧运动和专项运动训练。
- 第 5 阶段:恢复团体运动。

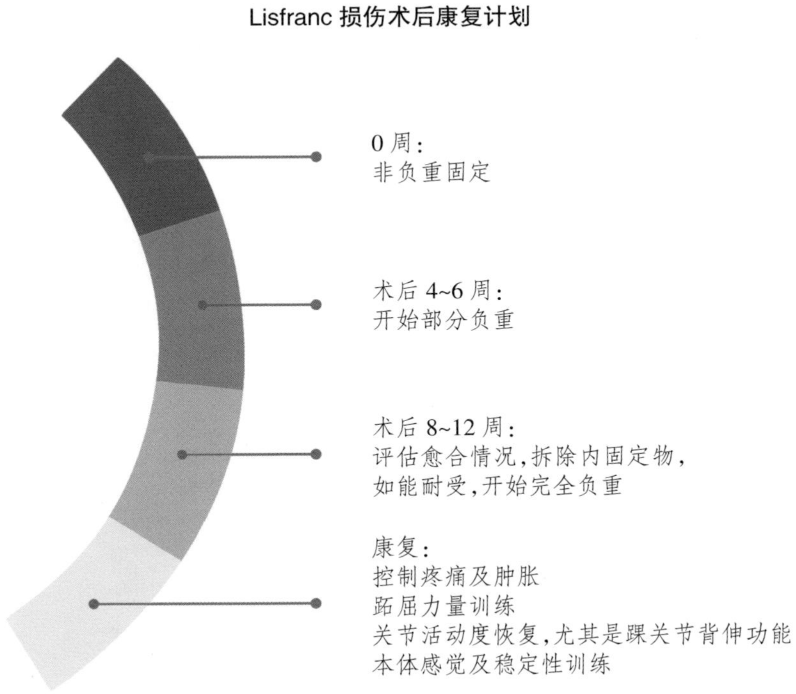


**图 21.2** 作者首选的 Lisfranc 损伤术后康复计划时间线。

### Lorenz 和 Beauchamp[27]

他们详细描述了一名 Lisfranc 损伤并接受 ORIF 手术的橄榄球运动员的康复方法。该方案重在恢复踝关节活动度和加强跖屈力量。他们采用站立提踵训练(先双侧，后单侧)，然后进展为屈身提踵，最终实现单足跳跃，为期超过 8 周，每周 2 次。其他训练与 LERC 类似。

### 重返赛场的标准和测试

虽然 Lisfranc 损伤的诊断标准和手术指征已经明确，但运动员何时重返赛场及相应的客观测试标准尚不明确。然而，下肢功能量表(LEFS)[28]可为 Lisfranc 损伤运动员的整个康复进程提供客观评估。此外，评估跖屈力量的测试(如单腿跳跃、三级跳和 6 米计时跳跃)可用于评估在无痛和稳定状态下进行多平面跳跃的步态和能力[27]。图 21.3 显示了评估跖屈力量和前足稳定性的各种测试。

## 结论

运动员在 Lisfranc 损伤后重返赛场的标准反映了骨科知识的差距。我们需要高质量的研究来提供循证医学依据，以允许 Lisfranc 损伤的运动员能安全重返比赛。目

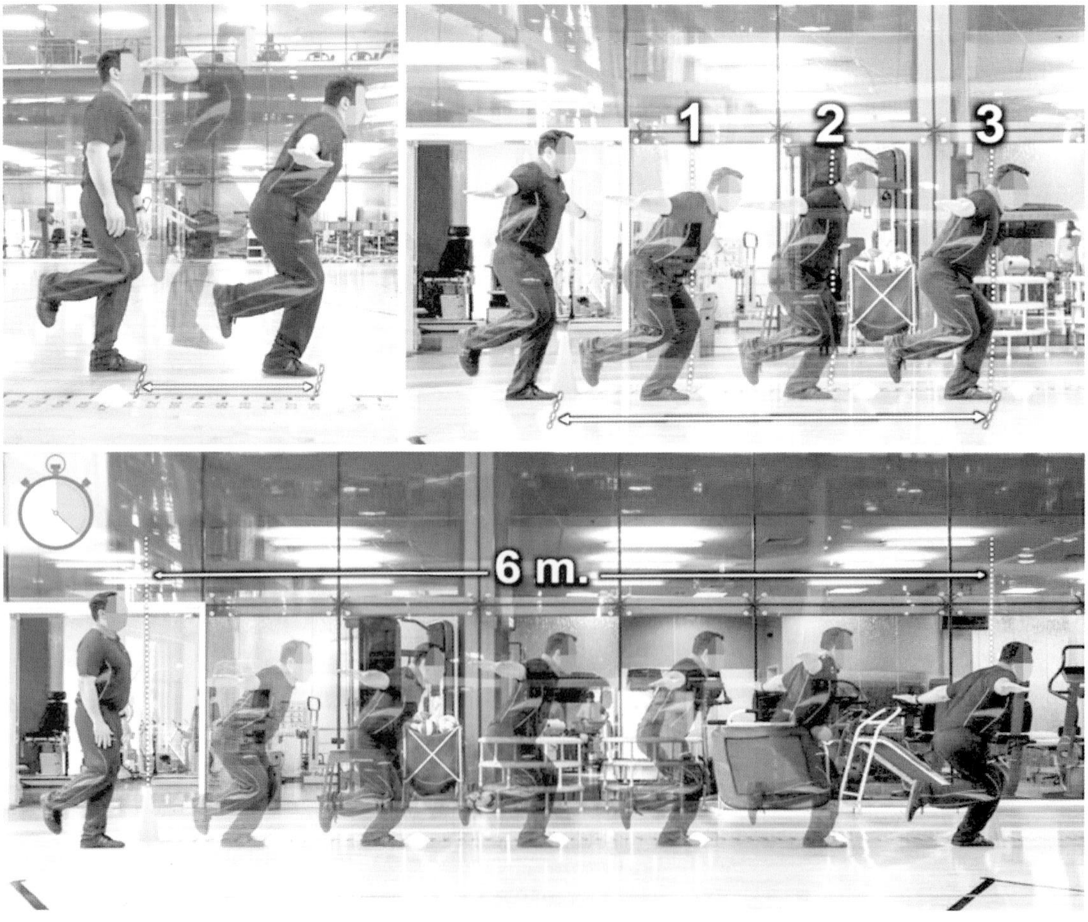


**图 21.3** 单腿跳跃(右上图)和三级跳(左上图)：要求运动员单腿向前尽可能跳跃，并与健侧跳跃的距离进行比较。定时 6 米单腿跳跃测试(下图)：要求患者单腿跳跃 6 米，并与健侧的完成时间进行比较。

前康复治疗的重点是控制疼痛和肿胀、加强跖屈力量锻炼、恢复关节活动度和本体感觉，并在监督下循序渐进地进行康复。

## 参考文献


1. Myerson MS. The diagnosis and treatment of injury to the tarsometatarsal joint complex. J Bone Joint Surg Br. 1999;81:756–63.
2. Eleftheriou KI, Rosenfeld PF, Calder JD. Lisfranc injuries: an update. Knee Surg Sports Traumatol Arthrosc. 2013;21:1434–46.
3. Balazs GC, Hanley MG, Pavey GJ, Rue JPH. Military personnel sustaining lisfranc injuries have high rates of disability separation. J R Army Med Corps. 2017;163:215–9. https://doi.org/10.1136/jramc-2016-000681.
4. Wagner E, Ortiz C, Villalón IE, Keller A, Wagner P. Early weight-bearing after percutaneous reduction and screw fixation for low-energy lisfranc injury. Foot Ankle Int. 2013;34:978–83. https://doi.org/10.1177/1071100713477403.
5. Nunley JA, Vertullo CJ. Classification, investigation, and management of midfoot sprains: Lisfranc injuries in the athlete. Am J Sports Med. 2002;30:871–8. https://doi.org/10.1177/03635465020300061901.
6. Cottom JM, Hyer CF, Berlet GC. Treatment of Lisfranc fracture dislocations with an interosseous suture button technique: a review of 3 cases. J Foot Ankle Surg. 2008;47:250–8. https://doi.org/10.1053/j.jfas.2008.01.004.
7. Meyer SA, Callaghan JJ, Albright JP, Crowley ET, Powell JW. Midfoot sprains in collegiate football players. Am J Sports Med. 1994;22:392–401. https://doi.org/10.1177/036354659402200316.
8. Curtis MJ, Myerson M, Szura B. Tarsometatarsal joint injuries in the athlete. Am J Sports Med. 1993;21:497–502. https://doi.org/10.1177/036354659302100403.
9. Shapiro MS, Wascher DC, Finerman GAM. Rupture of Lisfranc's ligament in athletes. Am J Sports Med. 1994;22:687–91. https://doi.org/10.1177/036354659402200518.
10. Singh SK, George A, Kadakia AR, Hsu WK. Performance-based outcomes following lisfranc injury among professional American football and rugby athletes. Orthopedics. 2018;41:e479–82. https://doi.org/10.3928/01477447-20180424-03.
11. Osbahr DC, O'Loughlin PF, Drakos MC, Barnes RP, Kennedy JG, Warren RF. Midfoot sprains in the National Football League. Am J Orthop (Belle Mead NJ). 2014;43:557–61.
12. Bleazey ST, Brigido SA, Protzman NM. Technique tip: percutaneous fixation of partial incongruous Lisfranc injuries in athletes. Foot Ankle Spec. 2013;6:217–21. https://doi.org/10.1177/1938640013486515.
13. Chilvers M, Donahue M, Nassar L, Manoli A. Foot and ankle injuries in elite female gymnasts. Foot Ankle Int. 2007;28:214–8. https://doi.org/10.3113/FAI.2007.0214.
14. Cochran G, Renninger C, Tompane T, Bellamy J, Kuhn K. Primary arthrodesis versus open reduction and internal fixation for low-energy Lisfranc injuries in a young athletic population. Foot Ankle Int. 2017;38:957–63. https://doi.org/10.1177/10711.
15. Deol RS, Roche A, Calder JDF. Return to training and playing after acute Lisfranc injuries in elite professional soccer and Rugby players. Am J Sports Med. 2016;44:166–70. https://doi.org/10.1177/0363546515616814.
16. McHale KJ, Vopat BG, Beaulieu-Jones BR, Sanchez G, Whalen JM, McDonald LS, et al. Epidemiology and outcomes of Lisfranc injuries identified at the National Football League Scouting Combine. Am J Sports Med. 2017;45(8):1901–8. https://doi.org/10.1177/0363546517697297.
17. Myerson MS, Fisher RT, Burgess AR, et al. Fracture dislocations of the tarsometatarsal joints: end results correlated with pathology and treatment. Foot Ankle. 1986;6:225–42.
18. Ly TV, Coetzee JC. Treatment of primarily ligamentous Lisfranc joint injuries: primary arthrodesis compared with open reduction and internal fixation. A prospective, randomized study. J Bone Joint Surg Am. 2006;88:514–20.
19. Henning JA, Jones CB, Sietsema DL, Bohay DR, Anderson JG. Open reduction internal fixation versus primary arthrodesis for Lisfranc injuries: a prospective randomized study. Foot Ankle Int. 2009;30(10):913–22.
20. Sheibani-Rad S, Coetzee JC, Giveans MR, et al. Arthrodesis versus ORIF for Lisfranc fractures. Orthopedics. 2012;35:e868–73.
21. Hawkinson MP, Tennent DJ, Belisle J, Osborn P. Outcomes of Lisfranc injuries in an active duty military population. Foot Ankle Int. 2017;38:1115–9. https://doi.org/10.1177/1071100717719532.
22. Myerson MS, Cerrato RA. Current management of tarsometatarsal injuries in the athlete. J Bone Joint Surg Am. 2008;90(11):2522–33.
23. Seybold JD, Coetzee JC. Lisfranc injuries: when to observe, fix, or fuse. Clin Sports Med. 2015;34(4):705–23. https://doi.org/10.1016/j.csm.2015.06.006.
24. Trevino SG, Kodros S. Controversies in tarsometatarsal injuries. Orthop Clin North Am. 1995;26(2):229–38.
25. Kuo RS, Tejwani NC, Digiovanni CW, et al. Outcome after open reduction and internal fixation of Lisfranc joint injuries. J Bone Joint Surg Am. 2000;82A(11):1609–18.
26. McHale KJ, Rozell JC, Milby AH, Carey JL, Sennett BJ. Outcomes of Lisfranc injuries in the National Football League. Am J Sports Med. 2016;44(7):1810–7. https://doi.org/10.1177/0363546516645082.
27. Lorenz DS, Beauchamp C. Functional progression and return to sport criteria for a high school football player following surgery for a lisfranc injury. Int J Sports Phys Ther. 2013;8(2):162–71.
28. Binkley JM, Stratford PW, Lott SA, Riddle DL. The lower extremity functional scale (LEFS): scale development, measurement properties, and clinical application. North American Orthopaedic rehabilitation research network. Phys Ther. 1999;79:371–83.

# 第 22 章

# 草皮趾和籽骨损伤的治疗

Benjamin J. Ebben, Robert B.Anderson

## 引言

第 1 跖趾(MTP)关节结缔组织的完整性对足部的正常功能至关重要,尤其在运动人群中,在需要爆发力和高速变向的运动中,结缔组织的完整性是极其重要的。如果该区域失去正常的韧带和肌腱平衡,损伤可能会导致明显的疼痛,以及潜在的慢性不稳定、畸形和继发性关节退变。支撑跗趾 MTP 关节的足底解剖结构较为复杂,这些结构的创伤表现为一组不同类型的损伤模式。总的来说,这些损伤通常被称为"草皮趾"。

"草皮趾"一词最早是由 Bowers 和 Martin 在 1976 年提出的,最初是指前足关节过伸导致的足底 MTP 关节囊状复合体扭伤[1]。他们将这种损伤描述为西弗吉尼亚大学橄榄球运动员中相对较新的偶发损伤,并观察到在 5 年间,安装 AstroTurf 人工比赛草皮后,其发病率增加(每个赛季 5.4 次草皮趾损伤)。作者还假设,同时改为使用更柔软的鞋类会增加跗趾 MTP 关节扭伤的情况。然而,这些假设并非首次出现,因为跗趾 MTP 关节扭伤在 1 年前一次关于橄榄球运动员损伤和人工草皮的讨论中首次获得认可,该讨论由大学和专业级别的运动医学医生社区的杰出成员组织进行。

自从草皮趾损伤首次报道以来,我们对跗趾 MTP 关节损伤和病理生理学有了进一步认识。虽然跗趾 MTP 关节损伤不完全是一种与运动相关的疾病,但我们对其的认识大部分是通过对专业运动员群体(最常见的是橄榄球运动员)的损伤和治疗策略的研究获得的。随着时间的推移,草皮趾的诊断包括了各种外伤性病变,均涉及跗趾 MTP 关节足底结构,但程度和位置各不相同。本章将重点介绍这些损伤的诊断、治疗和康复,并对草皮趾的流行病学及跗趾 MTP 关节的解剖学和生物力学进行初步回顾。

## 流行病学

在文献中,不同阶段草皮趾损伤的发病率有所不同。据我们所知,目前还没有基于人口的总体评估,现有的评估都是针对运动队和联赛进行的小规模调查的结果。与 Bowers 和 Martin 一样,Coker 等报道了 1978 年治疗阿肯色大学橄榄球运动员跗趾 MTP 关节损伤的经验[3]。在三个赛季的研究期间,他们每个赛季治疗了 6 例跗趾 MPT 关节损伤,并注意到,尽管踝关节扭伤发生得更频繁(每年几乎 25 例),但草皮趾损伤更容易致残,并且造成运动员不同程度地缺席训练和比赛。同样,这些观察结果部分归因于人造场地的转换和鞋类柔软性的变化。

1986 年，莱斯大学另一项大学生运动员研究观察了 56 例单纯蹞趾 MTP 关节损伤病例，这些病例已经严重到在研究的 15 年时间里一直进行治疗[4]。其中 96%的患者为橄榄球运动员，且均为人造草皮导致。2 例为田径运动员。蹞趾 MTP 关节损伤占所有前足损伤的 80%以上，是莱斯大学这段时间内排名第三的损伤类型，仅次于足踝和膝关节损伤。1990 年，Rodeo 等调查了来自两个团队的 80 名活跃的职业橄榄球运动员，45%（*N*=36）在其职业生涯中发生了草皮趾损伤，平均时间为 5.2 年[5]。在可以确定的情况下，83%受影响的球员认为最初的损伤是在人造草皮上比赛时发生的。作者还分析了既往草皮趾损伤对蹞趾 MTP 关节运动的影响，与对侧未受伤的蹞趾相比，发现背伸和跖屈均明显下降，表明这类损伤可能存在长期后遗症（如蹞趾僵直）。

一些更大规模和更新的调查表明，草皮趾损伤的发生率可能正在下降，这可能是由于之后的几十年里鞋类和人造草皮技术不断进步。在 2006 年美国国家橄榄球联盟（NFL）联合大会上，Kaplan 等评估了所有 320 名参赛的准职业橄榄球运动员，并报道了足踝损伤的发生率和差异[6]。72%的球员（*N*=231）有足踝损伤史，其中踝关节外侧扭伤和韧带联合扭伤最为常见，分别占 31%和 15%。草皮趾损伤居第三位，320 名联合参与者中有 35 名（11%）存在草皮趾损伤，最常发生在跑卫位置。George 及其同事利用美国大学体育协会（NCAA）损伤监测系统（ISS）[7]对 5 个赛季（2004—2009）的大学橄榄球损伤相关数据进行了研究，这可能是迄今为止关于草皮趾的最大规模的流行病学研究。当有组织的 NCAA 训练或比赛中发生损伤、需要医疗照顾并导致损伤当天限制练习或比赛时，团队运动训练师会向 ISS 报告。在研究期间，约 220 万名运动员中有 147 名大学橄榄球运动员忍受着草皮趾损伤，因此预期发病率为每个赛季每个球队 0.46~0.53 次草皮趾损伤或每 1000 名运动员出现 0.062 次草皮趾损伤。蹞趾 MTP 关节损伤占所有橄榄球相关损伤的 0.83%。作者还研究了运动场地的影响，发现人造草皮导致的草皮趾损伤风险要高 85%。同样，跑卫位置受到的影响最大，占比赛中受伤人数的 23.3%。与之前提到的文献类似，这项研究还确定了这种损伤的致残性质，得出球员平均缺席 10 天以上参加运动的结论。

# 解剖

## 跖趾关节和跖骨 - 籽骨关节

蹞趾 MTP 关节解剖结构复杂，周围有多个结缔组织结构，具有不同程度的稳定性。特别是足底支撑结构的损伤，可导致出现符合草皮趾诊断的关节不稳定模式和继发症状。蹞趾的跖骨和近端趾骨形成一个髁状关节，由于近端趾骨基部浅凹，跖骨头宽且相对平坦，固有骨稳定性差。

MTP 关节的足底有两块籽骨。这些骨结构被认为是囊内的，因为它们有一个由透明软骨组成的上关节面，直接位于第 1 跖骨头的下表面，并存在于包裹 MTP 关节[8]的同一滑膜内。内侧籽骨，也称为胫侧籽骨，通常比其外侧对应的外侧籽骨或腓侧籽骨更大，位于稍远的位置。坚固的籽间韧带横贯连接胫侧和腓侧籽骨。籽骨由跖骨头跖面内的两个相应的凹槽所容纳，这些凹槽被所谓的嵴骨的矢状嵴所分割。在蹞趾 MTP 关节的屈伸过程中，籽骨在各自的凹槽内滑动，形成内侧和外侧跖骨籽骨关节。这些关节的功能之一是在负重时减轻 MTP 关节接触处的力。籽骨包在两侧的蹞短屈肌（FHB）肌腱内。

FHB 肌肉起源于骰骨和外侧楔骨的足底部，并在踇趾 MTP 关节远端下方分为内侧头和外侧头。这些肌腱最终止于近端趾骨基底部的内侧和外侧足底结节。FHB 主要作用于 MTP 关节足底跖屈，同时也作为关节的动态稳定结构。籽骨装置的构造通过增加 FHB 肌肉由第 1 跖骨头抬高和更长的力臂拉伸所带来的足底屈伸负荷，从而为踇足底跖屈和推起力量产生机械优势。

## 跖板及其他囊性结构

跖板是多种结构的融合体，它们共同为踇趾 MTP 关节提供了关键的稳定功能。即使有先进的影像学或优秀的手术解剖，也很难区分跖板的不同组成结构。该术语（跖板）通常用于描述那些连接籽骨远端边缘和籽骨间韧带到近节趾骨基底部掌侧的关节囊和韧带组织。位于籽骨以远的踇短屈肌内外侧头的末端部分通过内外侧跖骨－籽骨韧带构成跖板。增厚的纤维帽状组织跨过跖骨－籽骨韧带与近节趾骨基底部掌侧之间的间隙（图 22.1）。这些坚固的跖板结构紧密地固定在近端趾骨上，而近端关节囊组织较薄，在跖骨颈附着较松弛[10]。跖板主要在矢状面提供稳定性，并拮抗 MTP 关节过伸。跖板破坏通常与紧密相关的结构（如副韧带）的变形有关，常引起草皮趾损伤。

侧副韧带与 MTP 关节内外侧的跖板和籽骨相融合，在横向面上提供稳定。侧副韧带包括两个独特的组成部分：固有韧带和副韧带。侧副韧带或跖趾韧带起源于跖骨头的背侧，呈扇形斜向附着于近节趾骨基底部掌侧，主要拮抗 MTP 关节的内翻和外翻应力。侧副韧带通常也被称为跖骨－籽骨韧带或籽骨悬韧带（图 22.2）。这些韧带束也起源于跖骨头背侧结节，但比同类韧带束更向跖侧延伸，连接到籽骨和跖板（跖骨籽骨韧带）。与固有韧带相比，副韧带提供额外的矢状面稳定性。

## 动态稳定装置

最后，足内或者外来的踇趾肌腱都为足底 MTP 关节提供动态支持，但 FHB 除外，这在之前已经讨论过。踇长屈肌（FHL）是一

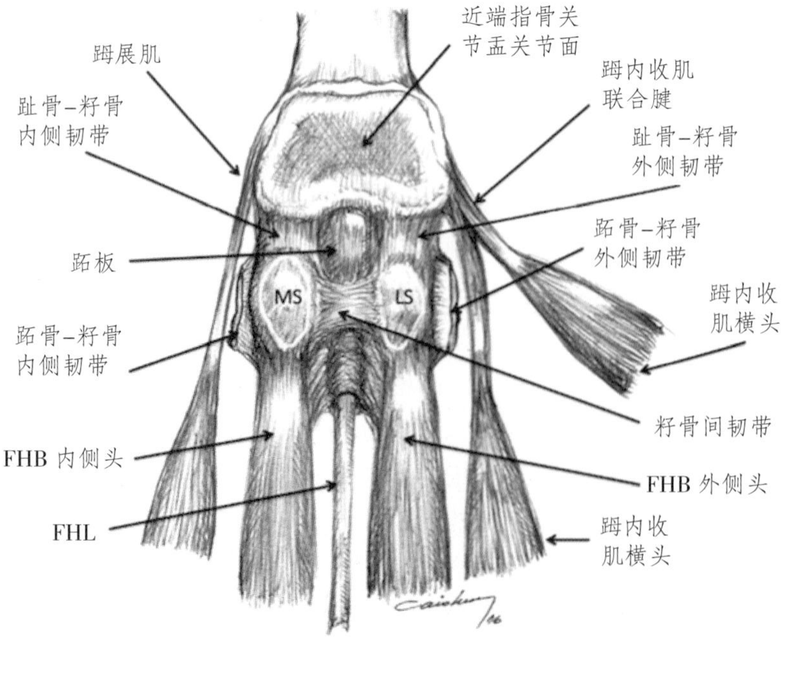


图 22.1　从背侧观察支持足底结构的踇趾 MTP 关节的解剖学。[Reprinted from: Nery C, Baumfeld D, Umans H, Yamada AF. MR imaging of the plantar plate: normal anatomy, turf toe, and other injuries. Magnetic Resonance Imaging Clinics of North America. 2017;25:127–144. Copyright (2017), with permission from Elsevier.]

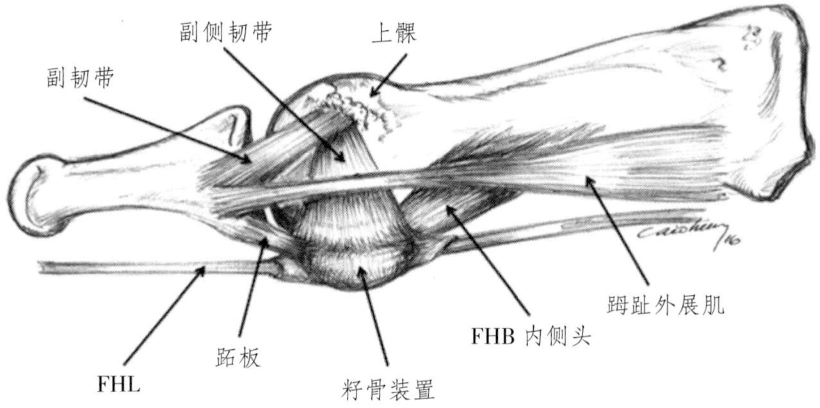


**图 22.2** 从内侧观察跗趾 MPT 关节支持结构的解剖学。[Reprinted from: Nery C, Baumfeld D, Umans H, Yamada AF. MR imaging of the plantar plate: normal anatomy, turf toe, and other injuries. Magnetic Resonance Imaging Clinics of North America. 2017;25:127–144. Copyright (2017), with permission from Elsevier.]

种起源于后腓骨和远端骨间膜的外在肌肉。它穿过载距突下方的后足内侧,其肌腱附着到跗趾远端趾骨的足底。在 MTP 关节水平,FHL 肌腱位于籽间韧带的足底。它主要是跗趾前突和趾间关节的外屈肌。跗趾外展肌是起源于跟骨粗隆内侧突的一块固有肌肉。它的作用是外展 MTP 关节和拮抗外翻。跗外展肌的末端部分与 MTP 关节足底内侧的许多结构合并,包括 FHB 的内侧头、胫侧籽骨内侧缘、内侧趾骨韧带和跖板,以及近端趾骨的足底内侧基底。跗趾 MTP 关节外侧的跗内收肌肌腱止点处也发生类似的融合排列。这块肌肉有两个起源:一个横头起源于每一个较小的 MTP 关节,另一个斜头起源于第 2~4 跖骨基底部。跗内收肌对 MTP 关节施加内收力并抵抗内翻。鉴于最近内侧草皮趾损伤的增加,必须要了解这种微妙的肌腱平衡:跗外展肌肌腱断裂和内收肌肌腱的无对抗力,可能会造成进行性跗外翻畸形。

## 生物力学

跗趾 MTP 关节的运动主要发生在矢状面。许多研究人员已经报道或试图量化正常受试者的这种运动，对文献的回顾表明,该平面的被动活动范围约为 110°(背伸 75°,跖屈 35°)[1,4,5,11,12]。通常认为主动矢状面运动要少得多，健康受试者能够产生 50°~60°的主动背伸和 20°~30°的主动跖屈。横向平面上的运动非常小。Shereff 及其同事通过新鲜冷冻的尸体标本[11]发现,在矢状面上的整个运动弧度中，跗趾 MTP 关节在横切面上最大地平移了大约 15%的跖头直径。在同一研究中,作者确定跗趾近节趾骨和跖骨之间的运动是通过从最大跖前屈到中度背屈的切向滑动进行的。通过表面速度矢量的构建,能够证明 MTP 关节在极端背伸时的背侧有压缩运动。这种过度背屈的高压缩力可能是背侧关节和籽骨周围损伤的来源,有时会引起草皮趾损伤。

跗趾 MTP 关节在前足内侧的位置使其在正常步态特别是运动时承受较大的应力。在正常前足触地和蹬出结束阶段,相对于前足的其余部分,第 1 跖列不成比例地承担了大部分负荷。多位作者曾尝试在测力平台上使用应力计来量化正常赤脚行走时足底的负荷分布。这些检测得到了一致的结果,即跗趾 MTP 关节的平均峰值合力大致等于受试者体重[13–15]。Stokes 等进行了类似的调查,但报道了跗趾 MTP 关节的关节反作用力,并估计在正常步态[16]时该反作用力约为体重的 80%。

文献中还证实了籽骨复合体的位置与跗外翻强度有关。Aper 及其同事对 12 具尸体标本进行了力学测试，并测量了选择性籽骨切除对 FHL 肌腱[17]的跗趾 MTP 关节力矩臂的影响。作者发现，当单独切除胫侧籽骨时，FHL 肌腱有效力臂显著下降 10%。当单独切除腓侧籽骨时，FHL 肌腱有效力臂减少了 16%，同时切除胫侧和腓侧籽骨导致 FHL 肌腱有效力臂减少了 30%。有趣的是，两种籽骨半切除术均未观察到明显变化。该研究并没有强调双籽骨切除导致的跗趾畸形，这种畸形会导致进一步的损伤。

## 损伤机制与病理解剖学

跗趾 MTP 关节易受过度背屈损伤，特别是在参与运动时，包括爆发性运动模式和身体接的运动。这种风险可能会进一步复杂化，通常是人为因素造成的，球场地面和增加前足灵活性的鞋子会进一步加剧这一风险。经典的草皮趾损伤机制包括将轴向负荷传递到足跟抬高后形似马蹄内翻样的足部（图 22.3）。轴向负荷使跗趾 MTP 关节超过生理范围背屈，这可能导致一系列足底支撑结构的张力相关失效，以及对背侧关节的潜在压缩性损伤。Prieskorn 及其同事开发了一种力学模型，通过对新鲜冷冻尸体标本[18]的 MTP 关节施加单面过度背屈负荷重现经典的草皮趾损伤机制，然后解剖标本并阐明损伤模式。作者在两个标本中发现了籽骨远端涉及跖板的破裂，另外两个标本中主要涉及内侧关节囊和副韧带的破裂，在最后一个标本中籽骨近端关节囊破裂。过度背屈也可导致骨骼张力相关失效，表现为跗趾近节趾骨或跖骨颈撕脱骨折、急性籽骨骨折、双籽骨软骨联合分离[19]。

并非所有的草皮趾损伤均在单一平面，并且由单纯的过度背屈引起。其他变体已被描述和归因于跗趾和外力矢量方向之间的相对位置。向背侧 MTP 关节增加外翻负荷，如侧切时，可导致内侧副韧带断裂，并伴有不同的复杂变形。Covell 及其同事将这种模式称为创伤性跗外翻，并意识到急性或进行性跗外翻畸形[20]的易致病性。这可能是橄榄球比赛中最常见的损伤模式，因为在过去的 10 年里，其发病率有所增加。

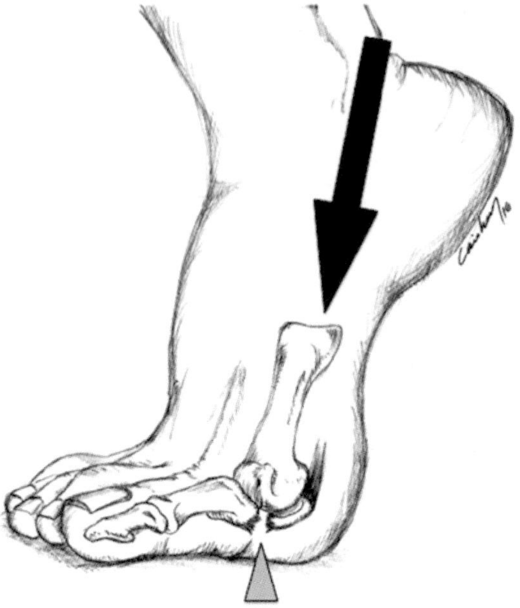

**图 22.3** 典型的草皮趾损伤机制，包括轴向力作用于足跟抬高的超背屈跗趾 MTP 关节。[Reprinted from: Nery C, Baumfeld D, Umans H, Yamada AF. MR imaging of the plantar plate: normal anatomy, turf toe, and other injuries. Magnetic Resonance Imaging Clinics of North America. 2017;25:127–144. Copyright (2017), with permission from Elsevier.]

区分主要发生于跗趾 MTP 关节背侧的损伤与来源于跖板的损伤非常重要。因为损伤机制涉及强迫 MTP 关节跖屈，这些背侧损伤不能被归类为草皮趾损伤，因此治疗策略完全不同。Frey 及其同事（1996）描述了这种独特的背侧囊性扭伤模式，并创造了术语“沙趾”，因为这种损伤较易发生在沙滩排球球员中[21]。

## 诊断与分类

出现前足内侧疼痛的运动员必须高度怀疑草皮趾损伤，因为其表现可能很细微，而且由于疼痛不耐受，在急性期检查通常具有挑战性。运动员可能提供与典型损伤机制一致的病史。首先应评估步态障碍和通过受伤的前足负重的能力，然后检查踇趾是否有明显畸形、MTP 关节肿胀和足底瘀斑。压痛点有助于界定受累区域，应沿着足底籽骨复合体、内侧和外侧副韧带的走行及 MTP 关节的背侧进行触诊。被动关节运动应在确认异常的情况下进行评估，如捻发音、机械运动障碍和背屈过度活动。MTP 抽屉试验可检查该平面的背跖稳定性和松弛度，并提示足底囊复合体的破坏。通过内翻和外翻应力试验来评估水平面的关节稳定性是很重要的，不稳定可能提示伴随的副韧带断裂。外翻不稳定或在受伤后不久发生畸形进展的运动员中出现不对称外翻，应立即考虑内侧草皮趾变异或创伤性踇外翻。踇外屈肌腱和伸肌腱的完整性应与 MTP 关节抗阻力的主动运动相一致。需要注意的是，如果没有与对侧未受累的踇趾进行系统比较，体格检查是不完整的。1986 年，Clanton 等首次提出临床分级分类，后来进行了修改并纳入病例解剖和治疗指南(表 22.1)[22]。1 级损伤被认为是跖板拉伤，2 级损伤包括部分撕裂，3 级损伤为完全破裂。

必须从负重正位、侧位和籽骨轴位开始，对关节进行完整的 X 线检查。可以检测到草皮趾损伤的直接骨性指标，包括来自近趾骨跖侧或籽骨远极的跖板撕脱骨折、来自跖骨颈的近端关节囊撕脱骨折及急性籽骨中段骨折。关节骨赘可代表骨软骨碎片。应注意 MTP 关节空间的维护和协调。正位和侧位片均可观察到不对称。在复发性损伤和慢性不稳定的病例中，跖骨头背侧骨赘可能提示早期踇趾僵硬。对籽骨进行专门评估是

表 22.1 草坪趾临床分级分类

| 级别 | 临床表现 | 运动水平 | 病理学 | 治疗 |
|---|---|---|---|---|
| 1 | 局限性足底或内侧压痛<br>微肿胀<br>无瘀斑 | 持续参与运动 | 囊韧带复合体牵伸 | 症状性 |
| 2 | 更弥漫性和强烈的压痛<br>轻到中度肿胀<br>轻到中度瘀斑<br>疼痛和活动范围受限 | 停止运动 2 周 | 囊韧带复合体部分撕裂 | 需要行走靴或拐杖 |
| 3 | 严重和强烈的压痛<br>明显肿胀<br>中到重度瘀斑<br>活动时疼痛和活动范围受限<br>踇趾屈曲无力<br>踇趾 MTP 关节不稳定 | 根据运动和姿势需要停止运动 6~10 周 | 足底结构完全破坏 | 长期需要靴子和支具制动或者手术重建 |

Adapted from: McCormick JJ, Anderson RB. Rehabilitation following turf toe injury and plantar plate repair. Clinics in Sports Medicine. 2010;29(2):313-323. Copyright(2010), with permission from Elsevier.

至关重要的。这些骨骼结构相对位置的轻微差异可以间接表明潜在的软组织病变。最好是在同一平面[23]上同时拍摄双足负重正位片来检查籽骨位置。一个或两个籽骨近端移位提示跖板破裂(图 22.4)。Prieskorn 及其同事在对 100 例无症状成年患者的形态测量分析中确定了踇趾 MTP 关节线和籽骨之间的正常关系,发现当胫侧和腓侧籽骨远端到 MTP 关节线的绝对距离分别超过 10.4mm 和 13.3mm 时,有 99.7%的可能性发生跖板断裂[24]。

与对侧正常结构相比,跖板破裂可从踇趾 MTP 关节的强制背侧侧应力 X 线片获得,可检测到远端籽骨移位减少[5,19]。关节半脱位也可通过该技术进行识别。如果可行,透视下动态背屈应力评估已成为许多诊断标准中的必须检查项目。Waldrop 等发现,在与完整状态相比,背屈应力透视下远端籽骨活动度减少 3mm,应高度怀疑严重的草皮趾损伤,以及至少三条足底韧带[25]断裂。X 线片还可显示经双籽骨分离的纤维软骨联合损伤(图 22.5)。MRI 是一种强有力的辅助手段,被许多人认为是诊断草皮趾损伤中软组织破坏程度的金标准[9]。其重复性高,特异性优于超声检查,软组织分辨率优于 CT。MRI 通常被推荐用于临床检查中 2 级或 3 级的损伤表现(表 22.1)及任何有 X 线或透视异常的患者。正常情况下,跖板表现为密集的低信号带,连接籽骨和近端趾骨的跖侧。液体敏感序列可检测水肿模式,并可表示该病的拉伤或部分撕裂。跖板低信号带的不连续性可能表明完全破裂(图 22.6)。MTP 关节和跖骨 - 籽骨关节软骨面的完整性也可以在 MRI 上得到非常详细的评估。

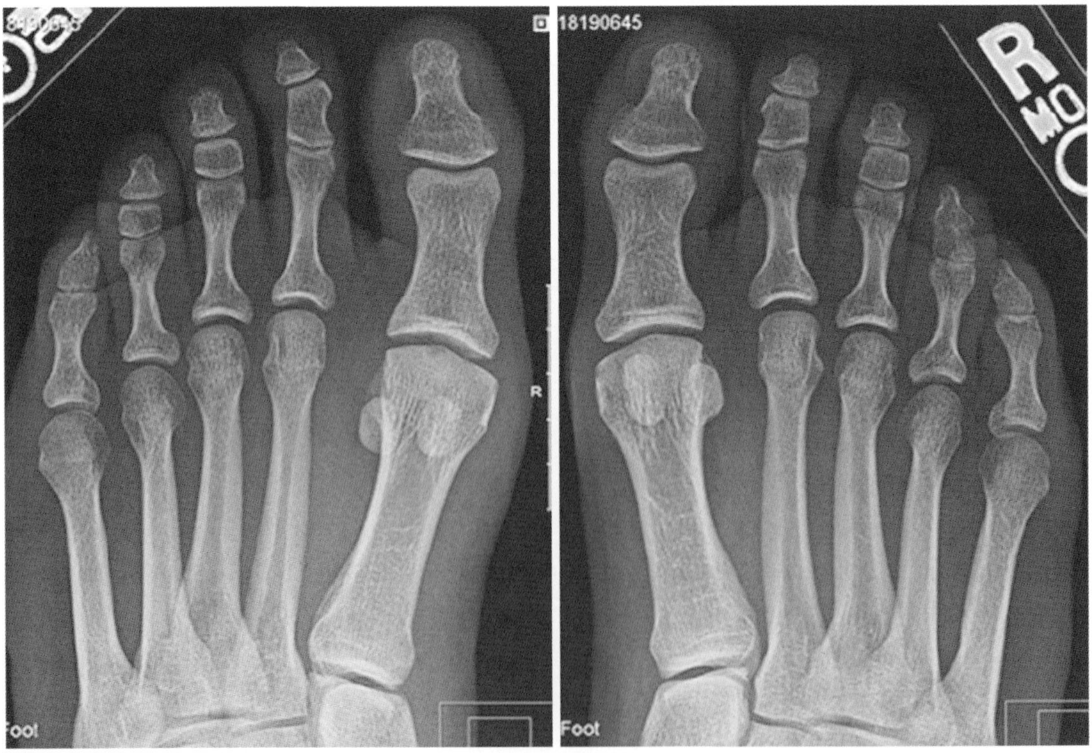


**图 22.4** 双侧负重正位片显示胫骨和腓骨籽骨向近端移位(左)。[Reprinted from: McCormick JJ, Anderson RB. Rehabilitation following turf toe injury and plantar plate repair. Clinics in Sports Medicine. 2010;29(2):313–323. Copyright(2010), with permission from Elsevier.]

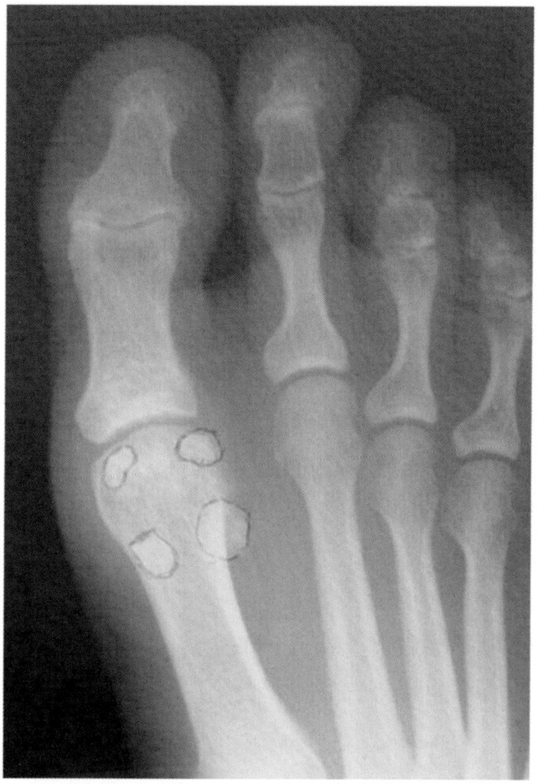

图 22.5　站立正位片显示胫骨和腓骨籽骨分离，提示足底籽骨装置通过二分软骨结合失效。

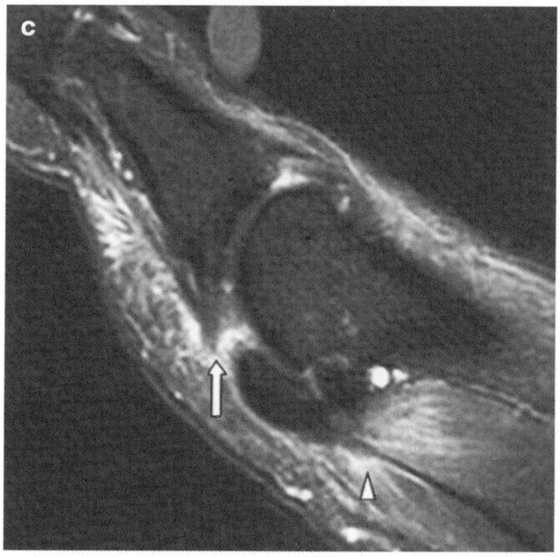


图 22.6　MRI 显示跖板（胫骨指骨籽骨韧带）完全断裂，胫骨籽骨近端移位，以及 FHB 肌腱内侧头水肿。[Adapted from: Crain JM, Phancao JP, Stidham K. MR imaging of turf toe. Magnetic Resonance Imaging Clinics of North America. 2008;16:93–103. Copyright (2008), with permission from Elsevier]

## 康复处理 / 康复管理

确诊草皮趾损伤后，无论临床严重程度如何，初始治疗通常是保守治疗。许多形式的踇足底关节囊韧带损伤均适合完全非手术治疗。在一项使用 NCAA ISS 的大型流行病学研究中，George 等发现，只有 1.74%的大学生橄榄球运动员因草皮趾损伤最终需要手术干预[7]。手术修复的指征（表 22.2）是由 McCormick 和 Anderson 根据个人对这些损伤的治疗经验确定的。这些症状包括 MTP 关节不稳定、籽骨移位、关节内游离体和保守治疗失败。这些指征已被普遍接受，但还没有经过严格的科学研究证实。我们关于这些损伤治疗的大部分知识都是基于小病例系列和病例报告。

## 非手术治疗

患有草皮趾损伤的运动员的保守治疗需要经历三个基本阶段，与大多数其他肌肉骨骼疾病的治疗非常类似。每个阶段进展速度的变化通常由损伤的初始临床级别来预

表 22.2　草皮脚趾损伤的手术指征

| 草皮足趾损伤手术重建的适应证 |
| --- |
| 1.大面积关节囊撕脱伴 MTP 关节不稳定 |
| 2.二分籽骨分离 |
| 3.籽骨骨折分离 |
| 4.一个或两个籽骨近端回缩 |
| 5.创伤性踇趾外翻畸形 |
| 6.垂直 MTP 关节不稳定 |
| 7.关节内体松动 |
| 8.软骨内损伤 |
| 9.保守治疗失败 |

Adapted from: McCormick JJ, Anderson RB. The great toe: failed turf toe, chronic turf toe, and complicated sesamoid injuries. Foot and Ankle Clinics of North America. 2009;14:135–150. Copyright (2009), with permission from Elsevier.

测，预测损伤最严重的运动员的预后情况需要谨慎。早期阶段按照休息、冰敷、制动和抬高原则来实施保护措施，目的是防止对MTP关节和支撑结构的重复损伤，并具有抗炎作用。保护可以通过硬底鞋、步行靴甚至是短腿石膏维持人字形延伸固定，以促进踇趾MTP关节跖屈。例如，胫侧和腓侧籽骨分离具有独特的治疗挑战。在这种情况下，应用踇趾人字形装置保持跖屈固定，可在6~8周内实现骨碎片的附着和瘢痕的稳定。

制动固定后，根据症状需要进行一段时间的不负重或部分负重。应避免前足生理性蹬出和关节背屈活动。建议使用非甾体抗炎物。局部麻醉药和皮质类固醇注射在急性损伤情况下是禁忌的，特别是不主张运动员在赛场上使用，这会掩盖症状，导致累积不可修复的关节损伤。

第2阶段是护理，包括重新恢复踇趾MTP关节的活动范围。这一阶段对于减少关节纤维化是至关重要的。1级跖板损伤的运动员可能在受伤后的最初几天内就可以进入这一阶段，而2级和3级跖板撕裂可能分别推迟数天到数周。如果病情允许，被动活动应首先进行跖屈，然后再进行轻度背屈。不建议过早测试背屈极限，因为损伤的足底囊结构会阻碍愈合。为了达到全身调节的目的，在这一阶段应开始低强度活动，如骑自行车、椭圆机训练和泳池疗法，并通过调整鞋类来保护踇趾避免背屈，这些包括硬板草皮趾鞋和定制Morton延长矫形装置。即使没有在治疗师的指导下积极康复，运动员也应在日常活动中继续使用这些设备。运动员不应该参加任何高水平的活动，直到低强度的运动可以耐受，没有疼痛或限制。

治疗的最后阶段以功能训练和特定位置的康复活动为特征，最终恢复运动。只有在没有感到不适的情况下，才能进行跑步和逐步的剧烈运动。研究表明，在进入这一阶段前[27]，应实现50°~60°无痛踇趾MTP关节背伸锻炼。踇趾MTP关节需要继续得到保护，一般情况下，可以告知运动员，从受伤开始的6个月内，甚至在不受限制的比赛后仍有必要穿防护鞋。对于那些认为这些建议可能会限制运动表现的运动员来说，遵守这些建议可能是一个挑战。恢复到受伤前水平的能力决定了球员能否重返赛场，而这将在很大程度上受到球员位置的影响。例如，在橄榄球中，由于技术位置的运动员（如防守后卫）前足需要与专门的动作（如回撤）相关联，可以预期通过这种功能进步前进得更慢。2级部分撕裂的整体恢复过程或比赛时间的损失从几天到2周不等，而完全的3级破裂可能需要3~4个月的康复。1级扭伤的受伤时间损失往往最少。

## 手术治疗

急性草皮趾重建术通常用于最严重的草皮趾损伤，表现为明显的踇趾MTP关节不稳定和近端籽骨移位，这些都是之前提到的许多公认的手术指征均具有的共同点。如果对保守治疗不满意的，需要延迟重建。手术的主要目的是重建足底组织的失效部分，并重建MTP关节的稳定性。关节内病变的手术处理有时是必要的，可能涉及游离体的取出或同时存在软骨缺损的稳定。严重的损伤类型需要有完整的影像图片，以帮助制订指导手术计划。

踇趾足底内侧入路的经典切口是由足底内侧向外侧，横向经MTP关节足底皮肤屈曲褶皱进行纵向切开或"J形"切开。该切口的纵向部分通常与踇外展肌肌腱一致。如果需要，可在肌腱止点的背侧进行关节囊切开术，以获得足底结构和MTP关节的关节内显露。当向内侧切开时，必须注意识别和保护通向踇趾的跖内侧皮神经，该神经与胫骨籽骨相邻。如果需要，可采用足底外侧入路，以更好地显露外侧 MTP 关节和腓侧籽骨。通过这种手术入路应该可以看见并保护足底总趾神经及其向外行走的趾支。对于更常见的内侧损伤模式,单一内侧入路就足够了。

在急性情况下,足底缺损通常很容易识别,其组织末端会活动。在临床手术中,最常见的是关节囊复合体通过跖板撕裂籽骨远端。当有足够的近端和远端残端组织可用时,可以使用不可吸收缝线完成直接端到端的主要修复[28]。如果跖板的损伤在极远端,且附着在近节趾骨基部的残余不足以进行一期修复,则可以使用缝合锚钉来确保固定(图 22.7)[26]。或者,水平褥垫缝合可以从足底通过跖板组织近端残端通过钻孔引导出

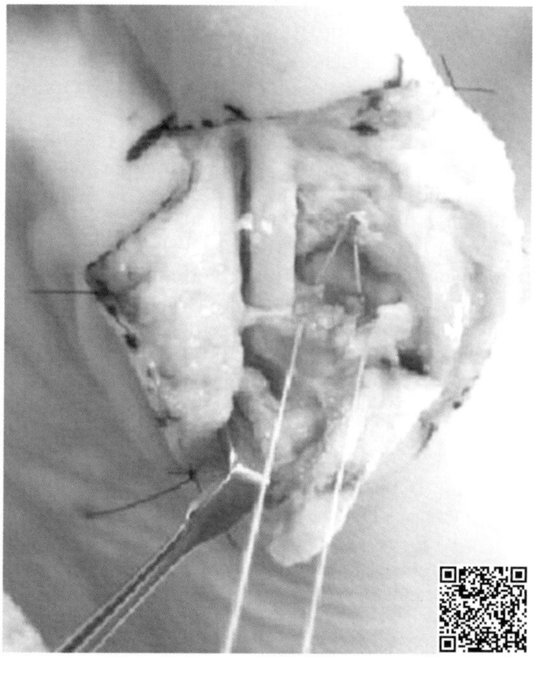

图 22.7 术中照片显示了"J"形跖内侧手术入路至踇趾 MTP 关节。缝合锚钉将断裂的足底内侧板直接固定到近节趾骨基部。[Adapted from: Nery C, Fonseca LF, Goncalves JP, Mansur N, Lemos A, Maringolo L, Fonseca LF. First MTP joint instability-Expanding the concept of "Turf-toe" injuries. Foot & Ankle Surgery. 2020;26(1):47–53. Copyright(2020), with permission from Elsevier.](扫码看彩图)

近节趾骨背侧并在骨桥上拉紧[29]。当胫侧籽骨出现软组织撕脱时,可在籽骨内钻孔,帮助其向远端推进至趾骨基部(图 22.8)。

在完全破裂的情况下,建议从外侧到内侧修复跖板。在这种情况下,两个籽粒通常均会回缩。在慢性情况下,由于纤维化,这种回缩很难克服。如果不通过筋膜切开术或 FHB 和籽骨[27]近端踇外展肌的部分延长来提供额外的偏移,跖板重建是不可能的。踇趾 MTP 关节的足底屈伸有助于组织的重新对合,通常应在修复时进行最后拉紧,一般为 10°~15°。如果不能通过籽骨骨折或分离成两部分,踇趾 MTP 关节足底复合体将是一个独特的手术挑战。开放和经皮籽骨固定方法已被报道,但这些技术需要符合简单骨折和良好的近端和远端骨量。如果籽骨碎裂留下小的骨片或有明显的粉碎或退行性变,建议切除部分或全部籽骨。理想情况下,可以切除较小的骨片,同时保留其骨外膜。通过钻孔隧道修复软组织,保留较大的籽骨骨片。偶尔可以完全切除胫侧籽骨,踇外展肌肌腱转移术可闭合足底软组织缺损,重建足底内侧韧带[27]。

内侧草皮趾变异合并踇外翻畸形需要额外的横向软组织稳定。这些损伤与内侧关

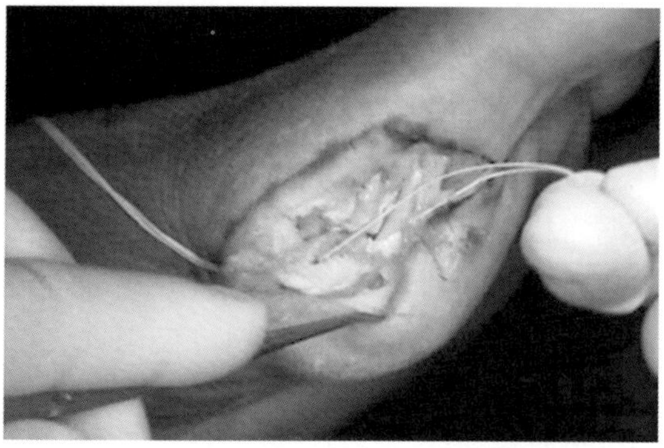

图 22.8 术中照片显示一个横向钻孔,缝线穿过胫骨籽骨。在软组织从籽骨远极完全撕脱的情况下,可以利用这种技术将籽骨向远侧推向跖板。

节囊、韧带甚至肌腱附着的破坏有关。Covell和Anderson报道了他们对职业橄榄球运动员的这种特定损伤类型的首选手术技术。除了如上所述重建足底结构外，作者建议增加改良的McBried䠀囊炎切除术。这包括跖骨内侧头隆起切除，内侧关节囊和单独的第1趾蹼背侧间隙入路可用于䠀内收肌肌腱切开术。总之，这些额外的手术平衡了横切面的变形力，并抵抗进行性䠀外翻。

## 术后康复

文献[30,31]提出了多种综合的术后草皮趾重建康复方案。这些方案通常与非手术治疗阶段平行，间隔时间更长，更强调手术修复的早期保护。通常在手术后7~10天，使用䠀趾人字形石膏或夹板对轻度跖屈（5°~10°）的䠀趾MTP关节进行坚强固定。在术后首次随访时，可以将其换成可控制的踝关节运动（CAM）靴，但运动员应该在4周内使用拐杖进行无负重训练。在此之后，允许在使用步行靴情况下逐渐恢复到完全负重。在内侧草皮趾损伤类型不同的情况下，可在䠀趾和第2趾之间使用足趾垫片或䠀外翻夹板来对抗外翻应力，并消除内侧关节囊修复的张力。术后早期应在运动教练或理疗师的监督下开始轻度的被动足底前屈活动。至少在术后4~6周内，应避免被动跖屈超过中立或主动跖屈范围。在大约8周时，运动员可以从步行靴过渡到带有保护胶带的适应性硬底鞋。在此阶段继续进行被动活动度练习，并根据症状进行限制。如果运动员能够耐受，主动和主动辅助运动可以提前，并逐渐重新开始低强度的运动。8~12周可采用直线跑步计划，并在允许的情况下进行一些敏捷性和增强肌群训练。许多运动员适合在手术后约4个月开始更有爆发力的运动训练，包括互动训练。树立切实际的康复预期是至关重要的，运动员必须预期至少6个月有时甚至一整年才能完全康复。

## 参考文献


1. Bowers KD, Martin BR. Turf-toe: a shoe-surface related football injury. Med Sci Sports. 1976;8(2):81–3.
2. Ryan AJ, McColl W, Behling F, Garrick JG. Artificial turf: pros and cons. Phys Sportsmed. 1975;2:41–50. https://doi.org/10.1080/00913847.1975.11948143.
3. Coker TP, Arnold JA, Weber DL. Traumatic lesions of the metatarsophalangeal joint of the great toe in athletes. Am J Sports Med. 1978;6(6):326–34. https://doi.org/10.1177/036354657800600604.
4. Clanton TO, Butler JE, Eggert A. Injuries to the metatarsophalangeal joints in athletes. Foot Ankle. 1986;7(3):162–76. https://doi.org/10.1177/107110078600700306.
5. Rodeo SA, O'Brien S, Warren RF, Barnes R, Wickiewicz TL, Dillingham MF. Turf-toe: an analysis of metatarsophalangeal joint sprains in professional football players. Am J Sports Med. 1990;18(3):280–5. https://doi.org/10.1177/036354659001800311.
6. Kaplan LD, Jost PW, Honkamp N, Norwig J, West R, Bradley JP. Incidence and variance of foot and ankle injuries in elite college football players. Am J Orthop. 2011;40(1):40–4.
7. George E, Harris AHS, Dragoo JL, Hunt KJ. Incidence and risk factors for turf toe injuries in intercollegiate football. Foot Ankle Int. 2014;35(2):108–15. https://doi.org/10.1177/1071100713514038.
8. Schein AJ, Skalski MR, Patel DB, White EA, Lundquist R, Gottsegen CJ, Forrester DM, Matcuk GR. Turf toe and sesamoiditis: what the radiologist needs to know. Clin Imaging. 2015;39:380–9. https://doi.org/10.1016/j.clinimag.2014.11.011.
9. Nery C, Baumfeld D, Umans H, Yamada AF. MR imaging of the plantar plate: normal anatomy, turf toe, and other injuries. Magn Reson Imaging Clin N Am. 2017;25:127–44. https://doi.org/10.1016/j.mric.2016.08.007.
10. Clanton TO, Ford JJ. Turf toe injury. Clin Sports Med. 1994;13(4):731–41.
11. Shereff MJ, Bejjani FJ, Kummer FJ. Kinematics of the first metatarsophalangeal joint. J Bone Joint Surg. 1986;68(3):392.
12. Frimenko RE, Lievers B, Coughlin MJ, Anderson RB, Crandall JR, Kent RW. Etiology and biomechanics of first metatarsophalangeal joint sprains (turf toe) in athletes. Crit Rev Biomed Eng. 2012;40(1):43–61. https://doi.org/10.1615/CritRevBiomedEng.v40.i1.30.
13. McBride ID, Wyss UP, Cooke T, Chir B, Murphy L, Phillips J, Olney S. First metatarsophalangeal joint reaction forces during high-heel gait. Foot Ankle. 1991;11(5):282–8. https://doi.org/10.1177/107110079101100505.
14. Hutton WC, Dhanendran M. The mechanics of Normal and hallux valgus feet—a quantitative study.

Clin Orthop Relat Res. 1981;157:7–13.
15. Hetherington VJ, Chessman GW, Steuben C. Forces on the first metatarsophalangeal joint: a pilot study. J Foot Surg. 1992;31(5):450–3.
16. Stokes IA, Hutton WC, Stott JR. Forces acting on the metatarsals during normal walking. J Anat. 1979;129(3):579–90.
17. Aper RL, Saltzman CL, Brown TD. The effect of hallux sesamoid excision on the flexor hallucis longus moment arm. Clin Orthop Relat Res. 1996;325:209–17.
18. Prieskorn D, Graves S, Yen M, Ray J, Schultz R. Integrity of the first metatarsophalangeal joint: a biomechanical analysis. Foot Ankle Int. 1995;16(6):357–62. https://doi.org/10.1177/107110079501600608.
19. Rodeo SA, Warren RF, O'Brien SJ, Foot HP. 1993. Diastasis of bipartite sesamoids of the first metatarsophalangeal joint. Foot Ankle Int. 1993;14(8):425–34. https://doi.org/10.1177/107110079301400801.
20. Covell DJ, Lareau CR, Anderson RB. Operative treatment of traumatic hallux valgus in elite athletes. Foot Ankle Int. 2017;38(6):590–5. https://doi.org/10.1177/1071100717697961.
21. Frey C, Andersen GD, Feder KS. Plantarflexion injury to the metatarsophalangeal joint ("sand toe"). Foot Ankle Int. 1996;17(9):576–81. https://doi.org/10.1177/107110079601700914.
22. McCormick JJ, Anderson RB. Rehabilitation following turf toe injury and plantar plate repair. Clin Sports Med. 2010;29(2):313–23. https://doi.org/10.1016/j.csm.2009.12.010.
23. Graves SC, Prieskorn D, Mann RA. Posttraumatic proximal migration of the first metatarsophalangeal joint sesamoids: a report of four cases. Foot Ankle. 1991;12(2):117–22. https://doi.org/10.1177/107110079101200210.
24. Prieskorn D, Graves SC, Smith RA. Morphometric analysis of the plantar plate apparatus of the first metatarsophalangeal joint. Foot Ankle. 1993;14(4):204–7. https://doi.org/10.1177/107110079301400405.
25. Waldrop NE III, Zirker CA, Wijdicks CA, LaPrade RF, Clanton TO. Radiographic evaluation of plantar plate injury: an in vitro biomechanical study. Foot Ankle Int. 2013;34(3):403–8. https://doi.org/10.1177/1071100712464953.
26. McCormick JJ, Anderson RB. The great toe: failed turf toe, chronic turf toe, and complicated sesamoid injuries. Foot Ankle Clin. 2009;14:135–50. https://doi.org/10.1016/j.fcl.2009.01.001.
27. Anderson RB. Turf toe injuries of the hallux metatarsophalangeal joint. Techn Foot Ankle Surg. 2002;1(2):102–11.
28. McCormick JJ, Anderson RB. Turf toe: anatomy, diagnosis, and treatment. Sports Health. 2010;2(6):487–94. https://doi.org/10.1177/1941738110386681.
29. Doty JF, Coughlin MJ. Turf toe repair: a technical note. Foot Ankle Spec. 2013;6(6):452–6. https://doi.org/10.1177/1938640013507107.
30. Faltus J, Mullenix K, Moorman CT III, Beatty K, Easley ME. Case series of first metatarsophalangeal joint injuries in division 1 college athletes. Sports Health. 2014;6(6):519–26. https://doi.org/10.1177/1941738114527546.
31. Drakos MC, Fiore R, Murphy C. DiGiovanni CW. Plantar-Plate Disruptions: "The Severe Turf-Toe Injury." Three Cases in Contact Athletes. J Athl Train. 2015;50(5):553–60. https://doi.org/10.4085/1062-6050-49.6.05.

第 23 章

# 小趾跖板损伤和成角畸形：适应证、技术和结果

James R. Jastifer, Christopher Traynor, Homer Stryker

## 小趾跖板撕裂

### 简介

跖趾（MTP）关节不稳定是专业足踝外科医生经常遇到的临床问题。Coughlin 于 1987 年首次提出了“第 2 交叉趾”的术语，以描述第 2 趾跖趾关节背伸并向内侧交叉蹲趾的临床畸形[1]。然而，在疾病过程的早期，第 2 趾并不总是交叉。跖趾关节肿胀伴相关疼痛或关节轻微偏离可能提示跖趾不稳定。虽然第 2 趾最常受累，但已知病变可存在于其他任何小趾。跖趾关节不稳定的急性和慢性病例与多种因素相关。最近提出了临床和手术分期体系，以帮助指导治疗。

### 病理生理学和解剖学

跖板在小趾跖趾关节的稳定中起关键作用。粗壮的跖板起自于跖骨头，恰好位于关节面的近端，并向跖侧插入近节趾骨基底部[2-4]。其功能是减小负重过程中跖趾关节承受的作用力，并在矢状面上提供抗张强度。它作为稳定装置的关键很可能是由于其中心和跖侧的位置和多个附件。跖板变薄与继发性跖趾关节不稳定之间明确相关联[5-9]。跖板的病理改变多见于近节趾骨止点附近。

跖板连同包括蚓状肌和骨间肌在内的固有肌肉组织，在步态的终末站立期，为跖趾关节的背屈活动提供了稳定的对抗阻力。如果缺失跖板稳定，近节趾骨将向背侧半脱位。此外，这种畸形使骨间肌处于旋转轴背侧，阻止跖趾关节跖屈活动。由于跖骨深韧带的束缚并产生内收力，蚓状肌牵引足趾向内侧偏斜。

跖趾关节不稳定与一些病因相关，包括急性创伤、慢性炎症、蹲外翻、蹲内翻、扁平足、蹲僵直、趾间神经瘤和锤状趾畸形。Coughlin 报道在运动员中，100%的患者第 2 跖骨相对于相邻跖骨延长[9]。急性损伤后可见跖趾关节不稳定，但更常见的是隐匿性的，最有可能是由于跖板的慢性退变。跖板病变最常累及第 2 跖趾关节，但也可累及其他趾[10]。

### 病史和检查

在病史和检查中，跖趾不稳定很难与其他前足病变相鉴别。通常，患者会主诉受累近节趾骨的基底部疼痛。同时，患者也可能主诉神经瘤疼痛或跖骨间隙内疼痛。在囊韧

带变薄和生物力学力改变后，随着时间的推移，通常会出现矢状面和冠状面畸形。最初，受影响的足趾呈内侧偏斜，在疾病的后期通常发生过伸畸形[9-12]。

抽屉试验是跖趾关节不稳定的典型特征性体格检查（图 23.1）。检查者通过抓住受累足趾的近节趾骨并在背侧方向施加垂直应力来进行该测试。阳性体征可能会引起患者的不适。此外，检查者可能会感觉到跖趾关节半脱位或脱位。其他检查结果包括足趾抓握乏力或受累足趾跖屈强度降低导致足趾无法在地面上抓握[10-12]。

## 影像学

影像学评估包括常规正位（AP）和侧位 X 线片。跖趾关节不稳定的常见影像学表现包括关节间隙增宽或与邻近跖趾关节相关的对线不良，如患趾向内侧偏斜和过度背伸[11,12]。MRI 也被证明能可靠地诊断跖板撕裂[10]。

## 分类

有两种分期系统可用于帮助指导跖板撕裂的治疗。首先，基于体格检查的临床分期系统可能有用，它结合了之前开发的评级系统的许多原则[4,10,13-16]（表 23.1）。其次，根据解剖发现存在跖板撕裂和交叉第 2 趾的尸体标本，建立了解剖学分级系统（表 23.2）。这些系统解决了跖板功能障碍，有助于量化畸形程度和对特殊类型的撕裂损伤的手术

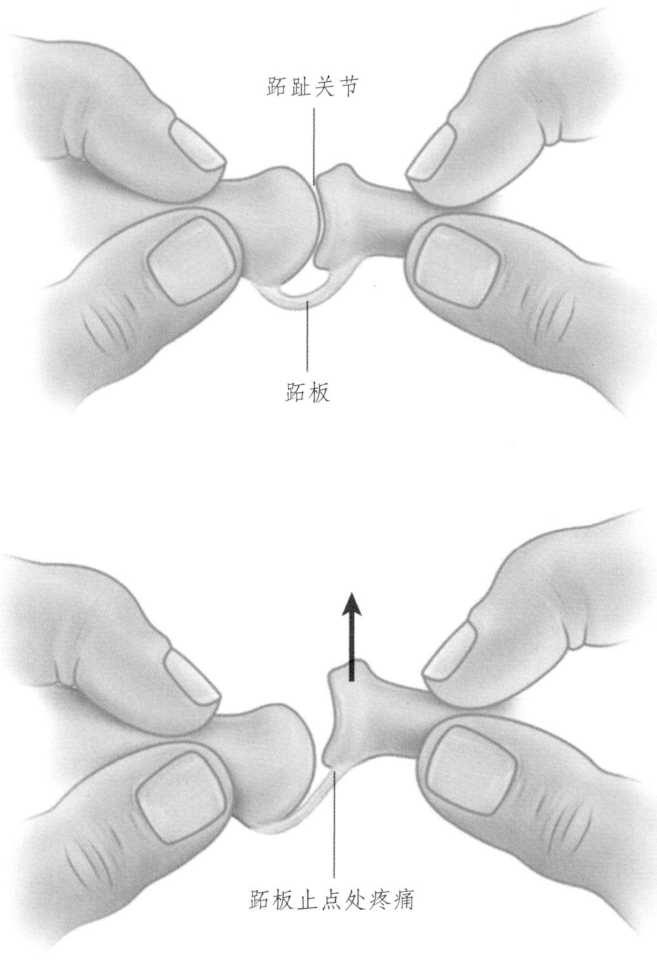


图 23.1　跖趾关节不稳定抽屉试验背侧解剖图。（扫码看彩图）

表 23.1 跖板撕裂的临床分期[4,10,13-16]

| 等级 | 力线 | 物理检查 |
|---|---|---|
| 0 | 无 MTP 关节对位对线不良；前驱期有疼痛但无畸形 | MTP 关节疼痛，MTP 关节增厚或肿胀，足趾抓地活动减少，抽屉试验阴性 |
| 1 | MTP 关节轻度对位对线不良；趾蹼间隙增宽；内侧偏移 | MTP 关节疼痛、MTP 关节肿胀、足趾抓地活动减少、抽屉试验轻度阳性（< 50%半脱位） |
| 2 | 中度对位对线不良；内侧、外侧、背侧或背内侧畸形；MTP 关节过度背伸 | MTP 关节疼痛，肿胀减轻，足趾无抓地活动，抽屉试验呈中度阳性（> 50%半脱位） |
| 3 | 严重对位对线不良；背侧或背内侧畸形；第 2 趾骑跨踇趾；可能有弹性锤状趾 | 关节和足趾疼痛，轻微肿胀，足趾无抓地活动（MTP 关节脱位），弹性锤状趾 |

表 23.2 跖板撕裂的手术分级[4,10,13-16]

| 等级 | 撕裂情况 |
|---|---|
| 0 | 跖板或关节囊变薄和（或）色泽改变 |
| 1 | 邻近近节趾骨止点的横向远端撕裂（<50%） |
| 2 | 邻近近节趾骨止点的横向远端撕裂（>50%） |
| 3 | 横向和（或）纵向广泛撕裂。通常也存在远端横向撕裂 |
| 4 | 广泛撕裂伴脱位；残留组织不足以修复 |

修复进行术前规划。

## 治疗

非手术治疗通常是小趾跖趾关节不稳定的一线治疗方法。保守治疗可能有助于缓解症状性足趾疼痛，但通常无法改变病程进展或相关畸形。有许多非手术治疗方式可供选择：穿着宽底鞋可降低受累足趾跖趾关节的压力；刚性石墨衬垫能限制终末站立期跖趾关节的过伸，并可能减少应力；柔性衬垫可垫在跖骨头的足底部分并重新分配压力[17,18]；胶带固定可提高矢状面稳定性。然而，正如 Coughlin 所指出的，这可能仅有助于减轻症状和防止进展，但不会纠正潜在的畸形[1]。最后，全身和局部非甾体抗炎药和关节内皮质类固醇（NSAID）注射已被用于减少炎症并减轻症状，但同样无法纠正畸形或改变疾病进展[18,19]。

对于非手术治疗失败的患者，有几种手术可供选择。对于滑膜炎和轻度畸形患者，可进行单纯关节囊紧缩术和滑膜切除术。如果畸形更严重，也可以增加屈肌腱转位术。对于严重疼痛性不稳定和跖骨较长的患者，可进行跖骨缩短（如 Weil）截骨术。此外，直接跖板修复也是一种手术选择[1,7,10,16]。

### 跖板修复[2,10]（图 23.2）

• 患者仰卧在手术室台上。Esmarch 绷带可用于肢体驱血，也可用作止血带。

• 做一个约 3cm 长的皮肤切口。根据是否需要其他协同手术，可在跖趾关节背侧做直行切口或者切口位于相邻趾蹼间隙内。

• 伸肌腱向内侧牵开或通过 Z 字成形术延长。进行跖趾关节切开术，从近节趾骨上松解侧副韧带。

• 如果有实施缩短手术的指征，则进行跖骨缩短截骨术。跖骨头下截骨短缩约 8mm，并使用克氏针固定在适当位置。

• 利用近节趾骨的第 2 个克氏针中线，使用牵引器更好地显露跖趾关节的足底。

• 检查跖板并确定病变类型。

• 使用小的不可吸收缝线穿过撕裂的

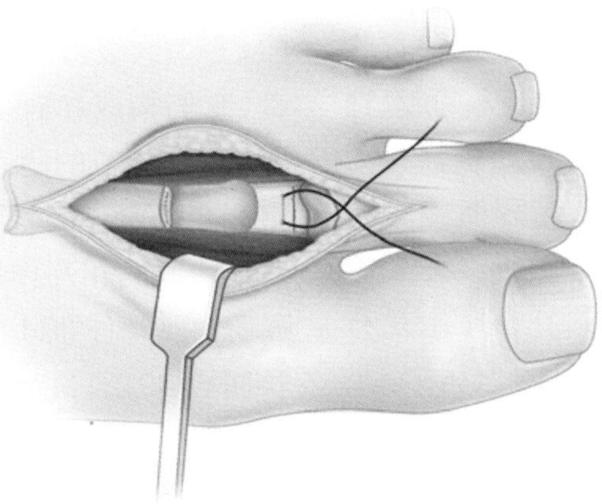

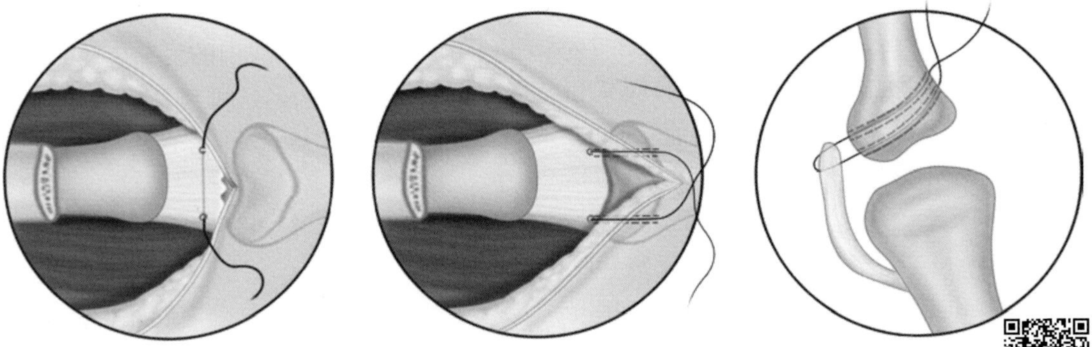

图 23.2　跖板修复的解剖图。缝线从足底至背侧穿过跖板和近节趾骨。（扫码看彩图）

跖板。使用水平缝线固定纵向撕裂。机械缝线穿引器可用于单纯的横向撕裂。

• 一旦显露了跖板，在近节趾骨内侧和外侧创建两个小的垂直钻孔。小克氏针（如 1.5mm）适用于此类情况。

• 缝线穿引器用于将缝线从足底穿至背侧。

• 然后将缝线系在背侧趾骨皮质上，确保足趾固定在跖屈 20°~30°位置。

• 使用垂直螺钉将跖骨缩短截骨固定到位。

• 如果矢状面畸形仍持续存在，则在畸形的凸面进行关节囊紧缩。

• 然后进行标准缝合。

• 术后立即开始适度的足跟负重，术后 6 周开始完全负重。

## 结果

最常报道的手术技术包括跖趾关节滑膜切除术、关节囊软组织及弹簧韧带松解和缝合收紧术、伸 – 屈肌腱转位术及趾骨和跖骨截骨术[9,11,16,19,20]。这些技术虽然经常使用，但效果不一[1,16,19,20]。在 Haddad 等使用屈 – 伸肌和短伸肌肌腱转位的一系列治疗中，30 例患者中有 24 例完全满意[16]。Trnka 等描述了 15 例采用跖骨缩短（如 Weil）截骨术治疗的足趾，发现所有半脱位或脱位的跖趾关节均成功复位，并且 AOFAS 评分令人满意[20]。Coughlin 使用之前提到的技术能够在 93%的病例中得到良好到优秀的结果[1]。然而，最近的结果可能表明，与非手术治疗相比，经典手术治疗的结局似乎并没有更好[19]。

涉及直接修复跖板撕裂的手术最近已成为治疗跖趾关节不稳定的可行手术选择。尸体研究已证明通过直接跖板修复可获得跖趾关节稳定性，效果与屈肌腱转位术相当。背侧和足底切口均被描述为手术处理跖板的入路。足底切口在直觉上是有意义的；然而，支持背侧切口的人认为，足底切口可能很难显露多个跖趾关节，而且患者有发生足底瘢痕不适的风险。Cooper和Coughlin在经联合背侧入路和跖骨缩短截骨时能够充分显露跖趾关节[2]。临床上，该技术已被证明可以显著缓解疼痛症状和总体症状[10]。至少一项随访1年的研究显示，采用背侧入路修复后80%的患者结果为良好至极佳[21]。

报道关节不稳定治疗后的并发症包括持续疼痛和不适、复发性畸形、活动范围受限和转移性跖骨痛[17]。

# 趾畸形

## 简介

小趾畸形是一种常见的足部问题。其有与小趾畸形相关的广泛病理改变，并被归类为小趾畸形。它们可以是静态的，也可以是动态的。最常用的系统性命名是锤状趾、爪状趾和槌状趾。锤状趾定义为近端趾间(PIP)关节处的屈曲挛缩，通常与跖趾关节的背屈和远端趾间(DIP)关节背屈有关。爪形趾表现为PIP和DIP屈曲挛缩伴跖趾过伸。槌状趾是指DIP关节屈曲畸形[17,22,23]。小趾畸形是多因素导致的，包括但不限于不合脚的鞋磨损、创伤、遗传、炎性关节病和神经肌肉疾病[22-24]。

## 解剖

为了认识小趾畸形，理解足趾受力的基础解剖和正常的力学相互作用是比较重要的。每条次级力线均包含一个跖骨和三个趾骨，它们构成跖趾关节、PIP关节和DIP关节。这些关节的固有骨性稳定性极差，主要由侧副韧带、跖板、关节囊及趾伸肌腱和屈肌腱之间的相互作用来维持稳定[22]。伸肌和屈肌由趾长伸肌(EDL)、趾短伸肌(EDB)、趾长屈肌(FDL)和趾短屈肌(FDB)组成，作用是伸展跖趾关节并屈曲PIP和DIP关节。骨间肌也将屈曲并稳定跖趾关节。最后，蚓状肌具有跖趾关节跖屈的作用，同时背伸PIP和DIP关节[25]。这些肌肉的复杂神经肌肉控制产生了“正常”的足趾排列，这些力量不平衡会导致畸形。

# 锤状趾

锤状趾畸形可以是固定的或者多变的。通常，在PIP关节背侧可能会观察到骨痂或皮肤刺激，从而导致患者不适[17,22]。检查时，应重点评估畸形的僵硬程度及其他足趾是否存在畸形。

锤状趾的非手术治疗包括对症治疗。穿着宽和(或)高的鞋子可以降低PIP关节背侧压力。疼痛区域佩戴衬垫可能有助于缓解压力。切除疼痛性胼胝有时可清除角化增厚组织。最后，足趾夹板可用于帮助复位PIP关节和稳定跖趾关节[17,22]。

锤状趾的手术治疗取决于畸形的柔韧性。柔韧畸形可通过FDL肌腱转位进行矫正。固定畸形通常需要进行PIP关节切除成形术或融合术。此外，应重点考虑前足畸形这一并发症。在踇趾外翻的情况下，必须解决第1跖骨畸形以防止复发。对于不愿意接受功能重建的患者，已报道可进行截肢手术[22,24,26]。

锤状趾矫正的效果通常良好。Boyer等报道，89%的患者对屈－伸肌腱转位感到满意，并选择再次接受手术。在他们的研究中，并发症包括畸形复发、持续性鸡眼、PIP 纤维联合部位的开放性创伤脱位和甲下血肿[26]。截骨关节成形术的经典技术涉及克氏针固定。Coughlin 报道，84%的患者采用该技术后主观满意，92%疼痛缓解。在该研究中，从个人主观力线矫正来看，86%的患者认为是可接受的，从影像学检查力线矫正来看，79%的患者认为是良好的[24]。由于克氏针固定相关并发症发生率的问题，已开发出使用髓内固定的技术。最近的一项回顾性综述评价了使用两种不同产品比较克氏针固定和髓内固定的效果。在对 182 只足的研究中，未观察到功能效果或并发症的差异。然而，他们确实发现有利于髓内固定的影像学愈合和患者满意度存在差异[27]。

## FDL 肌腱转位[26]

• 患者仰卧在手术室台上。Esmarch 绷带可用于肢体驱血，也可用作止血带。

• 利用沿近节趾骨足底的纵向切口来识别 FDL 肌腱。注意有限地分离外侧，以免损伤神经血管。

• 纵向打开腱鞘，用小止血钳或 Ragnell 牵开器分离 FDL 肌腱。

• 在 DIP 关节跖侧使用小切口，在足趾背伸产生的张力状态下使 FDL 肌腱松弛。

• 肌腱末端通过近端切口，纵向分开肌腱，形成两个分叉。

• 在近节趾骨和伸肌腱上方做纵向背侧切口。如果有伸肌腱延长指征，则进行 Z 形截骨。

• 使用小弯止血钳将屈肌腱的两个分叉围绕近节趾骨的任一侧以穿过背侧切口。

• 将 FDL 肌腱的分叉向背侧缝合到伸肌腱中，足趾保持约 20°的跖屈。

• 通常使用 0.045mm 的克氏针来稳定修复。它可以通过跖趾关节插入，顺行推进到远节趾骨外，然后反向打回并贯穿跖骨头，从而使关节复位。

• 以标准方式缝合切口。

• 术后允许患者穿硬底鞋进行足跟负重。可在 4 周时取出固定针，患者可根据耐受情况脱掉支撑鞋。

## PIP 关节关节融合术[24,27]（图 23.3）

• 患者仰卧在手术室台上。Esmarch 绷带可用于肢体驱血，也可用作止血带。

• 在 PIP 关节和近节趾骨上做一个纵向（或椭圆形）背侧切口。通过伸肌腱和关节囊足底解剖来显露关节。

• 松解侧副韧带和跖板。

• 显露近节趾骨头，并通过足趾跖屈切口进行手术。

• 用切骨钳或小骨锯在头 / 颈交界处切除趾骨头。

• 用咬骨钳切除中节趾骨的关节面。

• 然后使用 0.045mm 克氏针或髓内针稳定关节。

• 对于严重的畸形病例，可增加 FDL 至伸肌腱移位。

• 以标准方式缝合切口。

• 允许患者穿术后鞋完全负重 2~6 周。如果使用克氏针，应在术后 3~6 周取出。

# 爪形趾

爪形趾往往比锤状趾更少见，但更严重。除 PIP 屈曲和可能的 DIP 屈曲外，还表现为跖趾关节过伸，其也可分类为刚性或柔性。PIP 关节背侧可发生骨赘，跖骨头跖侧常可见 IPK。末节趾骨尖端偶尔会出现骨赘。患者可能主诉覆盖胼胝的疼痛。爪形趾可能与基础神经系统疾病（如腓骨肌萎缩症）或既往创伤（如筋膜间室综合征）相关，其可能导致内在和外在肌肉组织之间失衡[17,22,28]。

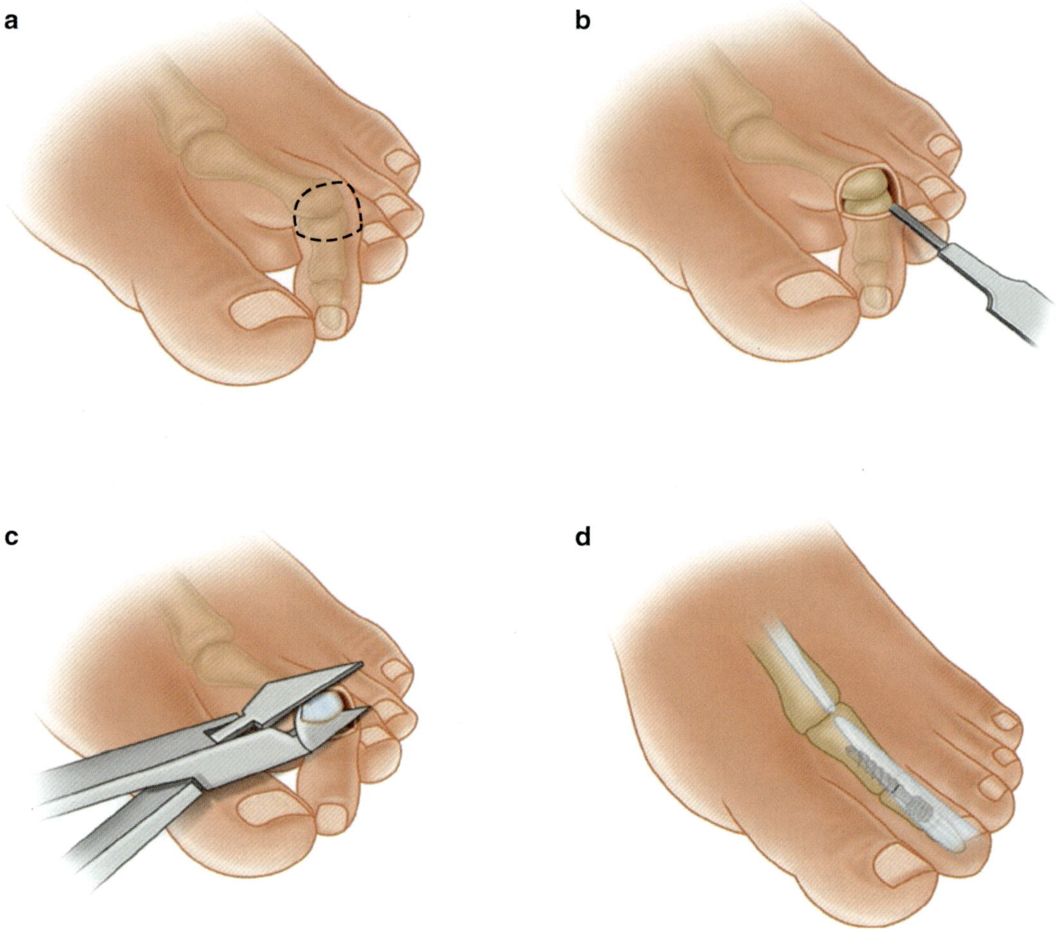


图 23.3 PIP 关节切除关节融合术的解剖图。固定包括克氏针或髓内植入物。(a)在 PIP 关节、(b)背侧关节囊和肌腱上做的椭圆形切口被切除。(c)在(d)之前切除近节趾骨的远端和中节趾骨的近端，并放置髓内器械或替代克氏针。

爪形趾的非手术治疗与锤状趾类似。大头鞋类的鞋子可以减少疼痛明显处的压力。填充鞋头护垫可能有助于重新分配压力。此外，足趾夹板可用于帮助复位 PIP 关节和稳定跖趾关节。据描述，在近节趾骨基底周围用胶带固定使其下垂，有助于矫正足趾跖趾关节背伸畸形[17,22,28]。

爪形趾的手术治疗同样遵循与锤状趾类似的方法。柔性畸形可通过软组织手术进行治疗，包括屈 – 伸肌腱转位。为了矫正跖趾关节伸展畸形，通常也需要在该关节实施松解[28]。对于僵硬挛缩，PIP 关节切除关节成形术与跖趾关节挛缩松解和可能的跖骨截骨的关节融合术是首选术式(图 23.4)[22,24]。

很少有单独治疗爪形趾的结局研究。Barbari 和 Brevig 在对 39 只爪形趾足的研究中，采用了屈 – 伸肌腱转位伴跖趾关节囊切开术或伸肌腱切开术。35 例患者对其手术和症状总体改善表示满意[28]。在 Coughlin 进行的一项研究中，10 例患者除进行 PIP 关节成形术外，还接受了跖趾伸展过度手术，其中 9 例对手术效果感到满意[24]。

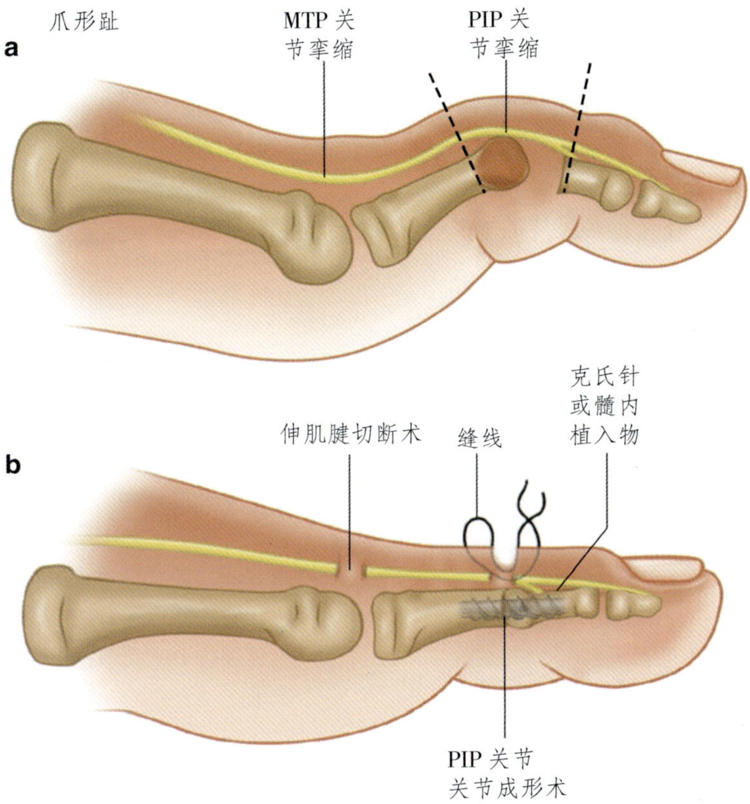


**图 23.4** 爪形趾手术矫正的解剖图,除 PIP 关节融合术外,通常包括跖趾关节处挛缩组织的背侧松解。

## 跖趾关节挛缩松解

- 在跖趾关节背侧做纵向切口。
- 松解伸肌腱。如果需要延长,则进行 Z 形切割。
- 打开背侧关节囊,显露关节。
- 依次松解内外侧关节囊和侧副韧带。
- 如有需要,可用剥离器松开跖板。
- 复位关节,使用 0.045mm 克氏针维持复位。
- 以标准方式缝合切口。
- 允许患者在术后穿支撑鞋耐受负重 4 周。
- 术后 3~4 周取出克氏针。

## 槌状趾

槌状趾的特征是 DIP 关节屈曲挛缩,性质可以是柔性的,也可以是硬性的。这些比其他小趾畸形(如锤状趾)更少见[29]。患者经常在 DIP 关节背侧或远节趾骨足底尖端出现胼胝,可能会出现疼痛。此外,趾甲畸形很常见。评估趾尖溃疡非常重要,尤其是糖尿病患者,这可能使患者面临截肢风险[30,31]。

非手术治疗通过缓解疼痛区域的压力来解决症状。增加鞋头的高度会有所帮助。鞋垫有助于分散压力和缓解疼痛。除此之外,还有骨赘切除或修整的报道[22,30]。

柔性槌状趾可采用屈肌腱切断术进行治疗。已经报道了开放性和经皮手术方法[22,30,31]。对于僵硬畸形,通常可采用 DIP 关节切除关节成形术[22,29,30]。最后,其他手术并发症高危患者可选择截肢术[31]。

一般情况下,手术治疗槌状趾有较好的疗效。Kearney 等报道,接受经皮屈肌腱切断术的糖尿病患者溃疡愈合率为 98.3%[31]。Conghlin 评估了接受 DIP 切除关节成形术

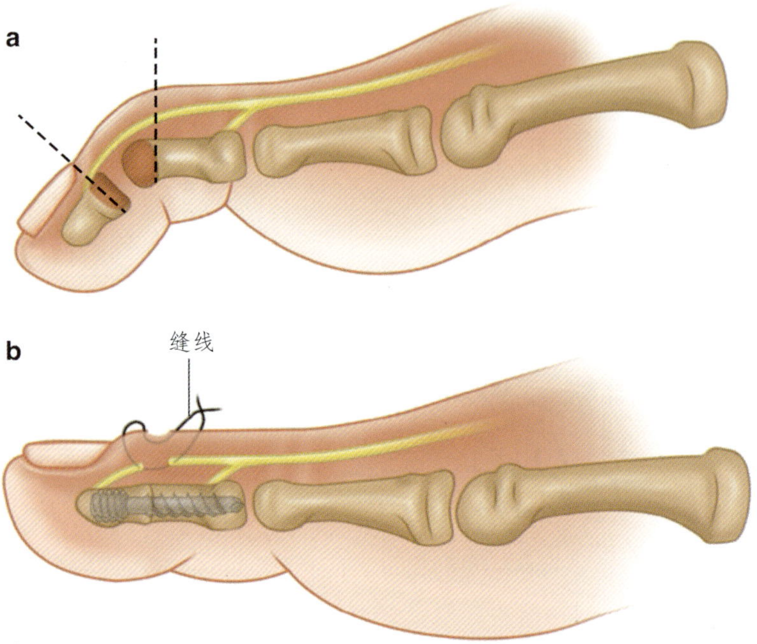


**图 23.5** 槌状趾矫正的解剖图。使用髓内螺钉或临时克氏针进行 DIP 关节的关节切除术。

治疗的患者的结局，72%的患者为骨性关节融合术，其余患者为纤维性愈合，总体满意率为 86%[29]。

## DIP 关节切除关节成形术[29]（图 23.5）

• 患者仰卧在手术室台上。Esmarch 绷带可用于肢体驱血，也可用作止血带。

• 在 DIP 关节背侧做一个弧形切口。

• 切除伸肌腱和关节囊。

• 松解侧副韧带和跖板。

• 通过切口显露中节趾骨头。

• 用切骨钳在趾骨头 / 颈交界处切除趾骨头。

• 用小咬骨钳切除远节趾骨基底部的关节面。

• 对于更严重的畸形病例，可以在伤口深处松解 FDL 肌腱。

• 将中节趾骨头与远节趾骨基底部对齐，并用 0.045mm 克氏针固定。

• 以标准方式缝合切口。

• 术后鞋内足跟负重 4 周。

• 术后 3~4 周取出克氏针。

## 参考文献

1. Coughlin MJ. Crossover second toe deformity. Foot Ankle. 1987;8(1):29–39. Available from: https://pubmed.ncbi.nlm.nih.gov/3623359/
2. Cooper MT, Coughlin MJ. Sequential dissection for exposure of the second metatarsophalangeal joint. Foot Ankle Int. 2011;32(3):294–9. Available from: https://pubmed.ncbi.nlm.nih.gov/21477549/
3. Gregg J, Marks P, Silberstein M, Schneider T, Kerr J. Histologic anatomy of the lesser metatarsophalangeal joint plantar plate. Surg Radiol Anat. 2007;29(2):141–7.
4. Mendicino RW, Statler TK, Saltrick KR, Catanzariti AR. Predislocation syndrome: a review and retrospective analysis of eight patients. J Foot Ankle Surg. 2001;40(4):214–24.
5. Deland JT, Lee KT, Sobel M, Dicarlo EF. Anatomy of the plantar plate and its attachments in the lesser metatarsal phalangeal joint. Foot Ankle Int. 1995;16(8):480–6.
6. Brunet JA, Tubin S. Traumatic dislocations of the lesser toes. Foot Ankle Int. 1997;18(7):406–11.
7. Bouché RT, Heit EJ. Combined plantar plate and hammertoe repair with flexor digitorum longus tendon transfer for chronic, severe sagittal plane instability of the lesser metatarsophalangeal joints: preliminary observations. J Foot Ankle Surg. 2008;47(2):125–37.
8. Coughlin MJ, Baumfeld DS, Nery C. Second MTP

joint instability: grading of the deformity and description of surgical repair of capsular insufficiency. Phys Sportsmed. 2011;39:132–41.
9. Coughlin MJ. Second metatarsophalangeal joint instability in the athlete. Foot Ankle Int. 1993;14(6):309–19.
10. Nery C, Coughlin MJ, Baumfeld D, Mann TS. Lesser metatarsophalangeal joint instability: Prospective evaluation and repair of plantar plate and capsular insufficiency. Foot Ankle Int. 2012;33(4):301–11. Available from: https://pubmed.ncbi.nlm.nih.gov/22735202/
11. Kaz AJ, Coughlin MJ. Crossover second toe: Demographics, etiology, and radiographic assessment. Foot Ankle Int. 2007;28(12):1223–37. Available from: https://pubmed.ncbi.nlm.nih.gov/18173985/
12. Klein EE, Weil L, Weil LS, Coughlin MJ, Knight J. Clinical examination of plantar plate abnormality: A diagnostic perspective. Foot Ankle Int. 2013;34:800–4. Available from: https://pubmed.ncbi.nlm.nih.gov/23696184/
13. Yu GV, Judge MS, Hudson JR, Seidelmann FE. Predislocation syndrome: Progressive subluxation/dislocation of the lesser metatarsophalangeal joint. J Am Podiatr Med Assoc. 2002;92:182–99. Available from: https://pubmed.ncbi.nlm.nih.gov/11961086/
14. Powless SH, Elze ME. Metatarsophalangeal joint capsule tears: An analysis by arthrography, a new classification system and surgical management. J Foot Ankle Surg. 2001;40(6):374–89. Available from: https://pubmed.ncbi.nlm.nih.gov/11777233/
15. Couglin MJ. In: Couglin MJ, Mann RA, Saltzman CL, editors. Surgery of the Foot and Ankle. 8th ed. Philidelphia, PA: Mosby Elsevier Inc; 2007. p. 363–464.
16. Haddad SL, Sabbagh RC, Resch S, Myerson B, Myerson MS. Results of flexor-to-extensor and extensor brevis tendon transfer for correction of the crossover second toe deformity. Foot Ankle Int. 1999;20(12):781–8. Available from: https://pubmed.ncbi.nlm.nih.gov/10609706/
17. Coughlin MJ. Common causes of pain in the forefoot in adults. J Bone Joint Surg Br. 2000;82:781–90. Available from: https://pubmed.ncbi.nlm.nih.gov/10990297/
18. Trepman E, Yeo SJ. Nonoperative treatment of metatarsophalangeal joint synovitis. Foot Ankle Int. 1995;16(12):771–7. Available from: https://pubmed.ncbi.nlm.nih.gov/8749348/
19. Peck CN, Macleod A, Barrie J. Lesser metatarsophalangeal instability: Presentation, management, and outcomes. Foot Ankle Int. 2012;33(7):565–70. Available from: https://pubmed.ncbi.nlm.nih.gov/22835394/
20. Trnka HJ, Mühlbauer M, Zettl R, Myerson MS, Ritschl P. Comparison of the results of the Weil and Helal osteotomies for the treatment of metatarsalgia secondary to dislocation of the lesser metatarsophalangeal joints. Foot Ankle Int. 1999;20(2):72–9. Available from: https://pubmed.ncbi.nlm.nih.gov/10063974/
21. Flint WW, Macias DM, Jastifer JR, Doty JF, Hirose CB, Coughlin MJ. Plantar Plate Repair for Lesser Metatarsophalangeal Joint Instability. Foot and Ankle International. 2017;38(3):234–42. Available from: https://pubmed.ncbi.nlm.nih.gov/27852647/
22. Shirzad K, Kiesau CD, DeOrio JK, Parekh SG. Lesser toe deformities. J Am Acad Orthop Surg. 2011:505–14. Available from: https://pubmed.ncbi.nlm.nih.gov/21807918/
23. Angirasa AK, Augoyard M, Coughlin MJ, Fridman R, Ruch J, Weil L. Hammer toe, mallet toe, and claw toe. Foot Ankle Spec. 2011;4(3):182–7. Available from: https://pubmed.ncbi.nlm.nih.gov/21697399/
24. Coughlin MJ, Dorris J, Polk E. Operative repair of the fixed hammertoe deformity. Foot Ankle Int. 2000;21(2):94–104. Available from: https://pubmed.ncbi.nlm.nih.gov/10694020/
25. Dalmau-Pastor M, Fargues B, Alcolea E, Martínez-Franco N, Ruiz-Escobar P, Vega J, et al. Extensor apparatus of the lesser toes: Anatomy with clinical implications - Topical review. Foot Ankle Int. 2014;35:957–69. Available from: https://pubmed.ncbi.nlm.nih.gov/25228309/
26. Boyer M, De Orio J. Transfer of the flexor digitorum longus for the correction of lesser-toe deformities. Foot Ankle Int. 2007;28(4):422–30. Available from: https://pubmed.ncbi.nlm.nih.gov/17475135/
27. Obrador C, Losa-Iglesias M, Becerro-de-Bengoa-Vallejo R, Kabbash CA. Comparative study of intramedullary hammertoe fixation. Foot Ankle Int. 2018;39(4):415–25. Available from: https://pubmed.ncbi.nlm.nih.gov/29337598/
28. Barbari SG, Brevig K. Correction of Clawtoes by the Girdlestone-Taylor Flexor-Extensor Transfer Procedure. Foot Ankle Int. 1984;5(2):67–73. Available from: https://pubmed.ncbi.nlm.nih.gov/6500412/
29. Coughlin MJ. Operative repair of the mallet toe deformity. Foot Ankle Int. 1995;16(3):109–16. Available from: https://pubmed.ncbi.nlm.nih.gov/7599726/
30. Molloy A, Shariff R. Mallet toe deformity. Foot Ankle Clin. 2011;16:537–46. Available from: https://pubmed.ncbi.nlm.nih.gov/22118227/
31. Kearney TP, Hunt NA, Lavery LA. Safety and effectiveness of flexor tenotomies to heal toe ulcers in persons with diabetes. Diabetes Res Clin Pract. 2010;89(3):224–6. Available from: https://pubmed.ncbi.nlm.nih.gov/20580458/

# 第 24 章

# 重返运动：安全恢复体育运动的建议和技巧

Norman E. Waldrop III, Charles C. Pitts Jr, Yvonne C. Conway

## 重返运动

足踝损伤较为常见，通常严重影响运动员健康及其重返赛场的能力。这些损伤可能导致运动员出现重大的伤残并经常缺席比赛。虽然这些损伤的康复方案和治疗方式有了长足进步，但运动员仍然因足踝损伤而耽误了大量比赛时间。

研究表明，外踝扭伤是运动中最常见的损伤[14]。事实上，在所有的运动损伤中，足踝损伤占比接近 25%。Garrick 和 Requa 报道，在他们研究的 1600 例运动损伤病例中，累及足踝的损伤就超过了 25%[21]。实际上，这些损伤可能是急性的，也可能是慢性的，而且任何一种情况都可能会导致运动员伤残。

在运动员与地面的接触中，足踝起到了关键的作用。因此，骨骼、韧带、肌肉和肌腱之间错综复杂的关联允许运动员进行高度专业化和高效的比赛。对于精英运动员来说，即使是轻微的损伤，足踝的功能障碍也会显著影响其比赛表现。最近，运动员的康复有了新的进展，科技和手术的进步使运动员的护理得到了改善，而运动员的康复也是如此。这些技术进步促进了更好的恢复，运动员可以在没有功能受限的情况下更快地重返运动，减少远期伤残。康复的原则是在坚持让运动员安全返回赛场的同时，通过改进技术取得持续进步。结合成熟的技术并将其纳入康复之中，有助于将为运动员提供一个完整的、没有长期后遗症的功能恢复。

## 康复阶段

足踝部的运动损伤是所有级别的运动比赛中最常见也是最多变的。Hunt 等报道了一个学院的一个学系 2 年间 3861 名大学运动员的损伤情况。研究发现，1037 名（27%）发生在足踝部，218 名（21%）损伤运动员至少 1 天不能参加运动，在所有足踝损伤中，平均 12.3 天无法参加体育运动[28]。此外，在人群中观察到足踝损伤分布在 30 个不相关的解剖位[28]。该研究不仅强调了医生可能会发现足踝损伤发病率高，而且强调了损伤的变异性。尽管运动员、损伤情况或者治疗方案可能不同，但足踝损伤后康复的一般原则是相同的。

一般来说，康复计划可以确保逐步恢复到伤前的功能和活动水平，但同时也要避免和防止新发的损伤。最初通常是通过消肿、镇痛、抗炎及保护损伤的解剖结构来实现的[4,39,57]。之后，为了恢复甚至超过伤前的运动水平，运动员需要进行关节活动度（ROM）、强度、力量和耐力训练[4,39,57]，这可能是特殊的运动训练。在本章中，我们列出了三个具体的康复阶段。每个阶段对患者及医生都提出了特定的目标，从一个阶段到下一个阶段并没有特定的时间间隔。相反，康复的进程应取决于损伤及患者和医生对每一个阶段进展的理解。因此，对于具体损伤类型的准确判断是成功制订康复方案至关重要的步骤。

### 第 1 阶段

康复第 1 阶段的主要目标是减少炎症，恢复至伤前的运动范围。首先，无论是在刚受伤还是在手术后的一段时间，这一阶段包括制动、休息、冰敷、加压和抬高（PRICE）患肢。可以使用许多保护性装置，如夹板、石膏或可拆卸式步行靴，以防止患肢再损伤或继发性炎症。PRICE 的其他组成部分，以及必要时的止痛药物，将有助于控制疼痛和炎症，并使运动员更好地参与旨在恢复运动范围的锻炼。在初始阶段后，重点是要恢复正常的足踝运动范围，一旦开始单独的功能性锻炼，将需要达到最理想的表现。进入第 2 阶段需要足踝的运动范围达到正常或接近正常，同时疼痛和炎症降至最低。

### 第 2 阶段

加强灵活性和功能是第 2 阶段的目标。在此阶段，还需要开始心血管系统调节和本体感觉训练。第 2 阶段的主要目标是提高灵活性、恢复力量并开始轻度的、特定运动的功能训练。在这一阶段，患者可能会拆除保护装置。当患者准备好逐渐恢复轻度活动和参加运动时，可考虑进展到第 3 阶段。

### 第 3 阶段

一般来说，第 3 阶段通过高级的特定活动锻炼促进功能恢复到日常的水平和以前的运动状态。在第 2 阶段获得力量和灵活性的基础上，通过特定的运动技术和力学原理可加速恢复伤前的功能并防止再损伤。应进行功能强化训练。此外，此时可以使用外部支撑设备，如支架、踝带、贴扎或护具，以确保患者参加运动或活动时的稳定性和减轻疼痛。

## 运动 / 活动范围

术后遵循早期关节活动范围与踝关节制动以防止病理性运动和促进组织愈合是一个长期有争议的话题。各种骨科亚专业的研究显示，损伤或手术后早期关节活动具有更好的预后[29,33]。

早期的研究调查了手部屈肌腱修复术后早期活动的重要性，目的是在不降低修复肌腱愈合能力的情况下减少僵硬和术后粘连。Gelberman 等证实，在肌腱愈合过程中早期进行保护性运动，可改善愈合反应，并且肌腱具有更高的强度和更自然的血管分布[22,23]。其他研究也表明，早期关节活动对肌腱愈合和减少肌腱周围的粘连有积极影响[9–11,24,53]。现在将早期关节活动纳入屈肌腱修复后康复支持 / 帮助是一种标准治疗。同样，几项研究已经证明，锻炼和运动可促进伤后韧带的愈合和强化[9–11,24,53]。

对各种踝关节损伤后的早期活动进行研究发现，康复治疗是一个有价值的研究问题。Eiff 等在一项前瞻性研究中发现，首次外踝扭伤的患者早期活动可以更早恢复工作，并且比长时间制动更舒适[18]。与石膏固定治疗踝关节扭伤相比，早期活动可使患者更快地恢复工作和日常活动，其具有更好的活动能力，同时可减少肌肉萎缩[24]。另一项研究发现，与4周的制动时间相比，在距腓前韧带重建术治疗慢性踝关节不稳定后，早期活动可提前5周完全恢复运动状态，且未发生再损伤，术后结果没有差异[42]。

在一项多中心随机对照试验中，Dehghan等发现不稳定踝关节骨折手术固定后，早期踝关节活动度练习可增加患者的便利性，改善预后功能，且没有增加并发症的发生率[17]。主动和被动活动度练习都以循序渐进的方式进行，最终恢复完全运动。被动活动度练习允许肌肉在放松的同时进行伸展，而主动活动度练习则包含肌肉重新锻炼恢复，需要独立的肌肉动作。为了保护软组织愈合，活动度练习最初应在与损伤机制相反的方向进行（如在外踝扭伤后，即刻开始注重背屈和外翻）。一旦损伤愈合，活动度应包括所有方向。

早期活动的优异临床结果使我们在几乎所有足踝损伤的康复方案中均纳入了早期活动度训练。

## 强化锻炼

一旦患者关节活动度恢复到95%~100%，应将肌肉强化纳入康复计划。如果过早开始加强锻炼，肌肉力量会损害关节活动度，导致关节僵硬和整体功能下降。

最常用的强化锻炼着重于等张肌肉强化。等张运动是通过肌肉长度变化，产生收缩力量来对抗恒定外力。向心和离心两种不同类型的等张肌肉收缩是指肌肉收缩的方向。向心收缩导致肌肉缩短（如胫前肌背屈缩短对抗外力）。离心收缩使肌肉拉长（如在保持肌肉收缩的同时，缓慢减小背屈来使踝关节恢复到中立位，使胫前肌慢慢伸长）。将向心和离心运动纳入综合康复计划是极其重要的。

足踝部的强化锻炼可以使用以下方法，包括阻力带、负重和水阻力。阻力带可提供动态阻力强化，并在不同阻力强度下帮助恢复力量。一旦运动员可以通过全范围的运动完成3组，每组重复15次，则应开始下一个级别的阻力。该方法也可用于足踝的负重锻炼。除了加强负责内翻/外翻、旋后/旋前和背屈/跖屈的主要外在肌，加强足内肌以提高整体功能也很重要。

## 功能恢复

基于临床的康复方案应达到损伤前的活动范围、力量、本体感觉和耐力水平，但可能无法恰当地完成特定的专项运动，而这些运动对于运动员重返赛场至关重要。运动员的功能恢复需要进行一系列的专项运动练习，这些练习的难度逐渐增加，以便为运动员安全重返比赛做准备。Yamamoto等报道了一种西点军校用于损伤学员功能恢复的锻炼方法，其重点是通过动态运动来恢复膝关节的敏捷性[56]。Tippett和Voight将运动环境中的功能恢复描述为一系列特定的运动，根据技能的难度和运动员的耐受力进行的基本练习[52]。Kegerreis等报道有效的康复（包括特定运动的功能进展）应遵循SAID原则，这是指"对强化需求的特殊适应（specific adaptations to imposed demands）"。该原则指出，当施加压力和超负荷时，身体将随着时间的推移适应这些压力负荷[32]。功能恢复不仅是损伤部位和身体适应恢复竞技活动时的需求，也包括满足运动员的心理需求。

每项运动对足踝的功能要求各不相同，功能恢复能为运动员提供重返专业比赛的可能性。随着运动员水平的不断改善，精神上准备得更充分，在没有焦虑或恐惧的情况下能更信心地进行比赛，这对恢复竞技水平起重要作用。一旦运动员完成了与他们的专业运动相关的动作，就可以毫无痛苦或忧虑地恢复全面的体育活动。

## 重返赛场

运动员任一损伤的治疗都需要对何时可以安全重返运动项目提出建议。在运动医学实践中，重返赛场的决定是最重要的，有时也是医生最难做出的决定之一。在 Fong 等的一项研究中，踝关节是最常见的损伤部位，在 70 项运动中占 24 项[19]。既往损伤史可使再损伤的风险增加 4 倍[20]。考虑到这一点，重返赛场的决定不仅能保证患者安全地参加运动，还能避免其在运动水平上出现再损伤。

2002 年，美国运动医学学会（ACSM）发布了运动员伤后重返赛场的准则，为医生提供了方法和指南。根据 ACSM，在重返赛场前，医生团队必须确认表 24.1 中的准则[2]。

表 24.1　美国运动医学学会采用的重返赛场的准则

| 重返赛场的 ACSM 准则 |
|---|
| 解剖和功能愈合 |
| 急性疾病及相关后遗症的恢复 |
| 慢性损伤或疾病状态 |
| 其他参与者的安全性风险 |
| 专业运动技能的恢复 |
| 心理社会准备 |
| 通过调整设备、支具和矫形器安全进行的能力 |
| 遵守适用的各地和管理机构法规 |

是否重返赛场是由多种因素决定的，应根据患者、损伤、运动和比赛等级而有所不同。通常情况下，运动员希望尽快恢复比赛，医生应根据上述标准建议何时重返赛场最安全。

重返赛场的决策通常会使运动员、教练、医生、家庭、团队成员和行政人员之间产生分歧。目前，重返赛场的决策过程中几乎没有标准化，因为医生指导治疗的科学证据很少[8,15,41]。缺乏标准化和循证实践可能会导致争议和混乱，并且可能会使决策受到未接受过运动医学或康复培训的各方的影响[40,54]。而且，该决策可能还会受到外部压力的影响，如团队、教练、粉丝、家庭或媒体[8,41,54]。为了帮助医生完成决策，Creighton 等开发了一个三级模型[16]。该模型能够根据运动类型、运动员、损伤/疾病及影响决策的外部因素的变化进行修改[16]。重返运动决策的独特之处在于，它不仅影响患者，还可能影响与团队、运动、学校或行业相关的其他个人[16]。

“基于决策的重返赛场模型”的第一步是评估运动员的健康状况。该评估是复杂的，涉及解释患者人口统计学资料、病史、症状、体格检查、实验室检查、影像学检查、功能试验、心理状态和损伤的严重程度（如开放性骨折与扭伤）。在评估阶段和整个康复过程中，功能试验为医生提供了有关愈合过程的关键信息。一系列功能测试为医生提供了评估运动员模拟进行专业运动动作活动能力的信息[16]。有效的测试计划表能提供有关患者力量、运动范围、本体感觉和耐力的信息[7,43]。功能测试也将挑战运动员对其能力和恢复的信心[16]。尽管损伤组织可能已发生生物学愈合，但仍可能存在继发性功能缺陷。组合试验中的试验应模拟运动员在竞技水平运动时所承受的应力和压力，这将有助于医生和患者识别和处理继发性缺陷[7,10,34,47]。总体而言，Creightonet 等建议，与健侧肢体相比，在患肢无痛、无不稳定、运动学正常和功能接近时开始重返赛场[12,16,35,41]。

Clanton 等描述了一系列有关足踝损伤康复的功能测试。该组测试可有效评估患者能否恢复伤前功能状态。该系列通过4种练习来测量活动度、平衡和本体感觉、敏捷性和力量[13]。

## 背屈弓步试验：活动范围[13]（图24.1）

将脚放平，固定距下关节，脚垂直于墙壁，膝关节弯曲，直到与墙壁接触。将足底放平，脚依次远离墙壁，直至达到最大程度的背屈。如果脚到墙壁的距离<10cm，或者胫骨轴线到墙壁的角度<35°，则认为背屈活动受限[13]。

## 星形偏移平衡试验（SEBT）：平衡和本体感觉[13]（图24.2）

该试验证明了“单侧平衡和动态神经肌肉控制”[13]，包括患肢和对侧肢体的能力，同时靠近并接触8个最远标志点（8颗星）。如果运动员不能完成试验并触碰所有8颗星，则强烈提示踝关节不稳定[13,45]。

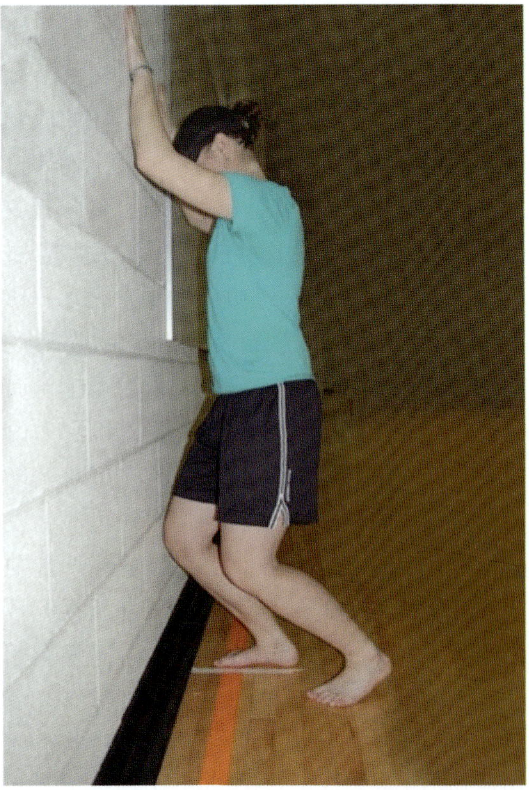

图24.1 背屈弓步试验。[Reproduced with permission from: Clanton T, Matheny L, Jarvis H, Jeronimus A. Return to play in athletes following ankle injuries. Sports Health. Nov 2012;4(6):471–474.]

## 敏捷T试验：敏捷性[13]（图24.3）

在这项试验中，运动员沿着一个T形路线，横线和纵线各10码。首先，运动员从纵线的底部向前冲刺到横线的中点。然后侧步（不交叉脚）到横线的一端，然后到另一端，然后回到中点。随后后退至纵线起点。通常时间为8.9~13.5秒[13,50]。

## 垂直跳跃试验：力量[13]（图24.4）

该试验可评估四肢的爆发力和肌群力量平衡。运动员蹲起，双腿向上完全伸展地跳起，触摸其所能达到的最高纸板盘[13]。患者的力量/效率计算为[49]：

效率指数=[体重（磅）×跳高（英尺）]/患者身高（英尺）

这项测试也可以单腿进行，正常的测试是无痛的，至少90%的肢体未受影响。

除了功能恢复测试外，医生还应评估运动员的心理健康状况。受伤后，5%~19%的运动员会经历心理痛苦，与接受心理健康疾病治疗的患者类似[25]。除了身体上的准备，运动员还必须对重返赛场有社会心理准备。对损伤或康复感到恐惧、忧虑或焦虑的运动员有再损伤和运动表现不佳的风险[1,13,19]。评分系统（如特质运动信心量表、运动状态信心量表和准备重返竞技的损伤心理量表）可用于评估患者的社会心理状态[1,13]。

重返赛场模型的第2步是评估运动员参与专业运动项目的风险。首先，医生应考虑运动的类型。接触性运动造成急性损伤或再损伤的风险可能会更高，而其他运动可能更易引起重复性过度劳损。此外，医生还应考虑比赛位置和肢体优势（如踢球者的优势

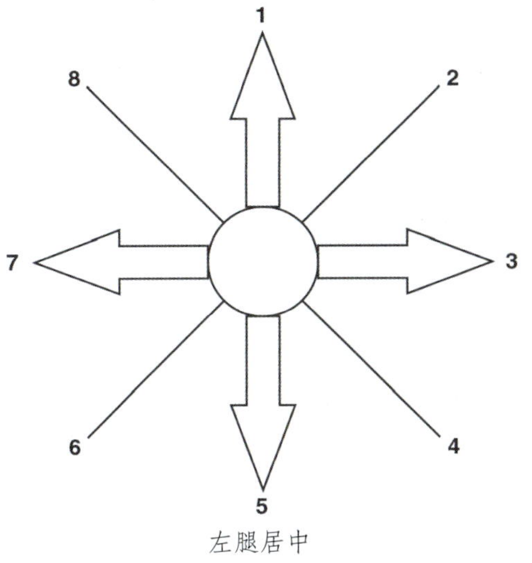


图 24.2　星形偏移平衡测试示意图。

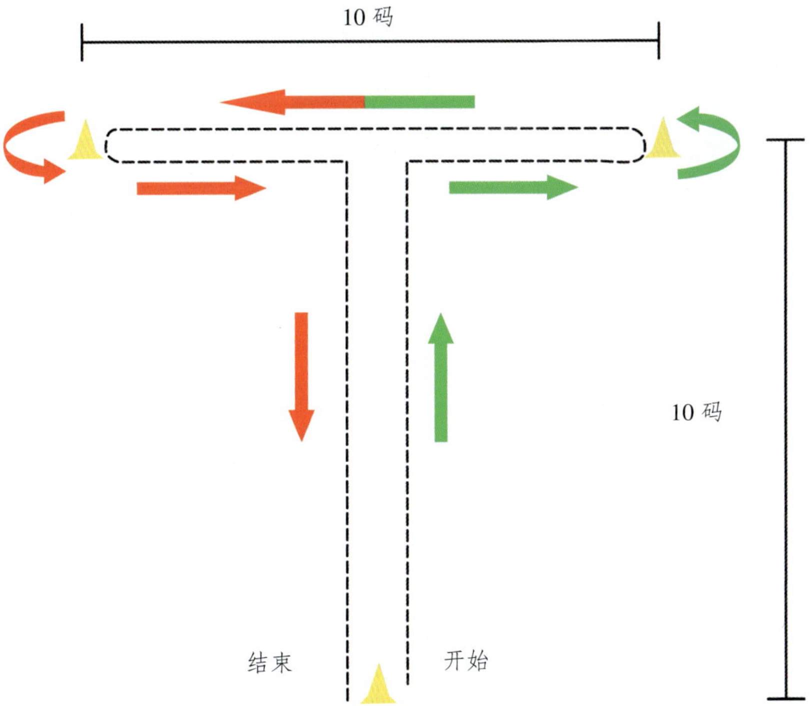


图 24.3　敏捷 T 试验示意图。[Reproduced with permission from: Clanton T, Matheny L, Jarvis H, Jeronimus A. Return to play in athletes following ankle injuries. Sports Health. Nov 2012;4(6):471–474.]

脚)，以及患者的竞技水平(业余与专业)和使用衬垫、护具、贴扎等保护损伤的装备[16]。运动员在高水平的比赛中可能会迫使自己的足踝超出正常水平的力量和压力[16]。关于衬垫和护具的使用规定通常由特定的运动项目制订，但众所周知，更高水平的比赛与运动员健康风险的增加相关[5,16,44]。所有这些因素都可能导致医生延迟或加速专项 / 职业 / 专业运动员重返赛场。

重返赛场模型的最后一步涉及可能影响重返赛场的“决策校正”。决策校正的例子可能是受伤的时间（如季后赛和休赛期)或

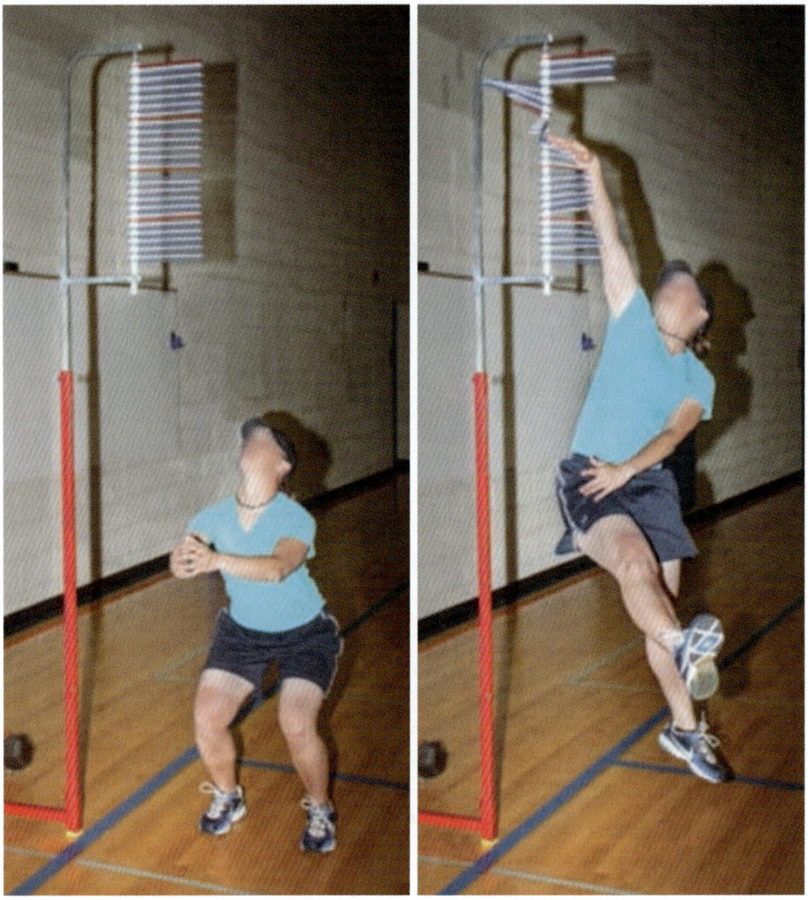

图 24.4 垂直跳跃试验。[Reproduced with permission from: Clanton T, Matheny L, Jarvis H, Jeronimus A. Return to play in athletes following ankle injuries. Sports Health. Nov 2012;4(6):471–474.]

来自患者教练、家人或队友的外部压力，这些可能会从球员的参赛中受益。也可能有其他因素影响决策，如球员潜在的经济激励、奖学金机会或招募努力。最后，再损伤的可能会对患者的健康、功能或未来参加相同或更高水平的体育比赛造成进一步损害[16]。

总的来说，重返赛场的决策是复杂的，但最重要的是运动员的健康和安全，以及能力的重塑以使其达到或超过伤前的水平。

## 跟腱损伤

以往跟腱断裂的治疗原则是先长腿石膏固定，再短腿石膏固定，然后慢慢恢复负重和活动范围。最近，治疗标准和证据表明，早期负重、早期活动和加速功能康复是有益的[6,27,31,37]。早期功能康复可以使运动员更快地恢复运动，目前尚无关于再发断裂或并发症风险增加的报道[36]。然而，即使有最佳的手术护理和康复，跟腱损伤后许多运动员在力量和运动表现方面仍然会遭受长期不利影响[3,36,46]。

Mandelbaum 等研究表明，接受跟腱修复手术的患者进行早期活动训练的康复效果均优良。在 29 例患者中，93%在 6 个月时完全恢复活动且功能缺陷最小[38]。在他们的方案中，患者在术后第 3 天开始进行关节活动度练习，并在术后 2 周开始负重。Suchak 等提倡早期使用带 –20° 背屈块的步行靴进行保护性运动[51]。最近，多个类似的方案强调早期活动和负重的方案都有类似的良好结果[26,27,31,36,37]。跟腱断裂手术修复后可采取多种恢复运动和活动的方案，本章将介绍作者目前首选的方法。

手术后，第 1 阶段康复训练即刻开始，患者采用夹板维持轻度跖屈固定，以缓解修复处的张力并保护软组织。10~12 天后，患者返回诊室拆线。切口愈合后，患者可穿着有两个 0.25 英寸跟垫的步行靴开始渐进式负重训练（图 24.2）。在初始阶段强调加压和抬高患肢，因为肿胀的控制对康复进展至关重要。正式的物理治疗（PT）从穿步行靴骑自行车和进行主动关节活动度练习开始，为了保护修复的跟腱，避免被动活动度练习和伸展训练超过背屈中立位非常重要。此外，家庭治疗可利用足趾屈曲和使用阻力带及坐位小腿抬高进行积极的踝关节跖屈训练。高频率、低负荷运动，强调早期活动，并刺激更强健和连续性的愈合反应。

通常，第 2 阶段康复训练从术后 6 周左右开始。在第 2 阶段，增加负重并开始本体感觉训练，以使患者恢复正常的步态和活动。运动员脱掉靴子，换上 9/16 英寸跟垫的普通运动鞋。这种转变会给患者一种虚假的舒适感和安全感，应告知患者超计划过度训练或加速治疗的风险。对于运动员这类非常积极的患者群体，应强调遵守治疗方案以防止再损伤或并发症。穿上普通鞋后，开始提高小腿进行平衡和力量训练，并使用椭圆 / 反重力跑步机 / 水下跑步机训练。一旦达到正常的步态，应逐步加强本体感觉练习。4 周内逐渐进展为完全活动度练习，8 周后允许进行中立位背屈运动，在该阶段禁止跳跃和剧烈活动。继续避免过度背屈也很重要，最后的活动度可在康复的最后阶段获得。

术后 3 个月开始第 3 阶段锻炼。继续强调平衡、加强足踝和单腿踮脚 / 提踵，并开始全面加强下肢锻炼。根据患者耐受程度，将腿部按压、膝关节伸展、腿部肌肉屈曲等纳入康复方案中。爆发性训练至少要在术后 4 个月开始，因为这些训练会使肌腱再次断裂风险增加。一旦运动员能够进行双足跳跃，走路没有改变步态，可每天使用椭圆机 30 分钟，或者开始在反重力跑步机上轻度慢跑。术后 4 个月可以开始专项体育运动。一旦康复治疗结束，可进行功能训练，以便通过客观、有效的测试和数据来做出重返赛场的决定。通常术后 5~8 个月可重返赛场。

## 踝关节外侧不稳定

与跟腱断裂的处理方法类似，踝关节外侧韧带重建通常需要长时间固定和非负重。最近，倾向于采用早期固定以加速恢复。在动物模型中已经证实，去除韧带的应力刺激会对其力学性能产生不利影响[26,55]。因此，应在修复后对韧带进行早期活动和渐进性应力刺激。踝关节扭伤康复或外侧韧带重建的目标是将踝关节置于一个可愈合的体位，以消除外侧韧带复合体的张力。在这两种情况下，首先减少对损伤韧带的应力，然后增加应力和力量，从而实现最佳愈合。使用夹板、石膏或可拆卸的步行靴使足踝处于稳定的中立位置，以免位置不良损害受伤的韧带。这些装置可使运动员在关节固定最稳定的方向上进行活动。

研究发现，与踝关节外侧韧带重建患者的制动期相比，早期活动和负重具有良好的结果[30,42,48]。踝关节外侧韧带重建术后早期活动和负重的效果要优于术后制动[30,42]，因此，应鼓励早期活动和负重。

术后和第 1 阶段开始时，患者足踝以外翻和中立背屈的姿势置于夹板中。强调肢体抬高以减轻肿胀。10~12 天后复诊，拆除夹板和缝线。在复诊过程中，患者可过渡到穿戴 CAM 步行靴。开始指导患者进行物理治疗，重点是控制肿胀、背屈和外翻活动，以及恢复正常的步态。随后，可以开始轻度的强化锻炼，注意避免足底屈曲和内翻。继续通过抬高患肢和冰敷来控制肿胀。同指导继续进行物理治疗和家庭锻炼计划，使用阻力带进行早期活动、强化锻炼，限制活动度。此外，心血管功能锻炼和健身自行车锻炼时应穿行走靴。

除上述外，术后 2 周开始实施渐进式负重方案（表 24.2），在足踝部逐渐重新施加应力。一旦能够完全负重，患者就可以脱靴，穿上带有系带足踝支架的运动鞋。在从行走靴到鞋子的过渡阶段（表 24.3），开始所有水平面的强化和关节活动度锻炼，目标是恢复完整、无痛的关节活动度。一旦完全脱离行走靴，可以开始更积极的康复治疗。

第 1 阶段的后期需要进行轻度脱敏按摩。外侧韧带重建后患者常出现表面超敏反应，轻度按摩和触觉刺激可减轻这些症状，使组织对正常触摸和压力脱敏。这种组织再培养方案最好以轻按摩 3~5 分钟为宜，每天数次。

第 2 阶段从术后 4~6 周开始。这一阶段的训练包括所有四个方向的关节活动度及强化锻炼（足跖屈、背伸、内翻、外翻）、积极的跟腱拉伸、小腿抬高和本体感觉训练。背伸和外翻强化仍需要使用阻力带。腓骨肌加强时运动员需要平卧，患肢朝上。然后将重物悬挂在足末端，足趾指向单独的腓骨肌，并将足置于外翻位置以抵抗阻力。小腿抬高应从双腿抬高到单腿抬高，患者首先双腿抬高，然后慢慢降低至足水平，重量只放在患侧，在离心阶段加强。一旦患者可以毫无困难地完成离心阶段，则进展到单独的单腿鞋跟抬高训练。本体感觉训练以单足平衡开始，同时进行对侧髋关节 / 腿部锻炼的单足平衡。术后 4~6 周开始心血管系统锻炼，从骑运动自行车到椭圆机，6~10 周进行轻度慢跑。

表 24.2　跟腱修复和踝关节外侧韧带重建后负重方案

| | |
|---|---|
| 1~2 天 | 2 根拐杖，25 磅行走靴 |
| 3~5 天 | 2 根拐杖，50 磅行走靴 |
| 6~8 天 | 1 根拐杖，75~100 磅行走靴 |
| 9~11 天 | 1 根拐杖，100~125 磅行走靴 |
| 12~14 天 | 150 磅行走靴完全负重，脱拐，过渡行走时可使用踝关节支具 |

表 24.3　踝关节外侧韧带重建后行走靴使用方案

| | |
|---|---|
| 1~2 天 | 早上 1 小时，下午 1 小时 |
| 3~5 天 | 早上 2 小时，下午 2 小时 |
| 6~8 天 | 早上 3 小时，下午 3 小时 |
| 9~11 天 | 早上 4 小时，下午 4 小时 |
| 12~14 天 | 进展到全时脱靴负重 |

第 3 阶段从术后第 10~14 周开始，重点是进行专项运动训练。这一阶段的特点是足踝 / 腿部的加强、柔韧性和本体感觉的恢复。该阶段对运动员没有任何限制，如果肿胀和疼痛得到控制，可以开始爆发性活动。患者使用踝关节护具（内外踝有较强保护支撑护踝）开始野外活动，应使用功能进展系列计划以确保安全返回比赛。12~14 周通常可完全重返赛场。

## 下胫腓联合损伤

高位踝关节扭伤的诊断和治疗一直是近年来一个备受关注的话题。多年来，保守治疗一直是下胫腓联合损伤或高位踝关节扭伤的标准治疗。最近，手术稳定下胫腓联合损伤已经越来越普遍。带袢钛板结构的手术稳定性改变了我们治疗运动员这类损伤的方式。这使得医生能够在更短的时间内让运动员恢复运动，因为不断发展的康复技术可以促进运动员更早活动。

慢性下胫腓联合损伤很难治疗，随着发病率的上升，越来越多的医生通过稳定手术来治疗严重的Ⅱ级和所有Ⅲ级下胫腓联合损伤。与其他损伤一样，手术的目的是恢复关节的稳定性和正常力学，以便运动员能够在不损害健康和安全的情况下更快地康复。在手术过程中，首要目标是使运动员安全返回赛场，随着手术和康复技术的进步，我们能够以更及时和有效的方式实现这一目标。

对于那些被认为稳定且不需要手术稳定的下胫腓联合损伤患者，康复方案与下文详细介绍的术后方案极其类似，但进度要更快。患者最初使用行走靴，且 4~7 天内不能负重，其时间很大程度上取决于患者情况。除了固定外，还需要进行肿胀控制。在初始阶段后，患者可以根据症状情况进阶至第 2 阶段和随后的第 3 阶段。虽然没有解剖不稳定，但病情稳定和心理准备就绪后，患者就可以恢复运动。

在我们的治疗中，不稳定的Ⅱ级和所有Ⅲ级韧带联合损伤均需要手术稳定。在此过程中，可以采用踝关节镜对关节进行清理，评估软骨情况及踝关节的稳定性。一旦完成了关节镜检查，在一个小的侧方钢板上用一个带袢钛板结构对下胫腓联合进行稳定，该钢板用于消除整个腓骨的压力，这对于快速恢复运动是至关重要的。在手术稳定后，运动员被直接放入压缩敷料和麻醉后护理单元的冷压缩装置中。为了舒适，患肢可使用 CAM 行走靴。肿胀控制在初期是至关重要的，应减少可能发生的手术肿胀程度。肿胀减轻得越快，运动员恢复完全活动所需的时间就越短，这对减少运动员停赛的时间非常重要。大多数初始治疗以肿胀控制为主，冷压装置、高压刺激、按摩和肢体抬高是早期治疗的重要组成部分。术后第 1 天开始使用非甾体抗炎药。最初，运动员保持非负重状态，术后第 1 天可过渡到负重状态，尽管运动员通常在 7~10 天后才能在靴中舒适地负重。在此期间，切口护理也非常重要。应避免直接对切口施加压力和任何可能损害皮肤并导致破裂的剪切力。此外，还应开始限制血液流动，以帮助保持患肢的力量，同时减少肿胀。

术后 1 周开始使用反重力跑步机和健身自行车，重点是保持四肢的力量和步态的正常化。一旦达到这些目标，患肢就可以完全进行负重。运动员存在恐惧是正常的，通常发生在治疗变得更具挑战性时。束带练习被广泛用于维持力量。本体感觉练习对于任何足踝康复也是至关重要的，它被广泛用于帮助维持足踝的正常力学。目标是限制力量的损失，同时恢复足踝的正常运动。闭链运动和单腿站立练习可在运动员能够耐受的情况下开始，也可与专注于步态的推离阶段的练习一起进行。一旦步态标准化（每个运动员都不一样），则应过渡到完全负重训练，可依次进行直线跑、变向跑和跳跃练习，通常从术后第 14~21 天开始。用纤维带保护运动员，并通过距下吊带技术来稳定后足，也可使用支具辅助治疗。一旦运动员进入这一阶段，其症状、力量、肿胀和活动范围就决定了他们的进展情况（图 24.5）。运动员能够完成单腿跳测试，包括 15 次连续单腿跳，并且通过 Clanton 所描述的重返比赛测试后，就可以重返赛场。通常情况下，完全恢复比赛需要 3~6 周。运动员通过这种方法来评估自己的恢复情况。如果运动员可以更快地恢复，则可以继续这一流程。需要注意的是，即使运动员能够以很快的速度恢复运动，但为了获得最好的结果，后续治疗仍然至关重要。

## 特殊注意事项

任何运动员在受伤后的最终目标是恢复完全的力量、具有更大的自信，并且在没有功能受限的情况下回到赛场。运动员完全

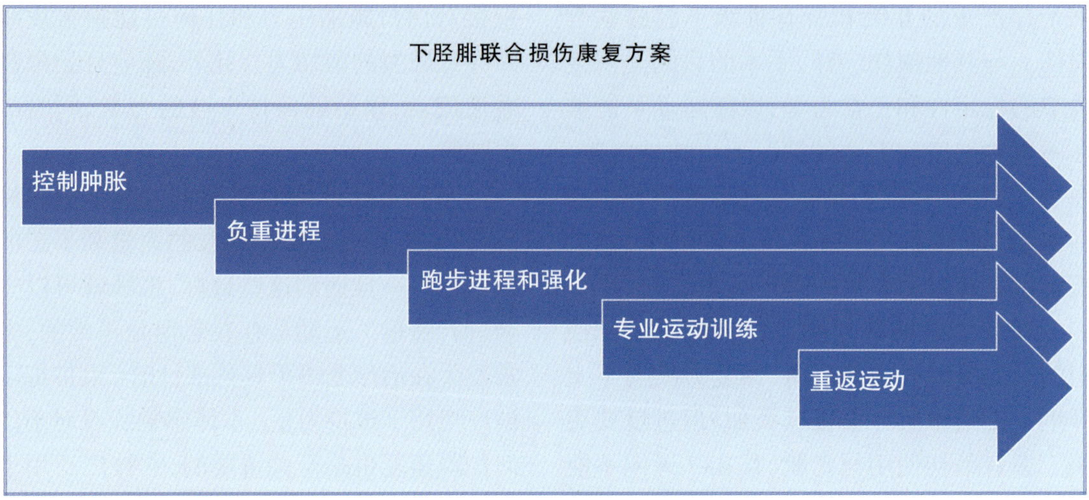


**图 24.5** 下胫腓联合损伤修复术后康复流程。

恢复运动状态需要很多人参与，以及运动训练师、康复治疗师、医生、教练和家人组成的团队共同的努力。文献中使用的不同标准是定义安全重返赛场的困难之一。然而，大多数人认为重返赛场是指运动员可以安全地重返比赛，无论是练习还是比赛，并且不受任何限制。

决定重返赛场时遇到的一个独特问题是经常会出现大量的利益冲突，团队成员利益会相互干扰。医生们自己也经常感到外界的压力，他们有时会为这些运动员提供其他意见。当决定运动员是否可以安全重返赛场时，会面对运动员的极大期待，运动员父母也会对这些决定提出异议。这种压力可能来自两方面：家属可能会因为担心再次受伤而犹豫是否允许他们的孩子重返赛场，这种担心可能源于他们认为孩子可能是他们的“金门票”。另一方面，有些家长由于担心受伤而错过比赛造成成绩下降，经常会给运动员施加压力，要求他们尽快重返赛场。

教练对于是否决定重返赛场也有重要影响。运动中产生的坚韧心态可能与运动员因受伤而错过比赛直接冲突。在制订最佳决策时，了解这一区别很重要。最后，运动员自己也会感到矛盾。处理损伤时，他们会因为担忧而做出草率的决定。决定结束职业生涯，以及那些有可能晋升到下一个级别的运动员尤其会出现矛盾。运动员可能会急于恢复运动，从而使自己面临更大的风险，出现进一步的问题。

重返赛场的决策存在困难的原因主要有三方面：首先，不存在绝对的禁忌证；其次，对于那些决定使用非传统或“另辟蹊径”方法的人来说，通常会面临巨大的压力；最后，这些决定通常是根据具体情况做出的，因为很多时候并不存在标准方案。

有关各方需要进行坦诚的讨论。球员、父母、教练和医务人员之间的讨论必须真诚。必须权衡再损伤的风险和损失时间的风险。运动员能安全地保护自己吗?再损伤的风险是存在的，而且这种风险会随着复出后每一周而降低。把所有这些因素都考虑在内是做出正确决定的关键。

沟通、同意、同情和能力这“四个 C”原则对于理解受伤后重返赛场的细微差别至关重要，可以为这些决定提供基础。安全是最重要的。对于医生来说，有一个具备坚实基础的领导决策团队至关重要，从而使运动员获得最佳效果。

## 结论

伤后重返赛场是所有运动员的目标。运动员需要不受限制地恢复力量、运动和全部功能。为了实现这一目标，团队需要共同努力。医生、治疗师、教练、运动员及家属需要相互配合，以便在尽可能短的时间内完全康复。运动员足踝损伤的康复技术正在不断发展，手术技术和治疗方式在过去几年中发生了重大变化。尽管我们不断挑战极限以确保运动员能重返赛场，但康复的目标始终是恢复关节运动、患肢力量及运动员功能能力。外科手术技术和康复技术的进步使我们能够在坚持这些原则的同时面对挑战。这个过程是不断变化的。即使恢复比赛的时间缩短了，运动员康复过程仍然是指导我们恢复运动员运动能力的医学进步技术的一部分。

## 参考文献


1. American College of Sports Medicine, American Academy of family physicians, American Academy of Orthopaedic surgeons, American medical Society for Sports Medicine, American Orthopaedic Society for Sports Medicine, American osteopathic academy of sports medicine. Psychological issues related to injury in athletes and the team physician: a consensus statement. Med Sci Sports Exerc. 2006;38:2030–4.
2. American College of Sports Medicine. The team physician and return-to-play issues: a consensus statement. 2002. http://www.acsm.org.
3. Amin N, Old A, Tabb L, et al. Performance outcomes after repair of complete Achilles tendon ruptures in National Basketball Association players. Am J Sports Med. 2013;41(8):1864–8.
4. Andrews J, Harrelson G, Wilk K. Physical rehabilitation of the injured athlete. 2nd ed. Philadelphia, PA: WB Saunders; 1998.
5. Bauman J. Returning to play – the mind does matter. Clin J Sports Med. 2005;15:432–5.
6. Bevoni R, Angelini A, D'Apote G, et al. Long term results of acute Achilles repair with triple-bundle technique and early rehabilitation protocol. Injury. 2014;45(8):1268–74.
7. Bowen T, Feldman D, Miller M. Return to play following surgical treatment of meniscal and chondral injuries to the knee. Clin Sports Med. 2004;23:381–93.
8. Brukner P. Return to play – a personal perspective. Clin J Sports Med. 2005;15:459–60.
9. Buckwalter JA. Activity vs rest in the treatment of bone, soft tissue and joint injuries. Iowa Orthop J. 1995;15:29.
10. Buckwalter JA. Effects of early motion on healing of musculoskeletal tissues. Hand Clin. 1996;12:13.
11. Burroughs P, Dahners LE. The effect of enforced exercise of the healing of ligament injuries. Am J Sports Med. 1990;18:376.
12. Cascio B, Culp L, Cosgarea A. Return to plate after anterior cruciate ligament reconstruction. Clin Sports Med. 2004;23:395–408.
13. Clanton T, Matheny L, Jarvis H, et al. Return to play in athletes following ankle injuries. Sports Health. 2012;4(6):471–4.
14. Clanton TO, Wood RM. Etiology of injury to the foot and ankle. In: DeLee JC, DrezJr D, Miller MD, editors. Orthopaedic sports medicine principles and practice. Philadelphia: Saunders; 2003.
15. Clover J, Wall J. Return to play criteria following sports injury. Clin Sports Med. 2010;29:169–75.
16. Creighton D, Shrier I, Shultz R, et al. Return-to-play in sport: a decision-based model. Clin J Sports Med. 2010;20:379–85.
17. Dehghan N, McKee MD, Jenkinson RJ, Schemitsch EH, Stas V, Nauth A, Hall JA, Stephen DJ, Kreder HJ. Early Weightbearing and Range of Motion Versus Non-Weightbearing and Immobilization After Open Reduction and Internal Fixation of Unstable Ankle Fractures: A Randomized Controlled Trial. J Orthop Trauma. 2016;30(7):345–52.
18. Eiff MP, Smith AT, Smith GE. Early mobilization versus immobilization in the treatment of lateral ankle sprains. Am Orthop Soc Sport Med. 1994;22:83.
19. Fong D, Hong Y, Chan L, et al. A systematic review on ankle injury and ankle sprain in sports. Sports Med. 2007;27:73–94.
20. Fuller C, Bahr R, Dick R, et al. A framework for recording recurrences, reinjuries, and exacerbations in injury surveillance. Clin J Sport Med. 2007;17:197–200.
21. Garrick JG, Requa RK. The epidemiology of foot and ankle injuries. Clin Sports Med. 1988;7:29.
22. Gelberman RH, Menon J, Gonsalves M, Akeson WH. The effects of mobilization on the vascularization of healing flexor tendons in dogs. Clin Orthop. 1980;153:283.
23. Gelberman RH, Nunley JA Jr, Osterman AL, Breen TF, Dimick MP, Woo SL. Influences of the protected passive mobilization interval on flexor tendon healing. A prospective randomized clinical study. Clin Orthop. 1991;264:189.
24. Glasoe WM, Allen MK, Awtry BF, Yack HJ. Weightbearing immobilization and early exercise treatment following a grade II lateral ankle sprain. J Orthop Sport Phys Ther. 1999;29:394.
25. Glazer D. Development and preliminary validation of the injury psychological readiness to return to sport (I-PRRS) scale. J Athl Train. 2009;44:185–9.
26. Gomez MA, Woo SL, Amiel D, Harwood F, Kitabayashi L, Matyas JR. The effects of increased tension on healing medial collateral ligaments. Am J

Sports Med. 1991;19(4):347–54.
27. Groetelaers R, Janssen L, van der Velden J, et al. Functional treatment or cast immobilization after minimally invasive repair of an acute Achilles tendon rupture: prospective, randomized trial. Foot Ankle Int. 2014;35(8):771–8.
28. Hunt K, Hurwot D, Robell K, Gatewood C, Botser I, Matheson G. Incidence and epidemiology of foot and ankle injuries in elite college athletes. Am J Sports Med. 2017;45(2):426–33.
29. Iordens G, Van Lieshout E, Schep N, De Haan J, Tuinebreijer W, Eygendaal D. Early mobilisation versus plaster immobilization of simple elbow dislocations: results of the FuncSiE multicentre randomised clinical trial. Br J Sports Med. 2017;51(6):531–8.
30. Karlsson J, Rudholm O, Bergsten T, Faxen E, Styf J. Early range of motion training after ligament reconstruction of the ankle joint. Knee Surg Sports Traumatol Arthrosc. 1995;3(3):173–7.
31. Kearney R, McGuinness K, Atchen J, et al. A systematic review of early rehabilitation methods following a rupture of the Achilles tendon. Physiotherapy. 2012;98(1):24–32.
32. Kegerreis S, Malone T, McCarroll J. Functional progressions: an aid to athletic rehabilitation. Phys Sport Med. 1984;12:67.
33. Kim S, Ha K, Jung M, Lim M, Kim Y, Park J. Accelerated rehabilitation after arthroscopic Bankart repair for selected cases: a prospective randomized clinical study. Arthroscopy. 2003;19(7):722–31.
34. Kovacic J, Gerbfeld. Return to play issues in upper extremity injuries. Clinical. J Sports Med. 2005;15:448–52.
35. Krabak B, Kennedy D. Functional rehabilitation of lumbar spine injuries in the athlete. Sports Med Arthroscopy. 2008;16:47–54.
36. Lanitto I, Heikkinen J, Flinkkila T, et al. Early functional treatment versus cast immobilization in tension after Achilles rupture repair: results of a prospective randomized trial with 10 or more years follow up. Am J Sports Med. 2015;43(9):2302–9.
37. Lim C, Lees D, Gwynne-Jones D. 2017 functional outcome of acute Achilles tendon rupture with and without operative treatment using an identical functional bracing protocol. Foot Ankle Int. 2017;38(12):1331–6.
38. Mandelbaum B, Myerson M, Forster R. Achilles tendon ruptures: a new method of repair, early range of motion, and functional rehabilitation. Am J Sports Med. 1995;23(4):392–5.
39. Mattacola C, Dwyer M. Rehabilitation of the ankle after acute ankle sprain or chronic instability. J Athl Train. 2002;37(4):413–29.
40. McFarland E. Return to play. Clinical. Sports Med. 2004;23:15–23.
41. Miller M, Arciero R, Cooper D, et al. Doc, when can he go back in the game? Instr Course Lect. 2009;58:437–43.
42. Miyamoto W, Takao M, Yamada K, et al. Accelerated versus traditional rehabilitation after anterior talofibular ligament reconstruction for chronic lateral instability of the ankle in athletes. Am J Sports Med. 2014;42(6):1441–7.
43. Myklebust G, Bahr R. Return to play guidelines after anterior cruciate ligament surgery. Br J Sports Med. 2005;39:127–31.
44. Orchard J, Best T, Verrall G. Return to play following muscle strains. Clin J Sports Med. 2005;15:436–41.
45. Olmsted L, Carcia C, Hertel J, et al. Efficacy of the star excursion balance tests in detecting reach deficits in subjects with chronic ankle instability. J Athl Train. 1997;32:221–5.
46. Parekh S, Wray W, Brimmo O, et al. Epidemiology and outcomes of Achilles tendon ruptures in the National Football League. Foot Ankle Spec. 2006;2(6):283–6.
47. Park H, Lin S, Yokota A, et al. Return to play for rotator cuff injuries and superior labrum anterior posterior (SLAP) lesions. Clin Sports Med. 2004;23:321–34.
48. Petrera M, Dwyer T, Theodoropoulos JS, et al. Short-to medium-term outcomes after a modified Broström repair for lateral ankle instability with immediate postoperative weightbearing. Am J Sports Med. 2014;42(7):1542–8.
49. Semenick D. Testing protocols and procedures. In: Baechle TR, Earle RW, editors. Essentials of Strength Training and Conditioning. 3rd ed. Champaign, IL: Human Kinetics; 2008. p. 264.
50. Sheppard J, Young W. Agility literature review: classifications, training, and testing. J Sports Sci. 2006;24:919–32.
51. Suchak A, Bostick G, Beaupre L, et al. The influence of early weight-bearing compared with non-weight-bearing after surgical repair of the Achilles tendon. J Bone Joint Surg. 2008;90(9):1876–83.
52. Tippett SR, Voight ML. Functional progression for sport rehabilitation. Champaign, IL: Human Kinetics; 1995.
53. Vailas A, Tipton C, Matthes R, et al. Physical activity and its influence on the repair process of medial collateral ligaments. Connect Tissue Res. 1981;9:25.
54. Verrall G, Brukner P, Seward H. Doctors on the sidelines. Med J Aust. 2006;184:244–8.
55. Woo S, Gomez M, Sites T, et al. The biomechanical and morphological changes in the medial collateral ligament of the rabbit after immobilization and remobilization. J Bone Joint Surg. 1987;69(6):1200–11.
56. Yamamoto S, et al. Functional rehabilitation of the knee: a preliminary study. J Sport Med. 1975;3:288.
57. Zoch C, Fialka-Moser V, Quitten M. Rehabilitation of ligamentous ankle injuries: a review of recent studies. Br J Sports Med. 2003;37:291–5.

# 索 引